2007
国家卫生统计调查制度

中华人民共和国卫生部

中国协和医科大学出版社

图书在版编目（CIP）数据

2007国家卫生统计调查制度／中华人民共和国卫生部编. —北京：中国协和医科大学出版社，2007.9

ISBN 978-7-81072-943-7

Ⅰ. 2… Ⅱ. 中… Ⅲ. ①卫生统计-统计报表制度-中国-2007 ②卫生统计-统计法-中国 Ⅳ. R195 D922.291.4

中国版本图书馆CIP数据核字（2007）第112222号

2007国家卫生统计调查制度

编　　者：中华人民共和国卫生部
责任编辑：吴桂梅　姜淑惠

出版发行：中国协和医科大学出版社
（北京东单三条九号　邮编100730　电话65260387）
网　　址：www.pumcp.com
经　　销：新华书店总店北京发行所
印　　刷：北京丽源印刷厂

开　　本：787×1092毫米　1/16开
印　　张：35.25
字　　数：700千字
版　　次：2007年9月第一版　　2007年10月第四次印刷
印　　数：33 001—41 000
定　　价：55.00元

ISBN 978-7-81072-943-7/R·936

《国家卫生统计调查制度》编委会

《国家卫生统计调查制度》编辑部

前　言

为适应卫生改革与发展的需要，卫生部对2002年制定的《中国卫生统计调查制度》进行了全面修订，并更名为《国家卫生统计调查制度》。

为了全面地介绍卫生部制定的各项常规统计调查项目，我中心编辑了《国家卫生统计调查制度·2007》一书。全书由相关法律法规、四个调查制度、统计信息标准与规范、相关文件及产出表五部分组成。相关法律法规收集了《中华人民共和国统计法》和《中华人民共和国传染病防治法》、《中华人民共和国执业医师法》等；四个调查制度指全国卫生资源与医疗服务调查制度、全国卫生监督调查制度、全国疾病控制调查制度、全国妇幼保健调查制度，系统介绍了经国家统计局批准的49套调查表及其说明；标准与规范包括相关统计分类标准和统计信息管理规范；相关文件包括卫生部和国家统计局印发的卫生统计工作文件；产出表与指标解释则列出了统计汇总表表式、指标解释及计算公式。

本书是各级卫生行政部门和基层卫生单位贯彻执行国家卫生统计调查制度的重要依据和业务指南；也是医学科研与医学教育机构了解卫生统计工作的重要参考书籍。

卫生部统计信息中心

二〇〇七年八月

目　录

第一部分　相关法律法规与规章

第二部分　四个统计调查制度

第三部分　统计信息标准与规范

第四部分 相关文件

第五部分　产出表与指标解释

第一部分

相关法律法规与规章

1.1 法律

1.1.1 中华人民共和国统计法

（1983年12月8日第六届全国人民代表大会常务委员会第三次会议通过
1996年5月15日第八届全国人民代表大会常务委员会第十九次会议修正）

第一章 总 则

第一条 为了有效地、科学地组织统计工作，保障统计资料的准确性和及时性，发挥统计在了解国情国力、指导国民经济和社会发展中的重要作用，促进社会主义现代化建设事业的顺利发展，特制定本法。

第二条 统计的基本任务是对国民经济和社会发展情况进行统计调查、统计分析，提供统计资料和统计咨询意见，实行统计监督。

第三条 国家机关、社会团体、企业事业组织和个体工商户等统计调查对象，必须依照本法和国家规定，如实提供统计资料，不得虚报、瞒报、拒报、迟报，不得伪造、篡改。

基层群众性自治组织和公民有义务如实提供国家统计调查所需要的情况。

第四条 国家建立集中统一的统计系统，实行统一领导、分级负责的统计管理体制。

国务院设立国家统计局，负责组织领导和协调全国统计工作。

各级人民政府、各部门和企业事业组织，根据统计任务的需要，设置统计机构、统计人员。

第五条 国家加强对统计指标体系的科学研究，不断改进统计调查方法，提高统计的科学性、真实性。

国家有计划地加强统计信息处理、传输技术和数据库体系的现代化建设。

第六条 各地方、各部门、各单位的领导人领导和监督统计机构、统计人员和其他有关人员执行本法和统计制度。

统计工作应当接受社会公众的监督。任何单位和个人有权揭发、检举统计中弄虚作假等违法行为，对揭发、检举有功的单位和个人给予奖励。

第七条 各地方、各部门、各单位的领导人对统计机构和统计人员依照本法和统计制度提供的统计资料，不得自行修改；如果发现数据计算或者来源有错误，应当提出，由统计机构、统计人员和有关人员核实订正。

各地方、各部门、各单位的领导人不得强令或者授意统计机构、统计人员篡改统计资料或者编造虚假数据。统计机构、统计人员对领导人强令或者授意篡改统计资料或者编造虚假数据的行为，应当拒绝、抵制，依照本法和统计制度如实报送统计资料，并对所报送的统计资料的真实性负责。

统计机构、统计人员依法履行职责受法律保护。任何地方、部门、单位的领导人不得对拒绝、抵制篡改统计资料或者对拒绝、抵制编造虚假数据行为的统计人员进行打击报复。

第八条 统计机构和统计人员实行工作责任制，依照本法和统计制度的规定，如实提供统计资料，准确及时完成统计工作任务，保守国家秘密。

统计机构和统计人员依照本法规定独立行使统计调查、统计报告、统计监督的职权，不受侵犯。

第二章 统计调查计划和统计制度

第九条 统计调查必须按照经过批准的计划进行。统计调查计划按照统计调查项目编制。

国家统计调查项目，由国家统计局拟订，或者由国家统计局和国务院有关部门共同拟订，报国务院审批。

部门统计调查项目，调查对象属于本部门管辖系统内的，由该部门拟订，报国家统计局或者同级地方人民政府统计机构备案；调查对象超出本部门管辖系统的，由该部门拟订，报国家统计局或者同级地方人民政府统计机构审批，其中重要的，报国务院或者同级地方人民政府审批。

地方统计调查项目，由县级以上地方各级人民政府统计机构拟订，或者由县级以上地方各级人民政府统计机构和有关部门共同拟订，报同级地方人民政府审批。

发生重大灾情或者其他不可预料的情况，县级以上地方各级人民政府可以决定在原定计划以外进行临时性调查。

制定统计调查项目计划，必须同时制定相应的统计调查表，报国家统计局或者同级地方人民政府统计机构审查或者备案。

国家统计调查、部门统计调查、地方统计调查必须明确分工，互相衔接，不得重复。

第十条 统计调查应当以周期性普查为基础，以经常性抽样调查为主体，以必要的统计报表、重点调查、综合分析等为补充，搜集、整理基本统计资料。

重大的国情国力普查，需要动员各方面力量进行的，由国务院和地方各级人民政府统一领导，组织统计机构和有关部门共同实施。

进行经常性抽样调查，应当在调查前查明基本统计单位及其分布情况，按照经批准的抽样调查方案，建立科学的抽样框。

发往基层单位的全面定期统计报表，必须严格限制。凡通过抽样调查、重点调查、行政记录能取得统计数据的，不得制发全面定期统计报表。

第十一条 国家制定统一的统计标准，以保障统计调查中采用的指标涵义、计算方法、分类目录、调查表式和统计编码等方面的标准化。

国家统计标准由国家统计局制定，或者由国家统计局和国务院标准化管理部门共同制定。

国务院各部门可以制定补充性的部门统计标准。部门统计标准不得与国家统计标准相抵触。

第十二条 对违反本法和国家规定编制发布的统计调查表，有关统计调查对象有权拒绝填报。

禁止利用统计调查窃取国家秘密、损害社会公共利益或者进行欺诈活动。

第三章　统计资料的管理和公布

第十三条　国家统计调查和地方统计调查范围内的统计资料，分别由国家统计局、县级以上地方各级人民政府统计机构或者乡、镇统计员统一管理。

部门统计调查范围内的统计资料，由主管部门的统计机构或者统计负责人统一管理。

企业事业组织的统计资料，由企业事业组织的统计机构或者统计负责人统一管理。

第十四条　国家统计局和省、自治区、直辖市的人民政府统计机构依照国家规定，定期公布统计资料。

各地方、各部门、各单位公布统计资料，必须经本法第十三条规定的统计机构或者统计负责人核定，并依照国家规定的程序报请审批。

国家统计数据以国家统计局公布的数据为准。

第十五条　属于国家秘密的统计资料，必须保密。属于私人、家庭的单项调查资料，非经本人同意，不得泄露。

统计机构、统计人员对在统计调查中知悉的统计调查对象的商业秘密，负有保密义务。

第四章　统计机构和统计人员

第十六条　县级以上地方各级人民政府设立独立的统计机构，乡、镇人民政府设置专职或者兼职的统计员，负责组织领导和协调本行政区域内的统计工作。

第十七条　县级以上地方各级人民政府统计机构和乡、镇统计员的管理体制由国务院具体规定。

地方各级人民政府统计机构的人员编制由国家统一规定。

第十八条　国务院和地方各级人民政府的各部门，根据统计任务的需要设立统计机构，或者在有关机构中设置统计人员，并指定统计负责人。这些统计机构和统计负责人在统计业务上并受国家统计局或者同级地方人民政府统计机构的指导。

第十九条　企业事业组织根据统计任务的需要设立统计机构，或者在有关机构中设置统计人员，并指定统计负责人。

企业事业组织执行国家统计调查或者地方统计调查任务，接受地方人民政府统计机构的指导。

企业事业组织应当设置原始统计记录、统计台账，建立健全统计资料的审核、交接和档案等管理制度。

第二十条　国家统计局和地方各级人民政府统计机构的主要职责是：

（一）制定统计调查计划，部署和检查全国或者本行政区域内的统计工作；

（二）组织国家统计调查、地方统计调查，搜集、整理、提供全国或者本行政区域内的统计资料；

（三）对国民经济和社会发展情况进行统计分析，实行统计监督，依照国务院的规定组织国民经济核算；

（四）管理和协调各部门制定的统计调查表和统计标准。

国家统计局管理国家的统计信息自动化系统和统计数据库体系。

乡、镇统计员会同有关人员负责农村基层统计工作，完成国家统计调查和地方统计调查任务。

第二十一条 国务院和地方各级人民政府的各部门的统计机构或者统计负责人的主要职责是：

（一）组织、协调本部门各职能机构的统计工作，完成国家统计调查和地方统计调查任务，制定和实施本部门的统计调查计划，搜集、整理、提供统计资料；

（二）对本部门和管辖系统内企业事业组织的计划执行情况进行统计分析，实行统计监督；

（三）组织、协调本部门管辖系统内企业事业组织的统计工作，管理本部门的统计调查表。

第二十二条 企业事业组织的统计机构或者统计负责人的主要职责是：

（一）组织、协调本单位的统计工作，完成国家统计调查、部门统计调查和地方统计调查任务，搜集、整理、提供统计资料；

（二）对本单位的计划执行情况进行统计分析，实行统计监督；

（三）管理本单位的统计调查表，建立健全统计台账制度，并会同有关机构或者人员建立健全原始记录制度。

第二十三条 统计机构、统计人员有权：

（一）要求有关单位和人员依照国家规定，如实提供统计资料；

（二）检查统计资料的准确性，要求改正不确实的统计资料；

（三）揭发和检举统计调查工作中的违法行为。

统计人员依照前款规定执行职务，依法对统计调查对象进行统计调查时，应当出示县级以上人民政府统计机构颁发的工作证件。

第二十四条 统计人员应当坚持实事求是，恪守职业道德，具备执行统计任务所需要的专业知识。统计机构应当加强对统计人员的专业培训，组织专业学习。

第二十五条 国务院和地方各级人民政府的统计机构、各部门和企业事业组织，应当依照国家规定，评定统计人员的技术职称，保障有技术职称的统计人员的稳定性。

第五章 法律责任

第二十六条 地方、部门、单位的领导人自行修改统计资料、编造虚假数据或者强令、授意统计机构、统计人员篡改统计资料或者编造虚假数据的，依法给予行政处分，并由县级以上人民政府统计机构予以通报批评。

地方、部门、单位的领导人对拒绝、抵制篡改统计资料或者对拒绝、抵制编造虚假数据行为的统计人员进行打击报复的，依法给予行政处分；构成犯罪的，依法追究刑事责任。

统计人员参与篡改统计资料、编造虚假数据的，由县级以上人民政府统计机构予以通报批评，依法给予行政处分或者建议有关部门依法给予行政处分。

第二十七条 统计调查对象有下列违法行为之一的，由县级以上人民政府统计机构责令改正，予以通报批评；情节较重的，可以对负有直接责任的主管人员和其他直接责任人员依法给予行政处分：

（一）虚报、瞒报统计资料的；

（二）伪造、篡改统计资料的；

（三）拒报或者屡次迟报统计资料的。

企业事业组织、个体工商户有前款违法行为之一的，由县级以上人民政府统计机构予以警告，并可以处以罚款。但对同一当事人的同一违法行为，已按照其他法律处以罚款的，不再处以罚款。

第二十八条 违反本法规定，篡改统计资料、编造虚假数据，骗取荣誉称号、物质奖励或者晋升职务的，由做出有关决定的机关或者其上级机关、监察机关取消其荣誉称号、追缴物质奖励和撤销晋升的职务。

第二十九条 利用统计调查窃取国家秘密或者违反本法有关保密规定的，依照有关法律规定处罚。

利用统计调查损害社会公共利益或者进行欺诈活动的，由县级以上人民政府统计机构责令改正，没收违法所得，可以处以罚款；构成犯罪的，依法追究刑事责任。

第三十条 统计机构、统计人员违反本法规定，泄露私人、家庭的单项调查资料或者统计调查对象的商业秘密，造成损害的，依法承担民事责任，并对负有直接责任的主管人员和其他直接责任人员依法给予行政处分。

第三十一条 国家机关违反本法规定，未报经审查或者备案，擅自制发统计调查表的，由县级以上人民政府统计机构责令改正，予以通报批评。

第六章　附　　则

第三十二条 民间统计调查活动的管理办法，由国务院规定。

中华人民共和国境外的组织、个人在中华人民共和国境内进行统计调查活动，须事先依照规定报请审批。具体办法由国务院规定。

第三十三条 国家统计局根据本法制定实施细则，报国务院批准施行。

第三十四条 本法自 1984 年 1 月 1 日起施行。1963 年国务院发布的《统计工作试行条例》即行废止。

1.1.2 中华人民共和国传染病防治法

（1989 年 2 月 21 日第七届全国人民代表大会常务委员会第六次会议通过
2004 年 8 月 28 日第十届全国人民代表大会常务委员会第十一次会议修订
自 2004 年 12 月 1 日起施行）

目录

第一章　总　　则

第一条　为了预防、控制和消除传染病的发生与流行，保障人体健康和公共卫生，制定本法。

第二条　国家对传染病防治实行预防为主的方针，防治结合、分类管理、依靠科学、依靠群众。

第三条　本法规定的传染病分为甲类、乙类和丙类。

甲类传染病是指：鼠疫、霍乱。

乙类传染病是指：传染性非典型肺炎、艾滋病、病毒性肝炎、脊髓灰质炎、人感染高致病性禽流感、麻疹、流行性出血热、狂犬病、流行性乙型脑炎、登革热、炭疽、细菌性和阿米巴性痢疾、肺结核、伤寒和副伤寒、流行性脑脊髓膜炎、百日咳、白喉、新生儿破伤风、猩红热、布鲁菌病、淋病、梅毒、钩端螺旋体病、血吸虫病、疟疾。

丙类传染病是指：流行性感冒、流行性腮腺炎、风疹、急性出血性结膜炎、麻风病、流行性和地方性斑疹伤寒、黑热病、包虫病、丝虫病，除霍乱、细菌性和阿米巴性痢疾、伤寒和副伤寒以外的感染性腹泻病。

上述规定以外的其他传染病，根据其暴发、流行情况和危害程度，需要列入乙类、丙类传染病的，由国务院卫生行政部门决定并予以公布。

第四条　对乙类传染病中传染性非典型肺炎、炭疽中的肺炭疽和人感染高致病性禽流感，采取本法所称甲类传染病的预防、控制措施。其他乙类传染病和突发原因不明的传染病需要采取本法所称甲类传染病的预防、控制措施的，由国务院卫生行政部门及时报经国务院批准后予以公布、实施。

省、自治区、直辖市人民政府对本行政区域内常见、多发的其他地方性传染病，可以根据情况决定按照乙类或者丙类传染病管理并予以公布，报国务院卫生行政部门备案。

第五条　各级人民政府领导传染病防治工作。

县级以上人民政府制定传染病防治规划并组织实施，建立健全传染病防治的疾病预防控制、医疗救治和监督管理体系。

第六条　国务院卫生行政部门主管全国传染病防治及其监督管理工作。县级以上地方人民政府卫生行政部门负责本行政区域内的传染病防治及其监督管理工作。

县级以上人民政府其他部门在各自的职责范围内负责传染病防治工作。

军队的传染病防治工作，依照本法和国家有关规定办理，由中国人民解放军卫生主管部门实施监督管理。

第七条　各级疾病预防控制机构承担传染病监测、预测、流行病学调查、疫情报告以及其他预防、控制工作。

医疗机构承担与医疗救治有关的传染病防治工作和责任区域内的传染病预防工作。城市社区和农村基层医疗机构在疾病预防控制机构的指导下，承担城市社区、农村基层相应的传染病防治工作。

第八条　国家发展现代医学和中医药等传统医学，支持和鼓励开展传染病防治的科学研究，提高传染病防治的科学技术水平。

国家支持和鼓励开展传染病防治的国际合作。

第九条　国家支持和鼓励单位和个人参与传染病防治工作。各级人民政府应当完善有关制度，方便单位和个人参与防治传染病的宣传教育、疫情报告、志愿服务和捐赠活动。

居民委员会、村民委员会应当组织居民、村民参与社区、农村的传染病预防与控制活动。

第十条　国家开展预防传染病的健康教育。新闻媒体应当无偿开展传染病防治和公共卫生教育的公益宣传。

各级各类学校应当对学生进行健康知识和传染病预防知识的教育。

医学院校应当加强预防医学教育和科学研究，对在校学生以及其他与传染病防治相关人员进行预防医学教育和培训，为传染病防治工作提供技术支持。

疾病预防控制机构、医疗机构应当定期对其工作人员进行传染病防治知识、技能的培训。

第十一条　对在传染病防治工作中做出显著成绩和贡献的单位和个人，给予表彰和奖励。

对因参与传染病防治工作致病、致残、死亡的人员，按照有关规定给予补助、抚恤。

第十二条　在中华人民共和国领域内的一切单位和个人，必须接受疾病预防控制机构、医疗机构有关传染病的调查、检验、采集样本、隔离治疗等预防、控制措施，如实提供有关情况。疾病预防控制机构、医疗机构不得泄露涉及个人隐私的有关信息、资料。

卫生行政部门以及其他有关部门、疾病预防控制机构和医疗机构因违法实施行政管理或者预防、控制措施，侵犯单位和个人合法权益的，有关单位和个人可以依法申请行政复议或者提起诉讼。

第二章　传染病预防

第十三条　各级人民政府组织开展群众性卫生活动，进行预防传染病的健康教育，倡导文明健康的生活方式，提高公众对传染病的防治意识和应对能力，加强环境卫生建设，消除鼠害和蚊、蝇等病媒生物的危害。

各级人民政府农业、水利、林业行政部门按照职责分工负责指导和组织消除农田、湖区、河流、牧场、林区的鼠害与血吸虫危害，以及其他传播传染病的动物和病媒生物的危害。

铁路、交通、民用航空行政部门负责组织消除交通工具以及相关场所的鼠害和蚊、蝇等病媒生物的危害。

第十四条　地方各级人民政府应当有计划地建设和改造公共卫生设施，改善饮用水卫生条件，对污水、污物、粪便进行无害化处置。

第十五条　国家实行有计划的预防接种制度。国务院卫生行政部门和省、自治区、直辖市人民政府卫生行政部门，根据传染病预防、控制的需要，制定传染病预防接种规划并组织实施。用于预防接种的疫苗必须符合国家质量标准。

国家对儿童实行预防接种证制度。国家免疫规划项目的预防接种实行免费。医疗机构、疾病预防控制机构与儿童的监护人应当相互配合，保证儿童及时接受预防接种。具体办法由国务院制定。

第十六条　国家和社会应当关心、帮助传染病病人、病原携带者和疑似传染病病人，使其得到及时救治。任何单位和个人不得歧视传染病病人、病原携带者和疑似传染病病人。

传染病病人、病原携带者和疑似传染病病人，在治愈前或者在排除传染病嫌疑前，不得从事法律、行政法规和国务院卫生行政部门规定禁止从事的易使该传染病扩散的工作。

第十七条　国家建立传染病监测制度。

国务院卫生行政部门制定国家传染病监测规划和方案。省、自治区、直辖市人民政府卫生行政部门根据国家传染病监测规划和方案，制定本行政区域的传染病监测计划和工作方案。

各级疾病预防控制机构对传染病的发生、流行以及影响其发生、流行的因素，进行监测；对国外发生、国内尚未发生的传染病或者国内新发生的传染病，进行监测。

第十八条　各级疾病预防控制机构在传染病预防控制中履行下列职责：

（一）实施传染病预防控制规划、计划和方案；

（二）收集、分析和报告传染病监测信息，预测传染病的发生、流行趋势；

（三）开展对传染病疫情和突发公共卫生事件的流行病学调查、现场处理及其效果评价；

（四）开展传染病实验室检测、诊断、病原学鉴定；

（五）实施免疫规划，负责预防性生物制品的使用管理；

（六）开展健康教育、咨询，普及传染病防治知识；

（七）指导、培训下级疾病预防控制机构及其工作人员开展传染病监测工作；

（八）开展传染病防治应用性研究和卫生评价，提供技术咨询。

国家、省级疾病预防控制机构负责对传染病发生、流行以及分布进行监测，对重大传染病流行趋势进行预测，提出预防控制对策，参与并指导对暴发的疫情进行调查处理，开展传染病病原学鉴定，建立检测质量控制体系，开展应用性研究和卫生评价。

设区的市和县级疾病预防控制机构负责传染病预防控制规划、方案的落实，组织实施免疫、消毒、控制病媒生物的危害，普及传染病防治知识，负责本地区疫情和突发公共卫生事件监测、报告，开展流行病学调查和常见病原微生物检测。

第十九条 国家建立传染病预警制度。

国务院卫生行政部门和省、自治区、直辖市人民政府根据传染病发生、流行趋势的预测，及时发出传染病预警，根据情况予以公布。

第二十条 县级以上地方人民政府应当制定传染病预防、控制预案，报上一级人民政府备案。

传染病预防、控制预案应当包括以下主要内容：

（一）传染病预防控制指挥部的组成和相关部门的职责；

（二）传染病的监测、信息收集、分析、报告、通报制度；

（三）疾病预防控制机构、医疗机构在发生传染病疫情时的任务与职责；

（四）传染病暴发、流行情况的分级以及相应的应急工作方案；

（五）传染病预防、疫点疫区现场控制，应急设施、设备、救治药品和医疗器械以及其他物资和技术的储备与调用。

地方人民政府和疾病预防控制机构接到国务院卫生行政部门或者省、自治区、直辖市人民政府发出的传染病预警后，应当按照传染病预防、控制预案，采取相应的预防、控制措施。

第二十一条 医疗机构必须严格执行国务院卫生行政部门规定的管理制度、操作规范，防止传染病的医源性感染和医院感染。

医疗机构应当确定专门的部门或者人员，承担传染病疫情报告、本单位的传染病预防、控制以及责任区域内的传染病预防工作；承担医疗活动中与医院感染有关的危险因素监测、安全防护、消毒、隔离和医疗废物处置工作。

疾病预防控制机构应当指定专门人员负责对医疗机构内传染病预防工作进行指导、考核，开展流行病学调查。

第二十二条 疾病预防控制机构、医疗机构的实验室和从事病原微生物实验的单位，应当符合国家规定的条件和技术标准，建立严格的监督管理制度，对传染病病原体样本按照规定的措施实行严格监督管理，严防传染病病原体的实验室感染和病原微生物的扩散。

第二十三条 采供血机构、生物制品生产单位必须严格执行国家有关规定，保证血液、血液制品的质量。禁止非法采集血液或者组织他人出卖血液。

疾病预防控制机构、医疗机构使用血液和血液制品，必须遵守国家有关规定，防止因输入血液、使用血液制品引起经血液传播疾病的发生。

第二十四条 各级人民政府应当加强艾滋病的防治工作，采取预防、控制措施，防止艾滋病的传播。具体办法由国务院制定。

第二十五条 县级以上人民政府农业、林业行政部门以及其他有关部门，依据各自的职责负责与人畜共患传染病有关的动物传染病的防治管理工作。

与人畜共患传染病有关的野生动物、家畜家禽，经检疫合格后，方可出售、运输。

第二十六条 国家建立传染病菌种、毒种库。

对传染病菌种、毒种和传染病检测样本的采集、保藏、携带、运输和使用实行分类管理，建立健全严格的管理制度。

对可能导致甲类传染病传播的以及国务院卫生行政部门规定的菌种、毒种和传染病检测样本，确需采集、保藏、携带、运输和使用的，须经省级以上人民政府卫生行政部门批准。具体办法由国务院制定。

第二十七条 对被传染病病原体污染的污水、污物、场所和物品，有关单位和个人必须在疾病预防控制机构的指导下或者按照其提出的卫生要求，进行严格消毒处理；拒绝消毒处理的，由当地卫生行政部门或者疾病预防控制机构进行强制消毒处理。

第二十八条 在国家确认的自然疫源地计划兴建水利、交通、旅游、能源等大型建设项目的，应当事先由省级以上疾病预防控制机构对施工环境进行卫生调查。建设单位应当根据疾病预防控制机构的意见，采取必要的传染病预防、控制措施。施工期间，建设单位应当设专人负责工地上的卫生防疫工作。工程竣工后，疾病预防控制机构应当对可能发生的传染病进行监测。

第二十九条 用于传染病防治的消毒产品、饮用水供水单位供应的饮用水和涉及饮用水卫生安全的产品，应当符合国家卫生标准和卫生规范。

饮用水供水单位从事生产或者供应活动，应当依法取得卫生许可证。

生产用于传染病防治的消毒产品的单位和生产用于传染病防治的消毒产品，应当经省级以上人民政府卫生行政部门审批。具体办法由国务院制定。

第三章 疫情报告、通报和公布

第三十条 疾病预防控制机构、医疗机构和采供血机构及其执行职务的人员发现本法规定的传染病疫情或者发现其他传染病暴发、流行以及突发原因不明的传染病时，应当遵循疫情报告属地管理原则，按照国务院规定的或者国务院卫生行政部门规定的内容、程序、方式和时限报告。

军队医疗机构向社会公众提供医疗服务，发现前款规定的传染病疫情时，应当按照国务院卫生行政部门的规定报告。

第三十一条 任何单位和个人发现传染病病人或者疑似传染病病人时，应当及时向附近的疾病预防控制机构或者医疗机构报告。

第三十二条 港口、机场、铁路疾病预防控制机构以及国境卫生检疫机关发现甲类传染病病人、病原携带者、疑似传染病病人时，应当按照国家有关规定立即向国境口岸所在地的疾病预防控制机构或者所在地县级以上地方人民政府卫生行政部门报告并互相通报。

第三十三条 疾病预防控制机构应当主动收集、分析、调查、核实传染病疫情信息。接到甲类、乙类传染病疫情报告或者发现传染病暴发、流行时，应当立即报告当地卫生行政部门，由当地卫生行政部门立即报告当地人民政府，同时报告上级卫生行政部门和国务院卫生行政部门。

疾病预防控制机构应当设立或者指定专门的部门、人员负责传染病疫情信息管理工作，及时对疫情报告进行核实、分析。

第三十四条 县级以上地方人民政府卫生行政部门应当及时向本行政区域内的疾病预防

控制机构和医疗机构通报传染病疫情以及监测、预警的相关信息。接到通报的疾病预防控制机构和医疗机构应当及时告知本单位的有关人员。

第三十五条 国务院卫生行政部门应当及时向国务院其他有关部门和各省、自治区、直辖市人民政府卫生行政部门通报全国传染病疫情以及监测、预警的相关信息。

毗邻的以及相关的地方人民政府卫生行政部门，应当及时互相通报本行政区域的传染病疫情以及监测、预警的相关信息。

县级以上人民政府有关部门发现传染病疫情时，应当及时向同级人民政府卫生行政部门通报。

中国人民解放军卫生主管部门发现传染病疫情时，应当向国务院卫生行政部门通报。

第三十六条 动物防疫机构和疾病预防控制机构，应当及时互相通报动物间和人间发生的人畜共患传染病疫情以及相关信息。

第三十七条 依照本法的规定负有传染病疫情报告职责的人民政府有关部门、疾病预防控制机构、医疗机构、采供血机构及其工作人员，不得隐瞒、谎报、缓报传染病疫情。

第三十八条 国家建立传染病疫情信息公布制度。

国务院卫生行政部门定期公布全国传染病疫情信息。省、自治区、直辖市人民政府卫生行政部门定期公布本行政区域的传染病疫情信息。

传染病暴发、流行时，国务院卫生行政部门负责向社会公布传染病疫情信息，并可以授权省、自治区、直辖市人民政府卫生行政部门向社会公布本行政区域的传染病疫情信息。

公布传染病疫情信息应当及时、准确。

第四章 疫情控制

第三十九条 医疗机构发现甲类传染病时，应当及时采取下列措施：

（一）对病人、病原携带者，予以隔离治疗，隔离期限根据医学检查结果确定；

（二）对疑似病人，确诊前在指定场所单独隔离治疗；

（三）对医疗机构内的病人、病原携带者、疑似病人的密切接触者，在指定场所进行医学观察和采取其他必要的预防措施。

拒绝隔离治疗或者隔离期未满擅自脱离隔离治疗的，可以由公安机关协助医疗机构采取强制隔离治疗措施。

医疗机构发现乙类或者丙类传染病病人，应当根据病情采取必要的治疗和控制传播措施。

医疗机构对本单位内被传染病病原体污染的场所、物品以及医疗废物，必须依照法律、法规的规定实施消毒和无害化处置。

第四十条 疾病预防控制机构发现传染病疫情或者接到传染病疫情报告时，应当及时采取下列措施：

（一）对传染病疫情进行流行病学调查，根据调查情况提出划定疫点、疫区的建议，对被污染的场所进行卫生处理，对密切接触者，在指定场所进行医学观察和采取其他必要的预防措施，并向卫生行政部门提出疫情控制方案；

（二）传染病暴发、流行时，对疫点、疫区进行卫生处理，向卫生行政部门提出疫情控制方案，并按照卫生行政部门的要求采取措施；

（三）指导下级疾病预防控制机构实施传染病预防、控制措施，组织、指导有关单位对传染病疫情的处理。

第四十一条 对已经发生甲类传染病病例的场所或者该场所内的特定区域的人员，所在地的县级以上地方人民政府可以实施隔离措施，并同时向上一级人民政府报告；接到报告的上级人民政府应当即时作出是否批准的决定。上级人民政府作出不予批准决定的，实施隔离措施的人民政府应当立即解除隔离措施。

在隔离期间，实施隔离措施的人民政府应当对被隔离人员提供生活保障；被隔离人员有工作单位的，所在单位不得停止支付其隔离期间的工作报酬。

隔离措施的解除，由原决定机关决定并宣布。

第四十二条 传染病暴发、流行时，县级以上地方人民政府应当立即组织力量，按照预防、控制预案进行防治，切断传染病的传播途径，必要时，报经上一级人民政府决定，可以采取下列紧急措施并予以公告：

（一）限制或者停止集市、影剧院演出或者其他人群聚集的活动；

（二）停工、停业、停课；

（三）封闭或者封存被传染病病原体污染的公共饮用水源、食品以及相关物品；

（四）控制或者扑杀染疫野生动物、家畜家禽；

（五）封闭可能造成传染病扩散的场所。

上级人民政府接到下级人民政府关于采取前款所列紧急措施的报告时，应当即时作出决定。

紧急措施的解除，由原决定机关决定并宣布。

第四十三条 甲类、乙类传染病暴发、流行时，县级以上地方人民政府报经上一级人民政府决定，可以宣布本行政区域部分或者全部为疫区；国务院可以决定并宣布跨省、自治区、直辖市的疫区。县级以上地方人民政府可以在疫区内采取本法第四十二条规定的紧急措施，并可以对出入疫区的人员、物资和交通工具实施卫生检疫。

省、自治区、直辖市人民政府可以决定对本行政区域内的甲类传染病疫区实施封锁；但是，封锁大、中城市的疫区或者封锁跨省、自治区、直辖市的疫区，以及封锁疫区导致中断干线交通或者封锁国境的，由国务院决定。

疫区封锁的解除，由原决定机关决定并宣布。

第四十四条 发生甲类传染病时，为了防止该传染病通过交通工具及其乘运的人员、物资传播，可以实施交通卫生检疫。具体办法由国务院制定。

第四十五条 传染病暴发、流行时，根据传染病疫情控制的需要，国务院有权在全国范围或者跨省、自治区、直辖市范围内，县级以上地方人民政府有权在本行政区域内紧急调集人员或者调用储备物资，临时征用房屋、交通工具以及相关设施、设备。

紧急调集人员的，应当按照规定给予合理报酬。临时征用房屋、交通工具以及相关设施、设备的，应当依法给予补偿；能返还的，应当及时返还。

第四十六条 患甲类传染病、炭疽死亡的，应当将尸体立即进行卫生处理，就近火化。患其他传染病死亡的，必要时，应当将尸体进行卫生处理后火化或者按照规定深埋。

为了查找传染病病因，医疗机构在必要时可以按照国务院卫生行政部门的规定，对传染病病人尸体或者疑似传染病病人尸体进行解剖查验，并应当告知死者家属。

第四十七条 疫区中被传染病病原体污染或者可能被传染病病原体污染的物品，经消毒可以使用的，应当在当地疾病预防控制机构的指导下，进行消毒处理后，方可使用、出售和运输。

第四十八条 发生传染病疫情时，疾病预防控制机构和省级以上人民政府卫生行政部门指派的其他与传染病有关的专业技术机构，可以进入传染病疫点、疫区进行调查、采集样本、技术分析和检验。

第四十九条 传染病暴发、流行时，药品和医疗器械生产、供应单位应当及时生产、供应防治传染病的药品和医疗器械。铁路、交通、民用航空经营单位必须优先运送处理传染病疫情的人员以及防治传染病的药品和医疗器械。县级以上人民政府有关部门应当做好组织协调工作。

第五章 医疗救治

第五十条 县级以上人民政府应当加强和完善传染病医疗救治服务网络的建设，指定具备传染病救治条件和能力的医疗机构承担传染病救治任务，或者根据传染病救治需要设置传染病医院。

第五十一条 医疗机构的基本标准、建筑设计和服务流程，应当符合预防传染病医院感染的要求。

医疗机构应当按照规定对使用的医疗器械进行消毒；对按照规定一次使用的医疗器具，应当在使用后予以销毁。

医疗机构应当按照国务院卫生行政部门规定的传染病诊断标准和治疗要求，采取相应措施，提高传染病医疗救治能力。

第五十二条 医疗机构应当对传染病病人或者疑似传染病病人提供医疗救护、现场救援和接诊治疗，书写病历记录以及其他有关资料，并妥善保管。

医疗机构应当实行传染病预检、分诊制度；对传染病病人、疑似传染病病人，应当引导至相对隔离的分诊点进行初诊。医疗机构不具备相应救治能力的，应当将患者及其病历记录复印件一并转至具备相应救治能力的医疗机构。具体办法由国务院卫生行政部门规定。

第六章 监督管理

第五十三条 县级以上人民政府卫生行政部门对传染病防治工作履行下列监督检查职责：

（一）对下级人民政府卫生行政部门履行本法规定的传染病防治职责进行监督检查；

（二）对疾病预防控制机构、医疗机构的传染病防治工作进行监督检查；

（三）对采供血机构的采供血活动进行监督检查；

（四）对用于传染病防治的消毒产品及其生产单位进行监督检查，并对饮用水供水单位从事生产或者供应活动以及涉及饮用水卫生安全的产品进行监督检查；

（五）对传染病菌种、毒种和传染病检测样本的采集、保藏、携带、运输、使用进行监督检查；

（六）对公共场所和有关单位的卫生条件和传染病预防、控制措施进行监督检查。

省级以上人民政府卫生行政部门负责组织对传染病防治重大事项的处理。

第五十四条 县级以上人民政府卫生行政部门在履行监督检查职责时，有权进入被检查单位和传染病疫情发生现场调查取证，查阅或者复制有关的资料和采集样本。被检查单位应当予以配合，不得拒绝、阻挠。

第五十五条 县级以上地方人民政府卫生行政部门在履行监督检查职责时，发现被传染病病原体污染的公共饮用水源、食品以及相关物品，如不及时采取控制措施可能导致传染病传播、流行的，可以采取封闭公共饮用水源、封存食品以及相关物品或者暂停销售的临时控制措施，并予以检验或者进行消毒。经检验，属于被污染的食品，应当予以销毁；对未被污染的食品或者经消毒后可以使用的物品，应当解除控制措施。

第五十六条 卫生行政部门工作人员依法执行职务时，应当不少于两人，并出示执法证件，填写卫生执法文书。

卫生执法文书经核对无误后，应当由卫生执法人员和当事人签名。当事人拒绝签名的，卫生执法人员应当注明情况。

第五十七条 卫生行政部门应当依法建立健全内部监督制度，对其工作人员依据法定职权和程序履行职责的情况进行监督。

上级卫生行政部门发现下级卫生行政部门不及时处理职责范围内的事项或者不履行职责的，应当责令纠正或者直接予以处理。

第五十八条 卫生行政部门及其工作人员履行职责，应当自觉接受社会和公民的监督。单位和个人有权向上级人民政府及其卫生行政部门举报违反本法的行为。接到举报的有关人民政府或者其卫生行政部门，应当及时调查处理。

第七章 保障措施

第五十九条 国家将传染病防治工作纳入国民经济和社会发展计划，县级以上地方人民政府将传染病防治工作纳入本行政区域的国民经济和社会发展计划。

第六十条 县级以上地方人民政府按照本级政府职责负责本行政区域内传染病预防、控制、监督工作的日常经费。

国务院卫生行政部门会同国务院有关部门，根据传染病流行趋势，确定全国传染病预防、控制、救治、监测、预测、预警、监督检查等项目。中央财政对困难地区实施重大传染病防治项目给予补助。

省、自治区、直辖市人民政府根据本行政区域内传染病流行趋势，在国务院卫生行政部门确定的项目范围内，确定传染病预防、控制、监督等项目，并保障项目的实施经费。

第六十一条 国家加强基层传染病防治体系建设，扶持贫困地区和少数民族地区的传染病防治工作。

地方各级人民政府应当保障城市社区、农村基层传染病预防工作的经费。

第六十二条 国家对患有特定传染病的困难人群实行医疗救助，减免医疗费用。具体办法由国务院卫生行政部门会同国务院财政部门等制定。

第六十三条 县级以上人民政府负责储备防治传染病的药品、医疗器械和其他物资，以备调用。

第六十四条 对从事传染病预防、医疗、科研、教学、现场处理疫情的人员，以及在生产、工作中接触传染病病原体的其他人员，有关单位应当按照国家规定，采取有效的卫生防护措施和医疗保健措施，并给予适当的津贴。

第八章 法律责任

第六十五条 地方各级人民政府未依照本法的规定履行报告职责，或者隐瞒、谎报、缓报传染病疫情，或者在传染病暴发、流行时，未及时组织救治、采取控制措施的，由上级人民政府责令改正，通报批评；造成传染病传播、流行或者其他严重后果的，对负有责任的主管人员，依法给予行政处分；构成犯罪的，依法追究刑事责任。

第六十六条 县级以上人民政府卫生行政部门违反本法规定，有下列情形之一的，由本级人民政府、上级人民政府卫生行政部门责令改正，通报批评；造成传染病传播、流行或者其他严重后果的，对负有责任的主管人员和其他直接责任人员，依法给予行政处分；构成犯罪的，依法追究刑事责任：

（一）未依法履行传染病疫情通报、报告或者公布职责，或者隐瞒、谎报、缓报传染病疫情的；

（二）发生或者可能发生传染病传播时未及时采取预防、控制措施的；

（三）未依法履行监督检查职责，或者发现违法行为不及时查处的；

（四）未及时调查、处理单位和个人对下级卫生行政部门不履行传染病防治职责的举报的；

（五）违反本法的其他失职、渎职行为。

第六十七条 县级以上人民政府有关部门未依照本法的规定履行传染病防治和保障职责的，由本级人民政府或者上级人民政府有关部门责令改正，通报批评；造成传染病传播、流行或者其他严重后果的，对负有责任的主管人员和其他直接责任人员，依法给予行政处分；构成犯罪的，依法追究刑事责任。

第六十八条 疾病预防控制机构违反本法规定，有下列情形之一的，由县级以上人民政府卫生行政部门责令限期改正，通报批评，给予警告；对负有责任的主管人员和其他直接责任人员，依法给予降级、撤职、开除的处分，并可以依法吊销有关责任人员的执业证书；构成犯罪的，依法追究刑事责任：

（一）未依法履行传染病监测职责的；

（二）未依法履行传染病疫情报告、通报职责，或者隐瞒、谎报、缓报传染病疫情的；

（三）未主动收集传染病疫情信息，或者对传染病疫情信息和疫情报告未及时进行分析、调查、核实的；

（四）发现传染病疫情时，未依据职责及时采取本法规定的措施的；

（五）故意泄露传染病病人、病原携带者、疑似传染病病人、密切接触者涉及个人隐私的有关信息、资料的。

第六十九条 医疗机构违反本法规定，有下列情形之一的，由县级以上人民政府卫生行政部门责令改正，通报批评，给予警告；造成传染病传播、流行或者其他严重后果的，对负有责任的主管人员和其他直接责任人员，依法给予降级、撤职、开除的处分，并可以依法吊销有关责任人员的执业证书；构成犯罪的，依法追究刑事责任：

（一）未按照规定承担本单位的传染病预防、控制工作、医院感染控制任务和责任区域内的传染病预防工作的；

（二）未按照规定报告传染病疫情，或者隐瞒、谎报、缓报传染病疫情的；

（三）发现传染病疫情时，未按照规定对传染病病人、疑似传染病病人提供医疗救护、现场救援、接诊、转诊的，或者拒绝接受转诊的；

（四）未按照规定对本单位内被传染病病原体污染的场所、物品以及医疗废物实施消毒或者无害化处置的；

（五）未按照规定对医疗器械进行消毒，或者对按照规定一次使用的医疗器具未予销毁，再次使用的；

（六）在医疗救治过程中未按照规定保管医学记录资料的；

（七）故意泄露传染病病人、病原携带者、疑似传染病病人、密切接触者涉及个人隐私的有关信息、资料的。

第七十条 采供血机构未按照规定报告传染病疫情，或者隐瞒、谎报、缓报传染病疫情，或者未执行国家有关规定，导致因输入血液引起经血液传播疾病发生的，由县级以上人民政府卫生行政部门责令改正，通报批评，给予警告；造成传染病传播、流行或者其他严重后果的，对负有责任的主管人员和其他直接责任人员，依法给予降级、撤职、开除的处分，并可以依法吊销采供血机构的执业许可证；构成犯罪的，依法追究刑事责任。

非法采集血液或者组织他人出卖血液的，由县级以上人民政府卫生行政部门予以取缔，没收违法所得，可以并处十万元以下的罚款；构成犯罪的，依法追究刑事责任。

第七十一条 国境卫生检疫机关、动物防疫机构未依法履行传染病疫情通报职责的，由有关部门在各自职责范围内责令改正，通报批评；造成传染病传播、流行或者其他严重后果的，对负有责任的主管人员和其他直接责任人员，依法给予降级、撤职、开除的处分；构成犯罪的，依法追究刑事责任。

第七十二条 铁路、交通、民用航空经营单位未依照本法的规定优先运送处理传染病疫情的人员以及防治传染病的药品和医疗器械的，由有关部门责令限期改正，给予警告；造成严重后果的，对负有责任的主管人员和其他直接责任人员，依法给予降级、撤职、开除的处分。

第七十三条 违反本法规定，有下列情形之一，导致或者可能导致传染病传播、流行的，由县级以上人民政府卫生行政部门责令限期改正，没收违法所得，可以并处5万元以下的罚款；已取得许可证的，原发证部门可以依法暂扣或者吊销许可证；构成犯罪的，依法追究刑事责任：

（一）饮用水供水单位供应的饮用水不符合国家卫生标准和卫生规范的；

（二）涉及饮用水卫生安全的产品不符合国家卫生标准和卫生规范的；

（三）用于传染病防治的消毒产品不符合国家卫生标准和卫生规范的；

（四）出售、运输疫区中被传染病病原体污染或者可能被传染病病原体污染的物品，未进行消毒处理的；

（五）生物制品生产单位生产的血液制品不符合国家质量标准的。

第七十四条 违反本法规定，有下列情形之一的，由县级以上地方人民政府卫生行政部门责令改正，通报批评，给予警告，已取得许可证的，可以依法暂扣或者吊销许可证；造成传染病传播、流行以及其他严重后果的，对负有责任的主管人员和其他直接责任人员，依法给予降级、撤职、开除的处分，并可以依法吊销有关责任人员的执业证书；构成犯罪的，依法追究刑事责任：

（一）疾病预防控制机构、医疗机构和从事病原微生物实验的单位，不符合国家规定的条件和技术标准，对传染病病原体样本未按照规定进行严格管理，造成实验室感染和病原微生物扩散的；

（二）违反国家有关规定，采集、保藏、携带、运输和使用传染病菌种、毒种和传染病检测样本的；

（三）疾病预防控制机构、医疗机构未执行国家有关规定，导致因输入血液、使用血液制品引起经血液传播疾病发生的。

第七十五条 未经检疫出售、运输与人畜共患传染病有关的野生动物、家畜家禽的，由县级以上地方人民政府畜牧兽医行政部门责令停止违法行为，并依法给予行政处罚。

第七十六条 在国家确认的自然疫源地兴建水利、交通、旅游、能源等大型建设项目，未经卫生调查进行施工的，或者未按照疾病预防控制机构的意见采取必要的传染病预防、控制措施的，由县级以上人民政府卫生行政部门责令限期改正，给予警告，处5000元以上3万元以下的罚款；逾期不改正的，处3万元以上10万元以下的罚款，并可以提请有关人民政府依据职责权限，责令停建、关闭。

第七十七条 单位和个人违反本法规定，导致传染病传播、流行，给他人人身、财产造成损害的，应当依法承担民事责任。

第九章 附 则

第七十八条 本法中下列用语的含义：

（一）传染病病人、疑似传染病病人：指根据国务院卫生行政部门发布的《中华人民共和国传染病防治法规定管理的传染病诊断标准》，符合传染病病人和疑似传染病病人诊断标准的人；

（二）病原携带者：指感染病原体无临床症状但能排出病原体的人；

（三）流行病学调查：指对人群中疾病或者健康状况的分布及其决定因素进行调查研究，提出疾病预防控制措施及保健对策；

（四）疫点：指病原体从传染源向周围播散的范围较小或者单个疫源地；

（五）疫区：指传染病在人群中暴发、流行，其病原体向周围播散时所能波及的地区；

（六）人畜共患传染病：指人与脊椎动物共同罹患的传染病，如鼠疫、狂犬病、血吸虫病等；

（七）自然疫源地：指某些可引起人类传染病的病原体在自然界的野生动物中长期存在和循环的地区；

（八）病媒生物：指能够将病原体从人或者其他动物传播给人的生物，如蚊、蝇、蚤类等；

（九）医源性感染：指在医学服务中，因病原体传播引起的感染；

（十）医院感染：指住院病人在医院内获得的感染，包括在住院期间发生的感染和在医院内获得出院后发生的感染，但不包括入院前已开始或者入院时已处于潜伏期的感染。医院工作人员在医院内获得的感染也属医院感染；

（十一）实验室感染：指从事实验室工作时，因接触病原体所致的感染；

（十二）菌种、毒种：指可能引起本法规定的传染病发生的细菌菌种、病毒毒种；

（十三）消毒：指用化学、物理、生物的方法杀灭或者消除环境中的病原微生物；

（十四）疾病预防控制机构：指从事疾病预防控制活动的疾病预防控制中心以及与上述机构业务活动相同的单位；

（十五）医疗机构：指按照《医疗机构管理条例》取得医疗机构执业许可证，从事疾病诊断、治疗活动的机构。

第七十九条 传染病防治中有关食品、药品、血液、水、医疗废物和病原微生物的管理以及动物防疫和国境卫生检疫，本法未规定的，分别适用其他有关法律、行政法规的规定。

第八十条 本法自2004年12月1日起施行。

1.1.3 中华人民共和国执业医师法

1998 年 6 月 26 日第九届全国人民代表大会常务委员会第三次会议通过

目录

第一章 总 则

第一条 为了加强医师队伍的建设，提高医师的职业道德和业务素质，保障医师的合法权益，保护人民健康，制定本法。

第二条 依法取得执业医师资格或者执业助理医师资格，经注册在医疗、预防、保健机构中执业的专业医务人员，适用本法。

本法所称医师，包括执业医师和执业助理医师。

第三条 医师应当具备良好的职业道德和医疗执业水平，发扬人道主义精神，履行防病治病、救死扶伤、保护人民健康的神圣职责。

全社会应当尊重医师。医师依法履行职责，受法律保护。

第四条 国务院卫生行政部门主管全国的医师工作。

县级以上地方人民政府卫生行政部门负责管理本行政区域内的医师工作。

第五条 国家对在医疗、预防、保健工作中作出贡献的医师，给予奖励。

第六条 医师的医学专业技术职称和医学专业技术职务的评定、聘任，按照国家有关规定办理。

第七条 医师可以依法组织和参加医师协会。

第二章 考试和注册

第八条 国家实行医师资格考试制度。医师资格考试分为执业医师资格考试和执业助理医师资格考试。

医师资格考试的办法，由国务院卫生行政部门制定。医师资格考试由省级以上人民政府卫生行政部门组织实施。

第九条 具有下列条件之一的，可以参加执业医师资格考试：

（一）具有高等学校医学专业本科以上学历，在执业医师指导下，在医疗、预防、保健机构中试用期满 1 年的；

（二）取得执业助理医师执业证书后，具有高等学校医学专科学历，在医疗、预防、保健机构中工作满 2 年的；具有中等专业学校医学专业学历，在医疗、预防、保健机构中工作满 5 年的。

第十条 具有高等学校医学专科学历或者中等专业学校医学专科学历，在执业医师指导下，在医疗、预防、保健机构中试用期满一年的，可以参加执业助理医师资格考试。

第十一条 以师承方式学习传统医学满 3 年或者经多年实践医术确有专长的，经县级以上人民政府卫生行政部门确定的传统医学专业组织或者医疗、预防、保健机构考核合格并推荐，可以参加执业医师资格或者执业助理医师资格考试。考试的内容和办法由国务院卫生行政部门另行制定。

第十二条 医师资格考试成绩合格，取得执业医师资格或者执业助理医师资格。

第十三条 国家实行医师执业注册制度。

取得医师资格的，可以向所在地县级以上人民政府卫生行政部门申请注册。

除有本法第十五条规定的情形外，受理申请的卫生行政部门应当自收到申请之日起 30 日内准予注册，并发给由国务院卫生行政部门统一印制的医师执业证书。

医疗、预防、保健机构可以为本机构中的医师集体办理注册手续。

第十四条 医师经注册后，可以在医疗、预防、保健机构中按照注册的执业地点、执业类别、执业范围执业，从事相应的医疗、预防、保健业务。

未经医师注册取得执业证书，不得从事医师执业活动。

第十五条 有下列情形之一的，不予注册：

（一）不具有完全民事行为能力的；

（二）因受刑事处罚，自刑罚执行完毕之日起至申请注册之日止不满 2 年的；

（三）受吊销医师执业证书行政处罚，自处罚决定之日起至申请注册之日止不满 2 年的；

（四）有国务院卫生行政部门规定不宜从事医疗、预防、保健业务的其他情形的。

受理申请的卫生行政部门对不符合条件不予注册的，应当自收到申请之日起 30 日内书面通知申请人，并说明理由。申请人有异议的，可以自收到通知之日起 15 日内，依法申请复议或者向人民法院提起诉讼。

第十六条 医师注册后有下列情形之一的，其所在的医疗、预防、保健机构应当在 30 日内报告准予注册的卫生行政部门，卫生行政部门应当注销注册，收回医师执业证书：

（一）死亡或者被宣告失踪的；

（二）受刑事处罚的；

（三）受吊销医师执业证书行政处罚的；

（四）依照本法第三十一条规定暂停执业活动期满，再次考核仍不合格的；

（五）中止医师执业活动满 2 年的；

（六）有国务院卫生行政部门规定不宜从事医疗、预防、保健业务的其他情形的。

被注销注册的当事人有异议的，可以自收到注销注册通知之日起 15 日内，依法申请复议或者向人民法院提起诉讼。

第十七条 医师变更执业地点、执业类别、执业范围等注册事项的，应当到准予注册的卫生行政部门依照本法第十三条的规定办理变更注册手续。

第十八条 中止医师执业活动二年以上以及有本法第十五条规定情形消失的，申请重新执业，应当由本法第三十一条规定的机构考核合格，并依照本法第十三条的规定重新注册。

第十九条 申请个体行医的执业医师，须经注册后在医疗、预防、保健机构中执业满5年，并按照国家有关规定办理审批手续；未经批准，不得行医。

县级以上地方人民政府卫生行政部门对个体行医的医师，应当按照国务院卫生行政部门的规定，经常监督检查，凡发现有本法第十六条规定的情形的，应当及时注销注册，收回医师执业证书。

第二十条 县级以上地方人民政府卫生行政部门应当将准予注册和注销注册的人员名单予以公告，并由省级人民政府卫生行政部门汇总，报国务院卫生行政部门备案。

第三章 执业规则

第二十一条 医师在执业活动中享有下列权利：

（一）在注册的执业范围内，进行医学诊查、疾病调查、医学处置、出具相应的医学证明文件，选择合理的医疗、预防、保健方案；

（二）按照国务院卫生行政部门规定的标准，获得与本人执业活动相当的医疗设备基本条件；

（三）从事医学研究、学术交流，参加专业学术团体；

（四）参加专业培训，接受继续医学教育；

（五）在执业活动中，人格尊严、人身安全不受侵犯；

（六）获取工资报酬和津贴，享受国家规定的福利待遇；

（七）对所在机构的医疗、预防、保健工作和卫生行政部门的工作提出意见和建议，依法参与所在机构的民主管理。

第二十二条 医师在执业活动中履行下列义务：

（一）遵守法律、法规，遵守技术操作规范；

（二）树立敬业精神，遵守职业道德，履行医师职责，尽职尽责为患者服务；

（三）关心、爱护、尊重患者，保护患者的隐私；

（四）努力钻研业务，更新知识，提高专业技术水平；

（五）宣传卫生保健知识，对患者进行健康教育。

第二十三条 医师实施医疗、预防、保健措施，签署有关医学证明文件，必须亲自诊查、调查，并按照规定及时填写医学文书，不得隐匿、伪造或者销毁医学文书及有关资料。

医师不得出具与自己执业范围无关或者与执业类别不相符的医学证明文件。

第二十四条 对急危患者，医师应当采取紧急措施及时进行诊治；不得拒绝急救处置。

第二十五条 医师应当使用经国家有关部门批准使用的药品、消毒药剂和医疗器械。

除正当治疗外，不得使用麻醉药品、医疗用毒性药品、精神药品和放射性药品。

第二十六条 医师应当如实向患者或者其家属介绍病情，但应注意避免对患者产生不利后果。

医师进行实验性临床医疗，应当经医院批准并征得患者本人或者其家属同意。

第二十七条 医师不得利用职务之便，索取、非法收受患者财物或者牟取其他不正当利益。

第二十八条 遇有自然灾害、传染病流行、突发重大伤亡事故及其他严重威胁人民生命健康的紧急情况时，医师应当服从县级以上人民政府卫生行政部门的调遣。

第二十九条 医师发生医疗事故或者发现传染病疫情时，应当依照有关规定及时向所在机构或者卫生行政部门报告。

医师发现患者涉嫌伤害事件或者非正常死亡时，应当按照有关规定向有关部门报告。

第三十条 执业助理医师应当在执业医师的指导下，在医疗、预防、保健机构中按照其执业类别执业。

在乡、民族乡、镇的医疗、预防、保健机构中工作的执业助理医师，可以根据医疗诊治的情况和需要，独立从事一般的执业活动。

第四章 考核和培训

第三十一条 受县级以上人民政府卫生行政部门委托的机构或者组织应当按照医师执业标准，对医师的业务水平、工作成绩和职业道德状况进行定期考核。

对医师的考核结果，考核机构应当报告准予注册的卫生行政部门备案。

对考核不合格的医师，县级以上人民政府卫生行政部门可以责令其暂停执业活动3～6个月，并接受培训和继续医学教育。暂停执业活动期满，再次进行考核，对考核合格的，允许其继续执业；对考核不合格的，由县级以上人民政府卫生行政部门注销注册，收回医师执业证书。

第三十二条 县级以上人民政府卫生行政部门负责指导、检查和监督医师考核工作。

第三十三条 医师有下列情形之一的，县级以上人民政府卫生行政部门应当给予表彰或者奖励：

（一）在执业活动中，医德高尚，事迹突出的；

（二）对医学专业技术有重大突破，作出显著贡献的；

（三）遇有自然灾害、传染病流行、突发重大伤亡事故及其他严重威胁人民生命健康的紧急情况时，救死扶伤、抢救诊疗表现突出的；

（四）长期在边远贫困地区、少数民族地区条件艰苦的基层单位努力工作的；

（五）国务院卫生行政部门规定应当予以表彰或者奖励的其他情形的。

第三十四条 县级以上人民政府卫生行政部门应当制定医师培训计划，对医师进行多种形式的培训，为医师接受继续医学教育提供条件。

县级以上人民政府卫生行政部门应当采取措施，对在农村和少数民族地区从事医疗、预防、保健业务的医务人员实施培训。

第三十五条 医疗、预防、保健机构应当依照规定和计划保证本机构医师的培训和继续医学教育。

县级以上人民政府卫生行政部门委托的承担医师考核任务的医疗卫生机构，应当为医师的培训和接受继续医学教育提供和创造条件。

第五章 法律责任

第三十六条 以不正当手段取得医师执业证书的，由发给证书的卫生行政部门予以吊销；对负有直接责任的主管人员和其他直接责任人员，依法给予行政处分。

第三十七条 医师在执业活动中，违反本法规定，有下列行为之一的，由县级以上人民政府卫生行政部门给予警告或者责令暂停6个月以上1年以下执业活动；情节严重的，吊销其医师执业证书；构成犯罪的，依法追究刑事责任：

（一）违反卫生行政规章制度或者技术操作规范，造成严重后果的；

（二）由于不负责任延误急危病重患者的抢救和诊治，造成严重后果的；

（三）造成医疗责任事故的；

（四）未经亲自诊查、调查，签署诊断、治疗、流行病学等证明文件或者有关出生、死亡等证明文件的；

（五）隐匿、伪造或者擅自销毁医学文书及有关资料的；

（六）使用未经批准使用的药品、消毒药剂和医疗器械的；

（七）不按照规定使用麻醉药品、医疗用毒性药品、精神药品和放射性药品的；

（八）未经患者或者其家属同意，对患者进行实验性临床医疗的；

（九）泄露患者隐私，造成严重后果的；

（十）利用职务之便，索取、非法收受患者财物或者牟取其他不正当利益的；

（十一）发生自然灾害、传染病流行、突发重大伤亡事故以及其他严重威胁人民生命健康的紧急情况时，不服从卫生行政部门调遣的；

（十二）发生医疗事故或者发现传染病疫情，患者涉嫌伤害事件或者非正常死亡，不按照规定报告的。

第三十八条 医师在医疗、预防、保健工作中造成事故的，依照法律或者国家有关规定处理。

第三十九条 未经批准擅自开办医疗机构行医或者非医师行医的，由县级以上人民政府卫生行政部门予以取缔，没收其违法所得及其药品、器械，并处十万元以下的罚款；对医师吊销其执业证书；给患者造成损害的，依法承担赔偿责任；构成犯罪的，依法追究刑事责任。

第四十条 阻碍医师依法执业，侮辱、诽谤、威胁、殴打医师或者侵犯医师人身自由、干扰医师正常工作、生活的，依照治安管理处罚条例的规定处罚；构成犯罪的，依法追究刑事责任。

第四十一条 医疗、预防、保健机构未依照本法第十六条的规定履行报告职责，导致严重后果的，由县级以上人民政府卫生行政部门给予警告；并对该机构的行政负责人依法给予行政处分。

第四十二条 卫生行政部门工作人员或者医疗、预防、保健机构工作人员违反本法有关规定，弄虚作假、玩忽职守、滥用职权、徇私舞弊，尚不构成犯罪的，依法给予行政处分；构成犯罪的，依法追究刑事责任。

第六章 附 则

第四十三条 本法颁布之日前按照国家有关规定取得医学专业技术职称和医学专业技术职务的人员，由所在机构报请县级以上人民政府卫生行政部门认定，取得相应的医师资格。其中在医疗、预防、保健机构中从事医疗、预防、保健业务的医务人员，依照本法规定的条件，由所在机构集体核报县级以上人民政府卫生行政部门，予以注册并发给医师执业证书。具体办法由国务院卫生行政部门会同国务院人事行政部门制定。

第四十四条　计划生育技术服务机构中的医师，适用本法。

第四十五条　在乡村医疗卫生机构中向村民提供预防、保健和一般医疗服务的乡村医生，符合本法有关规定的，可以依法取得执业医师资格或者执业助理医师资格；不具备本法规定的执业医师资格或者执业助理医师资格的乡村医生，由国务院另行制定管理办法。

第四十六条　军队医师执行本法的实施办法，由国务院、中央军事委员会依据本法的原则制定。

第四十七条　境外人员在中国境内申请医师考试、注册、执业或者从事临床示教、临床研究等活动的，按照国家有关规定办理。

第四十八条　本法自 1999 年 5 月 1 日起施行。

1.2 法规

1.2.1 中华人民共和国统计法实施细则

（1987 年 1 月 19 日国务院批准
1987 年 2 月 15 日国家统计局发布
2000 年 6 月 2 日国务院批准修订
2000 年 6 月 15 日国家统计局发布
2005 年 12 月 16 日国务院批准修订）

第一章 总 则

第一条 根据《中华人民共和国统计法》（以下简称《统计法》）的规定，制定本细则。

第二条 《统计法》所指的统计，是指运用各种统计方法对国民经济和社会发展情况进行统计调查、统计分析，提供统计资料和统计咨询意见，实行统计监督等活动的总称。

国民经济和社会发展的统计项目分类，由国家统计局规定、调整。

第三条 国家有计划地用现代信息技术装备各级人民政府统计机构，建立健全国家统计信息自动化系统。国务院各部门根据工作需要，有计划地用现代信息技术装备本部门及其管辖系统的统计机构。

县级以上各级人民政府应当将国家统计信息工程建设列入发展计划。国家统计信息工程建设，由国家统计局统一领导，县级以上地方各级人民政府统计机构分级负责。

第四条 统计机构和统计人员实行工作责任制，实行考核和奖惩制度，不断提高工作质量和工作效率。

统计机构和统计人员依法独立行使下列职权：

（一）统计调查权——调查、搜集有关资料，召开有关调查会议，检查与统计资料有关的原始记录和凭证。统计调查对象应当依照《统计法》和国家有关规定，如实提供统计资料和情况，不得虚报、瞒报、拒报、迟报，不得伪造、篡改；

（二）统计报告权——将统计调查取得的统计资料和情况加以整理、分析，向上级领导机关和有关部门提出统计报告。任何单位或者个人不得阻挠和扣压统计报告，不得篡改统计资料；

（三）统计监督权——根据统计调查和统计分析，对国民经济和社会发展情况进行统计监督，检查国家政策和计划的实施，考核经济效益、社会效益和工作成绩，检查和揭露存在的问题，检查虚报、瞒报、伪造、篡改统计资料的行为，提出改进工作的建议。有关部门和单位对统计机构、统计人员反映、揭露的问题和提出的建议，应当及时处理，作出答复。

第五条 县级以上地方各级人民政府、各部门、各企业事业组织，应当根据国家统计任务和本地区、本部门、本单位的需要，在下列方面加强对统计工作的领导和监督：

（一）领导和支持统计机构、统计人员和其他有关人员执行统计法规和统计制度，准确、及时地完成统计工作任务，加强统计工作现代化建设；

（二）吸收和组织统计人员参加讨论有关政策和计划、研究经济和社会发展问题的会议，发挥统计的服务和监督作用；

（三）根据国家统一部署，组织实施重大的国情国力普查；

（四）按照规定审批统计调查计划，切实解决经批准的统计调查需要的人员和经费。

第六条 国家统计局及其派出的调查队、县级以上地方各级人民政府统计机构是国家执行统计法规和统计制度的机关，负责监督检查统计法规和统计制度的实施，维护统计机构和统计人员的职权，依法查处违反统计法规和统计制度的行为。

县级以上地方各级人民政府统计机构依法查处本行政区域内发生的统计违法行为；在国家统计局派出的调查队组织实施的统计调查中发生的统计违法行为，由组织实施该项统计调查的调查队负责查处。

第二章 统计调查计划和统计制度

第七条 县级以上各级人民政府统计机构和有关部门按照下列三类情况，分别建立统计制度，编制统计调查计划，按照规定经审查机关批准后实施：

（一）国家统计调查，是指全国性基本情况的统计调查，包括国家统计局单独拟订的和国家统计局与国务院有关部门共同拟订的统计调查项目。国家统计调查计划中新的、重大的统计调查项目，由国家统计局报国务院审批；经常性的、一般性的统计调查项目，由国家统计局审批。

各地方、各部门、各单位必须严格按照国家统计调查方案实施国家统计调查。

（二）部门统计调查，是指各部门的专业性统计调查。部门统计调查计划和统计调查方案，由该部门的统计机构组织本部门各有关职能机构编制。其中，统计调查对象属于本部门管辖系统内的，由本部门领导人审批，报国家统计局或者本级地方人民政府统计机构备案；统计调查对象超出本部门管辖系统的，报国家统计局或者本级地方人民政府统计机构审批，其中重要的，报国务院或者本级地方人民政府审批。各部门统计调查管辖系统的划分办法，由国家统计局会同国务院有关部门提出，报国务院批准后实施。

（三）地方统计调查，是指地方人民政府需要的地方性的统计调查。地方统计调查计划和统计调查方案的报批办法，由省、自治区、直辖市人民政府统计机构规定，报国家统计局备案。

第八条 部门统计调查和地方统计调查不得与国家统计调查重复、矛盾。

国家统计调查与部门统计调查、地方统计调查的分工，由国家统计局会同国务院有关部门和省、自治区、直辖市人民政府统计机构具体商定。

第九条 县级以上各级人民政府的综合协调部门需要的统计资料，应当从本级人民政府统计机构和有关部门搜集；确实需要直接进行统计调查的，应当编制统计调查计划和统计调查方案，依照《统计法》和本细则的有关规定，经批准后实施。

县级以上各级人民政府有关部门组织实施的部门统计调查，应当及时向本级人民政府统计机构报送基本统计资料或者综合统计资料。

国家统计局和县级以上地方各级人民政府统计机构，应当定期、无偿地向本级人民政府部门提供有关综合统计资料。

第十条 统计调查计划按照统计调查项目编制。统计调查项目，是指一定时期内为实现特定统计调查目的而组织实施的统计调查。统计调查项目的计划应当列明：项目名称、调查机关、调查目的、调查范围、调查对象、调查方式、调查时间、调查的主要内容。

编制统计调查计划，必须同时编制统计调查方案。统计调查方案应当包括下列内容：

（一）供统计调查对象填报用的统计调查表和说明书；

（二）供整理上报用的统计综合表和说明书；

（三）统计调查需要的人员和经费及其来源。

第十一条 县级以上各级人民政府统计机构、各部门统计机构对送审的统计调查计划和统计调查方案的必要性、可行性、科学性应当进行严格审查；对不符合本细则规定的，应当退回修改或者不予批准。编制和审查统计调查方案，应当遵循下列原则：

（一）在已经批准实施的各种统计调查中能够搜集到资料的，不得重复调查；

（二）抽样调查、重点调查或者行政记录可以满足需要的，不得制发全面统计调查表；一次性统计调查可以满足需要的，不得进行经常性统计调查；按年统计调查可以满足需要的，不得按季统计调查；按季统计调查可以满足需要的，不得按月统计调查；月以下的进度统计调查必须从严控制；

（三）编制新的统计调查方案，必须事先试点或者征求有关地方、部门和基层单位的意见，进行可行性论证，保证切实可行，注重调查效益；

（四）统计调查需要的人员和经费应当有保证。

第十二条 国家建立周期性的普查制度。周期性普查由国务院和地方各级人民政府统一领导，组织统计机构和有关部门共同实施，所需要的经费由中央和地方财政共同负担。

进行经常性抽样调查，应当通过基本统计单位普查和行政记录的方式，查明基本统计单位及其分布情况，建立科学的抽样框，按照随机原则在调查总体中选取足以代表总体的样本单位，减少抽样误差。

第十三条 按照规定程序批准的统计调查表，必须在右上角标明表号、制表机关、批准或者备案机关、批准或者备案文号、有效期限。

对未标明前款所列内容或者超过有效期限的统计调查表，有关统计调查对象有权拒绝填报，统计机构有权废止。

第十四条 统计调查方案所规定的指标涵义、调查范围、计算方法、分类目录、调查表式、统计编码等，未经批准该统计调查方案的机关同意，任何单位或者个人不得修改。

第三章　统计资料的管理和公布

第十五条 各地方、各部门、各单位应当健全统计资料的审核制度，保障统计资料的准确性和及时性。

各部门、各企业事业组织提供的统计资料，由本部门、本单位领导人或者统计负责人审核、签署或者盖章后上报。有关财务统计资料由财务会计机构或者会计人员提供，并经财务会计负责人审核、签署或者盖章。县级以上各级人民政府统计机构和乡、镇统计员提供的统计资料，由本级人民政府统计机构负责人或者乡、镇统计员审核、签署或者盖章后上报。

第十六条 各级领导机关制定政策、计划，检查政策、计划执行情况，考核经济效益、社会效益和工作成绩，进行奖励和惩罚等，需要使用统计资料的，必须依照《统计法》第十三条的规定，以统计机构或者统计负责人签署或者盖章的统计资料为准。

第十七条 县级以上各级人民政府统计机构必须做好统计信息咨询服务工作，充分利用可以公开的社会经济信息为社会公众服务。

符合国家有关规定，在《统计法》和统计制度规定之外提供统计信息咨询，实行有偿服务。具体办法由国家统计局会同国务院价格主管部门制定。

第十八条 各地方、各部门、各单位必须执行国家有关统计资料保密管理的规定，加强对统计资料的保密管理。

第十九条 各地方、各部门、各单位必须建立统计资料档案制度。统计资料档案的保管、调用和移交，应当遵守国家有关档案管理的规定。

第二十条 国家建立健全统计资料定期公布制度。

国家统计局统计调查取得的统计数据，由国家统计局公布。国务院有关部门统计调查取得的统计数据，由国务院有关部门公布；其中，与国家统计局统计调查取得的统计数据有重复、交叉的，应当在同国家统计局协商后，由国务院有关部门公布。国务院有关部门公布统计数据，应当自公布之日起10日内报国家统计局备案。

县级以上地方各级人民政府统计机构和有关部门公布其统计调查取得的地方统计数据，比照前款规定执行。

第二十一条 国家建立健全统计数据质量监控和评估的制度，加强对各省、自治区、直辖市重要统计数据的监控和评估。

第四章 统计机构和统计人员

第二十二条 国家统计局履行下列职责：

（一）根据有关法律、行政法规和国家有关政策和计划，制定统计工作规章，制订统计工作现代化规划和国家统计调查计划，组织领导和协调全国统计工作，监督检查统计法规和统计制度的实施；

（二）健全国民经济核算制度和统计指标体系，制定全国统一的基本统计报表制度；制定或者与有关部门共同制定国家统计标准，审定部门统计标准；

（三）在国务院领导下，会同有关部门组织重大的国情国力普查，组织、协调全国社会经济抽样调查；

（四）根据国家制定政策、计划和进行管理的需要，搜集、整理、提供全国性的基本统计资料，对国民经济和社会发展情况进行统计分析、统计预测和统计监督；

（五）审查国务院各部门编制的统计调查计划和统计调查方案，管理国务院各部门制发的统计调查表；

（六）检查、审定、管理、公布、出版全国性的基本统计资料，定期发布全国国民经济和社会发展情况的统计公报；

（七）统一领导和管理国家统计局派出的调查队；

（八）组织指导全国统计科学研究、统计教育、统计干部培训和统计书刊出版工作；

（九）开展统计工作和统计科学的国际交流。

国家统计局派出的调查队承担国家统计局布置的各项调查任务，依法独立开展统计调查，独立上报统计资料。

第二十三条　县级以上地方各级人民政府统计机构履行下列职责：

（一）完成国家统计调查任务，执行国家统计标准，执行全国统一的基本统计报表制度；

（二）制订本行政区域内的统计工作现代化规划、统计调查计划和统计调查方案，统一领导和协调本行政区域内包括中央和地方单位的统计工作，监督检查统计法规和统计制度的实施；

（三）根据本行政区域内制定计划和进行管理的需要，搜集、整理、提供基本统计资料，对本行政区域内国民经济和社会发展情况进行统计分析、统计预测和统计监督；

（四）审查本行政区域内各部门的统计调查计划和统计调查方案，管理本行政区域内各部门制发的统计调查表；

（五）按照国家有关规定，检查、审定、管理、公布、出版本行政区域内的基本统计资料；省、自治区、直辖市人民政府统计机构定期发布本行政区域内国民经济和社会发展情况的统计公报；自治州、县、自治县、市、市辖区人民政府统计机构按照本级人民政府的决定，发布本行政区域内国民经济和社会发展情况的统计公报；

（六）组织指导本行政区域内各部门、各单位加强统计基础工作建设，加强统计教育、统计干部培训和统计科学研究工作；对本行政区域内人民政府统计机构干部和乡、镇统计员进行考核和奖励。

县级以上地方各级人民政府统计机构受本级人民政府和上级人民政府统计机构的双重领导，在统计业务上以上级人民政府统计机构的领导为主。

第二十四条　乡、镇统计员执行乡、镇综合统计的职能，履行下列职责：

（一）完成国家统计调查和地方统计调查任务，执行国家统计标准，执行全国统一的基本统计报表制度，执行统计法规和统计制度，监督检查统计法规和统计制度的实施；

（二）按照国家有关规定，搜集、整理、分析、提供和管理本乡、镇的基本统计资料；

（三）组织指导本乡、镇各有关单位、人员加强农村统计基础工作建设，健全本乡、镇的统计台账制度和统计档案制度，组织乡、镇以下的统计业务工作。

乡、镇人民政府应当根据《统计法》等有关规定和统计工作的需要，设置专职的或者兼职的统计员，建立健全乡、镇统计信息网络。乡、镇统计员和乡、镇统计信息网络在统计业务上受县级人民政府统计机构的领导。

村的统计工作，由村民委员会指定专人负责，其在统计业务上受乡、镇统计员的领导。

第二十五条　县级以上各级人民政府有关部门的统计机构或者统计负责人执行本部门综合统计的职能，履行下列职责：

（一）组织指导、综合协调本部门各职能机构（包括生产、供销、基建、劳动人事、财务会计等机构）的统计工作，共同完成国家统计调查、部门统计调查和地方统计调查任务，执行统计法规和统计制度，监督检查统计法规和统计制度的实施；

（二）制订本部门的统计工作现代化规划、统计调查计划和统计调查方案，组织指导本部门及其管辖系统内企业事业组织的统计工作，加强统计队伍和统计基础工作建设；

（三）按照国家有关规定，向上级领导机关和本级人民政府统计机构报送和提供本部门的基本统计资料，会同计划和其他有关职能机构对本部门执行政策、计划和经营管理效益的情况，进行统计分析、统计预测和统计监督；

（四）管理本部门制发的统计调查表和基本统计资料；

（五）会同本部门的人事教育机构，组织指导本部门的统计教育和统计干部培训；对本部门统计人员进行考核和奖励；加强本部门统计科学研究工作。

县级以上各级人民政府有关部门统计机构的设置，应当根据实际需要，本着精简、效能的原则，依照《统计法》的规定执行。

第二十六条 企业事业组织的统计机构或者统计负责人执行本单位综合统计的职能，履行下列职责：

（一）组织指导、综合协调本单位各职能机构和下属机构的统计工作，共同完成国家统计调查、部门统计调查和地方统计调查任务，制订、实施本单位的统计工作计划和统计制度，执行统计法规和统计制度，监督检查统计法规和统计制度的实施；

（二）按照国家有关规定，报送和提供统计资料，对本单位计划的执行情况和经营管理的效益，进行统计分析和统计监督；

（三）管理本单位的统计调查表和基本统计资料；

（四）会同本单位有关职能机构完善计量、检测制度，建立健全原始记录、统计台账和核算制度。

企业事业组织的统计机构或者统计负责人在统计业务上，受所在地人民政府统计机构或者乡、镇统计员的指导。

中小型企业事业组织不单设统计人员的，可以指定人员专门负责统计工作。

第二十七条 统计负责人，是指代表本部门或者本单位履行《统计法》规定职责的主要责任人员。不设统计机构的，一般应当由具备相当统计专业技术职务条件的人员担任统计负责人。

第二十八条 各地方、各部门、各单位应当根据国家有关规定和工作需要，设置统计专业技术职务。

第二十九条 具有统计专业技术职务的人员的调动，应当分别征求本地区、本部门、本单位统计机构或者统计负责人的意见；其中，具有中级以上统计专业技术职务的人员的调动，应当征得上级统计机构的同意。

县级以上地方各级人民政府统计机构主要负责人的调动，应当征得上一级人民政府统计机构的同意。乡、镇统计员的调动，应当征得县级人民政府统计机构的同意。

各部门和企业事业组织统计负责人的调动，应当征求上级主管部门和所在地人民政府统计机构的意见。

第三十条 国家统计局和县级以上地方各级人民政府统计机构，应当有计划地对统计人员进行培训，加强对统计人员的职业道德教育，提高统计人员的业务素质。

国家统计局和县级以上地方各级人民政府统计机构增加和补充统计人员，应当从具备统计专业知识的人员中选调。

第五章 奖励和惩罚

第三十一条 县级以上各级人民政府统计机构、各部门、各企业事业组织，应当依照国家或者企业事业组织的规定，对有下列表现之一的统计人员或者集体，定期评比，给予奖励：

（一）在改革和完善统计制度、统计方法等方面，做出重要贡献的；

（二）在完成规定的统计调查任务，保障统计资料的准确性、及时性方面，做出显著成绩的；

（三）在进行统计分析、统计预测和统计监督方面，有所创新，取得重要成绩的；

（四）在运用和推广现代信息技术方面，取得显著效果的；

（五）在改进统计教育和统计专业培训，进行统计科学研究，提高统计科学水平方面，做出重要贡献的；

（六）坚持实事求是，依法办事，同违反统计法规和统计制度的行为作斗争，表现突出的；

（七）揭发、检举统计违法行为有功的。

奖励分为：通令嘉奖、记功、记大功、晋级、升职、授予荣誉称号，并可以发给奖品、奖金。奖金按照国家或者企业事业组织的规定在有关经费中开支。

第三十二条 下列行为，属于《统计法》第二十七条第一款所称情节较重的违法行为：

（一）虚报、瞒报、伪造、篡改统计资料数额较大或者占应报数额的份额较多的；

（二）虚报、瞒报、伪造、篡改或者拒报统计资料，二年内再次发生的；

（三）虚报、瞒报、伪造、篡改、拒报或者屡次迟报统计资料，被责令改正而拒不改正的；

（四）虚报、瞒报、伪造、篡改、拒报或者屡次迟报统计资料，造成严重后果或者恶劣影响的；

（五）接受统计检查时，拒绝提供情况、提供虚假情况或者转移、隐匿、毁弃原始统计记录、统计台账、统计报表以及与统计有关的其他资料的；

（六）使用暴力或者威胁的方法阻挠、抗拒统计检查的；

（七）国家统计局依法认定的其他行为。

第三十三条 企业事业组织有《统计法》第二十七条第一款所列违法行为之一的，由县级以上人民政府统计机构或者国家统计局派出的调查队予以警告，并可以处5万元以下的罚款。

个体工商户有《统计法》第二十七条第一款所列违法行为之一的，由县级以上人民政府统计机构或者国家统计局派出的调查队予以警告，并可以处1万元以下的罚款。

第二丨四条 任何单位或者个人有《统计法》第二十九条第二款所列违法行为的，由县级以上人民政府统计机构责令改正，没收违法所得，并可以处违法所得1倍以上3倍以下的罚款；没有违法所得的，可以处3万元以下的罚款。

第六章　附　　则

第三十五条 中华人民共和国境外的组织、个人需要在中华人民共和国境内进行统计调查活动的，应当委托中华人民共和国境内具有涉外统计调查资格的机构进行。

统计调查范围限于省、自治区、直辖市行政区域内的，应当持有关证明文件和统计调查方案，向省、自治区、直辖市人民政府统计机构提出申请，由省、自治区、直辖市人民政府统计机构审批；统计调查范围跨省、自治区、直辖市行政区域的，应当持有关证明文件和统计调查方案，向国家统计局提出申请，由国家统计局审批。

第三十六条 本细则自发布之日起施行。

1.2.2 医疗机构管理条例

（1994年2月26日国务院令第149号发布）

第一章 总 则

第一条 为了加强对医疗机构的管理，促进医疗卫生事业的发展，保障公民健康，制定本条例。

第二条 本条例适用于从事疾病诊断、治疗活动的医院、卫生院、疗养院、门诊部、诊所、卫生所（室）以及急救站等医疗机构。

第三条 医疗机构以救死扶伤，防病治病，为公民的健康服务为宗旨。

第四条 国家扶持医疗机构的发展，鼓励多种形式兴办医疗机构。

第五条 国务院卫生行政部门负责全国医疗机构的监督管理工作。

县级以上地方人民政府卫生行政部门负责本行政区域内医疗机构的监督管理工作。

中国人民解放军卫生主管部门依照本条例和国家有关规定，对军队的医疗机构实施监督管理。

第二章 规划布局和设置审批

第六条 县级以上地方人民政府卫生行政部门应当根据本行政区域内的人口、医疗资源、医疗需求和现有医疗机构的分布状况，制定本行政区域医疗机构设置规划。

机关、企业和事业单位可以根据需要设置医疗机构，并纳入当地医疗机构的设置规划。

第七条 县级以上地方人民政府应当把医疗机构设置规划纳入当地的区域卫生发展规划和城乡建设发展总体规划。

第八条 设置医疗机构应当符合医疗机构设置规划和医疗机构基本标准。

医疗机构基本标准由国务院卫生行政部门制定。

第九条 单位或者个人设置医疗机构，必须经县级以上地方人民政府卫生行政部门审查批准，并取得设置医疗机构批准书，方可向有关部门办理其他手续。

第十条 申请设置医疗机构，应当提交下列文件：

（一）设置申请书；

（二）设置可行性研究报告；

（三）选址报告和建筑设计平面图。

第十一条 单位或者个人设置医疗机构，应当按照以下规定提出设置申请：

（一）不设床位或者床位不满100张的医疗机构，向所在地的县级人民政府卫生行政部门申请；

（二）床位在100张以上的医疗机构和专科医院按照省级人民政府卫生行政部门的规定申请。

第十二条 县级以上地方人民政府卫生行政部门应当自受理设置申请之日起30日内，

作出批准或者不批准的书面答复；批准设置的，发给设置医疗机构批准书。

第十三条 国家统一规划的医疗机构设置，由国务院卫生行政部门决定。

第十四条 机关、企业和事业单位按照国家医疗机构基本标准设置为内部职工服务的门诊部、诊所、卫生所（室），报所在地的县级人民政府卫生行政部门备案。

第三章 登 记

第十五条 医疗机构执业，必须进行登记，领取《医疗机构执业许可证》。

第十六条 申请医疗机构执业登记，应当具备下列条件：

（一）有设置医疗机构的批准书；

（二）符合医疗机构的基本标准；

（三）有适合的名称、组织机构和场所；

（四）有与其开展的业务相适应的经费、设施、设备和专业卫生技术人员；

（五）有相应的规章制度；

（六）能够独立承担民事责任。

第十七条 医疗机构的执业登记，由批准其设置的人民政府卫生行政部门办理。

按照本条例第十三条规定设置的医疗机构的执业登记，由所在地的省、自治区、直辖市人民政府卫生行政部门办理。

机关、企业和事业单位设置的为内部职工服务的门诊部、诊所、卫生所（室）的执业登记，由所在地的县级人民政府卫生行政部门办理。

第十八条 医疗机构执业登记的主要事项：

（一）名称、地址、主要负责人；

（二）所有制形式；

（三）诊疗科目、床位；

（四）注册资金。

第十九条 县级以上地方人民政府卫生行政部门自受理执业登记申请之日起45日内，根据本条例和医疗机构基本标准进行审核。审核合格的，予以登记，发给《医疗机构执业许可证》；审核不合格的，将审核结果以书面形式通知申请人。

第二十条 医疗机构改变名称、场所、主要负责人、诊疗科目、床位，必须向原登记机关办理变更登记。

第二十一条 医疗机构歇业，必须向原登记机关办理注销登记。经登记机关核准后，收缴《医疗机构执业许可证》。

医疗机构非因改建、扩建、迁建原因停业超过1年的，视为歇业。

第二十二条 床位不满100张的医疗机构，其《医疗机构执业许可证》每年校验1次；床位在100张以上的医疗机构，其《医疗机构执业许可证》每3年校验1次。校验由原登记机关办理。

第二十三条 《医疗机关执业许可证》不得伪造、涂改、出卖、转让、出借。

《医疗机构执业许可证》遗失的，应当及时申明，并向原登记机关申请补发。

第四章 执　　业

第二十四条 任何单位或者个人，未取得《医疗机构执业许可证》，不得开展诊疗活动。

第二十五条 医疗机构执业，必须遵守有关法律、法规和医疗技术规范。

第二十六条 医疗机构必须将《医疗机构执业许可证》、诊疗科目、诊疗时间和收费标准悬挂于明显处所。

第二十七条 医疗机构必须按照核准登记的诊疗科目开展诊疗活动。

第二十八条 医疗机构不得使用非卫生技术人员从事医疗卫生技术工作。

第二十九条 医疗机构应当加强对医务人员的医德教育。

第三十条 医疗机构工作人员上岗工作，必须佩带载有本人姓名、职务或者职称的标牌。

第三十一条 医疗机构对危重病人应当立即抢救。对限于设备或者技术条件不能诊治的病人，应当及时转诊。

第三十二条 未经医师（士）亲自诊查病人，医疗机构不得出具疾病诊断书、健康证明书或者死亡证明书等证明文件；未经医师（士）、助产人员亲自接产，医疗机构不得出具出生证明书或者死产报告书。

第三十三条 医疗机构施行手术、特殊检查或者特殊治疗时，必须征得患者同意，并应当取得其家属或者关系人同意并签字；无法取得患者意见时，应当取得家属或者关系人同意并签字；无法取得患者意见又无家属或者关系人在场，或者遇到其他特殊情况时，经治医师应当提出医疗处置方案，在取得医疗机构负责人或者被授权负责人员的批准后实施。

第三十四条 医疗机构发生医疗事故，按照国家有关规定处理。

第三十五条 医疗机构对传染病、精神病、职业病等患者的特殊诊治和处理，应当按照国家有关法律、法规的规定办理。

第三十六条 医疗机构必须按照有关药品管理的法律、法规，加强药品管理。

第三十七条 医疗机构必须按照人民政府或者物价部门的有关规定收取医疗费用，详列细项，并出具收据。

第三十八条 医疗机构必须承担相应的预防保健工作，承担县级以上人民政府卫生行政部门委托的支援农村、指导基层医疗卫生工作等任务。

第三十九条 发生重大灾害、事故、疾病流行或者其他意外情况时，医疗机构及其卫生技术人员必须服从县级以上人民政府卫生行政部门的调遣。

第五章 监督管理

第四十条 县级以上人民政府卫生行政部门行使下列监督管理职权：

（一）负责医疗机构的设置审批、执业登记和校验；

（二）对医疗机构的执业活动进行检查指导；

（三）负责组织对医疗机构的评审；

（四）对违反本条例的行为给予处罚。

第四十一条 国家实行医疗机构评审制度，由专家组成的评审委员会按照医疗机构评审办法和评审标准，对医疗机构的执业活动、医疗服务质量等进行综合评价。

医疗机构评审办法和评审标准由国务院卫生行政部门制定。

第四十二条　县级以上地方人民政府卫生行政部门负责组织本行政区域医疗机构评审委员会。

医疗机构评审委员会由医院管理、医学教育、医疗、医技、护理和财务等有关专家组成。评审委员会成员由县级以上地方人民政府卫生行政部门聘任。

第四十三条　县级以上地方人民政府卫生行政部门根据评审委员会的评审意见，对达到评审标准的医疗机构，发给评审合格证书；对未达到评审标准的医疗机构，提出处理意见。

第六章　罚　　则

第四十四条　违反本条例第二十四条规定，未取得《医疗机构执业许可证》擅自执业的，由县级以上人民政府卫生行政部门责令其停止执业活动，没收非法所得和药品、器械，并可以根据情节处以1万元以下的罚款。

第四十五条　违反本条例第二十二条规定，逾期不校验《医疗机构执业许可证》仍从事诊疗活动的，由县级以上人民政府卫生行政部门责令其限期补办校验手续；拒不校验的，吊销其《医疗机构执业许可证》。

第四十六条　违反本条例第二十三条规定，出卖、转让、出借《医疗机构执业许可证》的，由县级以上人民政府卫生行政部门没收非法所得，并可以处以5000元以下的罚款；情节严重的，吊销其《医疗机构执业许可证》。

第四十七条　违反本条例第二十七条规定，诊疗活动超出登记范围的，由县级以上人民政府卫生行政部门予以警告，责令其改正，并可以根据情节处以3000元以下的罚款，情节严重的，吊销其《医疗机构执业许可证》。

第四十八条　违反本条例第二十八条规定，使用非卫生技术人员从事医疗卫生技术工作的，由县级以上人民政府卫生行政部门责令其限期改正，并可以处以5000元以下的罚款，情节严重的，吊销其《医疗机构执业许可证》。

第四十九条　违反本条例第三十二条规定，出具虚假证明文件的，由县级以上人民政府卫生行政部门予以警告；对造成危害后果的，可以处以1000元以下的罚款；对直接责任人员由所在单位或者上级机关给予行政处分。

第五十条　没收的财物和罚款全部上交国库。

第五十一条　当事人对行政处罚决定不服的，可以依照国家法律、法规的规定申请行政复议或者提起行政诉讼。当事人对罚款及没收药品、器械的处罚决定未在法定期限内申请复议或者提起诉讼又不履行的，县级以上人民政府卫生行政部门可以申请人民法院强制执行。

第七章　附　　则

第五十二条　本条例实施前已经执业的医疗机构，应当在条例实施后的6个月内，按照本条例第三章的规定，补办登记手续，领取《医疗机构执业许可证》。

第五十三条　外国人在中华人民共和国境内开设医疗机构及香港、澳门、台湾居民在内地开设医疗机构的管理办法，由国务院卫生行政部门另行制定。

第五十四条 本条例由国务院卫生行政部门负责解释。

第五十五条 本条例自 1994 年 9 月 1 日起施行。1951 年国务院批准发布的《医疗诊所管理暂行条例》同时废止。

1.2.3 医疗机构管理条例实施细则

（1994年8月29日卫生部令第35号发布）

第一章 总 则

第一条 根据《医疗机构管理条例》（以下简称条例）制定本细则。

第二条 条例及本细则所称医疗机构，是指依据条例和本细则的规定，经登记取得《医疗机构执业许可证》的机构。

第三条 医疗机构的类别：

（一）综合医院、中医医院、中西医结合医院、民族医医院、专科医院、康复医院；

（二）妇幼保健院；

（三）中心卫生院、乡（镇）卫生院、街道卫生院；

（四）疗养院；

（五）综合门诊部、专科门诊部、中医门诊部、中西医结合门诊部、民族医门诊部；

（六）诊所、中医诊所、民族医诊所、卫生所、医务室、卫生保健所、卫生站；

（七）村卫生室（所）；

（八）急救中心、急救站；

（九）临床检验中心；

（十）专科疾病防治院、专科疾病防治所、专科疾病防治站；

（十一）护理院、护理站；

（十二）其他诊疗机构。

第四条 卫生防疫、国境卫生检疫、医学科研和教学等机构在本机构业务范围之外开展诊疗活动以及美容服务机构开展医疗美容业务的，必须依据条例及本细则，申请设置相应类别的医疗机构。

第五条 中国人民解放军和中国人民武装警察部队编制外的医疗机构，由地方卫生行政部门按照条例和本细则管理。

中国人民解放军后勤卫生主管部门负责向地方卫生行政部门提供军队编制外医疗机构的名称和地址。

第六条 医疗机构依法从事诊疗活动受法律保护。

第七条 卫生行政部门依法独立行使监督管理职权，不受任何单位和个人干涉。

第二章 设置审批

第八条 各省、自治区、直辖市应当按照当地《医疗机构设置规划》合理配置和合理利用医疗资源。

《医疗机构设置规划》由县级以上地方卫生行政部门依据《医疗机构设置规划指导原则》制定，经上一级卫生行政部门审核，报同级人民政府批准，在本行政区域内发布实施。

《医疗机构设置规划指导原则》另行制定。

第九条 县级以上地方卫生行政部门按照《医疗机构设置规划指导原则》规定的权限和程序组织实施本行政区域《医疗机构设置规划》，定期评价实施情况，并将评价结果按年度向上一级卫生行政部门和同级人民政府报告。

第十条 医疗机构不分类别、所有制形式、隶属关系、服务对象，其设置必须符合当地《医疗机构设置规划》。

第十一条 床位在一百张以上的综合医院、中医医院、中西医结合医院、民族医医院以及专科医院、疗养院、康复医院、妇幼保健院、急救中心、临床检验中心和专科疾病防治机构的设置审批权限的划分，由省、自治区、直辖市卫生行政部门规定；其他医疗机构的设置，由县级卫生行政部门负责审批。

第十二条 有下列情形之一的，不得申请设置医疗机构：

（一）不能独立承担民事责任的单位；

（二）正在服刑或者不具有完全民事行为能力的个人；

（三）医疗机构在职、因病退职或者停薪留职的医务人员；

（四）发生二级以上医疗事故未满五年的医务人员；

（五）因违反有关法律、法规和规章，已被吊销执业证书的医务人员；

（六）被吊销《医疗机构执业许可证》的医疗机构法定代表人或者主要负责人；

（七）省、自治区、直辖市政府卫生行政部门规定的其他情形。

有前款第（二）、（三）、（四）、（五）、（六）项所列情形之一者，不得充任医疗机构的法定代表人或者主要负责人。

第十三条 在城市设置诊所的个人，必须同时具备下列条件：

（一）经医师执业技术考核合格，取得《医师执业证书》；

（二）取得《医师执业证书》或者医师职称后，从事五年以上同一专业的临床工作；

（三）省、自治区、直辖市卫生行政部门规定的其他条件。

医师执业技术标准另行制定。

在乡镇和村设置诊所的个人的条件，由省、自治区、直辖市卫生行政部门规定。

第十四条 地方各级人民政府设置医疗机构，由政府指定或者任命的拟设医疗机构的筹建负责人申请；法人或者其他组织设置医疗机构，由其代表人申请；个人设置医疗机构，由设置人申请；两人以上合伙设置医疗机构，由合伙人共同申请。

第十五条 条例第十条规定提交的设置可行性研究报告包括以下内容：

（一）申请单位名称、基本情况以及申请人姓名、年龄、专业履历、身份证号码；

（二）所在地区的人口、经济和社会发展等概况；

（三）所在地区人群健康状况和疾病流行以及有关疾病患病率；

（四）所在地区医疗资源分布情况以及医疗服务需求分析；

（五）拟设医疗机构的名称、选址、功能、任务、服务半径；

（六）拟设医疗机构的服务方式、时间、诊疗科目和床位编制；

（七）拟设医疗机构的组织结构、人员配备；

（八）拟设医疗机构的仪器、设备配备；

（九）拟设医疗机构与服务半径区域内其他医疗机构的关系和影响；

（十）拟设医疗机构的污水、污物、粪便处理方案；
（十一）拟设医疗机构的通讯、供电、上下水道、消防设施情况；
（十二）资金来源、投资方式、投资总额、注册资金（资本）；
（十三）拟设医疗机构的投资预算；
（十四）拟设医疗机构五年内的成本效益预测分析。

并附申请设计单位或者设置人的资信证明。

申请设置门诊部、诊所、卫生所、医务室、卫生保健所、卫生站、村卫生室（所）、护理站等医疗机构的，可以根据情况适当简化设置可行性研究报告内容。

第十六条 条例第十条规定提交的选址报告包括以下内容：
（一）选址的依据；
（二）选址所在地区的环境和公用设施情况；
（三）选址与周围托幼机构、中小学校、食品生产经营单位布局的关系；
（四）占地和建筑面积。

第十七条 由两个以上法人或者其他组织共同申请设置医疗机构以及两人以上合伙申请设置医疗机构的，除提交可行性研究报告和选址报告外，还必须提交由各方共同签署的协议书。

第十八条 医疗机构建筑设计必须经设置审批机关审查同意后，方可施工。

第十九条 条例第十二条规定的设置申请的受理时间，自申请人提供条例和本细则规定的全部材料之日算起。

第二十条 县级以上地方卫生行政部门依据当地《医疗机构设置规划》及本细则审查和批准医疗机构的设置。

申请设置医疗机构有下列情形之一的，不予批准：
（一）不符合当地《医疗机构设置规划》；
（二）设置人不符合规定的条件；
（三）不能提供满足投资总额的资信证明；
（四）投资总额不能满足各项预算开支；
（五）医疗机构选址不合理；
（六）污水、污物、粪便处理方案不合理；
（七）省、自治区、直辖市卫生行政部门规定的其他情形。

第二十一条 卫生行政部门应当在核发《设置医疗机构批准书》的同时，向上一级卫生行政部门备案。

上级卫生行政部门有权在接到备案报告之日起三十日内纠正或者撤销下级卫生行政部门作出的不符合当地《医疗机构设置规划》的设置审批。

第二十二条 《设置医疗机构批准书》的有效期，由省、自治区、直辖市卫生行政部门规定。

第二十三条 变更《设置医疗机构批准书》中核准的医疗机构的类别、规模、选址和诊疗科目，必须按照条例和本细则的规定，重新申请办理设置审批手续。

第二十四条 法人和其他组织设置的为内部职工服务的门诊部、诊所、卫生所（室），由设置单位在该医疗机构执业登记前，向当地县级卫生行政部门备案，并提交下列材料：

（一）设置单位或者其主管部门设置医疗机构的决定；

（二）《设置医疗机构备案书》。

卫生行政部门应当在接到备案后十五日内给予《设置医疗机构备案回执》。

第三章　登记与校验

第二十五条　申请医疗机构执业登记必须填写《医疗机构申请执业登记注册书》，并向登记机关提交下列材料：

（一）《设置医疗机构批准书》或者《设置医疗机构备案回执》；

（二）医疗机构用房产权证明或者使用证明；

（三）医疗机构建筑设计平面图；

（四）验资证明、资产评估报告；

（五）医疗机构规章制度；

（六）医疗机构法定代表人或者主要负责人以及各科室负责人名录和有关资格证书、执业证书复印件；

（七）省、自治区、直辖市卫生行政部门规定提供的其他材料。

申请门诊部、诊所、卫生所、医务室、卫生保健所和卫生站登记的，还应当提交附设药房（柜）的药品种类清单、卫生技术人员名录及其有关资格证书、执业证书复印件以及省、自治区、直辖市卫生行政部门规定提交的其他材料。

第二十六条　登记机关在受理医疗机构执业登记申请后，应当按照条例第十六条规定的条件和条例第十九条规定的时限进行审查和实地考察、核实，并对有关执业人员进行消毒、隔离和无菌操作等基本知识和技能的现场抽查考核。经审核合格的，发给《医疗机构执业许可证》；审核不合格的，将审核结果和不予批准的理由以书面形式通知申请人。

《医疗机构执业许可证》及其副本由卫生部统一印制。

条例第十九条规定的执业登记申请的受理时间，自申请人提供条例和本细则规定的全部材料之日算起。

第二十七条　申请医疗机构执业登记有下列情形之一的，不予登记：

（一）不符合《设置医疗机构批准书》核准的事项；

（二）不符合《医疗机构基本标准》；

（三）投资不到位；

（四）医疗机构用房不能满足诊疗服务功能；

（五）通讯、供电、上下水道等公共设施不能满足医疗机构正常运转；

（六）医疗机构规章制度不符合要求；

（七）消毒、隔离和无菌操作等基本知识和技能的现场抽查考核不合格；

（八）省、自治区、直辖市卫生行政部门规定的其他情形。

第二十八条　医疗机构执业登记的事项：

（一）类别、名称、地址、法定代表人或者主要负责人；

（二）所有制形式；

（三）注册资金（资本）；

（四）服务方式；

（五）诊疗科目；

（六）房屋建筑面积、床位（牙椅）；

（七）服务对象；

（八）职工人数；

（九）执业许可证登记号（医疗机构代码）；

（十）省、自治区、直辖市卫生行政部门规定的其他登记事项。

门诊部、诊所、卫生所、医务室、卫生保健所、卫生站除登记前款所列事项外，还应当核准登记附设药房（柜）的药品种类。

《医疗机构诊疗科目名录》另行制定。

第二十九条 因分立或者合并而保留的医疗机构应当申请变更登记；因分立或者合并而新设置的医疗机构应当申请设置许可证和执业登记；因合并而终止的医疗机构应当申请注销登记。

第三十条 医疗机构变更名称、地址、法定代表人或者主要负责人、所有制形式、服务对象、服务方式、注册资金（资本）、诊疗科目、床位（牙椅）的，必须向登记机关申请办理变更登记，并提交下列材料：

（一）医疗机构法定代表人或者主要负责人签署的《医疗机构申请变更登记注册书》；

（二）申请变更登记的原因和理由；

（三）登记机关规定提交的其他材料。

第三十一条 机关、企业和事业单位设置的为内部职工服务的医疗机构向社会开放，必须按照前条规定申请办理变更登记。

第三十二条 医疗机构在原登记机关管辖权限范围内变更登记事项的，由原登记机关办理变更登记；因变更登记超出原登记机关管辖权限的，由有管辖权的卫生行政部门办理变更登记。

医疗机构在原登记机关管辖区域内迁移，由原登记机关办理变更登记；向原登记机关管辖区域外迁移的，应当在取得迁移目的地的卫生行政部门发给的《设置医疗机构批准书》，并经原登记机关核准办理注销登记后，再向迁移目的地的卫生行政部门申请办理执业登记。

第三十三条 登记机关在受理变更登记申请后，依据条例和本细则的有关规定以及当地《医疗机构设置规划》进行审核，按照登记程序或者简化程序办理变更登记，并作出核准变更登记或者不予变更登记的决定。

第三十四条 医疗机构停业，必须经登记机关批准。除改建、扩建、迁建原因，医疗机构停业不得超过一年。

第三十五条 床位在一百张以上的综合医院、中医医院、中西医结合医院、民族医医院以及专科医院、疗养院、康复医院、妇幼保健院、急救中心、临床检验中心和专科疾病防治机构的校验期为三年；其他医疗机构的校验期为一年。

医疗机构应当于校验期满前三个月向登记机关申请办理校验手续。

办理校验应当交验《医疗机构执业许可证》，并提交下列文件：

（一）《医疗机构校验申请书》；

（二）《医疗机构执业许可证》副本；

（三）省、自治区、直辖市卫生行政部门规定提交的其他材料。

第三十六条　卫生行政部门应当在受理校验申请后的三十日内完成校验。

第三十七条　医疗机构有下列情形之一的，登记机关可以根据情况，给予一至六个月的暂缓校验期：

（一）不符合《医疗机构基本标准》；

（二）限期改正期间；

（三）省、自治区、直辖市卫生行政部门规定的其他情形。

不设床位的医疗机构在暂缓校验期内不得执业。

暂缓校验期满仍不能通过校验的，由登记机关注销其《医疗机构执业许可证》。

第三十八条　县级卫生行政部门应当于每年二月底前，将上年度本行政区域内执业的医疗机构名册逐级上报至卫生部，其中中医、中西医结合和民族医医疗机构名册逐级上报至国家中医药管理局。

第三十九条　医疗机构开业、迁移、更名、改变诊疗科目以及停业、歇业和校验结果由登记机关予以公告。

第四章　名　　称

第四十条　医疗机构的名称由识别名称和通用名称依次组成。

医疗机构的通用名称为：医院、中心卫生院、卫生院、疗养院、妇幼保健院、门诊部、诊所、卫生所、卫生站、卫生室、医务室、卫生保健所、急救中心、急救站、临床检验中心、防治院、防治站、护理院、护理站、中心以及卫生部规定或者认可的其他名称。

医疗机构可以下列名称作为识别名称；地名、单位名称、个人姓名、医学学科名称、医学专业和专科名称、诊疗科目名称和核准机关批准使用的名称。

第四十一条　医疗机构的命名必须符合以下原则：

（一）医疗机构的通用名称以前条第二款所列的名称为限；

（二）前条第三款所列的医疗机构的识别名称可以合并使用；

（三）名称必须名副其实；

（四）名称必须与医疗机构类别或者诊疗科目相适应；

（五）各级地方人民政府设置的医疗机构的识别名称中应当含有省、市、区、街道、乡、镇、村等行政区划名称，其他医疗机构的识别名称中不得含有行政区划名称；

（六）国家机关、企业和事业单位、社会团体或者个人设置的医疗机构的名称中应当含有设置单位名称或者个人的姓名。

第四十二条　医疗机构不得使用下列名称：

（一）有损于国家、社会或者公共利益的名称；

（二）侵犯他人利益的名称；

（三）以外文字母、汉语拼音组成的名称；

（四）以医疗仪器、药品、医用产品命名的名称。

（五）含有“疑难病”、“专治”、“专家”、“名医”或者同类含义文字的名称以及其他宣传或者暗示诊疗效果的名称；

（六）超出登记的诊疗科目范围的名称；

（七）省级以上卫生行政部门规定不得使用的名称。

第四十三条 以下医疗机构名称由卫生部核准；属于中医、中西医结合和民族医医疗机构的，由国家中医药管理局核准：

（一）含有外国国家（地区）名称及其简称、国际组织名称的；

（二）含有“中国”、“全国”、“中华”、“国家”等字样以及跨省地域名称的。

（三）各级地方人民政府设置的医疗机构的识别名称中不含有行政区划名称的。

第四十四条 以“中心”作为医疗机构通用名称的医疗机构名称，由省级以上卫生行政部门核准；在识别名称中含有“中心”字样的医疗机构名称的核准，由省、自治区、直辖市卫生行政部门规定。

含有“中心”字样的医疗机构名称必须同时含有行政区划名称或者地名。

第四十五条 除专科疾病防治机构以外，医疗机构不得以具体疾病名称作为识别名称，确有需要的由省、自治区、直辖市卫生行政部门核准。

第四十六条 医疗机构名称经核准登记，于领取《医疗机构执业许可证》后方可使用，在核准机关管辖范围内享有专用权。

第四十七条 医疗机构只准使用一个名称。确有需要，经核准机关核准可以使用两个或者两个以上名称，但必须确定一个第一名称。

第四十八条 卫生行政部门有权纠正已经核准登记的不适宜的医疗机构名称，上级卫生行政部门有权纠正下级卫生行政部门已经核准登记的不适宜的医疗机构名称。

第四十九条 两个以上申请人向同一核准机关申请相同的医疗机构名称，核准机关依照申请在先原则核定。属于同一天申请的，应当由申请人双方协商解决；协商不成的，由核准机关作出裁决。

两个以上医疗机构因已经核准登记的医疗机构名称相同发生争议时，核准机关依照登记在先原则处理。属于同一天登记的，应当由双方协商解决；协商不成的，由核准机关报上一级卫生行政部门作出裁决。

第五十条 医疗机构名称不得买卖、出借。

未经核准机关许可、医疗机构名称不得转让。

第五章　执　　业

第五十一条 医疗机构的印章、银行账户、牌匾以及医疗文件中使用的名称应当与核准登记的医疗机构名称相同；使用两个以上的名称的，应当与第一名称相同。

第五十二条 医疗机构应当严格执行无菌消毒、隔离制度，采取科学有效的措施处理污水和废弃物，预防和减少医院感染。

第五十三条 医疗机构的门诊病历的保存期不得少于十五年；住院病历的保存期不得少于三十年。

第五十四条 标有医疗机构标识的票据和病历本册以及处方笺、各种检查的申请单、报告单、证明文书单、药品分装袋、制剂标签等不得买卖、出借和转让。

医疗机构不得冒用标有其他医疗机构标识的票据和病历本册以及处方笺、各种检查的申请单、报告单、证明文书单、药品分装袋、制剂标签等。

第五十五条 医疗机构应当按照卫生行政部门的有关规定、标准加强医疗质量管理，实施医疗质量保证方案，确保医疗安全和服务质量，不断提高服务水平。

第五十六条 医疗机构应当定期检查、考核各项规章制度和各级各类人员岗位责任制的执行和落实情况。

第五十七条 医疗机构应当经常对医务人员进行“基础理论、基本知识、基本技能”的训练与考核，把“严格要求、严密组组、严谨态度”落实到各项工作中。

第五十八条 医疗机构应当组织医务人员学习医德规范和有关教材，督促医务人员恪守职业道德。

第五十九条 医疗机构不得使用假劣药品，过期和失效药品以及违禁药品。

第六十条 医疗机构为死因不明者出具的《死亡医学证明书》，只作是否死亡的诊断，不作死亡原因的诊断。如有关方面要求进行死亡原因诊断的，医疗机构必须指派医生对尸体进行解剖和有关死因检查后方能作出死因诊断。

第六十一条 医疗机构在诊疗活动中，应当对患者实行保护性医疗措施，并取得患者家属和有关人员的配合。

第六十二条 医疗机构应当尊重患者对自己的病情、诊断、治疗的知情权利。在实施手术、特殊检查、特殊治疗时，应当向患者作必要的解释。因实施保护性医疗措施不宜向患者说明情况的，应当将有关情况通知患者家属。

第六十三条 门诊部、诊所、卫生所、医务室、卫生保健所和卫生站附设药房（柜）的药品种类由登记机关核定，具体办法由省、自治区、直辖市卫生行政部门规定。

第六十四条 为内部职工服务的医疗机构未经许可和变更登记不得向社会开放。

第六十五条 医疗机构被吊销或者注销执业许可证后，不得继续开展诊疗活动。

第六章 监督管理

第六十六条 各级卫生行政部门负责所辖区域内医疗机构的监督管理工作。

第六十七条 在监督管理工作中，要充分发挥医院管理学会和卫生工作者协会等学术性和行业性社会团体的作用。

第六十八条 县级以上卫生行政部门设立医疗机构监督管理办公室。

各级医疗机构监督管理办公室在同级卫生行政部门的领导下开展工作。

第六十九条 各级医疗机构监督管理办公室的职责：

（一）拟订医疗机构监督管理工作计划；

（二）办理医疗机构监督员的审查、发证、换证；

（三）负责医疗机构登记、校验和有关监督管理工作的统计，并向同级卫生行政部门报告；

（四）负责接待、办理群众对医疗机构的投诉；

（五）完成卫生行政部门交给的其他监督管理工作。

第七十条 县级以上卫生行政部门设医疗机构监督员，履行规定的监督管理职责。

医疗机构监督员由同级卫生行政部门聘任。

医疗机构监督员应当严格执行国家有关法律、法规和规章，其主要职责是：

（一）对医疗机构执行有关法律、法规、规章和标准的情况进行监督、检查、指导；

（二）对医疗机构执业活动进行监督、检查、指导；

（三）对医疗机构违反条例和本细则的案件进行调查、取证；

（四）对经查证属实的案件向卫生行政部门提出处理或者处罚意见；

（五）实施职权范围内的处罚；

（六）完成卫生行政部门交付的其他监督管理工作。

第七十一条 医疗机构监督员有权对医疗机构进行现场检查，无偿索取有关资料，医疗机构不得拒绝、隐匿或者隐瞒。

医疗机构监督员在履行职责时应当佩戴证章、出示证件。

医疗机构监督员证章、证件由卫生部监制。

第七十二条 各级卫生行政部门对医疗机构的执业活动检查、指导主要包括：

（一）执行国家有关法律、法规、规章和标准情况；

（二）执行医疗机构内部各项规章制度和各级各类人员岗位责任制情况；

（三）医德医风情况；

（四）服务质量和服务水平情况；

（五）执行医疗收费标准情况；

（六）组织管理情况；

（七）人员任用情况；

（八）省、自治区、直辖市卫生行政部门规定的其他检查、指导项目。

第七十三条 国家实行医疗机构评审制度，对医疗机构的基本标准、服务质量、技术水平、管理水平等进行综合评价。县级以上卫生行政部门负责医疗机构评审的组织和管理；各级医疗机构评审委员会负责医疗机构评审的具体实施。

第七十四条 县级以上中医（药）行政管理部门成立医疗机构评审委员会，负责中医、中西医结合和民族医医疗机构的评审。

第七十五条 医疗机构评审包括周期性评审、不定期重点检查。

医疗机构评审委员会在对医疗机构进行评审时，发现有违反条例和本细则的情节，应当及时报告卫生行政部门；医疗机构评审委员会委员为医疗机构监督员的，可以直接行使监督权。

第七十六条 《医疗机构监督管理行政处罚程序》另行制定。

第七章 处 罚

第七十七条 对未取得《医疗机构执业许可证》擅自执业的，责令其停止执业活动，没收非法所得和药品、器械，并处以三千元以下的罚款；有下列情形之一的，责令其停止执业活动，没收非法所得的药品、器械，处以三千元以上一万元以下的罚款：

（一）因擅自执业曾受过卫生行政部门处罚；

（二）擅自执业的人员为非卫生技术专业人员；

（三）擅自执业时间在三个月以上；

（四）给患者造成伤害；

（五）使用假药、劣药蒙骗患者；

（六）以行医为名骗取患者钱物；

（七）省、自治区、直辖市卫生行政部门规定的其他情形。

第七十八条 对不按期办理校验《医疗机构执业许可证》又不停止诊疗活动的，责令其限期补办校验手续；在限期内仍不办理校验的，吊销其《医疗机构执业许可证》。

第七十九条 转让、出借《医疗机构执业许可证》的，没收其非法所得，并处以三千元以下的罚款；有下列情形之一的，没收其非法所得，处以三千元以上五千元以下的罚款，并吊销《医疗机构执业许可证》：

（一）出卖《医疗机构执业许可证》；

（二）转让或者出借《医疗机构执业许可证》是以营利为目的；

（三）受让方或者承借方给患者造成伤害；

（四）转让、出借《医疗机构执业许可证》给非卫生技术专业人员；

（五）省、自治区、直辖市卫生行政部门规定的其他情形。

第八十条 除急诊和急救外，医疗机构诊疗活动超出登记的诊疗科目范围，情节轻微的，处以警告；有下列情形之一的，责令其限期改正，并可处以三千元以下罚款；

（一）超出登记的诊疗科目范围的诊疗活动累计收入在三千元以下；

（二）给患者造成伤害。

有下列情形之一的，处以三千元罚款，并吊销《医疗机构执业许可证》：

（一）超出登记的诊疗科目范围的诊疗活动累计收入在三千元以上；

（二）给患者造成伤害；

（三）省、自治区、直辖市卫生行政部门规定的其他情形。

第八十一条 任用非卫生技术人员从事医疗卫生技术工作的，责令其立即改正，并可处以三千元以下罚款；有下列情形之一的，处以三千元以上五千元以下罚款，并可以吊销其《医疗机构执业许可证》：

（一）任用两名以上非卫生技术人员从事诊疗活动；

（二）任用的非卫生技术人员给患者造成伤害。

医疗机构使用卫生技术人员从事本专业以外的诊疗活动的，按使用非卫生技术人员处理。

第八十二条 出具虚假证明文件，情节轻微的，给予警告，并可处以五百元以下的罚款；有下列情形之一的，处以五百元以上一千元以下的罚款：

（一）出具虚假证明文件造成延误诊治的；

（二）出具虚假证明文件给患者精神造成伤害的；

（三）造成其他危害后果的。

对直接责任人员由所在单位或者上给机关给予行政处分。

第八十三条 医疗机构有下列情形之一的，登记机关可以责令其限期改正：

（一）发生重大医疗事故；

（二）连续发生同类医疗事故，不采取有效防范措施；

（三）连续发生原因不明的同类患者死亡事件，同时存在管理不善因素；

（四）管理混乱，有严重事故隐患，可能直接影响医疗安全；

（五）省、自治区、直辖市卫生行政部门规定的其他情形。

第八十四条 当事人对行政处罚决定不服的，可以在接到《行政处罚决定通知书》之日起十五日内向作出行政处罚决定的上一级卫生行政部门申请复议。上级卫生行政部门应当在接到申请书之日起三十日内作出书面答复。

当事人对行政处罚决定不服的，也可以在接到《行政处罚决定通知书》之日起十五日内直接向人民法院提起行政诉讼。

逾期不申请复议、不起诉又不履行处罚决定的，由作出行政处罚决定的卫生行政部门填写《行政处罚强制执行申请书》，向人民法院申请强制执行。

第八章　附　　则

第八十五条　医疗机构申请办理设置审批、执业登记、校验、评审时，应当交纳费用，医疗机构执业应当交纳管理费，具体办法由省级以上卫生行政部门会同物价管理部门规定。

第八十六条　各省、自治区、直辖市根据条例和本细则并结合当地的实际情况，制定实施办法。实施办法中的有关中医、中西结合、民族医医疗机构的条款，由省、自治区、直辖市中医（药）行政部门拟订。

第八十七条　条例及本细则实施前已经批准执业的医疗机构的审核登记办法，由省、自治区、直辖市卫生行政部门根据当地的实际情况规定。

第八十八条　条例及本细则中下列用语的含义：

诊疗活动：是指通过各种检查，使用药物、器械及手术等方法，对疾病作出判断和消除疾病、缓解病情、减轻痛苦、改善功能、延长生命、帮助患者恢复健康的活动。

医疗美容：是指使用药物以及手术、物理和其他损伤性或者侵入性手段进行的美容。

特殊检查、特殊治疗：是指具有下列情形之一的诊断、治疗活动：

（一）有一定危险性，可能产生不良后果的检查和治疗；

（二）由于患者体质特殊或者病情危笃，可能对患者产生不良后果和危险的检查和治疗；

（三）临床试验性检查和治疗；

（四）收费可能对患者造成较大经济负担的检查和治疗。

卫生技术人员：是指按照国家有关法律、法规和规章的规定取得卫生技术人员资格或者职称的人员。

技术规范：是指由卫生部、国家中医药管理局制定或者认可的与诊疗活动有关的技术标准、操作规程等规范性文件。

军队的医疗机构：是指中国人民解放军和中国人民武装警察部队编制内的医疗机构。

第八十九条　各级中医（药）行政管理部门依据条件和本细则以及当地医疗机构管理条例实施办法，对管辖范围内各类中医、中西医结合和民族医医疗机构行使设置审批、登记和监督管理权。

第九十条　本细则的解释权在卫生部。

第九十一条　本细则自 1994 年 9 月 1 日起施行。

1.2.4　乡村医生从业管理条例

（中华人民共和国国务院令第386号）

第一章　总　　则

第一条　为了提高乡村医生的职业道德和业务素质，加强乡村医生从业管理，保护乡村医生的合法权益，保障村民获得初级卫生保健服务，根据《中华人民共和国执业医师法》（以下称执业医师法）的规定，制定本条例。

第二条　本条例适用于尚未取得执业医师资格或者执业助理医师资格，经注册在村医疗卫生机构从事预防、保健和一般医疗服务的乡村医生。

村医疗卫生机构中的执业医师或者执业助理医师，依照执业医师法的规定管理，不适用本条例。

第三条　国务院卫生行政主管部门负责全国乡村医生的管理工作。

县级以上地方人民政府卫生行政主管部门负责本行政区域内乡村医生的管理工作。

第四条　国家对在农村预防、保健、医疗服务和突发事件应急处理工作中做出突出成绩的乡村医生，给予奖励。

第五条　地方各级人民政府应当加强乡村医生的培训工作，采取多种形式对乡村医生进行培训。

第六条　具有学历教育资格的医学教育机构，应当按照国家有关规定开展适应农村需要的医学学历教育，定向为农村培养适用的卫生人员。

国家鼓励乡村医生学习中医药基本知识，运用中医药技能防治疾病。

第七条　国家鼓励乡村医生通过医学教育取得医学专业学历；鼓励符合条件的乡村医生申请参加国家医师资格考试。

第八条　国家鼓励取得执业医师资格或者执业助理医师资格的人员，开办村医疗卫生机构，或者在村医疗卫生机构向村民提供预防、保健和医疗服务。

第二章　执业注册

第九条　国家实行乡村医生执业注册制度。

县级人民政府卫生行政主管部门负责乡村医生执业注册工作。

第十条　本条例公布前的乡村医生，取得县级以上地方人民政府卫生行政主管部门颁发的乡村医生证书，并符合下列条件之一的，可以向县级人民政府卫生行政主管部门申请乡村医生执业注册，取得乡村医生执业证书后，继续在村医疗卫生机构执业：

（一）已经取得中等以上医学专业学历的；

（二）在村医疗卫生机构连续工作20年以上的；

（三）按照省、自治区、直辖市人民政府卫生行政主管部门制定的培训规划，接受培训取得合格证书的。

第十一条 对具有县级以上地方人民政府卫生行政主管部门颁发的乡村医生证书，但不符合本条例第十条规定条件的乡村医生，县级人民政府卫生行政主管部门应当进行有关预防、保健和一般医疗服务基本知识的培训，并根据省、自治区、直辖市人民政府卫生行政主管部门确定的考试内容、考试范围进行考试。

前款所指的乡村医生经培训并考试合格的，可以申请乡村医生执业注册；经培训但考试不合格的，县级人民政府卫生行政主管部门应当组织对其再次培训和考试。不参加再次培训或者再次考试仍不合格的，不得申请乡村医生执业注册。

本条所指的培训、考试，应当在本条例施行后6个月内完成。

第十二条 本条例公布之日起进入村医疗卫生机构从事预防、保健和医疗服务的人员，应当具备执业医师资格或者执业助理医师资格。

不具备前款规定条件的地区，根据实际需要，可以允许具有中等医学专业学历的人员，或者经培训达到中等医学专业水平的其他人员申请执业注册，进入村医疗卫生机构执业。具体办法由省、自治区、直辖市人民政府制定。

第十三条 符合本条例规定申请在村医疗卫生机构执业的人员，应当持村医疗卫生机构出具的拟聘用证明和相关学历证明、证书，向村医疗卫生机构所在地的县级人民政府卫生行政主管部门申请执业注册。

县级人民政府卫生行政主管部门应当自受理申请之日起 15 日内完成审核工作，对符合本条例规定条件的，准予执业注册，发给乡村医生执业证书；对不符合本条例规定条件的，不予注册，并书面说明理由。

第十四条 乡村医生有下列情形之一的，不予注册：

（一）不具有完全民事行为能力的；

（二）受刑事处罚，自刑罚执行完毕之日起至申请执业注册之日止不满 2 年的；

（三）受吊销乡村医生执业证书行政处罚，自处罚决定之日起至申请执业注册之日止不满 2 年的。

第十五条 乡村医生经注册取得执业证书后，方可在聘用其执业的村医疗卫生机构从事预防、保健和一般医疗服务。

未经注册取得乡村医生执业证书的，不得执业。

第十六条 乡村医生执业证书有效期为 5 年。

乡村医生执业证书有效期满需要继续执业的，应当在有效期满前 3 个月申请再注册。

县级人民政府卫生行政主管部门应当自受理申请之日起 15 日内进行审核，对符合省、自治区、直辖市人民政府卫生行政主管部门规定条件的，准予再注册，换发乡村医生执业证书；对不符合条件的，不予再注册，由发证部门收回原乡村医生执业证书。

第十七条 乡村医生应当在聘用其执业的村医疗卫生机构执业；变更执业的村医疗卫生机构的，应当依照本条例第十三条规定的程序办理变更注册手续。

第十八条 乡村医生有下列情形之一的，由原注册的卫生行政主管部门注销执业注册，收回乡村医生执业证书：

（一）死亡或者被宣告失踪的；

（二）受刑事处罚的；

（三）中止执业活动满 2 年的；

（四）考核不合格，逾期未提出再次考核申请或者经再次考核仍不合格的。

第十九条 县级人民政府卫生行政主管部门应当将准予执业注册、再注册和注销注册的人员名单向其执业的村医疗卫生机构所在地的村民公告，并由设区的市级人民政府卫生行政主管部门汇总，报省、自治区、直辖市人民政府卫生行政主管部门备案。

第二十条 县级人民政府卫生行政主管部门办理乡村医生执业注册、再注册、注销注册，应当依据法定权限、条件和程序，遵循便民原则，提高办事效率。

第二十一条 村民和乡村医生发现违法办理乡村医生执业注册、再注册、注销注册的，可以向有关人民政府卫生行政主管部门反映；有关人民政府卫生行政主管部门对反映的情况应当及时核实，调查处理，并将调查处理结果予以公布。

第二十二条 上级人民政府卫生行政主管部门应当加强对下级人民政府卫生行政主管部门办理乡村医生执业注册、再注册、注销注册的监督检查，及时纠正违法行为。

第三章 执业规则

第二十三条 乡村医生在执业活动中享有下列权利：

（一）进行一般医学处置，出具相应的医学证明；

（二）参与医学经验交流，参加专业学术团体；

（三）参加业务培训和教育；

（四）在执业活动中，人格尊严、人身安全不受侵犯；

（五）获取报酬；

（六）对当地的预防、保健、医疗工作和卫生行政主管部门的工作提出意见和建议。

第二十四条 乡村医生在执业活动中应当履行下列义务：

（一）遵守法律、法规、规章和诊疗护理技术规范、常规；

（二）树立敬业精神，遵守职业道德，履行乡村医生职责，为村民健康服务；

（三）关心、爱护、尊重患者，保护患者的隐私；

（四）努力钻研业务，更新知识，提高专业技术水平；

（五）向村民宣传卫生保健知识，对患者进行健康教育。

第二十五条 乡村医生应当协助有关部门做好初级卫生保健服务工作；按照规定及时报告传染病疫情和中毒事件，如实填写并上报有关卫生统计报表，妥善保管有关资料。

第二十六条 乡村医生在执业活动中，不得重复使用一次性医疗器械和卫生材料。对使用过的一次性医疗器械和卫生材料，应当按照规定处置。

第二十七条 乡村医生应当如实向患者或者其家属介绍病情，对超出一般医疗服务范围或者限于医疗条件和技术水平不能诊治的病人，应当及时转诊；情况紧急不能转诊的，应当先行抢救并及时向有抢救条件的医疗卫生机构求助。

第二十八条 乡村医生不得出具与执业范围无关或者与执业范围不相符的医学证明，不得进行实验性临床医疗活动。

第二十九条 省、自治区、直辖市人民政府卫生行政主管部门应当按照乡村医生一般医疗服务范围，制定乡村医生基本用药目录。乡村医生应当在乡村医生基本用药目录规定的范围内用药。

第三十条 县级人民政府对乡村医生开展国家规定的预防、保健等公共卫生服务，应当按照有关规定予以补助。

第四章　培训与考核

第三十一条　省、自治区、直辖市人民政府组织制定乡村医生培训规划，保证乡村医生至少每2年接受1次培训。县级人民政府根据培训规划制定本地区乡村医生培训计划。

对承担国家规定的预防、保健等公共卫生服务的乡村医生，其培训所需经费列入县级财政预算。对边远贫困地区，设区的市级以上地方人民政府应当给予适当经费支持。

国家鼓励社会组织和个人支持乡村医生培训工作。

第三十二条　县级人民政府卫生行政主管部门根据乡村医生培训计划，负责组织乡村医生的培训工作。

乡、镇人民政府以及村民委员会应当为乡村医生开展工作和学习提供条件，保证乡村医生接受培训和继续教育。

第三十三条　乡村医生应当按照培训规划的要求至少每2年接受1次培训，更新医学知识，提高业务水平。

第三十四条　县级人民政府卫生行政主管部门负责组织本地区乡村医生的考核工作；对乡村医生的考核，每2年组织1次。

对乡村医生的考核应当客观、公正，充分听取乡村医生执业的村医疗卫生机构、乡村医生本人、所在村村民委员会和村民的意见。

第三十五条　县级人民政府卫生行政主管部门负责检查乡村医生执业情况，收集村民对乡村医生业务水平、工作质量的评价和建议，接受村民对乡村医生的投诉，并进行汇总、分析。汇总、分析结果与乡村医生接受培训的情况作为对乡村医生进行考核的主要内容。

第三十六条　乡村医生经考核合格的，可以继续执业；经考核不合格的，在6个月之内可以申请进行再次考核。逾期未提出再次考核申请或者经再次考核仍不合格的乡村医生，原注册部门应当注销其执业注册，并收回乡村医生执业证书。

第三十七条　有关人民政府卫生行政主管部门对村民和乡村医生提出的意见、建议和投诉，应当及时调查处理，并将调查处理结果告知村民或者乡村医生。

第五章　法 律 责 任

第三十八条　乡村医生在执业活动中，违反本条例规定，有下列行为之一的，由县级人民政府卫生行政主管部门责令限期改正，给予警告；逾期不改正的，责令暂停3个月以上6个月以下执业活动；情节严重的，由原发证部门暂扣乡村医生执业证书：

（一）执业活动超出规定的执业范围，或者未按照规定进行转诊的；

（二）违反规定使用乡村医生基本用药目录以外的处方药品的；

（三）违反规定出具医学证明，或者伪造卫生统计资料的；

（四）发现传染病疫情、中毒事件不按规定报告的。

第三十九条　乡村医生在执业活动中，违反规定进行实验性临床医疗活动，或者重复使用一次性医疗器械和卫生材料的，由县级人民政府卫生行政主管部门责令停止违法行为，给予警告，可以并处1000元以下的罚款；情节严重的，由原发证部门暂扣或者吊销乡村医生执业证书。

第四十条 乡村医生变更执业的村医疗卫生机构，未办理变更执业注册手续的，由县级人民政府卫生行政主管部门给予警告，责令限期办理变更注册手续。

第四十一条 以不正当手段取得乡村医生执业证书的，由发证部门收缴乡村医生执业证书；造成患者人身损害的，依法承担民事赔偿责任；构成犯罪的，依法追究刑事责任。

第四十二条 未经注册在村医疗卫生机构从事医疗活动的，由县级以上地方人民政府卫生行政主管部门予以取缔，没收其违法所得以及药品、医疗器械，违法所得5000元以上的，并处违法所得1倍以上3倍以下的罚款；没有违法所得或者违法所得不足5000元的，并处1000元以上3000元以下的罚款；造成患者人身损害的，依法承担民事赔偿责任；构成犯罪的，依法追究刑事责任。

第四十三条 县级人民政府卫生行政主管部门未按照乡村医生培训规划、计划组织乡村医生培训的，由本级人民政府或者上一级人民政府卫生行政主管部门责令改正；情节严重的，对直接负责的主管人员和其他直接责任人员依法给予行政处分。

第四十四条 县级人民政府卫生行政主管部门，对不符合本条例规定条件的人员发给乡村医生执业证书，或者对符合条件的人员不发给乡村医生执业证书的，由本级人民政府或者上一级人民政府卫生行政主管部门责令改正，收回或者补发乡村医生执业证书，并对直接负责的主管人员和其他直接责任人员依法给予行政处分。

第四十五条 县级人民政府卫生行政主管部门对乡村医生执业注册或者再注册申请，未在规定时间内完成审核工作的，或者未按照规定将准予执业注册、再注册和注销注册的人员名单向村民予以公告的，由本级人民政府或者上一级人民政府卫生行政主管部门责令限期改正；逾期不改正的，对直接负责的主管人员和其他直接责任人员依法给予行政处分。

第四十六条 卫生行政主管部门对村民和乡村医生反映的办理乡村医生执业注册、再注册、注销注册的违法活动未及时核实、调查处理或者未公布调查处理结果的，由本级人民政府或者上一级人民政府卫生行政主管部门责令限期改正；逾期不改正的，对直接负责的主管人员和其他直接责任人员依法给予行政处分。

第四十七条 寻衅滋事、阻碍乡村医生依法执业，侮辱、诽谤、威胁、殴打乡村医生，构成违反治安管理行为的，由公安机关依法予以处罚；构成犯罪的，依法追究刑事责任。

第六章　附　　则

第四十八条 乡村医生执业证书格式由国务院卫生行政主管部门规定。

第四十九条 本条例自2004年1月1日起施行。

1.3 规章

1.3.1 全国卫生统计工作管理办法

（1999年2月25日卫生部令第2号发布）

第一章 总 则

第一条 为了加强全国卫生统计工作的组织和指导，保障卫生统计现代化建设的顺利进行，充分发挥卫生统计在多层次决策和管理中的信息、咨询与监督作用，更好地适应我国卫生改革与发展的需要，根据《中华人民共和国统计法》及其《实施细则》，特制定本办法。

第二条 卫生统计工作的基本任务是依照《统计法》和国家有关法律、政策，采集卫生资源投入、分配与利用，卫生服务质量和效益，居民健康水平等统计数据，提供统计资料和统计分析，实行统计咨询与统计监督。

第三条 各部门、各级各类卫生事业单位，从事医疗卫生服务的私人开业机构和个体开业人员，必须向当地卫生行政部门报送卫生统计数据。

第四条 各级卫生行政部门和卫生事业单位要把统计工作列入议事日程，加强领导，定期检查并监督统计工作法规、计划和统计报表制度的执行情况。各级卫生行政部门在开展统计工作中应与同级人民政府统计机构密切配合，并在统计业务上接受同级人民政府统计机构的指导。

第五条 各级卫生行政部门和卫生事业单位应按照《统计法》的有关规定，加强统计力量，充实统计人员，提高统计人员的素质。

第六条 各级卫生行政部门和事业单位必须将统计工作经费列入卫生经费计划，从经费上保证统计工作的顺利进行和统计事业的发展。

第七条 各级卫生行政部门和事业单位要加快推广和应用现代计算与信息传输技术，建立统计信息自动化系统，提高卫生统计服务质量和效率。

第八条 各级卫生行政部门和事业单位的统计机构和统计人员按照《统计法》行使卫生统计调查、统计报告和统计监督的职权，执行本部门、本单位统计执法情况检查，不受任何侵犯。

第九条 为了完善统计法制建设，地方各级卫生行政部门和事业单位必须根据本《办法》，结合本地区、本部门和本单位的具体情况，制定统计工作制度。

第二章 卫生统计机构

第十条 卫生部设立统计机构，各司（局）根据本司（局）统计业务的需要配备统计人员。

第十一条 各省（区、市）卫生厅（局）设统计机构或综合统计工作所在处（室）配备专职统计人员，各处（室）配备兼职统计人员。省（区、市）辖市（区）、计划单列市卫生局配备专职统计人员；地（市、州、盟）、县卫生局根据统计工作任务的需要配备专职或兼职统计人员。

第十二条 卫生事业单位统计机构与统计人员：

（一）县及县以上医院设立统计机构，充实专职统计人员。乡（镇）卫生院配备与本单位统计工作任务相适应的统计人员；

（二）省（区、市）卫生防疫、防治、妇幼保健等机构设立统计科（室）；地（市、州、盟）、县预防保健机构、门诊部、专科防治所（站）等其他机构根据本单位统计工作任务的需要配备统计人员。

第三章　卫生统计机构职责

第十三条 卫生部统计机构是卫生部统计行政工作的执行机构，直接负责综合统计任务，指导全国卫生统计工作，为制定全国卫生方针政策和卫生事业发展规划，实行宏观调控与科学管理服务。其主要职责是：

（一）在卫生部领导、国家统计局的业务指导下，草拟全国卫生统计工作方针政策和规划；

（二）依据《中华人民共和国统计法》和国家社会统计调查的原则，草拟全国卫生部门统计法规和卫生统计报表制度，组织并执行全国卫生部门统计法规执行情况检查；

（三）负责全国卫生综合统计年报、国家卫生服务调查，针对全国卫生改革与发展中出现的情况和问题开展有关专项调查，管理和协调本部各司（局）的业务统计工作；

（四）负责公布全国卫生事业发展情况统计公报，统一管理、提供全国卫生统计资料，审核和管理本部各司（局）制发的业务统计报表、调查方案，审核本部各司（局）发布的业务统计数据，归口管理全国卫生统计分类标准及其代码的制订工作；

（五）组织建立全国卫生统计信息自动化系统，并对此实行管理和技术指导；

（六）进行统计分析和统计科学研究，实行统计咨询与监督；

（七）组织并指导全国卫生统计人员和各级卫生统计机构计算机人员的业务学习和培训，配合有关部门按照国家有关规定进行本部门统计、计算机人员的技术职务评定工作；

（八）开展卫生统计信息的国际交流；

（九）协调中国卫生统计学会的业务工作。

第十四条 各省（区、市）卫生厅（局）统计机构或综合统计工作所在处（室）执行本厅（局）统计行政工作。其主要职责是：

（一）在卫生厅（局）领导、卫生部统计机构和地方同级人民政府统计机构的业务指导下，按照全国卫生统计法规、规划和统计报表制度的指导原则以及有关规定，草拟本地区卫生统计工作制度、规划和统计报表制度，执行国家卫生统计调查任务，指导本地区卫生统计工作，组织并执行本地区卫生部门统计法规执行情况检查；

（二）负责本地区卫生综合统计年报、卫生服务调查，针对本地区卫生改革与发展中出现的情况和问题开展有关专项调查，管理和协调本厅（局）其他处（室）的业务统计工作；

（三）负责公布本地区卫生事业发展情况统计公报，统一管理、提供本地区卫生统计资料，审核和管理本厅（局）其他处（室）的业务统计报表、调查方案，审核本厅（局）其他处（室）发布的业务统计数据；

（四）组织建立本地区卫生统计信息自动化系统，并对此实行管理和技术指导；

（五）进行统计分析和统计科学研究，实行统计咨询与监督；

（六）组织并指导本地区卫生统计人员和各级卫生统计机构计算机人员的业务学习和培训；配合本地区有关部门按照国家规定进行本部门统计、计算机人员的技术职务评定工作；

（七）开展卫生统计工作的对外交流；

（八）协调本地区卫生统计学会的业务工作。

第十五条　卫生事业单位统计机构执行本单位综合统计职能。其主要职责是：

（一）执行上级卫生行政部门制定的卫生统计规章和卫生统计报表制度；

（二）建立健全本单位统计工作制度；

（三）填报上级卫生行政部门颁发的统计调查表，收集、整理和统一提供本单位卫生统计资料，管理和协调本单位其他科（室）的统计工作；

（四）对本单位的计划执行、业务开展和管理工作等情况进行统计分析，实行统计咨询和统计监督；

（五）管理本单位的统计调查表、各项基本统计资料和数据库。

第四章　卫生统计人员

第十六条　各级卫生事业单位应依照国家规定评定统计干部技术职称，逐步实行统计专业技术职称聘任制度。增加或补充专职卫生统计人员，原则上应从高等院校和中等专业学校毕业生中考核录用。对现有不完全具备统计专业知识的专职卫生统计人员，应由所在部门或单位进行培训，卫生事业单位统计人员并要参加当地人民政府统计机构组织的技术职称资格考试。

第十七条　卫生部、各省（区、市）卫生厅（局）举办在职卫生统计干部或师资培训班、讲习班，委托部分中等卫生学校开办卫生统计专业班，还可根据全国或本地区卫生统计工作发展的需要，委托有条件的高等医学院校开办卫生统计专业后期分化班，培养高级卫生统计专业人员。卫生事业单位应在卫生行政部门的安排下，组织本单位统计人员参加统计培训班、讲习班学习，提高他们的业务水平。

第十八条　各级卫生行政部门和事业单位要为统计人员提供必要的工作条件，帮助他们解决工作、学习和生活中的实际问题，以保证统计人员搞好本职工作。

第五章　卫生统计调查和统计报表制度

第十九条　卫生行政部门管辖范围内的全国卫生统计报表必须由卫生部统计机构审核，经卫生部批准颁发，并报国家统计局备案。统计调查范围超出卫生行政部门管辖范围的全国卫生统计报表，须由卫生部统计机构审核，经卫生部报国家统计局批准后颁发。卫生行政部门管辖范围内的地方卫生统计报表，必须由地方卫生行政部门统计机构或综合统计工作所在机构审核，经地方卫生行政部门批准颁发，并报地方同级人民政府统计机构备案。统计调查范围超出卫生行政部门管辖范围的地方卫生统计报表，须由地方卫生行政部门统计机构或综合统计工作所在机构审核，经地方卫生行政部门报地方同级人民政府统计机构批准后颁发。

第二十条 由各级卫生行政部门制定，经同级人民政府统计机构备案或批准的卫生统计报表，必须在表的右上角标明表号、制表机关名称、备案或批准机关名称、备案或批准文号。卫生统计机构或统计人员必须严格按照统计调查程序、上报日期和有关规定执行统计调查任务，不得拒报、迟报，更不得虚报、瞒报、伪造或篡改。

第二十一条 卫生部制定的《全国卫生统计报表制度》是全国统一的卫生统计标准，其内容包括统计分类目录、指标涵义、计算方法、统计范围、机构代码等。地方各级卫生行政部门可在严格执行《全国卫生统计报表制度》的前提下，制定补充性的地方卫生统计报表制度。卫生统计报表制度未经制定机关同意，任何单位和个人不得修改。

第二十二条 卫生行政部门统计机构或综合统计工作所在机构与本部门其他机构的统计调查必须分工明确，相互协调，不得交叉重复。

第二十三条 卫生统计调查的方式除全面统计报表外，还应积极开展各种类型的专项调查。卫生行政部门管辖范围内的专项调查，须由卫生行政部门统计机构或综合统计工作所在机构审核。超出卫生行政部门管辖范围的专项调查，须由卫生行政部门统计机构或综合统计工作所在机构审核，经卫生行政部门报同级人民政府统计机构批准后实施。专项调查能够满足的不用全面统计调查，一次性调查能够满足的不用经常性调查，专项调查的内容原则上不能和全面统计报表的内容重复。

第二十四条 各级卫生行政部门和事业单位有权拒绝填报违反《统计法》与本《办法》所颁发的各种统计调查表。

第六章 卫生统计资料的管理和公布

第二十五条 卫生行政部门、卫生事业单位统计机构或综合统计工作所在机构分别统一管理本部门、本单位的卫生统计资料，统计数字不得数出多门，各行其是。同一卫生行政部门、卫生事业单位内的其他机构必须向本部门、本单位统计机构或综合统计工作所在机构提供各项业务统计数据。各级卫生部门统计机构或未设统计机构的卫生部门编辑和提供卫生统计资料，须由本机构领导或本部门的主管领导审批。代表国家、地区或单位的卫生综合统计数字，必须由各自主管的卫生行政部门、卫生事业单位统计机构或综合统计工作所在机构对外公布，并以此为准。卫生行政部门、卫生事业单位内其他机构公布业务统计数字，必须经本部门、本单位统计机构或综合统计工作所在机构审核。

第二十六条 各级卫生事业单位应建立健全原始记录、登记表、台账和统计资料档案制度，确保统计数字数出有据，准确无误。

第二十七条 各级卫生行政部门和事业单位要建立统计资料审核、查询、订正制度。上报的统计调查表，由制表人签名或盖章，并经本单位领导审核、签名或盖章后，加盖本单位公章。单位领导和统计人员要对统计数字的准确性负责。

第二十八条 各级卫生行政部门和事业单位要搞好统计服务，充分利用可以公开的卫生统计资料为社会和公众服务。提供卫生统计数据，编辑、出版和发行卫生统计资料实行有偿和无偿服务相结合。

第七章 奖　　惩

第二十九条　各级卫生行政部门和事业单位应对下列统计人员或集体给予奖励：

（一）在卫生统计工作中做出显著成绩的；

（二）坚持依法统计，抵制统计违法行为有突出表现的。

第三十条　凡有下列行为之一，应由卫生行政主管部门责令改正，予以通报批评；情节严重的，可对负有直接责任的主管人员或其他直接责任人员依法给予行政处分：

（一）虚报、瞒报、伪造、篡改卫生统计数字的；

（二）拒报或屡次迟报卫生统计数据的；

（三）侵犯卫生统计机构、卫生统计人员行使《统计法》与本《办法》职权的；

（四）对拒绝、抵制篡改统计资料或编造虚假数据行为的统计人员进行打击报复的。

第三十一条　对违反《统计法》构成犯罪的，由司法机关依法追究刑事责任。

第八章 附　则

第三十二条　本《办法》由卫生部负责解释。

第三十三条　本《办法》自发布之日起实施。1992 年 6 月 20 日卫生部发布的《全国卫生统计工作管理办法》同时废止。

1.3.2　统计从业资格认定办法

（2005 年 5 月 16 日国家统计局发布
2007 年 4 月 28 日国家统计局修订）

第一章　总　　则

第一条　为规范统计从业资格认定工作，提高统计人员的素质，保障统计资料的准确性和及时性，根据《中华人民共和国统计法》、《中华人民共和国行政许可法》和《国务院对确需保留的行政审批项目设定行政许可的决定》，制定本办法。

第二条　在国家机关、社会团体、企业事业单位和其他组织等统计调查对象中承担经常性政府统计调查任务的人员，必须取得统计从业资格，持有统计从业资格证书。

已取得统计员以上统计专业技术职务资格的人员，可免于统计从业资格考试和申请，凭统计专业技术职务资格证书直接从事统计工作。

第三条　国家统计局领导和管理全国的统计从业资格认定工作。

第四条　省级人民政府统计机构是本行政区域内统计从业资格认定工作的实施机关。

第五条　县级人民政府统计机构是本行政区域内统计从业资格认定工作的承办机关。

必要时，省级人民政府统计机构可以决定由设区的市人民政府统计机构承办统计从业资格认定的有关工作。

新疆生产建设兵团统计局负责所属单位的统计从业资格认定工作。

第二章　申请与受理

第六条　具备下列条件的人员，可申请取得统计从业资格：

（一）熟悉统计法律、法规和规章；

（二）坚持原则，具备良好的道德品质；

（三）具备从事统计工作所需的专业知识和技能。

第七条　国家实行统计从业资格考试制度。

统计从业资格考试的时间为每年九月份的第三个星期日。

统计从业资格考试的科目为：统计基础知识与统计实务；统计法基础知识。

第八条　已具备教育行政部门认可的会计与统计核算、统计实务专业大专，统计学类、经济学类、工商管理类专业本科以上学历（或学位）的人员，可免于参加统计基础知识与统计实务科目的考试。

统计学类、经济学类、工商管理类专业以国务院教育主管部门公布的《高等学校本科专业目录（统计用）》为准。

第九条　国家统计局负责编制统计从业资格考试大纲、考试命题、制定考试管理办法和考务规则等工作。

省级人民政府统计机构负责统计从业资格考试考点的设定、试卷的印制、组织阅卷和成绩登记造册等工作。

统计从业资格认定工作承办机关负责统计从业资格考试的报名、考务组织和成绩通知等工作。

第十条 统计从业资格考试应当公开举行。县级以上人民政府统计机构应当事先公布考试的报名条件、报考办法、考试科目以及考试大纲。

第十一条 申请取得统计从业资格的人员，在向统计从业资格认定工作承办机关提出申请时，应当提交下列材料：

（一）《统计从业资格认定申请表》一式两份；

（二）本人有效身份证件及其两份复印件；

（三）统计从业资格考试合格成绩单原件及其两份复印件；

（四）本人近期正面免冠彩色照片一张。

符合本办法第八条规定的人员，在提出统计从业资格认定申请时，除提交前款所规定的材料外，还需同时提交本人学历证书原件及其两份复印件。

第十二条 具备条件的地方，可通过网络受理统计从业资格认定申请，所需材料由省级人民政府统计机构规定。

第十三条 统计从业资格认定工作的承办机关应当将有关统计从业资格认定的依据、条件、程序、期限以及需要提交的全部材料的目录和申请书示范文本等在办公场所公示。

第十四条 申请人申请统计从业资格，应当如实向受理申请的统计从业资格认定工作承办机关提交有关材料。受理机关不得要求申请人提交与其申请的统计从业资格认定事项无关的材料。

第十五条 统计从业资格认定工作的承办机关对申请人提出的申请，应当根据下列情况分别作出处理：

（一）申请人依法不需要取得统计从业资格的，应当即时告知申请人不受理；

（二）申请材料存在可以当场更正的错误的，应当允许申请人当场更正；

（三）申请材料不齐全或者不符合法定形式的，应当当场或者在五日内一次告知申请人需要补正的全部内容，逾期不告知的，自收到申请材料之日起即为受理；

（四）申请材料齐全、符合法定形式，或者申请人按照承办机关的要求提交全部补正申请材料的，应当受理统计从业资格认定申请。

统计从业资格认定工作的承办机关受理或者不予受理统计从业资格认定申请，应当向申请人出具加盖本行政机关专用印章并注明日期的书面凭证。

第三章　审查与决定

第十六条 统计从业资格认定工作的承办机关应当对已受理的申请材料进行审查，并将初步审查意见和全部申请材料自受理之日起二十日内报送省级人民政府统计机构。

省级人民政府统计机构应当自收到初步审查意见和全部申请材料之日起二十日内作出是否授予统计从业资格的决定。二十日内不能作出决定的，经本行政机关负责人批准，可以延长十日，并将延长期限的理由告知申请人。

第十七条 申请人的申请符合法定条件的，省级人民政府统计机构应当依法做出授予统计从业资格的书面决定，并颁发统计从业资格证书。统计从业资格证书应当加盖省级人民政府统计机构印章。

申请人的申请不符合法定条件，省级人民政府统计机构依法作出不授予统计从业资格的书面决定的，应当说明理由，并告知申请人享有依法申请行政复议或者提起行政诉讼的权利。

第四章　证书的使用与管理

第十八条　统计从业资格证书在全国范围内有效。

统计从业资格证书应当依法使用，不得涂改、转让、出租和出借。

第十九条　统计从业资格证书由国家统计局统一设计样式，统一制定编号规则。

省级人民政府统计机构负责统计从业资格证书的印制、编号、颁发和管理工作。

统计从业资格认定工作的承办机关负责本行政区域内统计从业资格证书的送达工作。

第二十条　统计从业资格证书遗失或损坏的，取得统计从业资格的人员可持有效证明，向原承办机关提出补发统计从业资格证书的申请。原承办机关进行审查后，报原发证机关依法予以补发。

第二十一条　对取得统计从业资格的人员，实行统计继续教育。

第二十二条　有下列情形之一的，国家统计局和省级人民政府统计机构可以依法撤销已经授予的统计从业资格：

（一）滥用职权、玩忽职守作出授予统计从业资格决定的；

（二）超越法定职权作出授予统计从业资格决定的；

（三）违反法定程序作出授予统计从业资格决定的；

（四）对不具备申请资格或者不符合法定条件的申请人授予统计从业资格的；

（五）以欺骗、贿赂等不正当手段取得统计从业资格的；

（六）依法可以撤销统计从业资格的其他情形。

因前款所列情形被依法撤销统计从业资格的人员，其已取得的统计从业资格证书应当依法予以收回。

第二十三条　申请人因第二十二条第一款第（五）项原因被撤销统计从业资格的，自撤销之日起两年内，省级人民政府统计机构不得授予统计从业资格。

第二十四条　上级人民政府统计机构应当加强对下级人民政府统计机构实施统计从业资格认定工作的监督检查，及时纠正和处理统计从业资格认定工作中的各种违法行为。

第五章　法 律 责 任

第二十五条　任何单位违反本办法第二条的规定，聘请、任用未取得统计从业资格证书的人员从事统计工作的，由县级以上人民政府统计机构责令限期改正，予以警告或者通报批评。拒不改正的，处1000元以下的罚款。

第二十六条　县级以上地方各级人民政府统计机构违反本办法的规定，有下列情形之一的，由其上级人民政府统计机构责令改正；情节较重的，对直接负责的主管人员和其他直接责任人员依法给予行政处分：

（一）对符合法定条件的统计从业资格申请不予受理的；

（二）对不符合法定条件的申请人授予统计从业资格或者超越法定职权作出授予统计从

业资格决定的；

（三）对符合法定条件的申请人不授予统计从业资格或者不在法定期限内作出授予统计从业资格决定的；

（四）法律、法规、规章规定的其他违法行为。

第二十七条 申请人隐瞒有关情况或者提供虚假材料申请统计从业资格的，县级以上地方各级人民政府统计机构不予受理或者不授予统计从业资格，并给予批评教育。

第二十八条 已取得统计从业资格的人员有下列行为之一的，由县级以上人民政府统计机构责令改正，予以警告或者通报批评：

（一）涂改、转让、出租、出借统计从业资格证书的；

（二）向负责监督检查的县级以上人民政府统计机构隐瞒有关情况、提供虚假材料或者拒绝提供情况的；

（三）以欺骗、贿赂等不正当手段取得统计从业资格证书的；

（四）法律、法规、规章规定的其他违法行为。

第六章 附 则

第二十九条 在本办法实施前已依法取得《统计证》、《统计上岗证》或《统计上岗资格证书》的人员，应当自本办法实施之日起一年内，到所在地统计从业资格认定工作承办机关换领统计从业资格证书。

第三十条 本办法规定的实施行政许可的期限以工作日计算，不含法定节假日。

第三十一条 本办法自2005年7月1日起施行。国家统计局1998年发布的《统计人员持证上岗暂行规定》同时废止。

1.3.3 部门统计调查项目管理暂行办法

（1999 年 10 月 27 日国家统计局令第 4 号公布）

第一章 总　　则

第一条 为加强对部门统计调查的管理和监督，规范部门统计调查行为，提高统计调查的整体效率，减轻被调查者负担，保障统计资料的准确性，提高共享性，根据《中华人民共和国统计法》及其实施细则，制定本办法。

第二条 本办法适用于国家机关、具有行政管理职能的事业单位、经授权代主管部门行使统计职能的国家级集团公司和工商领域联合会或协会、经国务院授权具有一定行政职能的人民团体开展的统计调查，以及上述部门和单位与其他部门联合组织实施的统计调查。法院、检察院组织实施的统计调查，参照本办法执行。

第三条 本办法所称的统计调查，是指部门搜集国民经济、社会和科技发展情况，用于政府管理目的的各类统计调查。包括以数字形式、文字形式或混合形式；以表格、问卷、电讯（电报、电话、传真等）、磁盘磁带、网络通讯（网络表格、电子邮件等）等为介质的普查、经常性调查、一次性调查、试点调查等。

第二章 部门统计调查项目的管理

第四条 政府综合统计机构统一管理和协调部门统计调查。国家统计局管理和协调国家一级部门制定的统计调查；县及县以上地方各级政府统计局管理和协调同级部门的统计调查。

第五条 部门的综合统计机构统一组织、管理和协调本部门各职能机构的统计调查活动，制定本部门的统计调查总体方案。部门内其他职能机构无权单独制定统计调查项目。

第六条 政府综合统计机构通过建立审批备案制度、有效期制度、调查项目公布制度、跟踪检查制度、举报制度，对部门统计调查进行管理。

第三章 制定统计调查项目的基本原则与要求

第七条 国家机关、具有行政管理职能的事业单位、经授权代主管部门行使统计职能的国家级集团公司和工商领域联合会或协会、经国务院授权具有一定行政职能的人民团体，可以制定与职能范围相对应的统计调查项目。

国务院临时机构，一般不得直接制定统计调查项目。工作需要的统计资料，应当向有关部门搜集、加工。确有需要调查的，须事先取得国家统计局的同意，方可制定统计调查。

法院、检察院可制定业务情况统计调查项目。

第八条 统计调查项目的立项必须有充分的理由。调查要有明确的目的和资料使用范围。

第九条 统计调查的内容和调查范围必须与部门的职能相一致，必须符合既定的政府综合统计与部门统计的分工原则。

第十条 统计调查项目必须兼顾需要与可能，充分考虑基层调查人员和被调查对象的承受能力。必须符合精简、效能的原则。凡一次性调查能满足需要的，不搞定期调查；凡非全面调查能满足需要的，不搞全面调查。最大限度地减少调查频率，缩小调查规模，降低调查成本。

第十一条 调查项目中的报表表式和文字说明必须规范；指标解释和计算方法必须科学；调查内容要简明扼要，不能与其他调查重复、交叉、矛盾。

第十二条 调查项目中的统计标准和分类必须与政府综合统计部门规定使用的标准和分类相一致。涉及政府综合统计部门规定以外的专业标准和分类，要与有关国家标准或行业标准相一致。尚无国家标准和行业标准的，必须严格按照标准化科学及分类科学的原理进行归纳和设计，并在使用前征求政府综合统计部门的意见。

第十三条 所使用的调查方法要科学合理。要结合调查目的和要求选择最适当的调查方法，以获得最大的调查效益。避免由于调查方法使用不当给基层造成过重负担和产生数据质量问题。

第十四条 重大调查项目必须经过研究论证和试点，必须有完备的论证材料和试点材料。

第十五条 调查者必须依法使用调查资料，对属于国家秘密的统计资料，必须保密；对属于私人、家庭的单项调查资料和在统计调查中知悉的调查对象的商业秘密，负有保密义务。

第四章　审批及备案程序

第十六条 部门建立以系统内单位为对象的调查项目，须报同级政府综合统计机构备案；部门建立调查范围涉及到系统外单位的统计调查项目，必须报同级政府综合统计机构审批，在取得政府综合统计机构的同意或批准后方可组织实施。

系统内是指：与部门有直接隶属关系的单位及部门的派出机构；省及省以下与部门对口设立的管理机构；国家级集团公司所属企业。除此之外均属系统外。

第十七条 审批及备案程序的有关时间规定：

（一）政府综合统计机构在收到部门正式申请函及完整的相关资料后，在20个工作日内完成审批；在5个工作日内完成备案。完成时间以复函日期为准；

（二）部门收到复函后，在20个工作日内将布置调查的正式文件、调查方案和调查表式送达政府综合统计机构，以便及时在“部门统计调查项目库”中建立或更新记录，以及履行公文存档手续；

（三）对有关自然灾害、突发事件等不可预知、有特殊时效性要求的调查，政府综合统计机构将根据特事特办的原则，在最短的时间内完成审批工作，备案项目可事后补办。

第十八条 部门统计调查项目送审及备案时，须备齐以下文件：

（一）以部门名义发出的申请审批或备案的函；

（二）调查方案和表式。包括总说明、报表目录、基层表式、综合表式、统计标准和分类目录、指标解释、逻辑关系及抽样方案（针对抽样调查）等。应明确表述调查目的、调查对象、统计范围、调查方法、调查频率、填报要求、报送渠道、时间要求等；

（三）相关文件。包括新建立该调查项目的背景材料、重大调查项目的研究论证材料及试点报告等。

第十九条 制定统计调查的部门，在将调查方案送审的同时，要认真填写《部门统计调查项目审批/备案登记表》。

第二十条 政府综合统计机构对送审的部门统计调查进行初审，提出修改意见和建议，部门应积极配合，及时做出说明和解释，并按照修改意见认真进行修改；如有不同意见，双方应进一步研究磋商达成一致。否则由国家统计局进行最终裁决，部门应按最终裁决意见进行修改。

政府综合统计机构对送备案的部门统计调查提出修改意见和完善建议。

第二十一条 政府综合统计机构对部门统计调查的具体审核工作完成之后，以统计局名义发函批复。批复分为同意实施；不同意实施；建议暂缓实施三种。部门收到批复后，应严格按照批复执行。

第二十二条 部门收到同意实施的复文后，要及时印制调查方案和调查表式，起草布置实施的部门文件，部署调查工作。如遇特殊情况不能实施调查、延期实施调查或需调整变更调查方案的，须及时向政府综合统计机构报告说明。

第二十三条 调查范围涉及到省及省以下单位的部门调查，将调查任务逐级布置时，应及时通知同级政府综合统计机构。

第二十四条 对部门内职能机构为监控生产经营活动的具体环节而建立的内容专一、分类至细、频率固定的业务统计项目，在其内容不与其他统计调查项目重复的前提下，可向政府综合统计机构提出申请，由政府综合统计机构研究同意后，授权部门的综合统计机构进行定期审批管理。部门的综合统计机构审批后，须将调查方案送政府综合统计机构，以便纳入“部门统计调查项目库”。

第五章 调查的法定标识和有效期

第二十五条 部门统计调查经政府综合统计机构批准或备案后，必须在报表的右上角标明法定标识。法定标识包括：

（一）表号；

（二）制表机关；

（三）批准机关/备案机关；

（四）批准文号/备案文号；

（五）有效期截止时间。

第二十六条 政府综合统计机构对部门统计调查实行有效期管理制度。批准的年度调查及其调查周期小于一年的定期调查的有效期为两年；普查、一次性调查、调查周期大于一年的定期调查，其有效期到该次调查的资料上报结束时止。备案的定期调查的有效期为三年；一次性调查的有效期到该次调查的资料上报结束时止。有效期皆以复函的日期为起点计算。

超过有效期的调查项目，一律自动废止。如需要继续执行，应当重新办理审批或备案手续。在有效期内发生变化的调查项目，应随时办理重新审批或备案手续。

第六章　监督与处罚

第二十七条　政府综合统计机构为了保护合法的部门统计调查项目顺利实施，采取以下监督措施：

（一）定期通过公共媒体向社会公布“部门统计调查项目目录”，以便建立全社会监督机制。“部门统计调查项目目录”的内容包括：

1. 经过批准或备案的部门统计调查项目名称。

2. 制定及组织实施该项调查的单位名称。

3. 批准文号或备案文号及其日期。

4. 调查项目的有效期。

同时公布经查实的违规调查项目和因超过有效期而被废止的调查项目。

（二）建立对违规调查的举报核实制度。在政府综合统计机构设立举报接待部门，根据举报线索，对违规调查的情况进行调查核实后予以公布。

第二十八条　为保护国家利益和被调查者的权益，减轻被调查者和各级数据加工部门的负担，政府综合统计机构对部门调查的资料使用情况、实施方案与批准方案的一致性进行监督，监督内容包括：

（一）检查调查取得的资料是否被正当使用。资料使用与调查目的是否一致；资料使用是否超出原定的范围；资料是否被私自用于营利目的；是否违反有关保密的规定；是否有其他损害国家利益和被调查者权益的行为；

（二）检查调查资料的有用性。对大部分内容使用频率不高、针对性不强的调查，建议修改、合并或停止实施；

（三）检查调查实施过程中是否严格按政府统计机构批准的方案执行，是否有擅自变更调查内容、调查范围、计算方法和报送频率等行为。

第二十九条　对违反本办法第十六条、第二十二条、第二十六条的规定，未履行法定的审批或者备案程序和擅自变更调查方案的部门统计调查，县级以上政府综合统计机构可以依法予以废止，并按照《统计法》及其实施细则的有关规定处理。

第七章　管理部门提供的服务

第三十条　为主动做好部门统计调查的管理工作，避免可能出现的问题，政府综合统计机构为制定统计调查的部门提供有关业务性咨询、调查方案设计指导。帮助部门掌握设计统计调查项目的基本方法，提高设计工作的效率和质量。

第三十一条　为了避免调查项目之间的重复、矛盾，政府综合统计机构建立并向部门开放“部门统计调查项目库”。部门在制定调查项目前可先进行查询，以达到避免重复调查，充分利用已有信息的目的。

第三十二条　对于部门利用已有资料，精简调查项目和调查内容的，政府综合统计机构给予充分支持和协助。对部门之间在利用对方资料中遇到障碍的，政府综合统计机构可出面协调。

第八章　附　　则

第三十三条　对于政府综合统计机构与部门联合制定的统计调查项目，以政府综合统计机构为主制定的（使用政府统计机构的文号），参照政府综合统计机构调查审批程序办理；以部门为主制定的（使用部门的文号），参照部门调查审批程序办理，最后以会签文件作为实施依据。

第三十四条　本办法由国家统计局负责解释。

第三十五条　本办法自公布之日起施行。

1.3.4 统计调查项目审批管理规定

为加强和完善统计调查制度管理，逐步建立起国家统计调查制度的科学管理体系，使统计调查工作更加规范化，特制定本管理规定。

一、管理范围

凡以国家统计局批准文件正式布置，由国家统计局的司、队、普查办公室等单位组织实施的统计调查，以及由国家统计局与国务院有关部门（包括具有行政职能的总会、总公司等单位）共同组织实施的统计调查，均属本规定的管理范围。本规定管理的统计调查项目按不同性质可分为以下几类：

（一）按调查频率分

1. 周期性普查：包括人口、基本单位、工业、农业、第三产业等普查。

2. 经常性调查：包括年度统计调查、定期统计调查及周期性专项调查。

3. 一次性调查：包括各种试点调查、专项调查以及临时调查。

（二）按调查组织形式分

1. 单独调查：指由国家统计局自行组织实施的统计调查。

2. 联合调查：指由国家统计局与国务院有关部门联合组织实施的统计调查。

3. 委托调查：指接受国务院各部门以及有关事业单位或社会团体委托进行的各种统计调查（包括无偿调查和有偿调查）。委托调查分为“强制性调查”和“非强制性调查”。“非强制性调查”，被调查者可根据自愿原则进行填报或回答。“非强制性调查”必须在调查表上作出明确标志。

国家统计局各行政单位和依照公务员制度管理的事业单位，不得以局、局办公室和司、队的名义接受企业或个人的委托，组织进行统计调查并发布调查结果。

（三）按调查信息形式分

1. 数据形式：包括采用纸张、电话、磁介质及网络等各种传输方式收集的填有统计数据的各种统计报表。

2. 文字形式：包括以各种传输方式收集的采用问答或择项形式填有文字的各种调查问卷。

3. 混合形式：包括以各种传输方式收集的填有统计数据和问卷文字的各种统计调查表。

所有上述统计调查不论是全面调查还是非全面调查，都必须纳入本规定的管理范围，并按规定的程序办理审批手续。

二、审查机构

为建立科学、协调的决策咨询机制，国家统计局设立统计调查项目审议小组，负责审议新建或作较大修改的统计调查项目。

1. 审议小组由总统计师、总经济师以及设计管理司（2 人）、核算司、综合司、计算中心、财基司、政法司、办公室领导各 1 人组成。组长由总统计师担任，副组长由设计管理司领导担任。

审议小组一般负责对重大统计调查项目的审议，重大统计调查项目包括：经常性统计调查制度（各项统计年报和定期统计报表制度）、各项普查制度以及重要的专项统计调查制度。审议小组每年至少召开一次会议，必要时可随时召开，并根据审议内容的需要邀请有关司、队领导参加。审议会按成员最终表决结果决定审议意见。

2. 统计调查项目审议小组的办事机构设在设计管理司，负责对统计调查项目提出初步审查意见、制定审议会议程、准备会议文件、整理会议纪要等。

三、审批原则

1. 统计调查项目的立项必须有充分的依据，符合既定的职能分工范围，并有明确的调查目的和资料用户。

2. 统计调查项目必须兼顾需要与可能，充分考虑基层调查人员与被调查者的承受能力，调查项目必须有相应的经费保障。

3. 统计调查方法要科学合理，讲求调查方法的经济效率。

4. 各项统计调查内容要简明扼要，防止重复、繁琐、矛盾。

5. 政府统计调查与部门统计调查要合理分工。

6. 重大统计调查项目必须经过研究论证和试点。

7. 统计分类、统计单位、计量单位和数据格式等必须符合国家标准或国家统计局和部门的统一规定。

四、审批权限

1. 设计管理司负责对各种统计调查项目的建立、修订或撤销方案提出审查处理意见，并按不同管理权限分别上报总统计师或局统计调查项目审议小组。

2. 局统计调查项目审议小组负责对新建或拟作较大修改的统计调查项目的立项和审批进行集体讨论和审议，并提出决策咨询意见。

3. 总统计师负责对现行制度中一般性修改方案的审定，负责主持统计调查项目的审议工作，并将审议会表决结果以及本人初步审定意见报主管统计制度方法的局领导（以下简称主管局领导）。

4. 主管局领导根据审议小组表决结果以及总统计师初步审定意见，对统计调查项目进行审定。其中新建或作重大修改的统计调查项目，应提交局常务会议研究审定。

五、审批程序

（一）经常性调查

1. 新建统计调查项目

（1）申请：拟新建经常性统计调查项目，应在每年 2 月底前随同本年统计制度方法改革计划提出立项申请，并填写《新建统计调查项目申请表》，概要说明立项的主要依据、调查的目的、调查范围、主要指标、调查频率、经费预算与来源等情况。

（2）立项：为严格控制新建统计调查项目，避免立项的随意性，减轻被调查者的负担，批准新的统计调查项目，应严格对其立项依据和立项条件进行审核。新建统计调查项目的立项应具备以下条件之一：①局常务会研究决定的统计调查任务；②符合《国家统计制度改革总体方案》和《专业统计制度改革要点》要求的调查任务；③由国务院有关部门提出并具有相应经费保障的统计调查项目。设计管理司应在十五个工作日内对立项申请提出初步审查意见报审议小组；审议小组在三月二十日前进行立项审定。

（3）设计：经审议立项后，设计单位应在四月底前完成统计调查方案的设计，设计方案应包括总说明、报表目录、基层表、综合表、调查方法、填报要求、分类标准、指标解释、逻辑关系及实施方案等。报表格式设计必须符合《统计报表制度格式规范化规定》的要求。

（4）审议：设计管理司于五月底前完成对调查方案的初步审查，并将审查意见提交审议小组。审议小组六月底前对统计调查方案的科学性与可行性作出审议，经总统计师签署意见后报主管局领导。

（5）审批：主管局领导于七月底前根据审议小组的审议意见和局常务会议研究结果，对统计调查项目进行最后审定。

（6）印发：经主管局领导签发后，由设计管理司办理调查制度的统一编号，并由局办公室办理批准文号。于九月底前以国家统计局名义统一发文，并印发统计调查制度。

2．修改统计调查项目

（1）重大修改：拟作较大修改的统计调查项目，应在每年二月底前随同本年统计制度方法改革计划提出修改要点，同时填写《修改统计调查项目申请表》，主要说明修改的必要性和可行性、修改内容、工作量增减、对原有数据产生的影响等。其审批程序同新建统计调查项目。

（2）一般修改：①应于每年三月底前向统计设计管理司提交一般修改方案；②五月底前设计管理司提出审查意见并送有关单位会签；②六月底前总统计师对修改方案进行审核并签署意见；④七月底前主管局领导作出批示；⑤九月底前完成印发。

（二）普查

1．拟实施普查（即进行正式调查登记）前十八个月提出普查计划安排，并组织进行必要的论证，实施普查前一年内完成普查方案（草案）的试点工作。

2．拟实施普查前十个月提交正式普查实施方案，三个月时间内履行规定的审核批准程序（同新建统计调查项目），并于普查前六个月完成印刷普查方案和布置实施工作。

3．重大普查项目必要时应在履行规定的审核、批准程序之后，上报国务院审批。

（三）一次性调查

一次性调查一般应在实施前一个月提出立项，并填写《一次性统计调查项目申请表》。统计设计管理司同意立项后，设计单位应在十五个工作日内完成调查方案的设计。按规定的项目审批程序应在十五个工作日内完成调查方案的审议、审批和印发。

六、监督管理

国家统计局定期向全国政府统计系统及国务院有关部门通报审批统计调查项目情况，定期检查统计调查项目执行情况。国家统计局的司、队、中心、普查办公室等单位，应严格按照本管理规定办理各项统计调查项目的审批手续。对违反本管理规定，以国家统计局司、队、中心名义发文或利用电话、传真等通信手段进行的各种形式的统计调查，或以部门名义发文组织实施的本系统以外的统计调查，一律视为非法统计调查。一经发现将予以废止，同时按统计法有关规定进行查处。

对本规定管理范围以外的统计调查项目的审批管理办法另行制定。

1.3.5　统计执法检查规定

（2001 年 6 月 20 日国家统计局制定
2006 年 7 月 12 日国家统计局修订）

第一章　总　　则

第一条　为了科学有效地组织统计执法检查工作，保障统计法和统计制度的贯彻实施，维护和提高统计数据质量，根据《中华人民共和国统计法》及其实施细则，制定本规定。

第二条　县级以上各级人民政府统计机构、国家统计局派出的各级调查队是统计执法检查机关，负责监督检查统计法和统计制度的实施，依法查处违反统计法和统计制度的行为。

县级以上地方各级人民政府统计机构、国家统计局派出的各级调查队应当分工协作、加强沟通，避免重复检查。

第三条　县级以上人民政府各有关部门在同级人民政府统计机构的组织指导下，负责监督检查本部门管辖系统内统计法和统计制度的贯彻实施，协助同级人民政府统计机构查处本部门管辖系统内的统计违法行为。

第四条　各级统计执法检查机关应当建立行政执法责任制，切实保障统计执法检查所需的人员、经费和其他工作条件。

第五条　统计执法检查应当贯彻有法必依、执法必严、违法必究的方针，坚持预防、查处和整改相结合，坚持处罚与教育相结合，合法、公正、公开、高效地进行。

第六条　各级统计执法检查机关鼓励对统计法贯彻实施情况的社会监督。国家统计局设立举报中心，受理社会各界对统计违法行为的举报。

第二章　统计执法检查机构和统计执法检查员

第七条　国家统计局法制工作机构负责统一组织、管理全国的统计执法检查工作。

省及地市级统计执法检查机关应当设置专门的统计执法检查机构，配备专职统计执法检查员。

县级统计执法检查机关可以根据工作需要，设置专门的统计执法检查机构。未设机构的，应当配备必要的统计执法检查员。

县级以上人民政府各有关部门可以根据工作需要，配备统计执法检查员。

第八条　统计执法检查机构的主要职责是：

（一）宣传、贯彻统计法；

（二）组织、指导、监督、管理统计执法检查工作；

（三）受理统计违法举报，查办、转办、督办统计违法案件；

（四）办理统计行政复议和行政应诉事项；

（五）法律、法规和规章赋予的其他职责。

第九条　统计执法检查员应当具备下列条件：

（一）坚持原则、作风正派、忠于职守、遵纪守法；

（二）具有大专以上学历；

（三）具备相关法律知识，熟悉统计业务；

（四）参加统计执法检查员资格培训，经考试合格，取得统计执法检查证。

第十条 统计执法检查员的资格培训及考核由国家统计局统一规划、组织和管理，省级统计执法检查机关负责实施。

第十一条 各级统计执法检查机关应当加强对所属统计执法检查员的职业道德教育和业务技能培训，健全管理、考核和奖惩制度。

第三章 统计执法检查的一般规定

第十二条 各级统计执法检查机关和有关部门应当建立统计执法检查制度，综合运用全面检查、专项检查、重点检查等方式，进行经常性的统计执法检查工作。

第十三条 统计执法检查事项包括：

（一）是否存在侵犯统计机构和统计人员独立行使统计调查、统计报告、统计监督职权的行为；

（二）是否存在违反法定程序和统计制度修改统计数据的行为；

（三）是否存在虚报、瞒报、伪造、篡改、拒报和迟报统计资料的行为；

（四）是否依法设立统计机构或配备统计人员；

（五）是否设置原始记录、统计台账；

（六）统计人员是否具备统计从业资格；

（七）统计调查项目是否依据法定程序报批，是否在统计调查表的右上角标明法定标识；

（八）是否严格按照经批准的统计调查方案进行调查，有无随意改变调查内容、调查对象和调查时间等问题；

（九）统计资料的管理和公布是否符合有关规定，有无泄露国家秘密、统计调查对象的商业秘密和私人、家庭的单项调查资料的行为；

（十）是否依法进行涉外调查；

（十一）法律、法规和规章规定的其他事项。

第十四条 统计执法检查机关在组织实施统计执法检查前应当先拟定检查计划。检查计划包括检查的依据、时间、对象、内容和组织形式等。

对未发现统计违法嫌疑的单位，同一统计执法检查机关每年对其实施统计执法检查不得超过一次。

第十五条 实施统计执法检查，应当提前通知被检查对象，告知统计执法检查机关的名称，检查的依据、范围、内容、方式和时间，对被检查对象的具体要求等。

对有统计违法嫌疑的单位实施检查，检查通知可于统计执法检查机关认为适当的时间下达。

第十六条 检查人员进行统计执法检查时，应当先向被检查对象出示统计执法检查证或法律、法规、规章规定的其他执法证件。未出示合法执法证件的，有关单位和个人有权拒绝接受检查。

统计执法检查证是实施统计执法检查的有效证件，由国家统计局统一印制，国家统计局和省级统计执法检查机关负责核发。

第十七条 统计执法检查机关和检查人员具有下列职权：

（一）依法发出统计检查查询书，向被检查对象查询有关事项；

（二）要求被检查对象提供与检查事项有关的原始记录和凭证、统计台账、统计调查表、会计资料以及其他相关证明、资料，进入被检查对象运用电子计算机管理的数据录入、处理系统检查有关资料；

（三）进入被检查对象的业务场所及货物存放地进行实地检查、核对；

（四）经统计执法检查机关负责人批准，登记保存被检查对象的原始记录和凭证、统计台账、统计调查表、会计资料及其他相关证明和资料；

（五）就与统计执法检查有关的事项，询问统计人员、单位负责人和有关人员；

（六）对与统计违法案件有关的情况和资料，进行记录和复制；

（七）要求被检查对象将有关资料送至指定地点接受检查。

第十八条 统计执法检查机关和检查人员对在检查过程中知悉的被检查对象的商业秘密和私人、家庭的单项调查资料，负有保密义务。

第十九条 被检查对象和有关人员不得拒绝提供情况或提供虚假情况，不得使用暴力或者威胁的方法阻挠、抗拒检查，对统计检查查询书应当按期据实答复。

第二十条 检查人员应当及时向统计执法检查机关提交检查报告，对检查中发现的问题提出处理意见或建议。

统计执法检查机关对发现的统计违法行为应当分别以下情况予以处理：

（一）统计违法行为轻微的，责令被检查对象改正，或者提出统计执法检查意见；

（二）统计违法行为需要立案查处的，依照法定程序办理。

第四章　统计违法案件的查处

第二十一条 统计违法案件由各级统计执法检查机关负责查处。

各级统计执法检查机关可以委托依法成立的统计执法队（室、所）等组织查处统计违法案件。

第二十二条 各级统计执法检查机关及其直属事业单位工作人员的统计违法行为，由该机关或监察机关依干部管理权限负责处理。

第二十三条 县级以上人民政府各有关部门对在统计执法检查中发现的统计违法行为，认为应当给予行政处罚的，应当及时移交给同级人民政府统计机构处理。

第二十四条 查处统计违法案件应当做到事实清楚，证据确凿，定性准确，处理恰当，适用法律正确，符合法定程序。

第二十五条 查处统计违法案件的一般程序为：立案、调查、处理、结案。

对在统计执法检查中发现并已调查清楚的统计违法行为，需要立案查处的，应当补充立案。

第二十六条 符合《中华人民共和国行政处罚法》第三十三条规定，统计违法事实确凿并有法定依据，应对公民处以50元以下、对法人或者其他组织处以1000元以下罚款或者警告的行政处罚的，可以适用简易处罚程序，当场作出统计行政处罚决定。

第二十七条 对下列统计违法行为，统计执法检查机关应当依法进行查处：

（一）地方、部门、单位的领导人自行修改统计资料、编造虚假数据或者强令、授意统计机构、统计人员篡改统计资料、编造虚假数据的；

（二）地方、部门、单位的领导人对统计人员进行打击报复的；

（三）统计机构、统计人员参与篡改统计资料、编造虚假数据的；

（四）虚报、瞒报、伪造、篡改统计资料的；

（五）拒报、屡次迟报统计资料的；

（六）提供不真实、不完整的普查资料的；

（七）接受统计执法检查时，拒绝提供情况、提供虚假情况或者转移、隐匿、毁弃原始记录、统计台账、统计报表以及与统计有关的其他资料的；

（八）使用暴力或者威胁的方法，阻挠、抗拒统计执法检查的；

（九）国家机关擅自制发统计调查表的；

（十）违反统计法和统计制度规定，泄露国家秘密、统计调查对象商业秘密或者私人、家庭单项调查资料的；

（十一）利用统计调查窃取国家秘密、损害社会公共利益或者进行欺诈活动的；

（十二）违反《统计从业资格认定办法》，聘请、任用未取得统计从业资格证书的人员从事统计工作的；

（十三）违法进行涉外调查的；

（十四）法律、法规和规章规定的其他违法行为。

第二十八条 县级以上地方各级人民政府统计机构管辖发生在本行政区域内的统计违法案件。其中，在国家统计局派出的各级调查队组织实施的统计调查中发生的统计违法案件，由国家统计局派出的调查队管辖。

国家统计局管辖在全国范围内有重大影响的或认为应当由其查处的统计违法案件。

第二十九条 决定立案查处的案件，应当及时组织调查。一般案件调查人员不得少于 2 人，重大案件应当组成调查组。

调查人员应当合法、客观、全面地收集证据，不得主观臆断、偏听偏信，不得篡改、伪造证据。

第三十条 调查结束后，调查人员应当将调查情况及处理意见报领导审批。重大案件的处理由统计执法检查机关的负责人集体讨论决定。

第三十一条 统计违法案件审理终结，应当分别对以下情况作出处理：

（一）违反统计法律、法规、规章证据不足，或者违法事实情节轻微，依法不应追究法律责任的，即行销案；

（二）违反统计法律、法规、规章事实清楚、证据确凿，尚未构成犯罪的，由统计执法检查机关依法作出处理；

（三）违反统计法，涉嫌犯罪的，移送司法机关依法追究刑事责任。

第三十二条 统计执法检查机关在依法作出统计行政处罚决定前，应当告知当事人作出处罚的事实、理由、依据及拟作出的行政处罚决定，并告知当事人依法享有的权利。

第三十三条 统计执法检查机关在作出对法人或者其他组织 2 万元以上的罚款，对公民 2000 元以上的罚款的行政处罚决定前，应当告知当事人有要求举行听证的权利。当事人要求听证的，统计执法检查机关应当依法组织听证。

当事人对县级以上地方各级人民政府统计机构查处的统计违法案件要求听证，省、自治区、直辖市人大常委会或人民政府对较大数额罚款的额度有具体规定的，从其规定。

第三十四条 立案查处的统计违法案件，应当在立案后三个月内处理完毕；因特殊情况需要延长办理期限的，应当按规定报经批准，但延长期不得超过三个月。

统计违法案件处理决定执行后，予以结案。

第五章 备案与报告

第三十五条 下列统计违法案件应当在立案后十日内报上一级统计执法检查机关：

（一）统计违法责任人涉及科级以上党政领导干部的；

（二）对拒绝、抵制篡改统计资料、编造虚假数据行为的统计人员进行打击报复的；

（三）使用暴力或威胁的方法阻挠、抗拒统计执法检查的；

（四）群众集体署名举报或新闻媒介公开报道，在社会上造成较大影响的；

（五）检查机关认为应当报告的其他案件。

第三十六条 下列统计违法案件应当在结案后十日内向上一级统计执法检查机关备案：

（一）给予科级以上党政领导干部行政处分的；

（二）举行听证的；

（三）经复议变更或撤销具体统计行政行为的；

（四）统计行政诉讼案件；

（五）经新闻媒介曝光的；

（六）罚款数额三万元以上的；

（七）立案后已上报上一级统计执法检查机关的各类案件。

前款所列（一）（三）（四）项案件，应当在结案后三十日内由省级统计执法检查机关报国家统计局备案。

第三十七条 国家统计局建立统计违法案件查处情况定期统计制度。

统计执法检查机关应当定期向上一级统计执法检查机关报告统计执法检查和统计违法案件查处情况。

第六章 法律责任

第三十八条 任何单位和个人有下列行为之一的，由统计执法检查机关责令改正，予以通报批评，并可以对负有直接责任的主管人员和其他直接责任人员依法给予行政处分或提请有关机关给予行政处分；违反《中华人民共和国治安管理处罚法》的，由公安机关依法给予行政处罚；涉嫌犯罪的，移送司法机关依法追究刑事责任：

（一）接受统计执法检查时，拒绝提供情况、提供虚假情况或者转移、隐匿、毁弃原始记录、统计台账、统计报表以及与统计有关的其他资料的；

（二）使用暴力或者威胁的方法阻挠、抗拒统计执法检查的；

（三）不按期据实答复统计检查查询书的。

企业事业组织有前款违法行为之一的，根据《中华人民共和国统计法实施细则》的规定，由统计执法检查机关予以警告，并可以处五万元以下的罚款。个体工商户有前款违法行为之一的，由统计执法检查机关予以警告，并可以处一万元以下的罚款。

第三十九条 地方、部门、单位的领导人及其他责任人员有下列行为之一的，由统计执法检查机关予以通报批评，并可以提请主管单位或监察机关依法给予行政处分；涉嫌犯罪的，移送司法机关依法追究刑事责任：

（一）不接受或不按规定组织实施统计执法检查，造成本地区、本部门、本单位重要统计数据失实的；

（二）对抵制、揭发统计违法行为的单位和个人进行打击报复的；

（三）包庇、纵容统计违法行为的。

第四十条 统计执法检查机关有下列行为之一的，对负有直接责任的主管人员和直接责任人员，由主管单位或监察机关给予批评教育；情节严重的，依法给予行政处分；涉嫌犯罪的，移送司法机关依法追究刑事责任：

（一）瞒案不报，压案不查，包庇、纵容统计违法行为的；

（二）不按法定权限、程序和要求执行公务，造成不利后果的；

（三）违反保密规定，泄露举报人或案情的；

（四）滥用职权，徇私舞弊的；

（五）其他违法违纪行为。

统计执法检查人员泄露在检查过程中知悉的被检查对象商业秘密和私人、家庭的单项调查资料，造成损害的，依法给予行政处分，并依法承担民事责任。

第七章　附　　则

第四十一条 本规定由国家统计局负责解释。

第四十二条 本规定自公布之日起实施。《统计法规检查暂行规定》和《统计违法案件查处工作暂行规定》同时废止。

第二部分

四个统计调查制度

2.1 全国卫生资源与医疗服务调查制度

2.1.1 全国卫生资源与医疗服务调查制度总说明

一、调查目的：

了解卫生机构人力、设备、经费及医疗服务等情况，为制定卫生政策、加强医疗机构监管提供参考，为突发公共卫生事件指挥决策、组织医疗救治提供信息。

二、主要内容：

卫生机构基本情况，医疗机构运营情况，卫生人力资源基本信息，医用设备配置，住院病人疾病转归情况，采供血情况。

三、统计范围、报告期及调查方法：

1. 卫生机构调查表：调查范围为各类医疗卫生机构，报送方式为网络直报，报告期为实时、季报和年报，调查方法为全面调查。

2. 卫生人力基本信息调查表：调查范围为除乡村医生及卫生员以外的各级各类卫生机构卫生人员，报送方式为网络直报，报告期为实时，调查方法为全面调查。

3. 医用设备调查表：医院、妇幼保健院、专科疾病防治院、乡镇（街道）卫生院、社区卫生服务中心和急救中心（站）通过网络直报系统上报，报告期为实时，调查方法为全面调查。

4. 医院出院病人调查表：820 家政府办医院通过网络直报系统上报，报告期为年报，调查方法为抽样调查。

5. 采供血机构情况调查表：调查范围为采供血机构，报告期为年报，调查方法为全面调查。

四、卫生资源与医疗服务调查表目录（附后）

表号	表名	调查范围	报送单位	报告期别	报送日期	报送方式	卫生部主管单位
卫统1－1表	卫生机构调查表	医院、妇幼保健院（所/站）、专科疾病防治院（所/站）、疗养院、护理院（站）、临床检验中心、门诊部	同调查范围	季报/年报	季后1个月内/次年1月底前	国家卫生统计网络直报系统	统计信息中心
卫统1－2表		乡镇/街道卫生院、社区卫生服务中心（站）	同调查范围	季报/年报	季后1个月内/次年1月底前	同上	同上
卫统1－3表		诊所、卫生所（室）、医务室、中小学校卫生保健所	同调查范围	年报	次年1月底前	同上	同上
卫统1－4表		村卫生室	同调查范围	年报	同上	同上	同上
卫统1－5表		急救中心（站）	同调查范围	年报	同上	同上	同上
卫统1－6表		疾病预防控制中心、卫生防疫站、预防保健中心	同调查范围	年报	同上	同上	同上
卫统1－7表		卫生监督所/局、卫生监督中心	同调查范围	年报	同上	同上	同上
卫统1－8表		采供血机构、卫生监督检验（监测/检测）机构、医学科研机构、医学在职培训机构、健康教育机构等其他卫生事业机构	同调查范围	年报	同上	同上	同上
卫统1－附表	县区基本信息调查表	县（区、县级市）卫生局	同调查范围	年报	同上	同上	同上
卫统2表	卫生人力基本信息调查表	除村卫生室乡村医生及卫生员以外的各级各类卫生机构卫生人员	同调查范围	实时	人员调入、调出1个月内	同上	同上
卫统3表	医用设备调查表	医院、妇幼保健院、专科疾病防治院、乡镇（街道）卫生院、社区卫生服务中心和急救中心（站）	同调查范围	实时	购进、调出或报废设备1个月内	同上	同上
卫统4表	医院出院病人调查表	政府办医院	同调查范围	年报	次年1月底前	同上	同上
卫统5表	采供血机构情况调查表	采供血机构	各省、自治区、直辖市	年报	次年2月底前	采供血信息系统	医政司

2.1.2 卫生资源与医疗服务调查表表式及说明

卫生机构调查表

（医院、妇幼保健院/所/站、专科疾病防治院/所/站、
疗养院、护理院/站、临床检验中心、门诊部）

___年___季

表　　号：卫统1－1表
制表机关：卫生部
批准机关：国家统计局
批准文号：国统制［2007］11号
有效期至：2009

组织机构代码 □□□□□□□□－□
机构名称（签章）：____________________________

一、基本情况

1.1　机构属性代码（要求新设机构和属性代码变动的机构填写）：
1.1.1　经济类型代码　□
1.1.2　卫生机构类别代码　□□□□
1.1.3　机构分类管理代码　□
1.1.4　行政区划代码　□□□□□□
1.2　单位所在地街道/乡镇名称：________________，标准代码□□□
1.3　通讯联系：
1.3.1　地址　____________________________
1.3.2　邮政编码　□□□□□□
1.3.3　电话号码（总机/查询台）　□□□□□□□□
1.3.4　单位电子邮箱（E－mail）____________________________
1.3.5　单位网站域名____________________________
1.4.1　单位开业/成立时间　□□□□年
1.4.2　设置/主办单位代码　□
　　1 卫生行政部门　2 其他行政部门　3 企业　4 事业单位　5 社会团体
　　6 其他社会组织　7 个人
1.4.3　政府办卫生机构隶属关系代码　□
　　1 中央属　2 省（自治区、直辖市）属　3 省辖市（地区、州、直辖市区）属
　　4 县级市（省辖市区）属　5 县（旗）属　6 街道属　7 镇属　8 乡属
1.4.4　注册资金（万元）　□□□□□□
1.4.5　法人代表（单位负责人）____________________________

1.5.1　医院等级

　　级（1 一级　2 二级　3 三级　9 未评）　□

　　等（1 特等　2 甲等　3 乙等　4 丙等　9 未评）□

1.5.2　重点学科（部、省级）______　______　______　______　______　______

1.5.3　专科特长______　______　______　______

1.6.1　单位所在地是否民族自治地方（Y 是，N 否）　□

1.6.2　是否“公费医疗/医疗保险”定点医院（Y 是，N 否）　□

1.6.3　是否“新型农村合作医疗”定点医院（Y 是，N 否）　□

1.6.4　是否 120 急救网络覆盖医院（Y 是，N 否）　□

1.6.5　是否参与辅助诊断检查互认制（一单通）　□

1.7.1　是否直报“疫情及突发公共卫生事件”（Y 是，N 否）　□

1.7.2　小型机及服务器台数　□□

1.7.3　接入互联网方式（1 宽带　2 专线　3 拨号）　□

1.7.4　医院信息系统类型（可多选）　□，□，□，□，□

　　1 管理信息系统　2 医学影像　3 临床检验　4 电子病历　5 办公自动化　0 无

1.8.1　下设直属分站（院、所）个数

1.8.1.1　　其中：社区卫生服务中心（站）个数　□□

1.8.2　是否分支机构（Y 是，N 否）　□

二、人员数（人）

2.0　编制人数　□□□□

2.1　职工总数　□□□□

2.1.1　卫生技术人员　□□□□

2.1.1.1　执业医师　□□□□

2.1.1.1.1　其中：中医类别　□□□□

2.1.1.2　执业助理医师　□□□□

2.1.1.2.1　其中：中医类别　□□□□

2.1.1.3　注册护士　□□□□

2.1.1.3.1　其中：助产士　□□□□

2.1.1.4　药师（士）　□□□□

2.1.1.4.1　其中：西药师（士）　□□□□

2.1.1.4.2　　中药师（士）　□□□□

2.1.1.5　检验技师（士）　□□□□

2.1.1.6　影像技师（士）　□□□□

2.1.1.9　其他卫生技术人员　□□□□

2.1.1.9.1　其中：见习医师　□□□□

2.1.1.9.1.1　　内：中医　□□□□

2.1.2　其他技术人员　□□□□

2.1.3　管理人员　□□□□

2.1.4　工勤技能人员　□□□□

2.2　　离退休人员　□□□□
2.2.1　　其中：年内退休人员　□□□□

三、床位数（张）

3.1　　编制床位　□□□□
3.2　　实有床位　□□□□
3.2.1　　其中：扶贫病床　□□□□
3.3.1　实际开放总床日数　□□□□□□□
3.3.2　实际占用总床日数　□□□□□□□
3.3.2.1　其中：扶贫病床占用床日数　□□□□□□□
3.3.3　出院者占用总床日数　□□□□□□□
3.4　　观察床数　□□□□
3.5　　全年开设家庭病床总数　□□□□□

四、房屋及基本建设

4.1　　房屋建筑面积（平方米）　□□□□□□□
4.1.1　　其中：业务用房面积　□□□□□□□
4.1.1.1　　　　内：危房面积　□□□□□□
4.2　　租房面积（平方米）　□□□□□□□
4.2.1　　其中：业务用房面积　□□□□□□□
4.3　　本年批准基建项目（个）　□□□
4.3.1　本年批准基建项目建筑面积（平方米）　□□□□□□□
4.3.2　本年实际完成投资额（万元）　□□□□□□
4.3.2.1　　其中：财政性投资　□□□□□□
4.3.2.2　　　　单位自有资金　□□□□□□
4.3.2.3　　　　银行贷款　□□□□□□
4.3.3　本年房屋竣工面积（平方米）　□□□□□□□
4.3.4　本年新增固定资产（万元）　□□□□□□
4.3.5　本年因新扩建增加床位（张）　□□□□

五、设备

5.1　　万元以上设备总价值（万元）　□□□□□□
5.2　　万元以上设备台数　□□□□
5.2.1　　其中：50～99 万元设备　□□□□
5.2.2　　　　100 万元及以上设备　□□□□
5.3　　门诊及住院检查人次数
5.3.1　　MRI 检查人次数　□□□□□□
5.3.1.1　　　阳性数　□□□□□□
5.3.2　　CT（含 PET、SPECT）检查人次数　□□□□□□
5.3.2.1　　　阳性数　□□□□□□
5.3.3　　800mA 及以上 X 线机检查人次数　□□□□□□
5.3.3.1　　　阳性数　□□□□□□

六、收入和支出（千元）

6.1	总收入	□□□□□□□
6.1.1	财政补助收入	□□□□□□
6.1.1.1	内：专项补助	□□□□□□
6.1.2	上级补助收入	□□□□□□
6.1.3	医疗收入	□□□□□□
6.1.3.1	门诊收入	□□□□□□
6.1.3.1.1	内：挂号收入	□□□□□□
6.1.3.1.2	诊察收入	□□□□□□
6.1.3.1.3	检查收入	□□□□□□
6.1.3.1.4	治疗收入	□□□□□□
6.1.3.1.5	手术收入	□□□□□□
6.1.3.1.6	化验收入	□□□□□□
6.1.3.2	住院收入	□□□□□□
6.1.3.2.1	内：床位收入	□□□□□□
6.1.3.3.2	诊察收入	□□□□□□
6.1.3.2.3	检查收入	□□□□□□
6.1.3.2.4	治疗收入	□□□□□□
6.1.3.2.5	手术收入	□□□□□□
6.1.3.2.6	化验收入	□□□□□□
6.1.3.2.7	护理收入	□□□□□□
6.1.4	药品收入	□□□□□□
6.1.4.1	门诊收入	□□□□□□
6.1.4.1.1	西药收入	□□□□□□
6.1.4.1.2	中药收入	□□□□□□
6.1.4.2	住院收入	□□□□□□
6.1.4.2.1	西药收入	□□□□□□
6.1.4.2.2	中药收入	□□□□□□
6.1.5	其他收入	□□□□□□
6.2	总支出	□□□□□□□
6.2.1	医疗支出	□□□□□□
6.2.2	药品支出	□□□□□□
6.2.2.1	内：药品费	□□□□□□
6.2.2.1.1	西药费	□□□□□□
6.2.2.1.2	中药费	□□□□□□
6.2.3	财政专项支出	□□□□□□
6.2.4	其他支出	□□□□□□
6.2.9.1	总支出中：人员支出	□□□□□□
6.2.9.2	离退休费	□□□□□□

6.3 病人累计欠费总额 □□□□□□

6.3.1 其中：年内病人欠费总额 □□□□□

七、资产与负债（千元）

7.1 总资产 □□□□□□□□

7.1.1 流动资产 □□□□□□□

7.1.2 对外投资 □□□□□□

7.1.3 固定资产 □□□□□□□□

7.1.4 无形资产及开办费 □□□□□□

7.2 负债与净资产 □□□□□□□□

7.2.1 负债 □□□□□□

7.2.1.1 其中：长期负债 □□□□□□

7.2.2 净资产 □□□□□□□□

7.2.2.1 其中：事业基金 □□□□□□□□

7.2.2.2 固定基金 □□□□□□□□

7.2.2.3 专用基金 □□□□□□□□

八、医疗服务

8.1 总诊疗人次数 □□□□□□□□

8.1.1 其中：门诊人次数 □□□□□□□□

8.1.2 急诊人次数 □□□□□□

8.1.2.1 内：死亡人数 □□□□

8.1.3 家庭卫生服务人次数 □□□□□□

8.2 观察室留观病例数 □□□□□

8.2.1 其中：死亡人数 □□□□

8.3 健康检查人次数 □□□□□□□

8.4 入院人数 □□□□□□□

8.5 出院人数 □□□□□□□

8.5.1 治愈人数 □□□□□□

8.5.2 好转人数 □□□□□□

8.5.3 未愈人数 □□□□□

8.5.4 死亡人数 □□□□

8.5.5 其他人数 □□□□□

8.6 急诊抢救总人次数 □□□□□

8.6.1 其中：抢救成功人次数 □□□□□

8.7 住院危重病人抢救人次数 □□□□□

8.7.1 其中：抢救成功人次数 □□□□□

8.8.1 入院与出院诊断符合人数 □□□□□□□

8.8.2 入院与出院诊断不符合人数 □□□□□

8.9 住院病人手术人次数 □□□□□□

8.9.1 其中：麻醉人次数 □□□□□□

8.9.1.1　　内：死亡人数　□□□□

8.10.1 住院手术前后诊断符合人次数　□□□□□□

8.10.2 住院手术前后诊断不符合人次数　□□□□□

8.11　院内感染例数　□□□□□

8.12　无菌手术（Ⅰ级切口）愈合例数　□□□□□□

8.12.1　其中：甲级（Ⅰ/甲）　□□□□□□

8.12.2　　　乙级（Ⅰ/乙）　□□□□□

8.12.3　　　丙级（Ⅰ/丙）　□□□□□

8.13　病理检查人数　□□□□□□

8.13.1　其中：与临床诊断符合人数　□□□□□□

九、分科床位、门急诊人次、出院人数

	实有床位	门急诊人次	出院人数
01　预防保健科			
02　全科医疗科			
03　内科			
04　外科			
05　儿科			
06　妇产科			
07　眼科			
08　耳鼻咽喉科			
09　口腔科			
10　皮肤科			
11　医疗美容科			
12　精神科			
13　传染科			
14　结核病科			
15　地方病科			
16　肿瘤科			
17　急诊医学科			
18　康复医学科			
19　运动医学科			
20　职业病科			
21　中医科			
22　骨伤科			
23　肛肠科			
24　针灸科			
25　推拿科			
26　民族医学科			
27　中西医结合科			
28　负压病房		+	+
29　ICU 病房		+	+
99　其他			

单位负责人：＿＿＿＿＿＿　填表人：＿＿＿＿＿＿　报出日期：＿＿＿＿年＿＿月＿＿日

卫生机构调查表

（乡镇/街道卫生院、社区卫生服务中心/站）

____年____季

表　　号：卫统1－2表
制表机关：卫生部
批准机关：国家统计局
批准文号：国统制［2007］11号
有效期至：2009

组织机构代码 □□□□□□□□－□
机构名称（签章）：______________________________

一、基本情况

1.1　机构属性代码（要求新设机构和属性代码变动的机构填写）：
1.1.1　经济类型代码　□
1.1.2　卫生机构类别代码　□□□□
1.1.3　机构分类管理代码　□
1.1.4　行政区划代码　□□□□□□
1.2　单位所在街道/乡镇名称：__________________，标准代码□□□
1.3　通讯联系：
1.3.1　地址____
1.3.2　邮政编码　□□□□□□
1.3.3　电话号码（总机/查询台）　□□□□□□□□
1.3.4　单位电子邮箱（E－mail）________________________________
1.3.5　单位网站域名______________________________________
1.4.1　单位开业/成立时间　□□□□年
1.4.2　设置/主办单位代码　□

1 卫生行政部门　2 其他行政部门　3 企业　4 事业单位　5 社会团体
6 其他社会组织　7 个人

1.4.3　政府办卫生机构隶属关系代码

1 中央属　2 省（自治区、直辖市）属　3 省辖市（地区、州、直辖市区）属
4 县级市（省辖市区）属　5 县（旗）属　6 街道属　7 镇属　8 乡属

1.4.4　注册资金（万元）　□□□□□□
1.4.5　法人代表（单位负责人）______________________________
1.5.1　机构所在地是否民族自治地方（Y是，N否）　□
1.5.2　是否“公费医疗/医疗保险”定点医院（Y是，N否）　□
1.5.3　是否“新型农村合作医疗”定点医院（Y是，N否）　□
1.6.1　否直报“疫情及突发公共卫生事件”（Y是，N否）　□

1.6.2　计算机台数 □□

1.6.3　是否配置健康教育录（放）像设备（Y－是，N－否） □

1.7.1　下设直属分站（院、所）个数 □□

1.7.1.1　其中：社区卫生服务站个数 □□

1.7.2　是否分支机构（Y是，N否） □

1.7.3　非独立法人挂靠单位 □

1医院　2社区卫生服务中心　3卫生院　4门诊部　5其他卫生机构　9其他

二、人员数（人）

2.0　编制人数 □□□□

2.1　职工总数 □□□□

2.1.1　卫生技术人员 □□□□

2.1.1.1　执业医师 □□□□

2.1.1.1.1　其中：中医类别 □□□□

2.1.1.2　执业助理医师 □□□□

2.1.1.2.1　其中：中医类别 □□□□

2.1.1.3　注册护士 □□□□

2.1.1.3.1　其中：助产士 □□□□

2.1.1.4　药师（士） □□□□

2.1.1.4.1　其中：西药师（士） □□□□

2.1.1.4.2　中药师（士） □□□□

2.1.1.5　检验技师（士） □□□□

2.1.1.6　影像技师（士） □□□□

2.1.1.9　其他卫生技术人员 □□□□

2.1.1.9.1　其中：见习医师 □□□□

2.1.1.9.1.1　内：中医 □□□□

2.1.2　其他技术人员 □□□□

2.1.3　管理人员 □□□□

2.1.4　工勤技能人员 □□□□

2.2　离退休人员 □□□□

2.2.1　其中：年内退休人员 □□□□

三、床位数（张）

3.1　编制床位 □□□□

3.2　实有床位 □□□□

3.2.1　其中：扶贫床位 □□□□

3.3.1　实际开放总床日数 □□□□□□□

3.3.2　实际占用总床日数 □□□□□□□

3.3.2.1　其中：扶贫床位占用床日数 □□□□□□□

3.3.3　出院者占用总床日数 □□□□□□□

3.4　观察床 □□□□

3.5　全年开设家庭病床总数 □□□□□

四、房屋及基本建设

4.1　房屋建筑面积（平方米） □□□□□□□

4.1.1　其中：业务用房面积 □□□□□□□

4.1.1.1　内：危房面积 □□□□□□

4.2　租房面积（平方米） □□□□□□□

4.2.1　其中：业务用房面积 □□□□□□□

4.3　本年批准基建项目（个） □□□

4.3.1　本年批准基建项目建筑面积（平方米） □□□□□□□

4.3.2　本年实际完成投资额（万元） □□□□□□

4.3.2.1　其中：财政性投资 □□□□□□

4.3.2.2　单位自有资金 □□□□□□

4.3.2.3　银行贷款 □□□□□□

4.3.3　本年房屋竣工面积（平方米） □□□□□□□

4.3.4　本年新增固定资产（万元） □□□□□□

4.3.5　本年因新扩建增加床位（张） □□□□

五、设备

5.1　万元以上设备总价值（万元） □□□□□□

5.2　万元以上设备台数 □□□□

5.2.1　其中：50～100万元设备 □□□□

5.2.2　100万元以上设备 □□□□

六、收入和支出（千元）

6.1　总收入 □□□□□□□

6.1.1　财政补助收入 □□□□□□

6.1.2　上级补助收入 □□□□□□

6.1.3　医疗收入 □□□□□□

6.1.3.1　门诊收入 □□□□□□

6.1.3.2　住院收入 □□□□□□

6.1.4　药品收入 □□□□□□

6.1.4.1　门诊收入 □□□□□□

6.1.4.2　住院收入 □□□□□□

6.1.5　其他收入 □□□□□□

6.2　总支出 □□□□□□□

6.2.1　医疗支出 □□□□□□

6.2.2　药品支出 □□□□□□

6.2.2.1　内：药品费 □□□□□□

6.2.3　财政专项支出 □□□□□□

6.2.4　其他支出 □□□□□□

6.2.9.1　总支出中：人员支出 □□□□□□

6.2.9.2 离退休费 □□□□□□

6.3 病人累计欠费总额 □□□□□□

6.3.1 其中：年内病人欠费总额 □□□□□

七、资产与负债（千元）

7.1 总资产 □□□□□□□□

7.1.1 流动资产 □□□□□□□

7.1.2 对外投资 □□□□□□

7.1.3 固定资产 □□□□□□□□

7.1.4 无形资产及开办费 □□□□□□

7.2 负债与净资产 □□□□□□□□

7.2.1 负债 □□□□□□

7.2.1.1 其中：长期负债 □□□□□□

7.2.2 净资产 □□□□□□□□

7.2.2.1 其中：事业基金 □□□□□□□□

7.2.2.2 固定基金 □□□□□□□□

7.2.2.3 专用基金 □□□□□□□□

八、医疗服务

8.1 总诊疗人次数 □□□□□□□□

8.1.1 其中：门诊人次数 □□□□□□□□

8.1.2 急诊人次数 □□□□□□

8.1.2.1 内：死亡人数 □□□□

8.1.3 家庭卫生服务人次数 □□□□□□

8.2 观察室留观病例数 □□□□□

8.2.1 其中：死亡人数 □□□□

8.3 健康检查人次数 □□□□□□□

8.4 入院人数 □□□□□□□

8.5 出院人数 □□□□□□□

8.5.1 治愈人数 □□□□□□

8.5.2 好转人数 □□□□□□

8.5.3 未愈人数 □□□□□

8.5.4 死亡人数 □□□□

8.5.5 其他人数 □□□□□

九、分科床位、门急诊人次、出院人数

	实有床位	门急诊人次	出院人数
01　预防保健科			
02　全科医疗科			
03　内科			
04　外科			
05　儿科			
06　妇产科			
07　眼科			
08　耳鼻咽喉科			
09　口腔科			
10　传染科			
11　急诊医学科			
12　康复医学科			
13　中医科			
99　其他			

十、预防保健服务

10.1　社区/乡镇卫生服务人口数 □□□□□□

10.2　居民健康档案建档人数 □□□□□□

10.2.1　其中：60岁以上健康档案建档人数 □□□□□

10.3　开展健康教育人次数 □□□□□□

10.4　传染病报告例数 □□□□□

10.5.1　管理结核病人数 □□□□□

10.5.2　管理高血压病人数 □□□□□

10.5.3　管理心脑血管病人数 □□□□□

10.5.4　管理糖尿病人数 □□□□□

10.5.5　管理肿瘤病人数 □□□□□

10.5.6　管理精神病人数 □□□□□

10.6.1　孕产妇产前检查人次数 □□□□□

10.6.2　产后访视人次数 □□□□□

10.7.1　0~6岁儿童健康检查人次数 □□□□□

10.7.2　0~6岁儿童规划免疫接种人次数 □□□□□

10.8　残疾人康复人次数 □□□□□

10.9　计划生育技术服务人次数 □□□□□

十一、城乡卫生服务一体化和乡村卫生服务管理一体化情况

11.1.1　社区卫生服务中心设在（1 街道　2 镇　3 乡） □

11.1.2　社区卫生服务站设在（1 街道　2 行政村） □

11.2　社区卫生服务中心（站）乡村医生和卫生员数 □□

11.2.1	其中：乡村医生	□□
11.2.1.1	内：大专及以上学历	□□
11.2.1.2	中专学历及中专水平	□□
11.2.1.3	在职培训合格者	□□
11.3	乡镇卫生院在村卫生室工作的职工人数	□□
11.3.1	其中：执业（助理）医师数	□□
11.3.2	注册护士	□□

单位负责人：____________填表人：____________报出日期：______年____月____日

卫生机构调查表

（诊所、卫生所、医务室、中小学校卫生保健所）

____年

表　　号：卫统 1-3 表
制表机关：卫生部
批准机关：国家统计局
批准文号：国统制［2007］11 号
有效期至：2009

组织机构代码 □□□□□□□□-□
机构名称（签章）：________________________________

一、基本情况

1.1　机构属性代码（要求新设机构和属性代码变动的机构填写）：
1.1.1　经济类型代码　□
1.1.2　卫生机构类别代码　□□□□
1.1.3　机构分类管理代码　□
1.1.4　行政区划代码　□□□□□□
1.2　单位所在地街道/乡镇名称：__________________，标准代码□□□
1.3　通讯联系：
1.3.1　地址____
1.3.2　邮政编码　□□□□□□
1.3.3　电话号码　□□□□□□□□□□□
1.4.1　单位开业/成立时间　□□□□年
1.4.2　设置/主办单位代码　□
1 卫生行政部门　2 其他行政部门　3 企业　4 事业单位　5 社会团体
6 其他社会组织　7 个人
1.4.4　注册资金（万元）　□□□□□□
1.4.5　法人代表（单位负责人）________________________________
1.4.6　单位所在地是否民族自治地方（Y-是，N-否）　□
1.5　房屋建筑面积（平方米）　□□□□

二、人员数（人）

2.1　职工总数　□□□□
2.1.1　卫生技术人员　□□□□
2.1.1.1　执业医师　□□□□
2.1.1.1.1　其中：中医类别　□□□□
2.1.1.2　执业助理医师　□□□□
2.1.1.2.1　其中：中医类别　□□□□

2.1.1.3　　注册护士　□□□□

2.1.1.3.1　　其中：助产士　□□□□

2.1.1.4　　药师（士）　□□□□

2.1.1.4.1　　其中：西药师（士）　□□□□

2.1.1.4.2　　　　中药师（士）　□□□□

2.1.1.5　　检验技师（士）　□□□□

2.1.1.9　　其他卫生技术人员　□□□□

2.1.1.9 1　　其中：见习医师　□□□□

2.1.1.9 1.1　　　　内：中医　□□□□

2.1.2　　工勤技能人员　□□□□

三、总收入与支出（千元）

3.1　　总收入　□□□□

3.1.1　　其中：上级补助收入　□□□□

3.1.2　　　　医疗收入　□□□□

3.1.3　　　　药品收入　□□□□

3.2　　总支出　□□□□

3.2.1　　其中：人员支出　□□□□

3.2.2　　　　医疗支出　□□□□

3.2.3　　　　药品支出　□□□□

四、业务工作量

4.1　　诊疗人次数　□□□□

4.1.1　　其中：出诊人次数　□□□□

单位负责人：______________填表人：______________报出日期：_______年____月____日

卫生机构调查表
（村卫生室）

____年

表　　号：卫统 1－4 表
制表机关：卫生部
批准机关：国家统计局
批准文号：国统制［2007］11 号
有效期至：2009

组织机构代码 □□□□□□□□－□
机构名称（签章）：______________________________

一、基本情况

1.1　机构属性代码（要求新设机构和属性代码变动的机构填写）：
1.1.1　经济类型代码　□
1.1.2　卫生机构类别代码　□□□□
1.1.3　机构分类管理代码　□
1.1.4　行政区划代码　□□□□□□
1.2　单位所在地街道/乡镇名称__________________，标准代码□□□
1.3　通讯联系：
1.3.1　地址____
1.3.2　邮政编码　□□□□□□
1.3.3　电话号码　□□□□□□□□
1.4.1　设置/主办单位（1 村办　2 乡卫生院设点　3 联合办　4 私人办　9 其他）　□
1.4.2　行医方式（1 西医为主　2 中医为主　3 中西医结合）　□
1.4.3　村民医疗保障方式　□
　　1 新型农村合作医疗　2 其他形式合作医疗　3 医疗保险　4 大病统筹
　　5 自费　9 其他
1.4.4　单位所在地是否民族自治地方（Y－是，N－否）□
1.5　房屋建筑面积（平方米）　□□□□

二、人员数（人）

2.1　执业（助理）医师数　□□
2.2　注册护士　□□
2.3　乡村医生数　□□
2.3.1　其中：大专及以上学历　□□
2.3.2　中专学历　□□
2.3.3　中专水平　□□
2.3.4　在职培训合格者　□□

2.4　　卫生员　□□

三、年总收入和支出（千元）

3.1　　总收入　□□□

3.1.1　　其中：上级补助收入　□□□

3.1.2　　　　村或集体补助收入　□□□

3.1.3　　　　医疗及药品收入　□□□

3.2　　总支出　□□□

3.2.1　　其中：人员支出　□□□

3.2.2　　　　药品支出　□□□

四、主要业务工作量

4.1　　诊疗人次数　□□□□□

4.1.1　　其中：出诊人次数　□□□□□

单位负责人：__________填表人：__________报出日期：______年____月____日

卫生机构调查表

（急救中心、急救站）

____年____季

表　　号：卫统1－5表
制表机关：卫生部
批准机关：国家统计局
批准文号：国统制［2007］11号
有效期至：2009

组织机构代码 □□□□□□□□－□
机构名称（签章）：______________________________

一、基本情况

1.1　机构属性代码（要求新设机构和属性代码变动的机构填写）：

1.1.1　经济类型代码　□

1.1.2　卫生机构类别代码　□□□□

1.1.3　机构分类管理代码　□

1.1.4　行政区划代码　□□□□□□

1.2　单位所在地街道/乡镇名称：__________________，标准代码□□□

1.3　通讯联系：

1.3.1　地址____

1.3.2　邮政编码　□□□□□□

1.3.3　电话号码（总机/查询台）　□□□□□□□□

1.3.4　单位电子邮箱（E－mail）　________________________________

1.3.5　单位网站域名______________________________________

1.4.1　单位开业/成立时间　□□□□年

1.4.2　设置/主办单位代码　□

1 卫生行政部门　2 其他行政部门　3 企业　4 事业单位　5 社会团体
6 其他社会组织　7 个人

1.4.3　政府办卫生机构隶属关系代码

1 中央属　2 省（自治区、直辖市）属　3 省辖市（地区、州、直辖市区）属
4 县级市（省辖市区）属　5 县（旗）属　6 街道属　7 镇属　8 乡属

1.4.4　注册资金（万元）　□□□□□□

1.4.5　法人代表（单位负责人）______________________________

1.5.1　机构所在地是否民族自治地方（Y－是，N－否）□

1.6.1　急救中心模式　□

1 院前急救型（北京/上海）　2 指挥调度型（广州）　3 依托型（重庆）
4 医警统一型（南宁）　9 其他

1.6.2　是否独立法人（Y－是，N－否）　□

1.6.2.1　非独立法人急救中心（站）挂靠单位________________________

1.6.3　是否独立核算（Y－是，N－否）　□

1.6.4　与医院关系（1 与急诊科一体　2 独立科室）□

1.6.5　急救网络覆盖分站数（个）　□□

1.6.5.1　其中：直属分站数（个）　□□

1.6.6　急救网络覆盖医院数（个）　□□□

1.6.7　科室设置（Y－是，N－否，可多选）

1 院前急救科□　2 通讯调度科□　3 车管科□

4 其他主要业务科室__________，______________，__________

1.7　通讯调度情况（可多选）

1.7.1　是否拥有有线/无线通讯系统（Y－是，N－否）

有线□　无线□

1.7.2　是否拥有 120 呼救系统（Y－是，N－否）　□

1.7.3　120 呼救系统是否具备以下功能（Y－是，N－否）

1 提供主叫用户电话号码□　2 提供机主姓名□　3 提供装机地址□

4 呼救电话自动排队能力□　5 电话录音设备□

1.7.4　120 电话汇集与受理方式（Y－是，N－否）

1 地级市汇集各自受理□　2 全省汇集转当地受理□　3 全省汇集集中受理□

4 全省汇集，市区集中受理，郊区部分转当地受理□

1.8.1　小型机及服务器台数　□□

1.8.2　接入互联网方式（1 宽带　2 专线　3 拨号）　□

1.9　实有床位（张）

二、人员数（人）

2.0　编制人数　□□□□

2.1　职工总数　□□□□

2.1.1　卫生技术人员　□□□□

2.1.1.1　执业医师　□□□□

2.1.1.1.1　其中：中医类别　□□□□

2.1.1.2　执业助理医师　□□□□

2.1.1.2.1　其中：中医类别　□□□□

2.1.1.3　注册护士　□□□□

2.1.1.3.1　其中：助产士　□□□□

2.1.1.4　药师（士）　□□□□

2.1.1.4.1　其中：西药师（士）　□□□□

2.1.1.4.2　中药师（士）　□□□□

2.1.1.5　检验技师（士）　□□□□

2.1.1.6　影像技师（士）　□□□□

2.1.1.9　其他卫生技术人员　□□□□

2.1.1.9.1　　其中：见习医师　□□□□

2.1.2　　其他技术人员　□□□□

2.1.3　　管理人员　□□□□

2.1.4　　工勤技能人员　□□□□

2.1.9　职工总数中：院前急救专业人员　□□□□

2.2　　离退休人员　□□□□

2.2.1　　其中：年内退休人员　□□□□

三、房屋及基本建设

3.1　　房屋建筑面积（平方米）　□□□□□□

3.1.1　　其中：业务用房面积　□□□□□□

3.1.1.1　　　　内：危房面积　□□□□□

3.1.1.2　　　　院前急救业务用房面积　□□□□□□

3.2　　租房面积（平方米）　□□□□□□

3.2.1　　其中：业务用房面积　□□□□□□

3.2.1.1　　　　内：院前急救业务用房面积　□□□□□□

3.3　　本年批准基建项目（个）　□□□

3.3.1　本年批准基建项目建筑面积（平方米）　□□□□□□

3.3.2　本年实际完成投资额（万元）　□□□□□□

3.3.2.1　　其中：财政性投资　□□□□□□

3.3.2.2　　　　单位自有资金　□□□□□□

3.3.2.3　　　　银行贷款　□□□□□□

3.3.3　本年房屋竣工面积（平方米）　□□□□□□

3.3.4　本年新增固定资产（万元）　□□□□□□

四、设备

4.1　　万元以上设备总价值（万元）　□□□□□□

4.2　　万元以上设备台数　□□□□

4.2.1　　其中：50~100 万元设备台数　□□□□

4.2.2　　　　100 万元以上设备台数　□□□□

4.3　　急救车台数　□□□

4.3.1　　急救指挥车　□□□

4.3.2　　运转型急救车　□□□

4.3.3　　监护型急救车　□□□

4.3.4　　负压急救车　□□□

4.4　　急救车车载设备拥有量（台）

4.4.1　　便携式呼吸机　□□□

4.4.2　　电动吸引器　□□□

4.4.3　　心电监护除颤仪　□□□

4.4.4　　血糖仪　□□□

4.4.5　　心电图机　□□□

4.4.6　心电监护仪　□□□
4.4.7　心脏除颤器　□□□
4.4.8　气管插管镜（套）　□□□
4.4.9　血氧饱和度测试仪　□□□
4.4.10　铲式担架　□□□
4.4.11　防毒面具　□□□

五、收入与支出（千元）

		总　计	其中：院前急救
1	总收入		
2	其中：财政补助收入		
3	内：专项补助		
4	上级补助收入		
5	事业收入		
6	总支出		
7	其中：事业支出		
8	财政专项支出		
9	总支出中：人员支出		
10	离退休费		

六、资产与负债（千元）

6.1　总资产　□□□□□□
6.1.1　流动资产　□□□□□□
6.1.2　对外投资　□□□□□□
6.1.3　固定资产　□□□□□□
6.1.4　无形资产及开办费　□□□□□□
6.2　负债与净资产　□□□□□□
6.2.1　负债　□□□□□□
6.2.1.1　其中：长期负债　□□□□□□
6.2.2　净资产　□□□□□□
6.2.2.1　其中：事业基金　□□□□□□
6.2.2.2　固定基金　□□□□□□
6.2.2.3　专用基金　□□□□□□

七、急救服务能力

7.1　本中心（站）服务面积（平方公里）　□□□□
7.2　本中心（站）服务半径（公里）　□□□□
7.3　本中心（站）服务人口（万人）　□□□□
7.3.1　其中：城区人口（万人）　□□□□
7.4　院前急救服务网络平均反应时间（分钟）　□□□

八、急救服务利用

8.1	急救呼叫次数（次）	□□□□□□
8.2	出车次数（次）	□□□□□□
8.2.1	其中：抢救（监护）型急救车次数	□□□□□□
8.2.2	运转型急救车次数	□□□□□□
8.3	救治人次数（ICD－10）	
8.3.1	其中：心脏病（含高血压性心脏病）	□□□□□□
8.3.2	高血压（不含高血压性心脏病）	□□□□□□
8.3.3	脑血管病	□□□□□□
8.3.4	损伤及中毒	□□□□□□
8.3.5	传染病	□□□□□□
8.3.6	恶性肿瘤	□□□□□□
8.3.7	呼吸系统疾病	□□□□□□
8.3.8	消化系统疾病	□□□□□□
8.3.9	神经系统疾病	□□□□□□
8.3.10	泌尿系统疾病	□□□□□□
8.3.11	妊娠病、分娩病及产褥期并发症	□□□□□□
8.3.12	其他	□□□□□□
8.4	救治人次中：危重病例数	□□□□□□
8.5	未救治人次数	□□□□□□
8.6	车到家中已死亡人数	□□□□□
8.7	途中死亡人数	□□□□□

单位负责人：__________填表人：__________报出日期：______年____月____日

卫生机构调查表

（疾病预防控制中心、卫生防疫站、预防保健中心）

____年____季

表　　号：卫统1－6表
制表机关：卫生部
批准机关：国家统计局
批准文号：国统制［2007］11号
有效期至：2009

组织机构代码 □□□□□□□□－□
机构名称（签章）：______________________________

一、基本情况

1.1　机构属性代码（要求新设机构和属性代码变动的机构填写）：
1.1.1　经济类型代码　□
1.1.2　卫生机构类别代码　□□□□
1.1.3　机构分类管理代码　□
1.1.4　行政区划代码　□□□□□□
1.2　单位所在街道/乡镇名称：__________________，标准代码□□□
1.3　通讯联系：
1.3.1　地址______________________________
1.3.2　邮政编码　□□□□□□
1.3.3　电话号码（总机/查询台）　□□□□□□□□
1.3.4　单位电子邮箱（E－mail）______________________________
1.3.5　单位网站域名______________________________
1.4.1　单位开业/成立时间　□□□□年
1.4.2　设置/主办单位代码　□
　　1 卫生行政部门　2 其他行政部门　3 企业　4 事业单位　5 社会团体
　　6 其他社会组织　7 个人
1.4.3　政府办机构隶属关系代码
　　1 中央属　2 省（自治区、直辖市）属　3 省辖市（地区、州、直辖市区）属
　　4 县级市（省辖市区）属　5 县（旗）属　6 街道属　7 镇属　8 乡属
1.4.4　注册资金（万元）　□□□□□□
1.4.5　法人代表（单位负责人）______________________________
1.5　实有床位（张）　□□□
1.6.1　小型机及服务器台数　□□
1.6.2　接入互联网方式（1 宽带　2 专线　3 拨号）　□
1.7.1　下设直属分站（中心、所）个数　□□□

1.7.2　是否分支机构（Y 是，N 否）　□

二、人员数（人）

2.0　编制人数　□□□□

2.1　职工总数　□□□□

2.1.1　卫生技术人员　□□□□

2.1.1.1　执业医师　□□□□

2.1.1.1.1　其中：中医类别　□□□□

2.1.1.2　执业助理医师　□□□□

2.1.1.2.1　其中：中医类别　□□□□

2.1.1.3　注册护士　□□□□

2.1.1.3.1　其中：助产士　□□□□

2.1.1.4　药师（士）　□□□□

2.1.1.4.1　其中：西药师（士）　□□□□

2.1.1.4.2　中药师（士）　□□□□

2.1.1.5　检验技师（士）　□□□□

2.1.1.6　影像技师（士）　□□□□

2.1.1.7　卫生监督员　□□□□

2.1.1.9　其他卫生技术人员　□□□□

2.1.1.9.1　其中：见习医师　□□□□

2.1.2　其他技术人员　□□□□

2.1.3　管理人员　□□□□

2.1.4　工勤技能人员　□□□□

2.2　离退休人员　□□□□

2.2.1　其中：年内退休人员　□□□□

三、房屋及基本建设

3.1　房屋建筑面积（平方米）　□□□□□□□

3.1.1　其中：业务用房面积　□□□□□□□

3.1.1.1　内：危房面积　□□□□□□

3.2　租房面积（平方米）　□□□□□□□

3.2.1　其中：业务用房面积　□□□□□□□

3.3　本年批准基建项目（个）　□□□

3.3.1　本年批准基建项目建筑面积（平方米）　□□□□□□□

3.3.2　本年实际完成投资额（万元）　□□□□□□

3.3.2.1　其中：财政性投资　□□□□□□

3.3.2.2　单位自有资金　□□□□□□

3.3.2.3　银行贷款　□□□□□□

3.3.3　本年房屋竣工面积（平方米）　□□□□□□□

3.3.4　本年新增固定资产（万元）　□□□□□□

四、设备

4.1	万元以上设备总价值（万元）	□□□□□□
4.2	万元以上设备台数	□□□□
4.2.1	其中：50～100 万元设备台数	□□□□
4.2.2	100 万元以上设备台数	□□□□

五、收入与支出（千元）

5.1	总收入	□□□□□□□
5.1.1	其中：财政补助收入	□□□□□□
5.1.1.1	内：专项补助	□□□□□□
5.1.2	上级补助收入	□□□□□□
5.1.3	事业收入	□□□□□□
5.2	总支出	□□□□□□□
5.2.1	其中：事业支出	□□□□□□
5.2.2	财政专项支出	□□□□□□
5.2.9.1	总支出中：人员支出	□□□□□□
5.2.9.2	离退休费	□□□□□□

六、资产与负债（千元）

6.1	总资产	□□□□□□□□
6.1.1	流动资产	□□□□□□□
6.1.2	对外投资	□□□□□□
6.1.3	固定资产	□□□□□□□□
6.1.4	无形资产	□□□□□□
6.2	负债与净资产	□□□□□□□□
6.2.1	负债	□□□□□□
6.2.2	净资产	□□□□□□□□
6.2.2.1	其中：事业基金	□□□□□□□□
6.2.2.2	固定基金	□□□□□□□□
6.2.2.3	专用基金	□□□□□□□□

七、业务工作量

7.1.1	预防门诊人次数	□□□□□□
7.1.2	突发公共卫生事件处理起数	□□□□
7.1.3	处理突发公共卫生事件出动人次数	□□□□

单位负责人：______________填表人：______________报出日期：_______年____月____日

卫生机构调查表

（卫生监督所/局、卫生监督中心）

____年____季

表　　号：卫统 1－7 表
制表机关：卫生部
批准机关：国家统计局
批准文号：国统制［2007］11 号
有效期至：2009

组织机构代码 □□□□□□□□－□
机构名称（签章）：______________________________

一、基本情况

1.1　机构属性代码（要求新设机构和属性代码变动的机构填写）：

1.1.1　经济类型代码　□

1.1.2　卫生机构类别代码　□□□□

1.1.3　机构分类管理代码　□

1.1.4　行政区划代码　□□□□□□

1.2　单位所在地街道/乡镇名称：____________________，标准代码□□□

1.3　通讯联系：

1.3.1　地址____________________________________

1.3.2　邮政编码　□□□□□□

1.3.3　电话号码（总机/查询台）　□□□□□□□□

1.3.4　单位电子邮箱（E－mail）______________________________

1.3.5　单位网站域名____________________________________

1.4.1　单位开业/成立时间　□□□□年

1.4.2　机构性质　□

1 行政执法机构　2 事业单位　3 其他

1.4.3　隶属关系代码　□

1 中央属　2 省（自治区、直辖市）属　3 省辖市（地区、州、直辖市区）属　4 县级市（省辖市区）属　5 县（旗）属

1.4.3.1 机构行政级别　□

1 厅局级　2 副厅局级　3 处级　4 副处级　5 科级　6 副科级　7 股级及以下

1.4.4　开办资金（万元）　□□□□□□

1.4.5　法人代表（单位负责人）______________________________

1.4.6　下设派出机构数　□□

1.5　单位所在地是否民族自治地方（Y－是，N－否）　□

1.6.1　小型机及服务器台数　□□

1.6.2　接入互联网方式（1 宽带　2 专线　3 拨号）　□
1.6.3.1　台式计算机（台）　□□□
1.6.3.2　便携式计算机　□□□
1.6.3.3　掌上电脑　□□□
1.7.1　下设直属分站（院、所）个数　□□
1.7.2　是否分支机构（Y 是，N 否）　□

二、人员数（人）

2.0　编制人数　□□□□
2.0.1　公务员　□□□□
2.0.2　参照公务员管理　□□□□
2.0.3　事业编制　□□□□
2.1　职工总数　□□□□
2.1.1　卫生技术人员　□□□□
2.1.1.1　卫生监督员　□□□□
2.1.1.9　其他卫生技术人员　□□□□
2.1.2　其他技术人员　□□□□
2.1.3　管理人员　□□□□
2.1.4　工勤技能人员　□□□□
2.2　离退休人员数　□□□□
2.2.1　其中：年内离退休人员　□□□□

三、房屋及基本建设

3.1　房屋建筑面积（平方米）　□□□□□□□
3.1.1　其中：业务用房面积　□□□□□□□
3.1.1.1　内：危房面积　□□□□□□
3.2　租房面积（平方米）　□□□□□□□
3.2.1　其中：业务用房面积　□□□□□□□
3.3　本年批准基建项目（个）　□□□
3.3.1　本年批准基建项目建筑面积（平方米）　□□□□□□□
3.3.2　本年实际完成投资额（万元）　□□□□□□
3.3.2.1　其中：财政性投资　□□□□□□
3.3.2.2　单位自有资金　□□□□□□
3.3.2.3　银行贷款　□□□□□□
3.3.3　本年房屋竣工面积（平方米）　□□□□□□□
3.3.4　本年新增固定资产（万元）　□□□□□□

四、设备

4.1　万元以上设备总价值（万元）　□□□□□□
4.2　万以上设备台数（台）　□□□
4.3　千元以上监测仪器设备台数（台）
4.3.1　1 万元以下　□□□□

4.3.2　　1～9万元　□□□
4.3.3　　10万元及以上　□□□
4.4　　执法取证设备（台）
4.4.1　　摄像机　□□□
4.4.2　　照相机　□□□
4.4.3　　录音机（笔）　□□□
4.5　　交通工具
4.5.1　　汽车（辆）　□□□
4.5.1.1　　其中：现场快速检测车　□□□
4.5.2　　摩托车（辆）　□□□
4.5.3　　船（艘）　□□□

五、收入与支出（千元）

5.1　　总收入　□□□□□□□
5.1.1　　其中：财政补助收入　□□□□□□
5.1.1.1　　内：专项补助　□□□□□□
5.1.2　　上级补助收入　□□□□□□
5.1.3　　事业收入　□□□□□□
5.2　　总支出　□□□□□□□
5.2.1　　其中：事业支出　□□□□□□
5.2.2　　财政专项支出　□□□□□□
5.2.9.1总支出中：人员支出　□□□□□□
5.2.9.2　　离退休费　□□□□□□

六、资产与负债（千元）

6.1　　总资产　□□□□□□□□
6.1.1　　流动资产　□□□□□□□
6.1.2　　对外投资　□□□□□□
6.1.3　　固定资产　□□□□□□□□
6.1.4　　无形资产　□□□□□□
6.2　　负债与净资产　□□□□□□□□
6.2.1　　负债　□□□□□□
6.2.2　　净资产　□□□□□□□□
6.2.2.1　　其中：事业基金　□□□□□□□□
6.2.2.2　　固定基金　□□□□□□□□
6.2.2.3　　专用基金　□□□□□□□□

七、业务工作量

7.1　　卫生监督
7.1.1　　卫生监督总户数　□□□□□□□□
7.1.2　　卫生监督户次数　□□□□□□□□
7.1.2.1　　其中：合格户次数　□□□□□□□□

7.1.3　受理举报投诉起数 □□□□□□□

7.1.3.1　其中：查处起数 □□□□□□□

7.1.4　管理相对人培训人次数 □□□□□□□□

7.2　卫生稽查

7.2.1.1　开展本级稽查次数 □□□□□

7.2.1.2　开展下级稽查次数（地市级及以上填写） □□□□□

7.2.2　受理涉及卫生监督执法行为的投诉举报次数 □□□□□

7.2.2.1　其中：查处数 □□□□□

单位负责人：______________填表人：______________报出日期：_______年____月____日

卫生机构调查表

（采供血机构、卫生监督检验/监测/检测机构、健康教育机构、医学科研机构、医学在职培训机构等其他卫生事业单位）

____年

表　　号：卫统1－8表
制表机关：卫生部
批准机关：国家统计局
批准文号：国统制［2007］11号
有效期至：2009

组织机构代码 □□□□□□□□－□
机构名称（签章）：________________________

一、基本情况

1.1　机构属性代码（要求新设机构和属性代码变动的机构填写）：
1.1.1　经济类型代码　□
1.1.2　卫生机构类别代码　□□□□
1.1.3　机构分类管理代码　□
1.1.4　行政区划代码　□□□□□□
1.2　单位所在地街道/乡镇名称：______________，标准代码□□□
1.3　通讯联系：
1.3.1　地址______________________________
1.3.2　邮政编码　□□□□□□
1.3.3　电话号码（总机/查询台）　□□□□□□□□
1.3.4　单位电子邮箱（E－mail）______________________
1.3.5　单位网站域名______________________________
1.4.1　单位开业/成立时间　□□□□年
1.4.2　设置/主办单位代码　□
　1 卫生行政部门　2 其他行政部门　3 企业　4 事业单位　5 社会团体
　6 其他社会组织　7 个人
1.4.3　政府办卫生机构隶属关系代码
　1 中央属　2 省（自治区、直辖市）属　3 省辖市（地区、州、直辖市区）属
　4 县级市（省辖市区）属　5 县（旗）属　6 街道属　7 镇属　8 乡属
1.4.4　注册资金（万元）　□□□□□□
1.4.5　法人代表（单位负责人）______________________
1.5　机构所在地是否民族自治地方（Y－是，N－否）　□
1.6　小型机及服务器台数　□□
1.7.1　下设直属分站（院、所）个数　□□

1.7.2　是否分支机构（Y是，N否）　□

二、人员数（人）

2.0　编制人数　□□□□
2.1　职工总数　□□□□
2.1.1　卫生技术人员　□□□□
2.1.1.1　执业医师　□□□□
2.1.1.1.1　其中：中医类别　□□□□
2.1.1.2　执业助理医师　□□□□
2.1.1.2.1　其中：中医类别　□□□□
2.1.1.3　注册护士　□□□□
2.1.1.3.1　其中：助产士　□□□□
2.1.1.4　药师（士）　□□□□
2.1.1.4.1　其中：西药师（士）　□□□□
2.1.1.4.2　中药师（士）　□□□□
2.1.1.5　检验技师（士）　□□□□
2.1.1.6　影像技师（士）　□□□□
2.1.1.9　其他卫生技术人员　□□□□
2.1.1.9.1　其中：见习医师　□□□□
2.1.1.9.1.1　内：中医　□□□□
2.1.2　其他技术人员　□□□□
2.1.3　管理人员　□□□□
2.1.4　工勤技能人员　□□□□
2.2　离退休人员　□□□□
2.2.1　其中：年内退休人员　□□□□

三、房屋面积与基本建设

3.1　房屋建筑面积（平方米）　□□□□□□□
3.1.1　其中：业务用房面积　□□□□□□□
3.1.1.1　内：危房面积　□□□□□□
3.2　租房面积（平方米）　□□□□□□□
3.2.1　其中：业务用房面积　□□□□□□□
3.3　本年批准基建项目（个）　□□□
3.3.1　本年批准基建项目建筑面积（平方米）　□□□□□□□
3.3.2　本年实际完成投资额（万元）　□□□□□□
3.3.2.1　其中：财政性投资　□□□□□□
3.3.2.2　单位自有资金　□□□□□□
3.3.2.3　银行贷款　□□□□□□
3.3.3　本年房屋竣工面积（平方米）　□□□□□□□
3.3.4　本年新增固定资产（万元）　□□□□□□

四、设备

4.1　　万元以上设备总价值（万元）　　□□□□□□

4.2　　万元以上设备台数　　□□□□

4.2.1　　其中：50～100万元设备台数　　□□□□

4.2.2　　　　100万元以上设备台数　　□□□□

五、收入与支出（千元）

5.1　　总收入　　□□□□□□□

5.1.1　　其中：财政补助收入　　□□□□□□

5.1.1.1　　　　内：专项补助　　□□□□□□

5.1.2　　　　上级补助收入　　□□□□□□

5.1.3　　　　事业收入　　□□□□□□

5.2　　总支出　　□□□□□□□

5.2.1　　其中：事业支出　　□□□□□□

5.2.2　　　　财政专项支出　　□□□□□□

5.2.9.1总支出中：人员支出　　□□□□□□

5.2.9.2　　　　离退休费　　□□□□□□

六、资产与负债（千元）

6.1　　总资产　　□□□□□□□□

6.1.1　　流动资产　　□□□□□□□

6.1.2　　对外投资　　□□□□□□

6.1.3　　固定资产　　□□□□□□□□

6.1.4　　无形资产　　□□□□□□

6.2　　负债与净资产　　□□□□□□□□

6.2.1　　负债　　□□□□□□

6.2.2　　净资产　　□□□□□□□□

6.2.2.1　　其中：事业基金　　□□□□□□□□

6.2.2.2　　　　固定基金　　□□□□□□□□

6.2.2.3　　　　专用基金　　□□□□□□□□

单位负责人：____________填表人：____________报出日期：______年____月____日

县（区）基本信息调查表

____年

表　　号：卫统 1 - 附表
制表机关：卫生部
批准机关：国家统计局
批准文号：国统制［2007］11 号
有效期至：2009

行政区划代码□□□□□□
县区名称________省（自治区、直辖市）________市（地区）________县（区）

一、基本情况（当年）

1.1	县区行政区划变动情况 0 未变动　1 县级市升为地级市　2 县改为市辖区　3 县改为县级市	□
1.2.1	是否国家级贫困县（Y 是，N 否）	□
1.2.2	是否省级贫困县（Y 是，N 否）	□
1.2.3	是否新型农村合作医疗试点县（Y 是，N 否）	□
1.3	乡镇（街道）总数（个）	□□□
1.3.1	其中：街道数	□□□
1.3.1.1	内：设立社区卫生服务中心（站）的街道数	□□□
1.3.2	乡镇数	□□□
1.3.2.1	内：设立社区卫生服务中心（站）的乡镇数	□□□
1.4	行政村数（个）	□□□
1.4.1	其中：通公路的村数	□□□
1.4.2	通电话的村数	□□□
1.4.3	设立村卫生室的村数	□□□
1.4.4	设立社区卫生服务站的村数	□□□
1.5	农业户数	□□□□□□
1.6.1	全县（区）面积（平方公里）	□□□□
1.6.2	地形（1 山地 2 高原 3 盆地 4 平原 5 丘陵）	□

二、上年人口数（人）

2.1	全县（区）总人口	□□□□□□□
2.2.1	其中：城镇人口	□□□□□□□
2.2.2	乡村人口	□□□□□□□
2.3.1	农业人口	□□□□□□□
2.3.2	非农业人口	□□□□□□□

三、上年经济情况

3.1	全县（区）生产总值（万元）	□□□□□□□

3.1.1　　第一产业　□□□□□□□□
3.1.2　　第二产业　□□□□□□□□
3.1.3　　第三产业　□□□□□□□□
3.2.1　财政收入（万元）　□□□□□□□□
3.2.2　财政支出（万元）　□□□□□□□□
3.3.1　城镇职工人均可支配收入（元）　□□□□□□□
3.3.2　农民人均纯收入（元）　□□□□□□□

四、上年卫生经费（万元）

4.1　　当地财政卫生拨款　□□□□□
4.1.1　　其中：卫生事业费　□□□□□
4.1.1.1　　　　内：公共卫生经费　□□□□□
4.1.2　　　　中医事业费　□□□□□
4.2　　上级卫生专项补助　□□□□□
4.3　　卫生基本建设投资　□□□□□

五、医疗保障制度

5.1　　上年末基本医疗保险参保人数　□□□□□□□□
5.1.1　　其中：参保职工人数　□□□□□□□□
5.1.2　　　　退（离）休及退职人员　□□□□□□□□
5.2.1　上年基本医疗保险基金收入（万元）　□□□□□□□
5.2.2　上年基本医疗保险基金支出（万元）　□□□□□□□

单位负责人：____________填表人：____________报出日期：______年____月____日

《卫生机构调查表》总说明

一、调查目的

了解各类卫生机构基本情况和医疗机构运营情况，为制定卫生政策、加强医疗机构监管提供参考。

二、上报要求

1. 卫生机构调查表由 8 个调查表组成，要求卫生机构按类别填报相应调查表。

2. 对于登记注册或批准设立的新的卫生机构，在取得卫生机构分类代码 10 日内报送调查表第一项（基本情况）中第 1.1 ~ 1.4.5 小项内容。

3. 报告期及报送内容

（1）季报：卫统 1－1 表和卫统 1－2 表要求相关医疗机构报送第 1、2、3 季度数据，季报内容为第三项（床位数）、第六项（收入和支出）、第八项（医疗服务），上报时间为季后 1 个月内。

（2）年报：要求所有卫生机构报送年度（年底或 1 ~ 12 月）数据，年报内容为所有项目，上报时间为次年 1 月底前。

4. 上报方式：具备上网直报条件的医疗卫生机构通过“国家卫生统计网络直报系统”将本单位数据上报卫生部。不具备网络直报条件的医疗卫生机构，按要求将本单位数据报送辖区县（县级市）卫生局，由区县（区、县级市）卫生局通过“国家卫生信息网络直报系统”代报数据。

三、报表目录

表名	表号	报送单位	报告期	报送日期
卫生机构调查表	卫统 1－1 表	医院、妇幼保健院/所/站、专科疾病防治院/所/站、疗养院、护理院/站、临床检验中心、门诊部	季报/年报	季后 1 个月内/次年 1 月底前
	卫统 1－2 表	乡镇/街道卫生院、社区卫生服务中心（站）	季报/年报	季后 1 个月内/次年 1 月底前
	卫统 1－3 表	诊所、卫生所（室）、医务室、卫生保健所	年报	次年 1 月底前
	卫统 1－4 表	村卫生室	年报	次年 1 月底前
	卫统 1－5 表	急救中心（站）	年报	次年 1 月底前
	卫统 1－6 表	疾病预防控制中心、卫生防疫站、预防保健中心	年报	次年 1 月底前
	卫统 1－7 表	卫生监督所/局、卫生监督中心卫生监督执法大队	年报	次年 1 月底前
	卫统 1－8 表	采供血机构、卫生监督检验/监测机构、健康教育机构、医学科研机构、医学在职培训机构等其他卫生事业单位	年报	次年 1 月底前
县区基本信息调查表	卫统 1－附表	县（区、县级市）卫生局	年报	次年 1 月底前

四、统计口径

1. 卫生机构

(1) 卫生机构：指从卫生行政部门取得《医疗机构执业许可证》，或从民政、工商行政、机构编制管理部门取得法人单位登记证书，为社会提供医疗保健、疾病控制、卫生监督服务或从事医学科研和医学在职培训等工作的单位。

(2) 本表不要求以下机构填报，即卫生机构下设的、未登记注册的分支机构（分支机构数字计入上级单位中）；卫生新闻出版社和卫生社会团体；卫生行政机关；药品检定所；卫生检疫所；高中等医药院校本部（附属医疗机构除外）；人口和计划生育部门主管的计划生育指导中心（站）；军队卫生机构；香港和澳门特别行政区以及台湾省所属卫生机构。

(3) 卫生机构下设的、已取得执业许可证或登记注册的分支机构要求填报本表，但第2~9项不得重复统计。对于人员、经费、业务工作量等确实不能与上级单位分开的分支机构，要求填报第一项（基本情况）内容。

2. 人员数

(1) 职工总数：按支付年底工资的在岗职工统计，包括各类聘任人员及返聘本单位半年以上人员，不包括临时工、离退休人员、退职人员、离开本单位仍保留劳动关系人员和返聘本单位不足半年人员。

(2) 执业（助理）医师、注册护士：一律按领取医师和护士执业证书且实际从事临床工作的人数统计，不包括从事管理工作的医师和护士。

(3) 对于在村卫生室工作的乡镇卫生院在编职工，允许卫统1-2表和卫统1-4表重复统计（即卫统1-2表和卫统1-4表均包括这部分人员）。其他卫生机构人员不得重复统计。

(4) 卫生监督员：一律按领取卫生监督员证书且实际从事卫生监督工作的人数统计，不包括从事管理工作的卫生监督员

3. 房屋及基本建设：各项指标的统计口径和解释与《综合医院建设标准》、《妇幼保健院建设标准》、《乡镇卫生院建设标准》、《防疫站建设标准》等一致。

4. 收入与支出、资产与负债：非营利性医院各项指标的统计口径和解释与《医院会计制度》一致；营利性医院与《企业会计制度》一致；其他卫生机构与《事业单位会计制度》、《民间非营利组织会计制度》一致。

五、指标解释

1. 设置/主办单位中“其他社会组织”：包括联营、股份合作制、股份制、港澳台商投资、外商投资等卫生机构。

2. 医院等级：指由卫生行政部门根据设置规划确定的级别（一、二、三级）和由医疗机构评审委员会评定的等次（特、甲、乙、丙等）。

3. 专科特长：有专科特长的医院填写具体科别或疾病（不超过4项）。无专科特长的综合医院填“综合”，中医院填“中医”，余此类推。

4. 卫生技术人员：包括执业医师、执业助理医师、注册护士、药师（士）、检验技师、影像技师（士）、卫生监督员和见习医（药、护、技）师（士）等卫生专业人员。不包括从事管理工作的卫生技术人员（如院长、副院长、党委书记等）。

5. 其他卫生技术人员：包括见习医（药、护、技）师（士）等卫生专业人员，不包括

药剂员、检验员、护理员等。见习医师（士）：指毕业于高中等院校医学专业但尚未取得医师执业证书的医师和医士。

6. 其他技术人员：指从事医疗器械修配、卫生宣传、科研、教学等技术工作的非卫生专业人员。

7. 管理人员：指担负领导职责或管理任务的工作人员。包括从事医疗保健、疾病控制、卫生监督、医学科研与教学等业务管理工作的人员；主要从事党政、人事、财务、信息、安全保卫等行政管理工作的人员。

8. 工勤技能人员：指承担技能操作和维护、后勤保障、服务等职责的工作人员。工勤技能人员分为技术工和普通工。技术工包括护理员（工）、药剂员（工）、检验员、收费员、挂号员等，但不包括实验员、技术员、研究实习员（计入其他技术人员），经济员、会计员和统计员等（计入管理人员）。

9. 实有床位：指年底固定实有床位数，包括正规床、简易床、监护床、超过半年的加床、正在消毒和修理床位、因扩建或大修而停用的床位。不包括产科新生儿床、接产室待产床、库存床、观察床、临时加床和病人家属陪侍床。

10. 扶贫病床：包括济困病床，惠民医院的惠民病床。

11. 房屋建筑面积：指单位购建且有产权证的房屋建筑面积，不包括租房面积。

12. 租房面积：卫生机构使用的、无产权证的房屋建筑面积，无论其是否缴纳租金，均计入租房面积。

13. 人员支出：指医疗和药品支出中的基本工资、津贴、奖金、社会保险缴费等，但不包括对个人家庭的补助支出。

14. 离退休费：指个人家庭的补助支出中的离休费和退休费之和。

15. 实际开放总床日数：指年内医院各科每日夜晚 12 点开放病床数总和，不论该床是否被病人占用，都应计算在内。包括消毒和小修理等暂停使用的病床，超过半年的加床。不包括因病房扩建或大修而停用的病床及临时增设病床。

16. 实际占用总床日数：指医院各科每日夜晚 12 点实际占用病床数（即每日夜晚 12 点住院人数）总和。包括实际占用的临时加床在内。病人入院后于当晚 12 点前死亡或因故出院的病人，作为实际占用床位 1 天进行统计，同时亦应统计“出院者占用总床日数”1 天，入院及出院人数各 1 人。

17. 出院者占用总床日数：指所有出院人数的住院床日之总和。包括正常分娩、未产出院、住院经检查无病出院、未治出院及健康人进行人工流产或绝育手术后正常出院者的住院床日数。

18. 全年开设家庭病床总数：指年内撤销的家庭病床总数（即撤床病人总数）。

19. 中药收入及中药费：包括中成药和中草药。

20. 总诊疗人次数：指所有诊疗工作的总人次数。诊疗人次数按挂号数统计，包括：①病人来院就诊的门诊、急诊人次；②出诊人次数；③单项健康检查及健康咨询指导人次；④未挂号就诊、本单位职工就诊及外出诊疗不收取挂号费的，按实际诊疗人次统计。患者一次就诊多次挂号，按实际诊疗次数进行统计，不包括根据医嘱进行的各项检查、治疗、处置工作量。

21. 出院人数：指所有住院后出院的人数。包括治愈、好转、未愈、死亡及其他人数。

其他人数指正常分娩、未产出院、住院经检查无病出院、未治出院及健康人进行人工流产或绝育手术后正常出院者。

22. 出院人数中的死亡人数：指住院病人中的死亡人数，包括：①已办住院手续后死亡人数，②虽未办理住院手续但实际已收容入院后的死亡者。不包括门、急诊室及观察室内的死亡人数。

23. 急诊、住院危重病人抢救人次数：指对具有生命危险（生命体征不平稳）病人的抢救。急危重病人在医院期间进行多次抢救的，按实际次数统计。不包括慢性消耗性疾病患者临终前抢救及无抢救特别记录和病程记录者。

24. 急诊、住院危重病人抢救成功人次数：急危重病人经抢救后，治愈、好转或病情得到缓解者，视为抢救成功。病人有数次抢救，最后1次抢救失败而死亡，则前几次抢救计为抢救成功，最后1次为抢救失败。

25. 入院与出院、术前与术后诊断符合人数：指主要诊断完全相符或基本符合的人数，以住院病案首页为依据。

26. 住院病人手术人次数：指有正规手术单和麻醉单施行手术的住院病人总数（包括产科手术病人数）。病人1次住院期间施行多次手术，按实际手术次数统计。

27. 院内感染例数：指病人住院期间新发生的感染例数，以住院病案首页为依据。

28. 无菌手术［Ⅰ级切口］愈合例数：指出院病人在住院期间施行的属于Ⅰ级切口的手术次数，以住院病案首页为依据。不包括虽施行了无菌手术，但术后切口未愈合即出院、转院或死亡而无法检查或观察其切口愈合结果的手术数。按愈合等级分为：甲级愈合（指切口愈合良好，没有不良反应）、乙级愈合（指切口愈合欠佳，但切口未化脓）、丙级愈合（指切口化脓）。

29. 乡村医生和卫生员：乡村医生指从当地卫生行政部门获得“乡村医生”证书的人员；卫生员指村卫生室中未获得“乡村医生”证书的人员。

30. 分科床位、门急诊人次和出院人数：妇幼保健院（所、站）、妇儿（婴）医院和妇产医院只允许填写妇产科和儿科。妇产科包括妇女保健科、计划生育科等相关科室，儿科包括小儿外科和儿童保健科等相关科室。

卫生人力基本信息调查表

表　　号：卫统2表
制表机关：卫生部
批准机关：国家统计局
批准文号：国统制［2007］11号
有效期至：2009

组织机构代码 □□□□□□□□－□
机构名称____

1.1　姓名__________________
1.2　身份证号码 □□□□□□□□□□□□□□□□□□
1.3　出生日期 □□□□年□□月□□日
1.4　性别代码（1男，2女）□
1.5　民族名称__________________，代码 □□
1.6　参加工作日期 □□□□年□□月
1.7　办公室电话号码 □□□□□□□□
1.8　手机号码（政府办县及县以上卫生机构负责人及应急救治专家填写）
□□□□□□□□□□□
2.1　所在科室名称__________________，代码 □□□□
2.2　从事专业类别代码 □□
11 执业医师　12 执业助理医师　13 见习医师　21 注册护士　22 助产士
31西药师(士)　32中药师(士)　41检验技师(士)　42影像技师(士)　50卫生监督员
69 其他卫生技术人员　70 其他技术人员　80 管理人员　90 工勤及技能人员
2.3　医师/卫生监督员执业证书编码 □□□□□□□□□□□□□□□□□□
2.4　医师执业类别代码（1 临床　2 口腔　3 公共卫生　4 中医）□
2.5　医师/卫生监督员执业范围代码（可多选）　①□□，②□□，③□□
2.6　行政/业务管理职务代码（要求科室副主任及以上人员填写）　□
1党委(副)书记　2院(所.站)长　3副院(所.站)长　4科室主任　5科室副主任
3.1　专业技术资格（评）名称____________，代码 □□□
3.2　专业技术职务（聘）代码（1 正高　2 副高　3 中级　4 师级/助理　5 士级　9 待聘）□
3.3　学历代码（1 研究生　2 大学本科　3 大专　4 中专及中技　5 技校　6 高中　7 初中及以下）□
3.4　学位代码（1 名誉博士　2 博士　3 硕士　4 学士）　□
3.5　所学专业名称____________，代号□□□□
101 基础医学　102 预防医学　1031 临床医学　1032 医学技术　104 口腔医学
105 中医学　106 法医学　107 护理学　108 药学　109 卫生管理
01 哲学　02 经济学　03 法学　04 教育学　05 文学
06 历史学　07 理学　08 工学　09 农学

3.6 年内接受培训情况（仅要求当年接受培训人员填写，可多选）①□□，②□□，③□□

11 住院医师培训已合格　12 正接受住院医师培训　13 接受继续医学教育≥25 学分
14 接受继续医学教育 <25 学分　15 全科医学培训　20 护理知识培训
30 疾病预防知识培训　40 卫生监督知识培训　50 院前急救培训
60 管理知识培训　70 计算机培训　80 其他岗位培训
90 进修半年以上

3.7 出国留学学习时间（累计月数，出国留学人员填写）□□

3.8 专科特长（仅要求医院主任、副主任医师填写）：①______，②______，③______

4.1 本月人员流动情况□□

流入：11 高中等院校毕业生　12 其他卫生机构调入　13 非卫生机构调入
14 军转人员　19 其他

流出：21 调往其他卫生机构　22 考取研究生　23 出国留学　24 退休
25 辞职（辞退）　26 自然减员　29 其他

4.2 流入/流出时间□□□□年□□月

4.3 是否本单位返聘人员（Y 是　N 否）□

单位负责人　　　　填表人　　　　报出日期　　　年　　月　　日

《卫生人力基本信息调查表》说明

一、调查目的

了解全国卫生人力资源的基本信息，为制定卫生政策和卫生人力规划提供依据；建立医疗救治专家库，为突发公共卫生事件指挥决策、组织医疗救治提供信息。

二、调查范围

本表要求各级各类卫生机构所有人员（乡村医生和卫生员除外）填报。按实际支付年底工资的在岗职工填报，包括各类招聘人员及返聘本单位半年以上的离退休人员。不包括临时工、未聘和返聘本单位不足半年的离退休人员、退职人员、离开本单位仍保留劳动关系人员。

下列人员要求填报本表：①人事关系在校本部但在附属医院任职半年以上职工；②村卫生室执业（助理）医师和注册护士；③各级卫生行政部门取得卫生监督员证书的人员。

以下7类机构或人员不要求填报本表：①卫生新闻出版社和社会团体；②卫生行政机关（卫生监督员除外）；③药品检定所；④国境卫生检疫所；⑤高中等医药院校本部（附属医疗机构除外）；人口和计划生育部门主管的计划生育指导中心（站）；⑥军队卫生机构；⑦香港和澳门特别行政区以及台湾省所属卫生机构。

三、上报方式及日期

本表要求卫生机构通过“国家卫生统计网络直报系统”将人员信息上报卫生部。卫生机构在人员流入或流出本单位1个月内上报增减人员信息；次年1个月内核准本单位所有人员变动信息。

四、填表要求

1. 机构名称、出生日期、性别代码由计算机自动赋值，核对时以调查表为准。民族、所在科室、专业技术资格、所学专业只要求录入代码，名称仅供审核用。

2. 第1.5项（民族代码）：填写《中国各民族名称的罗马字母拼音写法和代码（GB/T3304)》中数字代码。

3. 第2.1项（所在科室代码）：①业务科室代码：医疗机构填写《诊疗科目》代码（医院、妇幼保健院/所/站、专科疾病防治院/所/站、中医机构填写4位代码，其他医疗机构填写前两位代码)；疾病预防控制中心填写《疾病预防控制中心业务科室代码》；卫生监督所（中心）填写《卫生监督机构业务科室代码》；其他卫生机构统一为69。②卫生机构管理科室填写《卫生机构管理科室代码》。

4. 管理人员：指担负领导职责或管理任务的工作人员。包括从事医疗保健、疾病控制、卫生监督、医学科研与教学等业务管理工作的人员；从事党政、人事、财务、信息、安全保卫等行政管理工作的人员。

5. 第2.4项目（医师执业类别代码)：根据《医师执业证书》选择相应代码。

6. 第2.5项（医师/卫生监督员执业范围代码)：医疗机构医师填《医疗机构执业（助理）医师执业范围代码》；疾病控制中心医师填《疾病控制中心公共卫生医师执业范围代码》、卫生监督员填《卫生监督员执业范围代码》。

7. 第3.1项（专业技术资格代码)：按照“专业技术职务代码”（GB/T 8561）填写。

8. 第 3.5 项（所学专业）中：医学技术包括医学影像学、医学检验、眼视光学及康复治疗等医学技术类专业。

9. 第 3.6（年内接受培训情况）："11" 和 "12" 仅限住院医师选择，"13" 和 "14" 仅限主治及以上医师选择，"20" 仅限注册护士选择，"40" 仅限卫生监督员选择，"60" 仅限管理人员选择。

医用设备调查表

表　　号：卫统3表
制表机关：卫生部
批准机关：国家统计局
批准文号：国统制［2007］11号
有效期至：2009

组织机构代码　□□□□□□□□－□
机构名称（签章）

---

1. 设备代号 □□
2. 同批购进相同型号设备台数 □□□
3. 设备名称
4. 产地（1 进口　　2 国产/合资）　□
5. 生产厂家__________________
6. 设备型号__________________
7. 购买日期：□□□□年□□月
8. 购进时新旧情况（1 新设备，2 二手设备）□
9. 购买单价（千元，人民币）□□□□□
10. 理论设计寿命（年）□□
11. 使用情况（1 启用　2 未启用　3 报废）□
12. 急救车是否配备车载卫星定位系统（GPS）（Y 是　N 否）□

单位负责人__________　填表人__________　报出日期________年______月______日

《医用设备调查表》说明

一、调查目的

了解部分医疗卫生机构的医用设备配置情况，为制定区域卫生规划和组织突发公共卫生事件应急救治提供依据。

二、填报单位

医院、妇幼保健院、专科疾病防治院、乡镇（街道）卫生院、社区卫生服务中心和急救中心（站）。

三、报告日期

购进、调出或报废设备1个月内通过“国家卫生统计网络直报系统”上报卫生部。

四、统计口径和填表说明

（一）统计口径：按可供使用的实有设备统计，包括所有安装的和未安装的设备，不包括已批准报废和订购尚未运抵的设备。

（二）填表说明

1．第1项（设备代号）：按本说明第五项“上报设备种类及代号”填写。

2．第2项（同批购进相同型号设备台数）：指该批设备购进时间、名称、生产厂家、型号及价格完全一致。

3．第3项（设备名称）和第5项（生产厂家）：按规范化全称填写。

4．第9项（购买单价）：包括设备原值和设备安装等辅助费用。

五、上报设备种类及代号

（一）医院、妇幼保健院、专科疾病防治院

设备代码	产品名称	单位	说明
01	800mA及以上数字减影血管造影X线机	台	DSA
02	800mA及以上医用X线诊断机（不含DSA）	台	
03	500~800mA医用X线诊断机	台	不含800mA
04	移动式X线诊断机	台	
05	X线电子计算机断层扫描装置	台	CT
06	X线-正电子发射计算机断层扫描仪	台	PET-CT，包括PET
07	单光子发射型电子计算机扫描断层仪	台	SPECT
08	医用电子直线加速器	台	LA
09	医用电子回旋加速治疗系统	台	MM50
10	质子治疗系统	台	
11	伽玛射线立体定位治疗系统	台	γ-刀
12	钴60治疗机	台	
13	医用磁共振成像设备（核磁）	台	MRI
14	彩色脉冲多普勒超声诊断仪	台	
15	B型超声诊断仪	台	
16	医学图像存档传输系统	套	PACS

续 表

设备代码	产 品 名 称	单位	说 明
17	危重病人监护系统	套	ICU（成套填报）
18	有创呼吸机	台	
19	无创呼吸机	台	
20	高压氧舱	台	
21	人工肾透析装置	台	
22	牙科综合治疗台	台	
23	全自动生化分析仪	台	
24	血液酸碱气体分析仪	台	血气分析仪
25	救护车	辆	
99	其他单价在500万元以上的医用设备		

（二）乡镇（街道）卫生院、社区卫生服务中心

设备代码	产 品 名 称	单位	说 明
01	200～500mA医用X线诊断机	台	
02	心电图机	台	
03	呼吸机	台	
04	心电监护仪	台	
05	B超	台	
06	离心机	台	
07	自动生化分析仪	台	
08	分光光度计	台	
09	麻醉机	台	
10	电冰箱	台	
11	救护车	辆	

（三）急救中心（站）

设备代码	产 品 名 称	单位	说 明
01	急救指挥车	辆	
02	运转型急救车	辆	
03	监护型急救车	辆	
04	负压急救车	辆	

医院出院病人调查表

______年

表　　号：卫统4表
制表机关：卫生部
批准机关：国家统计局
批准文号：国统制［2007］11号
有效期至：2009

组织机构代码 □□□□□□□□－□
医院名称____

1.1　医疗付款方式□
　1社会基本医疗保险　2商业保险　3自费医疗　4公费医疗　5大病统筹　6其他
1.2　住院次数　□□
1.3　病案号______________________
1.4　性别（1男，　2女）□
1.5　年龄（岁）□□□
1.6　婚姻状况（1未婚，　2已婚，　3离婚，　4丧偶）□
1.7　职业代码 □□
2.1　入院日期 □□□□年□□月□□日
2.2　入院科别代码 □□
3.1　出院日期 □□□□年□□月□□日
3.2　出院科别代码 □□
4.1　入院时情况（1危，　2急，　3一般）□
4.2　入院诊断（填ICD－10编码）　□□□□□□□□
4.3　入院后确诊日期　□□□□年□□月□□日
5.1　出院时主要诊断（填ICD－10编码）　□□□□□□□□
5.1.1　治疗结果（1治愈，　2好转，　3未愈，　4死亡，　5其他）　□
5.2　出院时其他诊断（填ICD－10编码）　□□□□□□□□
5.2.1　治疗结果（1治愈，　2好转，　3未愈，　4死亡，　5其他）　□
5.3　医院感染名称（填ICD－10编码）　□□□□□□□□
5.3.1　治疗结果（1治愈，　2好转，　3未愈，　4死亡，　5其他）　□
5.4　损伤和中毒外部原因（填ICD－10编码）　□□□□□□□□
5.5　手术编码（填ICD－9－CM3编码）　□□□□□□□□
6.1　住院费用总计（元）□□□□□□□
6.1.1　床费　□□□□□□　6.1.2　护理费　□□□□□□
6.1.3　西药　□□□□□□　6.1.4　中药　□□□□□□
6.1.5　化验　□□□□□□　6.1.6　诊疗　□□□□□□
6.1.7　手术　□□□□□□　6.1.8　检查　□□□□□□
6.1.9　其他费用 □□□□□□
7.1　血型（1 A型，　2 B型，　3 AB型，　4 O型，　5其他）□
7.2　输血品种
7.2.1　红细胞　□□□□单位　7.2.2　血小板　□□□□袋
7.2.3　血浆　□□□□ml　7.2.4　全血　□□□□ml
7.2.5　其他　□□□□ml

单位负责人：____________填表人：____________报出日期：____________年______月______日

《医院出院病人调查表》说明

一、调查目的

了解医院住院病人疾病疗效、年龄别构成以及医疗费用等情况，为加强医疗服务和医院管理工作提供参考资料。

二、填报单位

政府办综合医院（包括高等院校附属综合医院）。

三、报送日期、内容及方式

本表一律报送每年 1 ~ 12 月数字。820 家样本医院于次年 1 月底以前将本医院出院病人数据通过“国家卫生统计网络直报系统”上报卫生部，各卫生厅局于次年 1 月底以前报送本地区汇总表（卫统 4 表 -1、2、3）。

四、填表说明

1. 本表内容摘自全国医院统一使用的《住院病案首页》。各项指标解释与《住院病案首页》“填写说明”一致。

2. “出院病人”：指建立“住院病案首页”且年内出院的所有住院者。

3. 第 1.7 项（职业代码）填写《职业分类与代码》（GB/T6565）的前两位代码。

4. 第 2.2 项（入院科别代码）、3.2 项（出院科别代码）填写《医疗机构诊疗科目名录》前两位代码。

5. 第 4.2、5.1、5.2、5.3、5.4、5.5、6.2 项不存在填“0”。

6. 第 5.2 项（出院时其他诊断）：有多项“其他诊断”的，摘录第 1 项“疾病”代码及其治疗结果。

7. 第 5.1.1、5.2.1、5.3.1 项“治疗结果”：选择“5 其他”的出院者包括：①入院后未接受治疗自动出院或转院的病人；②ICD－10 中正常产（O80）、没有并发症的人工流产（O04.9、O05.9、O06.9）；③Z00－Z99 中接受住院查体一类的病人（肿瘤放疗、化疗的病人等应计疗效）。

8. 第 6.1.4 项（中药）：包括中成药和中草药。

9. 第 6.1.6 项（诊疗）：指诊察费和治疗费。

10. 表内平衡关系：第 6.1 项 = 第 6.1.1 +6.1.2. + … +6.1.9 项。

五、汇总表表式（卫统 4 表 -1、卫统 4 表 -2、卫统 4 表 -3）：附后。

政府办医院出院病人疾病转归情况

________年

表　　号：卫统4表-1
制表机关：卫生部
批准机关：国家统计局
批准文号：国统制［2007］11号
有效期至：2009

填报单位：
资料类别：市医院、县医院

疾病名称（ICD-10）	出院人数（人）						出院者占用总床日数
	总计	治愈	好转	未愈	死亡	其他	
甲	(1)	(2)	(3)	(4)	(5)	(6)	(7)
见《医院疾病名称目录》							

政府办医院出院病人疾病分类年龄别情况

________年

表　　号：卫统4表-2
制表机关：卫生部
批准机关：国家统计局
批准文号：国统制［2007］11号
有效期至：2009

填报单位：
资料类别：合计、男、女

疾病名称（ICD-10）	出院人数（人）					
	总　计	5岁以下	5～14岁	15～44岁	45～59岁	60岁及以上
（甲）	（1）	（2）	（3）	（4）	（5）	（6）
见《医院疾病名称目录》						

政府办医院部分病种住院医疗费用

________年

表　　号：卫统 4 表 – 3
制表机关：卫生部
批准机关：国家统计局
批准文号：国统制［2007］11 号
有效期至：2009

填报单位：
资料类别：

疾病名称（ICD – 10）			出院病人数（人）	出院病人总床日数（日）	出院病人住院医疗费（元）	床位费	药费	手术费	检查治疗费
	甲		(1)	(2)	(3)	(4)	(5)	(6)	(7)
内科	病毒性肝炎	1							
	浸润性肺结核	2							
	急性心肌梗死	3							
	充血性心力衰竭	4							
	细菌性肺炎	5							
	慢性肺源性心脏病	6							
	急性上消化道出血	7							
	原发性肾病综合征	8							
	甲状腺机能亢进	9							
	脑出血	10							
	脑梗塞	11							
	再生障碍性贫血	12							
	急性白血病	13							
外科	结节性甲状腺肿	14							
	急性阑尾炎	15							
	急性胆囊炎	16							
	腹股沟疝	17							
	胃恶性肿瘤	18							
	肺恶性肿瘤	19							
	食管恶性肿瘤	20							
	心肌梗塞冠状动脉搭桥术	21							
	膀胱恶性肿瘤	22							
	前列腺增生	23							
	颅内损伤	24							
	腰椎间盘突出症	25							
儿科	支气管肺炎	26							
	感染性腹泻	27							
妇产科	子宫平滑肌瘤	28							
	剖宫产	29							
眼科	老年性白内障	30							

注：资料类别为：医院总计、卫生部属医院、省属医院、地级市属医院、县级市属医院、县属医院。

采供血机构情况调查表

________年

表　　号：卫统 5 表
制表机关：卫生部
批准机关：国家统计局
批准文号：国统制［2007］11 号
有效期至：2009

组织机构代码　□□□□□□□□－□
机构名称（签章）________________________

一、血站采供血及制备情况

1.1	血站固定采血点（屋）数	□□□□
1.2	血站流动采血车数	□□□□
1.3	血站分站或分支机构数	□□□□
1.4	血站储血点数	□□□□
1.5	本年度采集全血总人次	□□□□□□□
1.5.1	其中：自愿无偿献全血人次	□□□□□□□
1.5.2	计划无偿献全血人次	□□□□□□□
1.5.3	有偿献全血人次	□□□□□□□
1.6	本年度机采成分血总人次	□□□□□□□
1.6.1	其中：自愿无偿献成分血人次	□□□□□□□
1.6.2	计划无偿献成分血人次	□□□□□□□
1.6.3	有偿献成分血人次	□□□□□□□
1.7	本年度采集全血总量（U）	□□□□□□□
1.7.1	其中：自愿无偿献全血量（U）	□□□□□□□
1.7.2	计划无偿献全血量（U）	□□□□□□□
1.7.3	有偿献全血量（U）	□□□□□□□
1.8	本年度机采成分血总量（U）	□□□□□□□
1.8.1	其中：自愿无偿献成分血量（U）	□□□□□□□
1.8.2	计划无偿献成分血量（U）	□□□□□□□
1.8.3	有偿献成分血量（U）	□□□□□□□
1.9	用于制备成分血的全血量（U）	□□□□□□□
1.10	分离出的成分血量（U）	□□□□□□□

二、血站提供临床用血情况

2.1	本年度提供临床用血总量（U）	□□□□□□□□□
2.1.1	其中：提供临床全血量（U）	□□□□□□□
2.1.2	提供临床成分血量（U）	□□□□□□□□□
2.1.2.1	内：浓缩红细胞量（U）	□□□□□□□
2.1.2.2	悬浮红细胞量（U）	□□□□□□□
2.1.2.3	洗涤红细胞量（U）	□□□□□□□
2.1.2.4	去白细胞红细胞量（U）	□□□□□□□
2.1.2.5	冰冻红细胞量（U）	□□□□□□□

2.1.2.6	手工分离血小板（U）	□□□□□□□□
2.1.2.7	手工分离白细胞（U）	□□□□□□□□
2.1.2.8	手工分离血浆量（U）	□□□□□□□□
2.1.2.9	冷沉淀凝血因子（U）	□□□□□□□□
2.1.2.10	机采血小板（U）	□□□□□□□□
2.1.2.11	机采粒细胞（U）	□□□□□□□□
2.1.2.12	机采外周血干细胞（U）	□□□□□□□□
2.1.2.13	机采红细胞（U）	□□□□□□□□
2.1.2.14	机采血浆（U）	□□□□□□□□

三、血站调血情况

3.1	调入血液总量（U）	□□□□□□□□
3.1.1	其中：调入红细胞类血量（U）	□□□□□□□□
3.1.2	调入机采成分血量（U）	□□□□□□□□
3.1.3	调入血浆量（U）	□□□□□□□□
3.1.4	调入其他血量（U）	□□□□□□□□
3.2	调出血液总量（U）	□□□□□□□□
3.2.1	其中：调出红细胞类血量（U）	□□□□□□□□
3.2.2	调出机采成分血量（U）	□□□□□□□□
3.2.3	调出血浆量（U）	□□□□□□□□
3.2.4	调出其他血量（U）	□□□□□□□□

四、血液报废情况

4.1	报废血液总数（U）	□□□□□□□□
4.1.1	其中：报废全血数（U）	□□□□□□□□
4.1.2	报废血液成分数（U）	□□□□□□□□

五、单采血浆站原料血浆采集情况

5.1	本年度采集原料血浆总量（吨）	□□□□□
5.1.1	其中：提供原料血浆量（吨）	□□□□□
5.1.2	库存原料血浆量（吨）	□□□□□
5.2	本年度在册合格供血浆者人数	□□□□□□□□
5.3	本年度永久淘汰供血浆者人数	□□□□□□□□
5.3.1	其中：ALT（人）	□□□□□
5.3.2	HBsAg（人）	□□□□□
5.3.3	HCV－Ab（人）	□□□□□
5.3.4	HIV－Ab（人）	□□□□□
5.3.5	梅毒（人）	□□□□□
5.3.6	其他（人）	□□□□□
5.4	单采血浆机数量（台）	□□□□
5.5	本年度使用单采血浆耗材（套）	□□□□□□□□
5.6	本年度采集原料血浆数量（袋）	□□□□□□□□

单位负责人：__________填表人：__________报出日期：________年_____月_____日

《采供血机构情况调查表》说明

一、调查目的

为及时了解全国采供血/原料血浆，提高血液质量，加强血液管理工作。

二、填报范围

1. 第一至第四项由血液中心、中心血站及中心血库填报。

2. 第五项由单采血浆站填报。

三、填报单位及报送范围

由各采供血机构填报，各省、自治区、直辖市卫生厅局收集本地区的调查表并审核无误后将电子版数据和纸质资料一并上报卫生部医政司。

四、指标解释

1. 本表的血站固定采血点（屋）数不含设在本部、分站或分支机构的固定采血点（屋）。

2. 本表的储血点数不含本部、分站或分支机构的储血科（部门）。

3. 每200毫升全血统计为1U，手工分离成分血按每袋200毫升全血制备分离统计为1U，机采成分血每1人份统计为1U（采集双人份为2U，不足1人份根据实际采量按小数计，合计量有小数的四舍五入），机采血浆（含兼收和单采）按每100毫升1U统计。

4. 机采成分血包括机采红细胞、机采血小板、机采粒细胞、机采血浆、机采外周血干细胞等。

5. 自愿无偿献血：指不列入计划指标的无偿献血，含个人自愿无偿献血和团体自愿无偿献血等。

6. 计划无偿献血：指当地政府（献血办）或卫生行政部门下达的指令性计划的无偿献血。

7. 有偿献血：指由血站直接给予金钱补贴的献血（据实报销交通费除外）。

8. 制备成分血的全血：指全血采集后，用于成分分离的全血。

9. 悬浮红细胞：指加添加剂红细胞或称为红细胞悬液。

10. 去白细胞红细胞：指采用白细胞滤器去除白细胞的红细胞，去白细胞悬浮红细胞按去白细胞红细胞统计。

11. 冰冻红细胞：指冰冻解冻去甘油红细胞。

12. 手工分离血小板：指从200毫升全血分离的浓缩血小板。

13. 手工分离白细胞：指从200毫升全血分离的浓缩白细胞。

14. 手工分离血浆：指从200毫升全血分离的血浆，包括新鲜冰冻血浆和普通冰冻血浆。

15. 冷沉淀凝血因子：指从200毫升新鲜冰冻血浆中分离出来，计数为1U，含Ⅷ≥80国际单位。

16. 调入血液：指外地血站支援本地红细胞类（含全血）和机采成分血。

17. 调出血液：指血液采集后支援外地血站的红细胞类（含全血）和机采成分血。

18. 调入、调出血浆量中不含机采血浆。

19. 报废成分血包括报废红细胞、血浆等各种血液成分。

2.2 全国卫生监督调查制度

2.2.1 全国卫生监督调查制度总说明

一、调查目的

了解各地食品、公共场所、生活饮用水、化妆品、消毒产品等生产、从业单位的基本信息及卫生监督执法情况，加强卫生监督管理。

二、主要内容

食品、公共场所、生活饮用水、化妆品、消毒产品、学校、职业病危害、放射工作单位的卫生管理、行政处罚情况，传染病防治、医疗卫生、采供血卫生行政处罚情况。

三、统计范围、报告期及调查方法

1. 建设项目卫生审查信息卡：调查范围为开展卫生审查的新建、改建、扩建的建设项目，实行网络直报，报告期为实时，调查方法为全面调查。

2. 被监督单位信息卡：调查范围为发放卫生许可证的单位，实行网络直报，报告期为实时，调查方法为全面调查。

3. 卫生监督处罚信息卡：调查范围为依据相关法律法规实施卫生行政处罚案，实行网络直报，报告期为实时，调查方法为全面调查。

四、卫生监督调查表目录

表号	表名	调查范围	报送单位	报告期别	报送日期	报送方式	卫生部主管单位
卫统6表	建设项目卫生审查信息卡	开展卫生审查的新建、改建、扩建的建设项目	各级卫生监督机构	实时	监督后后5日内	卫生监督信息系统	卫生监督局
卫统7表	食品卫生被监督单位信息卡	发放食品卫生许可证的单位	同上	实时	许可证变动后5日内	同上	同上
卫统8表	食品卫生监督处罚个案信息卡	全国以食品卫生法律法规作为法律依据实施的卫生行政处罚案	同上	实时	结案后5日内	同上	同上
卫统9表	公共场所卫生被监督单位信息卡	发放公共场所卫生许可证的单位	同上	实时	许可证变动后5日内	同上	同上
卫统10表	公共场所卫生监督处罚个案信息卡	全国以《公共场所卫生管理条例》作为主要法律依据实施的卫生行政处罚案	同上	实时	结案后5日内	同上	同上
卫统11表	生活饮用水卫生被监督单位信息卡	发放生活饮用水或涉及饮用水卫生安全产品卫生许可证（批件）的单位	同上	实时	许可证变动后5日内	同上	同上

续 表

表号	表名	调查范围	报送单位	报告期别	报送日期	报送方式	卫生部主管单位
卫统12表	生活饮用水卫生监督处罚个案信息卡	全国以生活饮用水卫生法律法规作为主要法律依据实施的卫生行政处罚案	同上	实时	结案后5日内	同上	同上
卫统13表	化妆品卫生被监督单位信息卡	发放化妆品卫生许可证的单位	同上	实时	许可证变动后5日内	同上	同上
卫统14表	化妆品卫生监督处罚个案信息卡	全国以化妆品卫生法律法规作为法律依据实施的卫生行政处罚案	同上	实时	结案后5日内	同上	同上
卫统15表	消毒产品被监督单位信息卡	发放消毒产品卫生许可证的生产单位	同上	实时	许可证变动后5日内	同上	同上
卫统16表	学校卫生被监督单位信息卡	全国小学及小学以上各级各类学校	同上	实时	投用后5日内	同上	同上
卫统17表	学校卫生监督处罚个案信息卡	全国以《学校卫生工作条例》作为主要法律依据实施的卫生行政处罚案	同上	实时	结案后5日内	同上	同上
卫统18表	职业卫生被监督单位信息卡	存在职业病危害的用人单位	同上	实时	检查后5日内	同上	同上
卫统19表	职业卫生技术服务机构被监督单位信息卡	具有相应资质的职业卫生技术服务、职业健康检查和职业病诊断机构	同上	实时	同上	证书变动后5日内	同上
卫统20表	职业卫生监督处罚个案信息卡	以职业病防治法律法规作为主要法律依据实施的卫生行政处罚案	同上	实时	同上	结案后5日内	同上
卫统21表	放射卫生被监督单位信息卡	生产、使用、销售放射性同位素或射线装置的单位	同上	实时	同上	监督后5日内	同上
卫统22表	放射卫生监督处罚个案信息卡	以职业病防治和放射卫生法律法规作为主要法律依据实施的卫生行政处罚案	同上	实时	同上	结案后5日内	同上
卫统23表	传染病防治监督处罚个案信息卡	以传染病防治法律法规作为主要法律依据实施的卫生行政处罚案	同上	实时	同上	同上	同上
卫统24表	医疗卫生监督处罚个案信息卡	以《中华人民共和国执业医师法》、《中华人民共和国母婴保健法》、《医疗机构管理条例》、《乡村医生从业管理条例》、《护士管理办法》等作为法律依据实施的卫生行政处罚案	同上	实时	同上	同上	同上
卫统25表	采供血卫生监督处罚个案信息卡	以《中华人民共和国献血法》、《血液制品管理条例》等作为主要法律依据实施的卫生行政处罚案	同上	实时	同上	同上	同上

2.2.2 卫生监督调查表表式及说明

建设项目卫生审查信息卡

申请单位：________________________________

注册地址：________________________________

地址：________________________________

行政区划代码：□□□□□□

申请单位组织机构代码：□□□□□□□□－□

申请单位经济类型代码：□□

表　　号：卫统6表

制表机关：卫生部

批准机关：国家统计局

批准文号：国统制［2007］11号

有效期至：2009年

一、基本情况

法定代表人（负责人）：__________　身份证件号：□□□□□□□□□□□□□□□□□□

项目名称：________________________

建筑面积：□□□□□□□□m^2　投资规模：□□□□□□□.□□万元

二、监督情况

1. 专业类别

（1）食品卫生□（2）公共场所卫生□（3）化妆品卫生□（4）生活饮用水卫生□

（5）职业卫生□（6）放射卫生□（7）其他□

2. 项目性质

（1）新建□（2）改建□（3）扩建□

3. 监督内容

（1）职业卫生、放射卫生

建设项目的职业病危害类别：轻微□ 一般□ 严重□

职业病危害预评价卫生审核（预评价报告的备案）：

审核（备案）：通过□ 未通过□ 审核（备案）时间：□□□□年□□月□□日

未审核（备案）□

职业病防护设施设计卫生审查（仅指职业病危害严重的项目）：

审查：通过□ 未通过□ 审查时间：□□□□年□□月□□日

未审查□

职业病防护设施竣工卫生验收（控制效果评价报告的备案）：

验收（备案）：通过□ 未通过□ 验收（备案）时间：□□□□年□□月□□日

未验收（备案）□

（2）其他专业

选址卫生审查：

审查：通过□ 未通过□ 审查时间：□□□□年□□月□□日

未审查□

设计卫生审查：

审查：通过□ 未通过□ 审查时间：□□□□年□□月□□日

未审查□

竣工验收：

验收：通过□ 未通过□ 验收时间：□□□□年□□月□□日

未验收□

报告单位：________________________　报告单位负责人：____________________

报 告 人：________________________　报 告 日 期：____________________

填 报 说 明

1. 制卡目的：根据卫生法律法规和国务院卫生行政部门关于相关行业实施预防性卫生监督的有关规定，为掌握各地开展新建、改建、扩建的建设项目卫生审查的相关情况，特制定本信息卡。

2. 报告范围：全国范围内，实际开展卫生审查的新建、改建、扩建的建设项目，均应填写本信息卡。

3. 报告单位：本信息卡由各级卫生监督机构负责填报。

4. 报告时限：应在建设项目（包括跨年度的建设项目）每完成一个阶段的预防性卫生监督后5日内填报；在完成下一阶段的预防性卫生监督后，对上次填报的内容进行补充完善。一个建设项目同时涉及职业卫生、放射卫生等多专业内容时，应分别填报。

5. 项目解释：

（1）申请单位：改建、扩建的建设项目应填写经过注册的申请单位的全称。新建的建设项目应填写经批准的单位全称或建设项目投资方的单位全称。

（2）注册地址：指申请单位工商营业执照或其他法定证照登记注册的地址。未登记注册的不填。

（3）地址：指建设项目的实际所在地址。

（4）行政区划代码：指“地址”项对应的行政区划代码（详见《中华人民共和国行政区划代码》GB/T2260－2002）。

（5）申请单位组织机构代码：指申请单位的《组织机构代码证》上的代码。未取得《组织机构代码证》的不填。

（6）申请单位经济类型代码：按照国家标准《经济类型分类与代码》（GB/T12402－2000）规定填写。

（7）法定代表人（负责人）：如果申请单位是法人单位，应填法定代表人姓名，其他单位填负责人或业主姓名。

（8）身份证件号：指用于表明申请单位法定代表人（负责人）身份的证件号码，包括居民身份证、护照、台胞证、回乡证等。

（9）项目名称：指建设工程项目的全称。

（10）投资规模：指建设工程项目的总投资。外币的应换算成人民币。

（11）专业类别：指建设工程项目相应的卫生专业类别，不能列入（1）～（6）项的归入“其他”。如：医院、采供血机构等建设项目。

（12）项目性质：①新建：指新设计、新施工的建设项目；②改建：指在原有基础上进行改造的项目；③扩建：指在原建筑的基础上扩大建筑规模的项目，包括一次性计划设计分期建成使用的项目。职业卫生的技术改造、技术引进和其他项目并入相应的新、改、扩建项目。

（13）监督内容：按照“有则填、无则不填”的原则，分步填写“审核（查）、未审核（查）、备案、未备案、验收、未验收、通过、未通过”的相应内容。如，一个建设项目仅进行到选址卫生审查阶段，则只要在“选址卫生审查”的相应项内打“√”，“设计卫生审查”和“竣工验收”的内容不填。

（14）审核（查）、备案、验收时间：指出具相应批复、认可书或意见书等的日期。

食品卫生被监督单位信息卡

被监督单位（个人）：______________________________

注册地址：______________________________

地址：______________________________

行政区划代码：□□□□□□

被监督单位组织机构代码：□□□□□□□□-□

被监督单位经济类型代码：□□

表　　号：卫统7表

制表机关：卫生部

批准机关：国家统计局

批准文号：国统制［2007］11号

有效期至：2009年

一、基本情况

法定代表人（负责人）：__________　身份证件号：□□□□□□□□□□□□□□□□□□

职工总数：□□□□□　从业人数□□□□□　持健康证明人数□□□□□

建筑总面积：□□□□□□□m^2

二、单位类别

1. 生产加工：（可多选）

粮食及制品□　肉及肉制品□　乳及乳制品□　蛋及蛋制品□　糖及糖果制品□

冷冻饮品□　软饮料□　酒类□　焙烤食品□　水产品□　豆制品□　调味品□

果蔬制品□　罐头□　茶叶□　食用油脂□　酱腌菜□　方便食品□　保健食品□

新资源食品□　食品添加剂□　其他□

2. 经营（销售）：（可多选）

商场（店）□　超市□　专营批发□　现场制售□　仓储□　食品摊贩□　其他□

3. 餐饮业和集体用餐配送单位：（可多选）

（1）餐饮业：餐馆□　小吃店□　快餐店□　食堂□（学校□　工地□　其他□）

（2）集体用餐配送单位□

4. 其他□

三、检验能力

1. 检验室：有□　无□　2. 检验员数□□

3. 检验内容：感官指标□　理化指标□　微生物指标□　4. 可检项目□□项

四、本年度生产经营状况

1. 营业□　2. 关闭□

五、卫生许可情况

1. 卫生许可证号：

2. 新发□　变更□　延续□　注销□　日期：□□□□年□□月□□日

六、食品卫生监督量化分级管理等级评定情况

A级□　B级□　C级□　D级□　未评级□

报告单位：______________________　报告单位负责人：______________________

报 告 人：______________________　报 告 日 期：______________________

填报说明

1．制卡目的：根据食品卫生法律法规的有关规定，为了解各地食品生产经营单位的基本信息及卫生管理状况，特制定本信息卡。

2．报告范围：全国范围内，凡发放食品卫生许可证的单位，应填写本信息卡。

3．报告单位：本信息卡由各级卫生监督机构负责填报。

4．报告时限：本信息卡应在完成食品卫生许可证发证、变更、延续、注销后5日内填报。对已建卡的单位，每年必须填报一次。

5．项目解释：

（1）被监督单位：应填写经过注册的被监督单位的全称。如该单位未经注册则填被监督单位业主的姓名。

（2）注册地址：指被监督单位工商营业执照或其他法定证照登记注册的地址。未登记注册的不填。

（3）地址：指被监督单位食品卫生许可证上载明的地址。

（4）行政区划代码：指“地址”项对应的行政区划代码（详见《中华人民共和国行政区划代码》GB/T2260－2002）。

（5）被监督单位组织机构代码：指被监督单位的《组织机构代码证》上的代码。未取得《组织机构代码证》的不填。

（6）被监督单位经济类型代码：按照国家标准《经济类型分类与代码》(GB/T12402－2000)规定填写。

（7）法定代表人（负责人）：如果被监督单位是法人单位，应填法定代表人姓名，其他单位填负责人或业主姓名。

（8）身份证件号：指用于表明被监督单位法定代表人（负责人）身份的证件号码，包括居民身份证、护照、台胞证、回乡证等。

（9）职工总数：指被监督单位在职职工的总人数，包括新参加及临时工作人员。

（10）从业人员数：指被监督单位中参加接触食品生产经营的人数，包括新参加及临时工作人员。从业人员数应≤职工总数。

（11）建筑总面积：指用于食品生产经营的建筑面积，包括加工用房、辅助用房等。

（12）生产加工：指生产、加工各类食品、食品添加剂的单位。可参考《国民经济行业分类》(GB/T4754－2002)。

（13）经营（销售）：指批发、零售各类食品（包括包装食品和食品原料）的单位。可参考《零售业态分类》(GB/T18106－2004)。

（14）餐饮业和集体用餐配送单位：按照卫生部颁布的《餐饮业和集体用餐配送单位卫生规范》中分类范围填写。

（15）其他：指除生产加工、经营（销售）、餐饮和集体用餐配送单位的其他类别。

（16）检验能力：指食品生产经营单位为实施自身产品卫生质量检验而配备的检验机构的情况。按相关要求填写内容。

（17）本年度生产经营状况：歇业、注销、撤销、吊销的选“关闭”，其他情形选“营业”，包括连续、间歇生产经营或持有相应资质但未进行生产经营等。

（18）卫生许可情况中日期：指新发、变更、延续或注销卫生许可证的日期。

（19）食品卫生监督量化分级管理等级评定情况：指本年度被监督单位参加食品卫生监督量化分级管理评定的级别情况。

食品卫生监督处罚个案信息卡

被处罚单位（个人）：______________________

注册地址：______________________

地址：______________________

行政区划代码：□□□□□□

被处罚单位组织机构代码：□□□□□□□□-□

被处罚单位经济类型代码：□□

表　　号：卫统8表

制表机关：卫生部

批准机关：国家统计局

批准文号：国统制［2007］11号

有效期至：2009年

一、基本情况

法定代表人（负责人）：__________　身份证件号：□□□□□□□□□□□□□□□□□□

二、单位类别

1. 生产加工□

2. 经营（销售）□

3. 餐饮业和集体用餐配送单位：

（1）餐饮业：餐馆□ 小吃店□ 快餐店□ 食堂□（学校□ 工地□ 其他□）

（2）集体用餐配送单位□

4. 其他□

三、卫生行政处罚情况

1. 案件来源：

（1）在卫生监督检查中发现的□　（2）卫生机构监测报告的□　（3）社会举报的□

（4）上级卫生行政机关交办□　（5）下级卫生行政机关报请□　（6）有关部门移送的□

2. 违法事实：（可多选）

（1）造成食物中毒事故□（类型：细菌性□ 真菌性□ 动物性□ 植物性□ 化学性□其他□）

或其他食源性疾患□

发病人数□□□□ 死亡人数□□□

（2）无卫生许可证从事食品生产经营活动□

（3）食品生产经营过程不符合卫生要求□

（4）生产经营禁止生产经营的食品□

（5）生产经营不符合营养、卫生标准的专供婴幼儿的主、辅食品□

（6）生产经营或使用不符合卫生标准和卫生管理办法规定的食品用产品□

（7）未经审批生产经营表明具有特定保健功能的食品，或该食品的说明书内容虚假□

（8）定型包装食品和食品添加剂的包装标识或产品说明书不符合要求□

（9）食品生产经营人员未取得健康证明或有碍疾病人员未按规定调离□

（10）其他违法行为□

3. 处罚程序：（1）简易程序□（2）一般程序□：听证□

4. 处罚过程：立　案　日　期：□□□□年□□月□□日

决定书送达日期：□□□□年□□月□□日

5. 处罚决定：（可多选）处罚文号：__________

（1）责令改正□（2）警告□（3）罚款□ 罚款金额□□□□□□□□□元

（4）没收违法所得□ 没收金额□□□□□□□□□元（5）责令停止生产经营或使用□

（6）公告收回并销毁食品□ 重量□□□□□□□□□公斤

（7）取缔□（8）吊销卫生许可证□（9）其他□

6. 行政复议：维持□ 撤销□ 变更□ 限期履行职责□ 确认具体行政行为违法□

7. 行政诉讼：驳回□ 维持□ 撤销□ 部分撤销□ 变更□ 限期履行职责□

8. 结案情况：

（1）执行方式：自觉履行□ 强制执行□

（2）执行结果：完全履行□ 不完全履行□

（3）不作行政处罚□

（4）结案日期：□□□□年□□月□□日

四、其他处理情况

1. 移送司法机关□ 2. 移送其他行政机关□

报告单位：______________________　报告单位负责人：______________________

报 告 人：______________________　报　告　日　期：______________________

填报说明

1. 制卡目的：根据食品卫生法律法规的有关规定，为全面掌握各地实施食品卫生行政处罚的相关情况，特制定本信息卡。

2. 报告范围：全国范围内以食品卫生法律法规作为法律依据实施的卫生行政处罚案，均应填写本信息卡。

3. 报告单位：本信息卡由各级卫生监督机构负责填报。

4. 报告时限：

（1）一般程序案件：实行“一案一卡两次报告”制度。第一次应在送达行政处罚决定书后5日内填报。第二次应在结案后的5日内对原信息卡就结案相关情况作补充报告（跨年度结案的案件也应填报）。

（2）简易程序案件、不作行政处罚的立案案件：应在结案时报一次。

（3）对履行行政处罚决定后发生行政复议或/和行政诉讼的案件，对结案情况进行补报。

5. 项目解释：

（1）被处罚单位（个人）：指卫生行政处罚决定书所认定的“被处罚人”。

（2）注册地址：指被处罚单位工商营业执照或其他法定证照登记注册的地址。未登记注册的不填。

（3）地址：指行政处罚决定书认定的地址。当场行政处罚案件的地址为案发地址。

（4）行政区划代码：指“地址”项对应的行政区划代码（详见《中华人民共和国行政区划代码》GB/T2260－2002）。

（5）被处罚单位组织机构代码：指被处罚单位（个人）的《组织机构代码证》上的代码。未取得《组织机构代码证》的不填。

（6）被处罚单位经济类型代码：按照国家标准《经济类型分类与代码》（GB/T12402－2000）规定填写。

（7）法定代表人（负责人）：如果被处罚单位（个人）是法人单位，应填法定代表人姓名，其他单位（个人）填负责人或业主姓名。

（8）身份证件号：指用于表明被处罚单位（个人）法定代表人（负责人）身份的证件号码，包括居民身份证、护照、台胞证、回乡证等。

（9）单位类别：同《食品卫生被监督单位信息卡》。

（10）违法事实：指行政处罚决定过程中，查实认定并作出相应处罚的违法行为。违法事实不能列入（1）～（9）项的归入其他违法行为。

（11）一般程序、听证：举行了听证的案件应在“一般程序”和“听证”项内打“√”。虽进入听证程序但因被处罚单位（个人）放弃听证等原因未举行听证的，仅须在“一般程序”项内打“√”。

（12）处罚文号：指行政处罚决定书上书写的处罚文号或编号全称。

（13）行政复议、行政诉讼：凡进入行政复议或/和行政诉讼程序的，在相应的复议或/和诉讼结果项内打“√”。

（14）其他处理情况：指根据案件的性质及行政部门的职责分工，按相关规定移送司法机关或其他行政机关的案件。

公共场所卫生被监督单位信息卡

被监督单位（个人）：______________________

注册地址：______________________

地址：______________________

行政区划代码：□□□□□□

被监督单位组织机构代码：□□□□□□□□－□

被监督单位经济类型代码：□□

表　　号：卫统 9 表

制表机关：卫生部

批准机关：国家统计局

批准文号：国统制［2007］11 号

有效期至：2009 年

一、基本情况

法定代表人（负责人）：________　身份证件号：□□□□□□□□□□□□□□□□□□

职工总数：□□□□□　从业人数□□□□□　持健康合格证明人数□□□□□

经营总面积：□□□□□□□m^2

二、单位类别

1．住宿场所□　　2．沐浴场所□　　3．游泳场所□

4．美容美发场所□　　5．候车（机、船）场所□　　6．其他□

三、集中空调和饮用水

1．集中空调通风系统：有□（新风量□□m3/人·小时）无□

2．饮用水：集中式供水□ 二次供水□ 分质供水□

分散式供水□ 其他□

四、本年度经营状况

1．营业□　　2．关闭□

五、卫生许可情况

1．卫生许可证号：

2．新发□ 变更□ 延续□ 注销□ 日期：□□□□年□□月□□日

六、公共场所卫生监督量化分级管理等级评定情况

A 级□ B 级□ C 级□ D 级□ 未评级□

报告单位：______________________　报告单位负责人：______________________

报　告　人：______________________　报　告　日　期：______________________

填报说明

1. 制卡目的：根据《公共场所卫生管理条例》等法律法规的有关规定，为了解各地公共场所从业单位的基本信息及卫生管理状况，特制定本信息卡。

2. 报告范围：全国范围内，凡发放公共场所卫生许可证的单位均应填写本信息卡。

3. 报告单位：本信息卡由各级卫生监督机构负责填报。

4. 报告时限：本信息卡应在完成公共场所卫生许可证发证、变更、延续、注销后5日内填报。对已建卡的单位，每年必须填报一次。

5. 项目解释：

（1）被监督单位：应填写经过注册的被监督单位的全称。如该单位未经注册则填被监督单位业主的姓名。

（2）注册地址：指被监督单位工商营业执照或其他法定证照登记注册的地址。未登记注册的不填。

（3）地址：指被监督单位卫生许可证上载明的地址。

（4）行政区划代码：指“地址”项对应的行政区划代码（详见《中华人民共和国行政区划代码》GB/T2260－2002）。

（5）被监督单位组织机构代码：指被监督单位的《组织机构代码证》上的代码。未取得《组织机构代码证》的不填。

（6）被监督单位经济类型代码：按照国家标准《经济类型分类与代码》（GB/T12402－2000）规定填写。

（7）法定代表人（负责人）：如果被监督单位是法人单位，应填法定代表人姓名，其他单位填负责人或业主姓名。

（8）身份证件号：指用于表明被监督单位法定代表人（负责人）身份的证件号码，包括居民身份证、护照、台胞证、回乡证等。

（9）职工总数：指被监督单位在职职工的总人数，包括新参加及临时工作人员。

（10）从业人员数：指被监督单位直接为顾客服务的职工人数。从业人员数应≤职工总数。

（11）集中空调通风系统：新风量＝风机额定总功率（m3/小时）/最大顾客容量，数值取整数。

（12）饮用水：填报被监督单位提供的饮用水情况。供应多种类别的饮用水时，以其主要供应的饮用水类别统计。供应桶装饮用水的计入“分质供水”栏内，不供应饮用水或供应其他类型的饮用水的计入“其他”栏内。

（13）本年度经营状况：歇业、注销、撤销、吊销的填“关闭”，其他情形填“营业”，包括连续、间歇生产经营或持有相应资质但未进行生产经营等。

（14）卫生许可情况中日期：指新发、变更、延续或注销卫生许可证的日期。

（15）公共场所卫生监督量化分级管理等级评定情况：指本年度被监督单位参加公共场所卫生监督量化分级管理评定的级别情况。

公共场所卫生监督处罚个案信息卡

被处罚单位（个人）：______________________　　表　　号：卫统 10 表
注册地址：______________________　　制表机关：卫生部
地址：______________________　　批准机关：国家统计局
行政区划代码：□□□□□□　　批准文号：国统制［2007］11 号
被处罚单位组织机构代码：□□□□□□□□－□　　有效期至：2009 年
被处罚单位经济类型代码：□□

一、基本情况

法定代表人（负责人）：________　身份证件号：□□□□□□□□□□□□□□□□□□

二、单位类别

1. 住宿场所□　2. 沐浴场所□　3. 游泳场所□
4. 美容美发场所□　5. 候车（机、船）场所□　6. 其他□

三、卫生行政处罚情况

1. 案件来源：
（1）在卫生监督检查中发现的□　（2）卫生机构监测报告的□　（3）社会举报的□
（4）上级卫生行政机关交办□　（5）下级卫生行政机关报请□　（6）有关部门移送的□
2. 违法事实：（可多选）
（1）未取得卫生许可证或超出许可范围开展经营活动□
（2）未建立卫生管理制度、设立卫生管理组织或者配备卫生管理人员□
（3）从业人员未进行卫生知识培训或者培训不合格□
（4）违反从业人员健康管理的有关规定□
（5）水质、空气质量、用品用具、采光、照明、噪声不符合国家卫生标准或卫生要求□
（6）缺少相应的清洗消毒场所和卫生设施、设备□
（7）违反公共场所禁烟的有关规定□
（8）提供或使用的健康相关产品不符合卫生要求□
（9）发生传染病和公众健康危害事故□
受害人数□□□□　死亡人数□□□□
（10）其他违法行为□
3. 处罚程序：（1）简易程序□　（2）一般程序□：听证□
4. 处罚过程：立　案　日　期：□□□□年□□月□□日
决定书送达日期：□□□□年□□月□□日
5. 处罚决定：（可多选）　处罚文号：______________
（1）责令限期改正□　（2）警告□　（3）罚款□ 罚款金额□□□□□□□元
（4）取缔□　（5）责令停止营业□　（6）吊销卫生许可证□　（7）其他□
6. 行政复议：维持□　撤销□　变更□　限期履行职责□　确认具体行政行为违法□
7. 行政诉讼：驳回□　维持□　撤销□　部分撤销□　变更□　限期履行职责□
8. 结案情况：（1）执行方式：自觉履行□　强制执行□
（2）执行结果：完全履行□　不完全履行□
（3）不作行政处罚□
（4）结案日期：□□□□年□□月□□日

四、其他处理情况

移送司法机关□

报告单位：______________　报告单位负责人：______________
报 告 人：______________　报 告 日 期：______________

填报说明

1．制卡目的：根据《公共场所卫生管理条例》等法律法规的有关规定，为全面掌握各地实施公共场所卫生行政处罚的相关情况，特制定本信息卡。

2．报告范围：全国范围内以《公共场所卫生管理条例》作为主要法律依据实施的卫生行政处罚案，均应填写本信息卡。

3．报告单位：本信息卡由各级卫生监督机构负责填报。

4．报告时限：

（1）一般程序案件：实行“一案一卡两次报告”制度。第一次应在送达行政处罚决定书后5日内填报。第二次应在结案后的5日内对原信息卡就结案相关情况作补充上报（跨年度结案的案件也应填报）。

（2）简易程序案件、不作行政处罚的立案案件：应在结案时报一次。

（3）对履行行政处罚决定后发生行政复议或/和行政诉讼的案件，对结案情况进行补报。

5．项目解释：

（1）被处罚单位（个人）：指卫生行政处罚决定书所认定的“被处罚人”。

（2）注册地址：指被处罚单位工商营业执照或其他法定证照登记注册的地址。未登记注册的不填。

（3）地址：指行政处罚决定书认定的地址。当场行政处罚案件的地址为案发地址。

（4）行政区划代码：指“地址”项对应的行政区划代码（详见《中华人民共和国行政区划代码》GB/T2260－2002）。

（5）被处罚单位组织机构代码：指被处罚单位（个人）的《组织机构代码证》上的代码。未取得《组织机构代码证》的不填。

（6）被处罚单位经济类型代码：按照国家标准《经济类型分类与代码》（GB/T12402－2000）规定填写。

（7）法定代表人（负责人）：如果被处罚单位（个人）是法人单位，应填法定代表人姓名，其他单位（个人）填负责人或业主姓名。

（8）身份证件号：指用于表明被处罚单位（个人）法定代表人（负责人）身份的证件号码，包括居民身份证、护照、台胞证、回乡证等。

（9）单位类别：同《公共场所卫生被监督单位信息卡》。

（10）违法事实：指行政处罚决定过程中，查实认定并作出相应处罚的违法行为。违法事实不能列入（1）～（9）项的归入其他违法行为。

（11）一般程序、听证：举行了听证的案件应在“一般程序”和“听证”项内打“√”。虽进入听证程序但因被处罚单位（个人）放弃听证等原因未举行听证的，仅须在“一般程序”项内打“√”。

（12）处罚文号：指行政处罚决定书上书写的处罚文号或编号全称。

（13）行政复议、行政诉讼：凡进入行政复议或/和行政诉讼程序的，在相应的复议或/和诉讼结果项内打“√”。

（14）其他处理情况：指根据案件的性质，按相关规定移送司法机关的案件。

生活饮用水卫生被监督单位信息卡

被监督单位（个人）：____________________

注册地址：____________________

地址：____________________

行政区划代码：□□□□□□

被监督单位组织机构代码：□□□□□□□□－□

被监督单位经济类型代码：□□

表　　号：卫统 11 表

制表机关：卫生部

批准机关：国家统计局

批准文号：国统制［2007］11 号

有效期至：2009 年

一、基本情况

法定代表人（负责人）：________　身份证件号：□□□□□□□□□□□□□□□□□□

职工总数□□□□　从业人员数□□□□　持健康合格证明人数□□□□

日供水能力□□□□□□□□□吨　供水人口数□□□□.□□万人

二、单位类别

1. 集中式供水：市政□　乡镇□　自建□
2. 二次供水□
3. 涉及饮用水卫生安全产品生产企业□

　　输配水设备品种□□　防护材料品种□□　水处理材料品种□□

　　化学处理剂品种□□　水质处理器品种□□

三、水源水类型

1. 地面水：江河□　湖泊□　水库□　窖水□　其他□
2. 地下水：浅层□　深层□　泉水□　其他□

四、制水工艺（可多选）

1. 混凝沉淀□　2. 过滤□　3. 消毒□　4. 深度处理□　5. 特殊处理□

五、消毒

1. 消毒方式：氯化消毒□　二氧化氯消毒□　臭氧消毒□　紫外线消毒□　其他□
2. 加药方式：机械加药□　人工加药□

六、检验能力

1. 检验室：有□　无□
2. 检验员数□□
3. 检验内容：感官性状和一般化学指标□　细菌学指标□　放射性指标□

　　毒理学指标□
4. 可检项目□□项

七、本年度生产经营状况

1. 营业□　2. 关闭□

八、卫生许可情况

1. 卫生许可证号：____________________
2. 新发□　变更□　延续□　注销□　日期：□□□□年□□月□□日

报告单位：____________________　报告单位负责人：____________________

报 告 人：____________________　报 告 日 期：____________________

填报说明

1. 制卡目的：根据生活饮用水卫生法律法规的有关规定，为掌握全国生活饮用水的基本信息和卫生管理状况，特制定本信息卡。

2. 报告范围：全国范围内，凡发放生活饮用水或涉及饮用水卫生安全产品卫生许可证（批件）的单位，均应填写本信息卡。

3. 报告单位：本信息卡由各级卫生监督机构负责填报。

4. 报告时限：本信息卡应在完成卫生许可证（批件）发证、变更、延续、注销后5日内填报。对已建卡的单位，每年必须填报一次。

5. 项目解释：

（1）被监督单位：应填写经过注册的被监督单位的全称。如该单位未经注册则填被监督单位业主的姓名。

（2）注册地址：指被监督单位工商营业执照或其他法定证照登记注册的地址。未登记注册的不填。

（3）地址：指被监督单位卫生许可证上载明的地址。

（4）行政区划代码：指“地址”项对应的行政区划代码（详见《中华人民共和国行政区划代码》GB/T2260－2002）。

（5）被监督单位组织机构代码：指被监督单位的《组织机构代码证》上的代码。未取得《组织机构代码证》的不填。

（6）被监督单位经济类型代码：按照国家标准《经济类型分类与代码》（GB/T12402－2000）规定填写。

（7）法定代表人（负责人）：如果被监督单位是法人单位，应填法定代表人姓名，其他单位填负责人或业主姓名。

（8）身份证件号：指用于表明被监督单位法定代表人（负责人）身份的证件号码，包括居民身份证、护照、台胞证、回乡证等。

（9）职工总数：指被监督单位在职职工的总人数，包括新参加及临时工作人员。

（10）从业人员数：指根据生活饮用水卫生法律法规的有关规定，应进行健康检查的人数。从业人员数应≤职工总数。

（11）日供水能力：指集中式供水单位的设计日供水量。

（12）供水人口数：指供水受益人口总数。

（13）集中式供水：指根据《生活饮用水卫生标准》（GB5749－2006）等规定，自水源集中取水，通过输配水管网送到用户或者公共取水点的供水方式，包括自建设施供水。为用户提供日常饮用水的供水站和为公共场所、居民社区提供的分质供水也属于集中式供水。①市政：指由建设部门或水务部门进行管理的集中式供水。②乡镇：包括乡镇、村级的集中式供水。③自建：指单位内部以自建供水管道及其附属设施向本单位和居民的生活、生产和其他各项建设提供用水。

（14）二次供水：指集中式供水在入户之前经再度储存、加压和消毒或深度处理，通过管道或者容器输送给用户的供水。

（15）水源水类型：①地面水是降水在地表径流和汇集后形成的水体；②地下水指潜藏在地表下的水体，包括浅层地下水、深层地下水、泉水等。

（16）制水工艺：按照集中式供水单位实际的制水工艺填入相应项内。

（17）消毒：按照集中式供水单位制水过程中采用的消毒和加药方式填入相应项内。

（18）检验能力：指被监督单位为实施自身产品卫生质量检验而配备的检验机构的情况。按相关要求填写内容。

（19）本年度生产经营状况：歇业、注销、撤销、吊销的选“关闭”，其他情形选“营业”，包括连续、间歇生产经营或持有相应资质但未进行生产经营等。

（20）卫生许可情况中日期：指新发、变更、延续或注销卫生许可证的日期。

生活饮用水卫生监督处罚个案信息卡

被处罚单位（个人）：______________________ 表　　号：卫统12表
注册地址：______________________ 制表机关：卫生部
地址：______________________ 批准机关：国家统计局
行政区划代码：□□□□□□ 批准文号：国统制［2007］11号
被处罚单位组织机构代码：□□□□□□□□-□ 有效期至：2009年
被处罚单位经济类型代码：□□

一、基本情况

法定代表人（负责人）：________ 身份证件号：□□□□□□□□□□□□□□□□□□

二、单位类别

1. 集中式供水：市政□　乡镇□　自建□　2. 二次供水□　3. 涉水产品□

三、卫生行政处罚情况

1. 案件来源：

（1）在卫生监督检查中发现的□　（2）卫生机构监测报告的□　（3）社会举报的□

（4）上级卫生行政机关交办□　（5）下级卫生行政机关报请□　（6）有关部门移送的□

2. 违法事实：（可多选）

（1）违反供、管水人员健康管理的有关规定□

（2）影响饮用水水源保护区的水质卫生□

（3）新、改、扩建项目未经选址、设计审查和竣工验收□

（4）未取得卫生许可证□

（5）生产或者销售无卫生许可批件的涉水产品□

（6）生活饮用水不符合卫生标准□

（7）其他违法行为□

3. 处罚程序：（1）简易程序□　（2）一般程序□：听证□

4. 处罚过程：立　案　日　期：□□□□年□□月□□日

决定书送达日期：□□□□年□□月□□日

5. 处罚决定：（可多选）　处罚文号：______________

（1）责令限期改进□　（2）罚款□ 罚款金额□□□□□□□元　（3）其他□

6. 行政复议：维持□　撤销□　变更□　限期履行职责□　确认具体行政行为违法□

7. 行政诉讼：驳回□　维持□　撤销□　部分撤销□　变更□　限期履行职责□

8. 结案情况：（1）执行方式：自觉履行□　强制执行□

（2）执行结果：完全履行□　不完全履行□

（3）不作行政处罚□

（4）结案日期：□□□□年□□月□□日

四、其他处理情况

移送司法机关□

报告单位：______________ 报告单位负责人：______________
报　告　人：______________ 报　告　日　期：______________

填报说明

1．制卡目的：根据生活饮用水卫生法律法规的有关规定，为全面掌握各地实施生活饮用水卫生行政处罚的相关情况，特制定本信息卡。

2．报告范围：全国范围内以生活饮用水卫生法律法规作为主要法律依据实施的卫生行政处罚案，均应填写本信息卡。

3．报告单位：本信息卡由各级卫生监督机构负责填报。

4．报告时限：

（1）一般程序案件：实行“一案一卡两次报告”制度。第一次应在送达行政处罚决定书后5日内填报。第二次应在结案后的5日内对原信息卡就结案相关情况作补充报告（跨年度结案的案件也应填报）。

（2）简易程序案件、不作行政处罚的立案案件：应在结案时报一次。

（3）对履行行政处罚决定后发生行政复议或/和行政诉讼的案件，对结案情况进行补报。

5．项目解释：

（1）被处罚单位（个人）：指卫生行政处罚决定书所认定的“被处罚人”。

（2）注册地址：指被处罚单位工商营业执照或其他法定证照登记注册的地址。未登记注册的不填。

（3）地址：指行政处罚决定书认定的地址。当场行政处罚案件的地址为案发地址。

（4）行政区划代码：指“地址”项对应的行政区划代码（详见《中华人民共和国行政区划代码》GB/T2260－2002）。

（5）被处罚单位组织机构代码：指被处罚单位（个人）的《组织机构代码证》上的代码。未取得《组织机构代码证》的不填。

（6）被处罚单位经济类型代码：按照国家标准《经济类型分类与代码》（GB/T12402－2000）规定填写。

（7）法定代表人（负责人）：如果被处罚单位（个人）是法人单位，应填法定代表人姓名，其他单位（个人）填负责人或业主姓名。

（8）身份证件号：指用于表明被处罚单位（个人）法定代表人（负责人）身份的证件号码，包括居民身份证、护照、台胞证、回乡证等。

（9）单位类别：同《生活饮用水卫生被监督单位信息卡》。

（10）违法事实：指行政处罚决定过程中，查实认定并作出相应处罚的违法行为。违法事实不能列入（1）～（6）项的归入其他违法行为。

（11）一般程序、听证：举行了听证的案件应在“一般程序”和“听证”项内打“√”。虽进入听证程序但因被处罚单位（个人）放弃听证等原因未举行听证的，仅须在“一般程序”项内打“√”。

（12）处罚文号：指行政处罚决定书上书写的处罚文号或编号全称。

（13）行政复议、行政诉讼：凡进入行政复议或/和行政诉讼程序的，在相应的复议或/和诉讼结果项内打“√”。

（14）其他处理情况：指根据案件的性质，按相关规定移送司法机关的案件。

化妆品卫生被监督单位信息卡

被监督单位（个人）：________________________ 表　　号：卫统13表
注册地址：________________________ 制表机关：卫生部
地址：________________________ 批准机关：国家统计局
行政区划代码：□□□□□□ 批准文号：国统制［2007］11号
被监督单位组织机构代码：□□□□□□□□－□ 有效期至：2009年
被监督单位经济类型代码：□□

一、基本情况

法定代表人（负责人）：_____　身份证件号：□□□□□□□□□□□□□□□□□□

职工总数□□□□□　从业人员数□□□□□　持健康证明人数□□□□□

建筑总面积□□□□□□□m^2　其中制作、灌装、包装间总面积□□□□□□□m^2

生产的自动化程度：自动□　半自动□　手工□

生产车间空气净化装置：有□（净化级别□□□□□□级　净化面积□□□□m^2）无□

二、产品类别及品种数量（直接在相应类别项内填品种数量，可多选）

1. 普通化妆品：发用类□□□ 护肤类□□□ 美容修饰类□□□ 香水类□□□
2. 特殊用途化妆品：育发类□□ 染发类□□ 烫发类□□ 脱毛类□□ 美乳类□□ 健美类□□ 除臭类□□ 祛斑类□□ 防晒类□□

三、检验能力

1. 检验室：有□　无□　2. 检验员数□□　专业培训人数□□

3. 检验内容：卫生化学指标□　微生物指标□　4. 可检项目□□项

四、本年度生产经营状况

1. 营业□　2. 关闭□

五、卫生许可情况

1. 卫生许可证号：

2. 新发□　变更□　延续□　注销□　日期：□□□□年□□月□□日

3. 本年度普通化妆品产品品种备案数□□□□

报告单位：________________ 报告单位负责人：________________
报 告 人：________________ 报 告 日 期：________________

填报说明

1. 制卡目的：根据化妆品卫生法律法规的有关规定，为了解各地化妆品生产单位的基本信息及卫生管理状况，特制定本信息卡。

2. 报告范围：全国范围内，凡发放化妆品生产企业卫生许可证的单位，应填写本信息卡。

3. 报告单位：本信息卡由各级卫生监督机构负责填报。

4. 报告方式：本信息卡应在完成化妆品卫生许可证发证、变更、延续、注销后 5 日内填报。对已建卡的单位，每年必须填报一次。

5. 项目解释：

（1）被监督单位：应填写经过注册的被监督单位的全称。如该单位未经注册则填被监督单位业主的姓名。

（2）注册地址：指被监督单位工商营业执照或其他法定证照登记注册的地址。未登记注册的不填。

（3）地址：指被监督单位卫生许可证上载明的地址。

（4）行政区划代码：指“地址”项对应的行政区划代码（详见《中华人民共和国行政区划代码》GB/T2260－2002）。

（5）被监督单位组织机构代码：指被监督单位的《组织机构代码证》上的代码。未取得《组织机构代码证》的不填。

（6）被监督单位经济类型代码：按照国家标准《经济类型分类与代码》（GB/T12402－2000）规定填写。

（7）法定代表人（负责人）：如果被监督单位是法人单位，应填法定代表人姓名，其他单位填负责人或业主姓名。

（8）身份证件号：指用于表明被监督单位法定代表人（负责人）身份的证件号码，包括居民身份证、护照、台胞证、回乡证等。

（9）职工总数：指被监督单位在职职工的总人数，包括新参加及临时工作人员。

（10）从业人员数：指被监督单位中直接从事化妆品生产的人数，包括新参加及临时工作人员。从业人员数应≤职工总数。

（11）建筑总面积：指用于化妆品生产的建筑面积，包括生产车间、辅助用房等。

（12）生产的自动化程度：①自动指自投料后起至成品灌装封盖，各工序不用人力而用机械装置直接操作的；②半自动指自投料后起至成品灌装封盖，部分不靠人工而由机械装置操作的；③手工指自投料后起至成品灌装封盖，均靠人工操作的。

（13）生产车间的空气净化装置：空气净化级别按工程设计的净化级别填写；净化面积指安装净化装置的车间面积。

（14）产品类别及品种数量：根据《化妆品卫生监督条例》的分类，按卫生许可证的申报及实际情况，直接在相应类别项下填品种数量，可多选。

（15）检验能力：指化妆品生产单位为实施自身产品卫生质量检验而配备的检验机构的情况。按相关要求填写内容。

（16）本年度生产经营状况：歇业、注销、撤销、吊销的选“关闭”，其他情形选“营业”，包括连续、间歇生产经营或持有相应资质但未进行生产经营等。

（17）卫生许可情况中日期：指新发、变更、延续或注销卫生许可证的日期。

（18）本年度普通化妆品产品品种备案数：指被监督单位本年度向省级卫生行政部门备案的品种数量。

化妆品卫生监督处罚个案信息卡

被处罚单位（个人）：________________________　　表　　号：卫统14表
注册地址：________________________　　制表机关：卫生部
地址：________________________　　批准机关：国家统计局
行政区划代码：□□□□□□　　批准文号：国统制［2007］11号
被处罚单位组织机构代码：□□□□□□□□－□　　有效期至：2009年
被处罚单位经济类型代码：□□

一、基本情况

法定代表人（负责人）：________　身份证件号：□□□□□□□□□□□□□□□□□□

二、单位类别

1. 化妆品生产□　2. 化妆品经营□

三、卫生行政处罚情况

1. 案件来源：

（1）在卫生监督检查中发现的□　（2）卫生机构监测报告的□　（3）社会举报的□
（4）上级卫生行政机关交办□　（5）下级卫生行政机关报请□　（6）有关部门移送的□

2. 违法事实：（可多选）

（1）未取得卫生许可证擅自生产化妆品□
（2）生产或经营未取得批准文号的特殊用途化妆品□
（3）使用化妆品禁用原料或未经批准的化妆品新原料□
（4）进口或销售未经批准或检验的进口化妆品□
（5）生产或销售不符合国家卫生标准或要求的化妆品□
（6）违反化妆品生产人员健康管理的有关规定□
（7）涂改、转让、伪造、倒卖卫生许可证、卫生审查批件或批准文号□
（8）化妆品生产企业不符合卫生要求□
（9）标签标识不符合规定□
（10）其他违法行为□

3. 处罚程序：（1）简易程序□　（2）一般程序□：听证□

4. 处罚过程：立　案　日　期：□□□□年□□月□□日
　　　　　　决定书送达日期：□□□□年□□月□□日

5. 处罚决定：（可多选）　　处罚文号：________________

（1）责令限期改进□　（2）警告□　（3）罚款□　罚款金额□□□□□□□□□元
（4）没收产品□　重量□□□□□□□□□公斤
（5）没收违法所得□　没收金额□□□□□□□□□元　（6）责令停止生产经营□
（7）吊销卫生许可证□　（8）撤销批准文号□　（9）其他□

6. 行政复议：维持□　撤销□　变更□　限期履行职责□　确认具体行政行为违法□

7. 行政诉讼：驳回□　维持□　撤销□　部分撤销□　变更□　限期履行职责□

8. 结案情况：（1）执行方式：自觉履行□　强制执行□
　　　　　　（2）执行结果：完全履行□　不完全履行□
　　　　　　（3）不作行政处罚□
　　　　　　（4）结案日期：□□□□年□□月□□日

四、其他处理情况

1. 移送司法机关□　2. 移送其他行政机关□

报告单位：________________　　报告单位负责人：________________
报　告　人：________________　　报　告　日　期：________________

填报说明

1. 制卡目的：根据化妆品卫生法律法规的有关规定，为全面掌握各地实施化妆品卫生行政处罚的相关情况，特制定本信息卡。

2. 报告范围：全国范围内以化妆品卫生法律法规作为法律依据实施的卫生行政处罚案，均应填写本信息卡。

3. 报告单位：本信息卡由各级卫生监督机构负责填报。

4. 报告时限：

（1）一般程序案件：实行“一案一卡两次报告”制度。第一次应在送达行政处罚决定书后5日内填报。第二次应在结案后的5日内对原信息卡就结案相关情况作补充报告（跨年度结案的案件也应填报）。

（2）简易程序案件、不作行政处罚的立案案件：应在结案时报一次。

（3）对履行行政处罚决定后发生行政复议或/和行政诉讼的案件，对结案情况进行补报。

5. 项目解释：

（1）被处罚单位（个人）：指卫生行政处罚决定书所认定的“被处罚人”。

（2）注册地址：指被处罚单位工商营业执照或其他法定证照登记注册的地址。未登记注册的不填。

（3）地址：指行政处罚决定书认定的地址。当场行政处罚案件的地址为案发地址。

（4）行政区划代码：指“地址”项对应的行政区划代码（详见《中华人民共和国行政区划代码》GB/T2260－2002）。

（5）被处罚单位组织机构代码：指被处罚单位（个人）的《组织机构代码证》上的代码。未取得《组织机构代码证》的不填。

（6）被处罚单位经济类型代码：按照国家标准《经济类型分类与代码》（GB/T12402－2000）规定填写。

（7）法定代表人（负责人）：如果被处罚单位（个人）是法人单位，应填法定代表人姓名，其他单位（个人）填负责人或业主姓名。

（8）身份证件号：指用于表明被处罚单位（个人）法定代表人（负责人）身份的证件号码，包括居民身份证、护照、台胞证、回乡证等。

（9）单位类别：指从事化妆品生产或经营的单位或个人。

（10）违法事实：指行政处罚决定过程中，查实认定并作出相应处罚的违法行为。违法事实不能列入（1）～（9）项的归入其他违法行为。

（11）一般程序、听证：举行了听证的案件应在“一般程序”和“听证”项内打“√”。虽进入听证程序但因被处罚单位（个人）放弃听证等原因未举行听证的，仅须在“一般程序”项内打“√”。

（12）处罚文号：指行政处罚决定书上书写的处罚文号或编号全称。

（13）行政复议、行政诉讼：凡进入行政复议或/和行政诉讼程序的，在相应的复议或/和诉讼结果项内打“√”。

（14）其他处理情况：指根据案件的性质及行政部门的职责分工，按相关规定移送司法机关或其他行政机关的案件。

消毒产品被监督单位信息卡

被监督单位（个人）：________________　　表　　号：卫统15表
注册地址：________________　　制表机关：卫生部
地址：________________　　批准机关：国家统计局
行政区划代码：□□□□□□　　批准文号：国统制［2007］11号
被监督单位组织机构代码：□□□□□□□□－□　　有效期至：2009年
被监督单位经济类型代码：□□

一、基本情况

法定代表人（负责人）：_____　身份证件号：□□□□□□□□□□□□□□□□□□

职工总数□□□□　从业人员数□□□□

建筑总面积□□□□m^2　其中：生产车间面积□□□□m^2

二、产品种类（填写产品品种的数量）

1. 消 毒 剂：医疗卫生用品用□□　水、空气、环境用□□　皮肤粘膜用□□
餐饮具、瓜果、蔬菜用□□ 物体表面用□□ 排泄物、分泌物用□□
2. 消毒器械：医疗器械、用品用□□ 餐饮具用□□ 水、空气用□□ 物体表面用□□
3. 生物指示物□□
4. 化学指示物□□
5. 灭菌包装物□□
6. 卫生用品：妇女经期用□□　尿布等排泄物用□□　皮肤、粘膜用□□
隐形眼镜护理用□□　其他□□

三、检验能力

1. 检验室：有□　无□　2. 检验员数□□　其中持上岗证人数□□
3. 检验内容：理化指标□　微生物指标□

四、本年度生产经营状况

1. 营业□　2. 关闭□

五、卫生许可情况

1. 卫生许可证号：________________
2. 新发□　变更□　延续□　注销□　日期：□□□□年□□月□□日
3. 本年度消毒产品卫生许可批件数□□□

报告单位：________________　　报告单位负责人：________________
报 告 人：________________　　报 告 日 期：________________

填报说明

1. 制卡目的：根据《传染病防治办法》、《消毒管理办法》等卫生法律法规的有关规定，为掌握各地消毒产品生产单位基本情况和卫生管理状况，特制定本信息卡。

2. 报告范围：全国范围内，凡发放消毒产品卫生许可证的生产单位，应填写本信息卡。

3. 报告单位：本信息卡由各级卫生监督机构负责填报。

4. 报告时限：本信息卡应在完成消毒产品卫生许可证发证、变更、延续、注销后5日内填报。对已建卡的单位，每年必须填报一次。

5. 项目解释：

（1）被监督单位：应填写经过注册的被监督单位的全称。如该单位未经注册则填被监督单位业主的姓名。

（2）注册地址：指被监督单位工商营业执照或其他法定证照登记注册的地址。未登记注册的不填。

（3）地址：指被监督单位卫生许可证上载明的地址。

（4）行政区划代码：指“地址”项对应的行政区划代码（详见《中华人民共和国行政区划代码》GB/T2260－2002）。

（5）被监督单位组织机构代码：指被监督单位的《组织机构代码证》上的代码。未取得《组织机构代码证》的不填。

（6）被监督单位经济类型代码：按照国家标准《经济类型分类与代码》（GB/T12402－2000）规定填写。

（7）法定代表人（负责人）：如果被监督单位是法人单位，应填法定代表人姓名，其他单位填负责人或业主姓名。

（8）身份证件号：指用于表明被监督单位法定代表人（负责人）身份的证件号码，包括居民身份证、护照、台胞证、回乡证等。

（9）职工总数：指被监督单位在职职工的总人数，包括新参加及临时工作人员。

（10）从业人员数：指被监督单位中直接从事消毒产品生产的人数，包括新参加及临时工作人员。从业人员数应≤职工总数。

（11）建筑总面积：指用于消毒产品生产的建筑面积，包括生产车间、辅助用房等。

（12）产品种类：填写被监督单位本年度生产产品的品种数量。

（13）检验能力：指消毒产品生产单位为实施自身产品卫生质量检验而配备的检验机构的情况。按相关要求填写内容。

（14）本年度生产经营状况：歇业、注销、撤销、吊销的选“关闭”，其他情形选“营业”，包括连续、间歇生产经营或持有相应资质但未进行生产经营等。

（15）卫生许可情况中日期：指新发、变更、延续或注销卫生许可证的日期。

（16）本年度消毒产品卫生许可批件数：指被监督单位取得省级以上卫生行政部门批准的在有效期内的消毒产品卫生许可批件数量。

学校卫生被监督单位信息卡

被监督单位（个人）：______________________

注册地址：______________________

地址：______________________

行政区划代码：□□□□□□

被监督单位组织机构代码：□□□□□□□□－□

被监督单位经济类型代码：□□

表　　号：卫统16表

制表机关：卫生部

批准机关：国家统计局

批准文号：国统制［2007］11号

有效期至：2009年

一、基本情况

法定代表人（负责人）：______　身份证件号：□□□□□□□□□□□□□□□□□□

学生总数□□□□□□　教职员工数□□□□□

学生宿舍：有□　无□

二、学校类别

1. 初等教育□　2. 中等教育□　3. 高等教育□　4. 其他教育□

三、办学性质

1. 公办□　2. 民办□　3. 其他□

四、校内辅助设施数

1. 餐饮单位□□　2. 食品店□□　3. 住宿场所□□　4. 沐浴场所□□

5. 游泳场所□□　6. 美容美发场所□□　7. 校医院（校医室）□□　8. 其他□□

五、饮用水

1. 集中式供水□　2. 二次供水□　3. 分质供水□　4. 分散式供水□　5. 其他□

六、健康管理

1. 学生体检数　□□□□□□
2. 学生健康档案：有□　无□
3. 开展学生常见病防治：开展□　部分开展□　未开展□
4. 开设健康教育课：是□　否□
5. 突发公共卫生事件应急预案：有□　无□

报告单位：______________________　报告单位负责人：______________________

报　告　人：______________________　报　告　日　期：______________________

填报说明

1．制卡目的：根据《学校卫生工作条例》的有关规定，为了解各地的学校基本信息及卫生管理状况，特制定本信息卡。

2．报告范围：全国范围内，小学及小学以上的学校，应填写本信息卡。

3．报告单位：本信息卡由各级卫生监督机构负责填报。

4．报告时限：新建学校应在投用后5日内填报本信息卡。同一学校有两个以上（含两个）办学地点的，若分别申领了办学许可证和组织机构代码证等合法证件的，则应填两份以上信息卡。对已建卡的学校，每年必须填报一次。

5．项目解释：

（1）被监督单位：应填写经过注册的被监督单位的全称。

（2）注册地址：指被监督单位在教育行政部门登记注册的地址。未登记注册的不填。

（3）地址：即学校（校区）所在的实际地址。

（4）行政区划代码：指“地址”项对应的行政区划代码（详见《中华人民共和国行政区划代码》GB/T2260－2002）。

（5）被监督单位组织机构代码：指被监督单位的《组织机构代码证》上的代码。未取得《组织机构代码证》的不填。

（6）被监督单位经济类型代码：按照国家标准《经济类型分类与代码》（GB/T12402－2000）规定填写。

（7）法定代表人（负责人）：如果被监督单位是法人单位，应填法定代表人姓名，其他单位填负责人或业主姓名。

（8）身份证件号：指用于表明被监督单位法定代表人（负责人）身份的证件号码，包括居民身份证、护照、台胞证、回乡证等。

（9）学生总数：学校在册的学生人数。

（10）教职员工数：指学校在职的教职员工总数。

（11）学校类别：按照学校的实际类别填入相应项内。对中、小学一体化办学等综合性学校填入“其他”项内。可参考《国民经济行业分类》（GB/T4754－2002）。

（12）校内辅助设施数：以校园内实际数为准，包括有独立营业执照的单位。

（13）饮用水：填报被监督单位提供的饮用水情况。供应多种类别的饮用水时，以其主要供应的饮用水类别统计。供应桶装饮用水的计入“分质供水”栏内，不供应饮用水或供应其他类型的饮用水的计入“其他”栏内。

（14）学生健康档案：指学生健康体检的档案。

（15）学生常见病防治：指按照《学校卫生工作条例》规定实施的常见病防治工作情况。

学校卫生监督处罚个案信息卡

被处罚单位（个人）：________________________　　表　　号：卫统 17 表
注册地址：______________________________　　制表机关：卫生部
地址：________________________________　　批准机关：国家统计局
行政区划代码：□□□□□□　　批准文号：国统制［2007］11 号
被处罚单位组织机构代码：□□□□□□□□－□　　有效期至：2009 年
被处罚单位经济类型代码：□□

一、基本情况

法定代表人（负责人）：______　身份证件号：□□□□□□□□□□□□□□□□□□

二、学校类别

1. 初等教育□　2. 中等教育□　3. 高等教育□　4. 其他教育□

三、办学性质

1. 公办□　2. 民办□　3. 其他□

四、卫生行政处罚情况

1. 案件来源：

（1）在卫生监督检查中发现的□　（2）卫生机构监测报告的□　（3）社会举报的□
（4）上级卫生行政机关交办□　（5）下级卫生行政机关报请□　（6）有关部门移送的□

2. 违法事实：（可多选）

（1）学校环境质量以及黑板、课桌椅的设置不符合国家有关标准□
（2）学校未按照有关规定为学生设置厕所和洗手设施□
（3）寄宿制学校未为学生提供相应的洗漱、洗澡等卫生设施□
（4）未为学生提供充足的符合卫生标准的饮用水□
（5）学校体育场地和器材不符合卫生和安全要求使学生健康受到损害□
（6）组织学生参加劳动致使学生健康受到损害□
（7）供学生使用的文具、娱乐器具、保健用品不符合国家有关卫生标准□
（8）拒绝或者妨碍学校卫生监督员实施卫生监督□
（9）其他违法行为□

3. 处罚程序：（1）简易程序□　（2）一般程序□：听证□

4. 处罚过程：立　案　日　期：□□□□年□□月□□日
　　　　　　决定书送达日期：□□□□年□□月□□日

5. 处罚决定：（可多选）　处罚文号：________________

（1）责令限期改进□　（2）警告□　（3）罚款□　罚款金额□□□□□□□□元
（4）其他□

6. 行政复议：维持□　撤销□　变更□　限期履行职责□　确认具体行政行为违法□

7. 行政诉讼：驳回□　维持□　撤销□　部分撤销□　变更□　限期履行职责□

8. 结案情况：（1）执行方式：自觉履行□　强制执行□
　　　　　　（2）执行结果：完全履行□　不完全履行□
　　　　　　（3）不作行政处罚□
　　　　　　（4）结案日期：□□□□年□□月□□日

五、其他处理情况

移送司法机关□

报告单位：____________________　　报告单位负责人：____________________
报 告 人：____________________　　报　告　日　期：____________________

填报说明

1．制卡目的：根据《学校卫生工作条例》的有关规定，为全面掌握各地实施学校卫生行政处罚的相关情况，特制定本信息卡。

2．报告范围：全国范围内以《学校卫生工作条例》作为主要法律依据实施的卫生行政处罚案，均应填写本信息卡。

3．报告单位：本信息卡由各级卫生监督机构负责填报。

4．报告时限：

（1）一般程序案件：实行“一案一卡两次报告”制度。第一次应在送达行政处罚决定书后5日内填报。第二次应在结案后的5日内对原报告卡就结案相关情况作补充报告（跨年度结案的案件也应填报）。

（2）简易程序案件、不作行政处罚的立案案件：应在结案时报一次。

（3）对履行行政处罚决定后发生行政复议或/和行政诉讼的案件，对结案情况进行补报。

5．项目解释：

（1）被处罚单位（个人）：指卫生行政处罚决定书所认定的“被处罚人”。

（2）注册地址：指被处罚单位在教育行政部门登记注册的地址。未登记注册的不填。

（3）地址：指行政处罚决定书认定的地址。当场行政处罚案件的地址为案发地址。

（4）行政区划代码：指“地址”项对应的行政区划代码（详见《中华人民共和国行政区划代码》GB/T2260－2002）。

（5）被处罚单位组织机构代码：指被处罚单位（个人）的《组织机构代码证》上的代码。未取得《组织机构代码证》的不填。

（6）被处罚单位经济类型代码：按照国家标准《经济类型分类与代码》（GB/T12402－2000）规定填写。

（7）法定代表人（负责人）：如果被处罚单位（个人）是法人单位，应填法定代表人姓名，其他单位（个人）填负责人或业主姓名。

（8）身份证件号：指用于表明被处罚单位（个人）法定代表人（负责人）身份的证件号码，包括居民身份证、护照、台胞证、回乡证等。

（9）单位类别：同《学校卫生被监督单位信息卡》。

（10）违法事实：指行政处罚决定过程中，查实认定并作出相应处罚的违法行为。违法事实不能列入（1）～（8）项的归入其他违法行为。

（11）一般程序、听证：举行了听证的案件应在“一般程序”和“听证”项内打“√”。虽进入听证程序但因被处罚单位（个人）放弃听证等原因未举行听证的，仅须在“一般程序”项内打“√”。

（12）处罚文号：指行政处罚决定书上书写的处罚文号或编号全称。

（13）行政复议、行政诉讼：凡进入行政复议或/和行政诉讼程序的，在相应的复议或/和诉讼结果项内打“√”。

（14）其他处理情况：指根据案件的性质，按相关规定移送司法机关的案件。

职业卫生被监督单位信息卡

被监督单位（个人）：______________________________

注册地址：______________________________

地址：______________________________

行政区划代码：□□□□□□

被监督单位组织机构代码：□□□□□□□□－□

被监督单位经济类型代码：□□

表　　号：卫统18表

制表机关：卫生部

批准机关：国家统计局

批准文号：国统制［2007］11号

有效期至：2009年

一、基本情况

法定代表人（负责人）：身份证件号：□□□□□□□□□□□□□□□□□□

职工总数□□□□□□

二、单位类别

煤炭□　石油和天然气□　石化□　电力□　核工业□　金属□　机械□　电子□　化工□

医药□　建材□　交通□　铁道□　水利□　农业□　轻工□　森林工业□　纺织□　其他□

三、职业病危害因素接触人数

危害因素接触总人数□□□□□

其中：粉尘类接触人数□□□□□ 其中矽尘接触人数□□□□□

放射性物质类接触人数□□□□□

化学物质类接触人数□□□□□

其中高毒和极度、高度危害的化学物质接触人数□□□□

物理因素类接触人数□□□□□ 其中接触噪声人数□□□□□

生物因素类接触人数□□□□□

四、职业健康监护、职业卫生培训和应急措施

1. 职业健康监护

职业健康监护档案：全部建立□ 部分建立□ 未建立□

上 岗 前：应检人数□□□□□ 实检人数□□□□□ 检出职业禁忌人数□□

在岗期间：应检人数□□□□□ 实检人数□□□□□ 检出疑似职业病人数□□

检出职业禁忌或健康损害人数□□

离 岗 时：应检人数□□□□□ 实检人数□□□□□ 检出疑似职业病人数□□

检出职业禁忌或健康损害人数□□

应急体检：应检人数□□□□□ 实检人数□□□□□ 检出职业禁忌人数□□

检出职业禁忌或健康损害人数□□

现有职业病人数□□□□□ 本年度新确诊病人数□□□ 死亡病人数□□□

2. 职业卫生培训

法定代表人（负责人）接受职业卫生培训：是□ 否□

开展劳动者职业卫生培训：是□ 否□

3. 应急措施

应急预案：有□ 无□

应急装备：完备□ 不完备□ 无□

五、本年度生产经营状况

1. 营业□　　2. 关闭□

报告单位：____________________　　报告单位负责人：____________________

报 告 人：____________________　　报 告 日 期：____________________

填报说明

1．制卡目的：根据职业病防治法律法规的有关规定，为了解各地所监管的存在职业病危害的用人单位的基本信息和履行职业病防治法定义务的情况，特制定本信息卡。

2．报告范围：全国范围内，存在职业病危害的用人单位，应填写本信息卡。

3．报告单位：本信息卡由各级卫生监督机构负责填报。

4．报告时限：凡新增的单位，应在检查后5日内填报。对已建卡单位，每年应填报一次。

5．项目解释：

（1）被监督单位：应填写经过注册的被监督单位的全称。如该单位未经注册则填被监督单位业主的姓名。

（2）注册地址：指被监督单位工商营业执照或其他法定证照登记注册的地址。未登记注册的不填。

（3）地址：指被监督单位的实际生产经营地址。

（4）行政区划代码：指“地址”项对应的行政区划代码（详见《中华人民共和国行政区划代码》GB/T2260－2002）。

（5）被监督单位组织机构代码：指被监督单位的《组织机构代码证》上的代码。未取得《组织机构代码证》的不填。

（6）被监督单位经济类型代码：按照国家标准《经济类型分类与代码》（GB/T12402－2000）规定填写。

（7）法定代表人（负责人）：如果被监督单位是法人单位，应填法定代表人姓名，其他单位填负责人或业主姓名。

（8）身份证件号：指用于表明被监督单位法定代表人（负责人）身份的证件号码，包括居民身份证、护照、台胞证、回乡证等。

（9）职工总数：指被监督单位在职职工的总人数，包括新参加及临时工作人员。

（10）危害因素接触总人数：指被监督单位中接触职业病危害因素的总人数。当一名劳动者同时接触两种以上的危害因素时，则以一种主要危害因素进行统计填报。危害因素接触总人数应≤职工总数。

（11）各种危害因素接触人数：在职业活动中，接触不同职业病危害因素的人数分别填入相应项内。各种危害因素接触人数之和应≥危害因素接触总人数。

（12）职业健康监护档案：用人单位对应实施职业健康监护的对象按规定进行健康体检并建立个人健康档案的填入“全部建立”项内；未全部实施的填入“部分建立”项内；未实施的填入“未建立”项内。

（13）应检人数：指本年度按照国家有关规定应进行职业健康检查的劳动者人数。应检人数应≤接触人数。

（14）实检人数：指应检人数中，按照国家有关规定实际进行职业健康检查的人数。实检人数应≤应检人数。

（15）检出职业禁忌、健康损害或疑似职业病人数：指实检人数中，检出的职业禁忌、健康损害或疑似职业病人数。检出人数应≤实检人数。

（16）现有职业病人数：指被监督单位现有的通过职业病诊断确诊的职业病人总数，包括往年诊断和当年新诊断的病人。

（17）本年度新确诊病人数：指本年度确诊的新的职业病人数。

（18）死亡病人数：指本年度职业病人中的死亡人数。

（19）应急预案：指用人单位的职业病危害事故应急救援预案。

（20）应急装备：指用人单位按有关规定配备相应的职业病危害事故应急救援设备、设施。配备齐全的选“完备”，不齐全的选“不完备”，未配备的选“无”。

（21）本年度生产经营状况：歇业、注销、撤销、吊销的选“关闭”，其他情形选“营业”，包括连续、间歇生产经营或持有相应资质但未进行生产经营等。

职业卫生技术服务机构被监督单位信息卡

被监督单位（个人）：________________________　　表　　号：卫统19表
注册地址：________________________　　制表机关：卫生部
地址：________________________　　批准机关：国家统计局
行政区划代码：□□□□□□　　批准文号：国统制［2007］11号
被监督单位组织机构代码：□□□□□□□□-□　　有效期至：2009年
被监督单位经济类型代码：□□

一、基本情况

法定代表人（负责人）：______　身份证件号：□□□□□□□□□□□□□□□□□□

职工总数□□□□　业务人员数□□□□

二、批准的业务范围及本年度的工作量

1．职业卫生技术服务：（可多选）

（1）建设项目职业病危害评价□　资质等级：甲□　乙□

本年度完成：预评价报告书□□□份　控制效果评价报告书□□□份

（2）职业病危害因素检测与评价□

（3）化学品毒性鉴定□　资质等级：甲□　乙□　丙□　丁□

（4）放射卫生防护检测与评价□

（5）职业病防护设施与职业病防护用品的效果评价□

（6）放射防护器材和含放射性产品检测□

2．职业健康检查□　本年度检查人数□□□□□　检出疑似职业病人数□□□□□

检出职业禁忌或健康损害人数□□

3．职业病诊断□　本年度受理人数 □□□□□　确诊病例数□□□□□

三、机构的资质

1．职业卫生技术服务资质证号：

（1）建设项目职业病危害评价证号________________________

新发□　变更□　延续□　注销□　日期：□□□□年□□月□□日

（2）化学品毒性鉴定证号________________________

新发□　变更□　延续□　注销□　日期：□□□□年□□月□□日

（3）放射防护器材和含放射性产品的检测证号________________________

新发□　变更□　延续□　注销□　日期：□□□□年□□月□□日

（4）职业病危害因素检测与评价证号________________________

新发□　变更□　延续□　注销□　日期：□□□□年□□月□□日

（5）放射卫生防护检测与评价证号________________________

新发□　变更□　延续□　注销□　日期：□□□□年□□月□□日

（6）职业病防护设施与防护用品的效果评价证号________________________

新发□　变更□　延续□　注销□　日期：□□□□年□□月□□日

2．职业健康检查机构批准证书号________________________

新发□　变更□　延续□　注销□　日期：□□□□年□□月□□日

3．职业病诊断机构批准证书号________________________

新发□　变更□　延续□　注销□　日期：□□□□年□□月□□日

四、人员的资质

1．职业卫生技术服务专业技术人数□□□　资质证书持有人数□□□

2．职业健康检查专业技术人数□□□　执业医师人数□□□

3．职业病诊断专业技术人数□□□　具有职业病诊断资格的执业医师人数□□□

报告单位：________________　　报告单位负责人：________________
报　告　人：________________　　报　告　日　期：________________

填报说明

1. 制卡目的：根据职业病防治法律法规的有关规定，为掌握各地所监管的职业卫生技术服务、职业健康检查、职业病诊断机构的基本信息和开展职业卫生相关工作的情况，特制定本信息卡。

2. 报告范围：全国范围内，具有相应资质的职业卫生技术服务、职业健康检查和职业病诊断机构，应填写本信息卡。

3. 报告单位：本信息卡由各级卫生监督机构负责填报。

4. 报告时限：本信息卡应在完成相应资质证书发证、变更、延续、注销后5日内填报。对已建卡的单位，每年必须填报一次。

5. 项目解释：

（1）被监督单位：应填写经过注册的被监督单位的全称。

（2）注册地址：指被监督单位工商营业执照或其他法定证照登记注册的地址。未登记注册的不填。

（3）地址：指被监督单位实际所在的地址。

（4）行政区划代码：指“地址”项对应的行政区划代码（详见《中华人民共和国行政区划代码》GB/T2260－2002）。

（5）被监督单位组织机构代码：指被监督单位的《组织机构代码证》上的代码。未取得《组织机构代码证》的不填。

（6）被监督单位经济类型代码：按照国家标准《经济类型分类与代码》（GB/T12402－2000）规定填写。

（7）法定代表人（负责人）：如果被监督单位是法人单位，应填法定代表人姓名，其他单位填负责人或业主姓名。

（8）身份证件号：指用于表明被监督单位法定代表人（负责人）身份的证件号码，包括居民身份证、护照、台胞证、回乡证等。

（9）职工总数：指被监督单位在职职工的总人数，包括新参加及临时工作人员。

（10）业务人员数：指从事本信息卡所涉及的相关业务范围的专业人员数。业务人员数应≤职工总数。

（11）批准的业务范围：指被监督单位所取得的职业卫生技术服务、职业健康检查、职业病诊断等资质证书上所批准可开展的业务范围。

（12）本年度的工作量：指一个统计年度内完成的，所取得职业卫生相应资质范围内的职业卫生相关工作量情况。

（13）机构的资质：在取得相应的机构资质内填空。日期：指新发、变更、延续或注销的日期。

（14）人员的资质：指相应的专业技术从业人数和持有效资质证书人数。持有效资质证书人数应≤专业技术从业人数。

职业卫生监督处罚个案信息卡

被处罚单位（个人）：______________________　　表　　号：卫统20表
注册地址：______________________　　制表机关：卫生部
地址：______________________　　批准机关：国家统计局
行政区划代码：□□□□□□　　批准文号：国统制［2007］11号
被处罚单位组织机构代码：□□□□□□□□-□　　有效期至：2009年
被处罚单位经济类型代码：□□

一、基本情况

法定代表人（负责人）：_______　身份证件号：□□□□□□□□□□□□□□□□□□

二、单位类别

1. 用人单位所属行业：

煤炭□　石油和天然气□　石化□　电力□　核工业□　金属□　机械□　电子□　化工□
医药□　建材□　交通□　铁道□　水利□　农业□　轻工□　森林工业□　纺织□　其他□

2. 职业卫生技术服务机构□
3. 职业健康检查机构□
4. 职业病诊断机构□
5. 职业病诊断鉴定委员会组成人员□
6. 其他□

三、卫生行政处罚情况

1. 案件来源：

（1）在卫生监督检查中发现的□　（2）卫生机构监测报告的□　（3）社会举报的□
（4）上级卫生行政机关交办□　（5）下级卫生行政机关报请□　（6）有关部门移送的□

2. 违法事实：（可多选）

（1）违反建设项目职业病危害评价制度的有关规定：预评价□设计审查□竣工验收□
（2）未按照规定组织职业健康检查□
（3）未建立职业健康监护档案，或者未将检查结果如实告知劳动者□
（4）用人单位或医疗卫生机构未按照规定报告职业病、疑似职业病□
（5）用人单位违法造成劳动者生命健康的严重损害□
（6）未取得资质认证擅自从事职业卫生技术服务□
（7）未经批准擅自从事职业健康检查或职业病诊断□
（8）超出资质认证或批准范围从事职业卫生技术服务或职业健康检查、职业病诊断□
（9）出具虚假证明文件□
（10）收受当事人的财物或其他好处□
（11）其他违法行为□

3. 处罚程序：（1）简易程序□　（2）一般程序□：听证□
4. 处罚过程：立　案　日　期：□□□□年□□月□□日
　　　　　　决定书送达日期：□□□□年□□月□□日
5. 处罚决定：（可多选）处罚文号：______________________

（1）责令限期改正□（2）警告□（3）罚款□ 罚款金额□□□□□□□□□元
（4）没收违法所得□ 没收金额□□□□□□□□□元
（5）没收收受的财物□（6）其他□

6. 行政复议：维持□ 撤销□ 变更□ 限期履行职责□ 确认具体行政行为违法□
7. 行政诉讼：驳回□ 维持□ 撤销□ 部分撤销□ 变更□ 限期履行职责□
8. 结案情况：（1）执行方式：自觉履行□ 强制执行□
　　　　　　（2）执行结果：完全履行□ 不完全履行□
　　　　　　（3）不作行政处罚□
　　　　　　（4）结案日期：□□□□年□□月□□日

四、其他处理情况

1. 移送司法机关□
2. 行政处分：警告□□人　记过□□人　记大过□□人　责令改正和通报批评□□人
　　　　　　降级□□人　撤职□□人　开除□□人

报告单位：______________________　　报告单位负责人：______________________
报 告 人：______________________　　报 告 日 期：______________________

填报说明

1．制卡目的：根据职业病防治法律法规的有关规定，为全面掌握各地实施职业卫生行政处罚的相关情况，特制定本信息卡。

2．报告范围：全国范围内，以职业病防治法律法规作为主要法律依据实施的卫生行政处罚案，应填写本信息卡。

3．报告单位：本信息卡由各级卫生监督机构负责填报。

4．报告时限：

（1）一般程序案件：实行“一案一卡两次报告”制度。第一次应在送达行政处罚决定书后5日内填报。第二次应在结案后的5日内对原信息卡就结案相关情况作补充报告（跨年度结案的案件也应填报）。

（2）简易程序案件、不作行政处罚的立案案件：应在结案时报一次。

（3）对履行行政处罚决定后发生行政复议或/和行政诉讼的案件，对结案情况进行补报。

5．项目解释：

（1）被处罚单位（个人）：指卫生行政处罚决定书所认定的“被处罚人”。

（2）注册地址：指被处罚单位工商营业执照或其他法定证照登记注册的地址。未登记注册的不填。

（3）地址：指行政处罚决定书认定的地址。当场行政处罚案件的地址为案发地址。

（4）行政区划代码：指“地址”项对应的行政区划代码（详见《中华人民共和国行政区划代码》GB/T2260－2002）。

（5）被处罚单位组织机构代码：指被处罚单位（个人）的《组织机构代码证》上的代码。未取得《组织机构代码证》的不填。

（6）被处罚单位经济类型代码：按照国家标准《经济类型分类与代码》（GB/T12402－2000）规定填写。

（7）法定代表人（负责人）：如果被处罚单位（个人）是法人单位，应填法定代表人姓名，其他单位（个人）填负责人或业主姓名。

（8）身份证件号：指用于表明被处罚单位（个人）法定代表人（负责人）身份的证件号码，包括居民身份证、护照、台胞证、回乡证等。

（9）违法事实：指行政处罚决定过程中，查实认定并作出相应处罚的违法行为。违法事实不能列入（1）～（10）项的归入其他违法行为。

（10）一般程序、听证：举行了听证的案件应在“一般程序”和“听证”项内打“√”。虽进入听证程序但因被处罚单位（个人）放弃听证等原因未举行听证的，仅须在“一般程序”项内打“√”。

（11）处罚文号：指行政处罚决定书上书写的处罚文号或编号全称。

（12）行政复议、行政诉讼：凡进入行政复议或/和行政诉讼程序的，在相应的复议或/和诉讼结果项内打“√”。

（13）其他处理情况：指根据案件的性质，按相关规定移送司法机关或对责任人员作出的行政处分情况。

放射卫生被监督单位信息卡

被监督单位（个人）：________________________　　表　　号：卫统21表
注册地址：________________________　　制表机关：卫生部
地址：________________________　　批准机关：国家统计局
行政区划代码：□□□□□□　　批准文号：国统制［2007］11号
被监督单位组织机构代码：□□□□□□□□-□　　有效期至：2009年
被监督单位经济类型代码：□□

一、基本情况

法定代表人（负责人）：______ 身份证件号：□□□□□□□□□□□□□□□□□□

职工总数□□□□□　　放射工作人员数□□□□

二、单位类别

1. 医用辐射单位□　　2. 非医用辐射单位□（生产□ 使用□ 销售□）

三、放射性同位素和射线装置的种类、数量

1. 医用辐射单位（可多选）

（1）放射治疗设备

立体定向γ刀□□台　立体定向X刀□□台　医用加速□□台

钴-60机□□台　深部X射线机□□台

后装治疗　有□ 无□　其他放射治疗项目　有□　无□

（2）核医学

PET影像诊断设备□□台　　SPECT影像诊断设备□□台

其他核医学诊疗项目　　有□　无□

（3）介入放射学设备

DSA介入放射设备□□台　其他介入放射诊疗影像设备□□台

（4）X射线影像诊断设备

X射线CT影像诊断□□台　CR影像诊断设备□□台

DR影像诊断设备□□台　普通X射线机影像诊断设备□□台

其它X射线影像诊断设备□□台

2. 非医用辐射单位（可多选）

（1）放射性同位素：γ辐照装置□□台　γ探伤机□□台　其他密封源设备□□台

（2）非密封源应用□

（3）射线装置：X射线工业探伤□□台　非医用加速器□□台　其他□□台

（4）核设施　□

四、放射诊疗许可情况

1. 放射诊疗许可证号：________________________

2. 新发□　变更□　延续□　注销□　日期：□□□□年□□月□□日

五、放射工作人员培训与健康监护

1. 持有效放射工作人员证数□□□□

2. 放射工作人员个人健康档案：全部建立□ 部分建立□ 未建立□

3. 上 岗 前：培训人数□□ 应检人数□□ 实检人数□□ 检出职业禁忌人数□□

4. 在岗期间：培训人数□□□ 应检人数□□□ 实检人数□□□

检出疑似放射病病人数□□ 检出职业禁忌或健康损害人数□□

5. 离 岗 时：应检人数□□□ 实检人数□□□ 检出疑似放射病病人数□□

6. 应急体检：应检人数□□□ 实检人数□□□ 检出疑似放射病病人数□□

7. 现有放射病病人数□□ 本年度新确诊人数□□ 死亡病人数□□

六、放射工作人员个人剂量监测

1. 放射工作人员个人剂量监测档案：全部建立□ 部分建立□ 未建立□

2. 个人剂量应监测人数□□□ 实监测人数□□□ 个人剂量≥20mSv人数□□□

报告单位：________________　　报告单位负责人：________________
报 告 人：________________　　报 告 日 期：________________

填报说明

1. 制卡目的：根据职业病防治和放射卫生法律法规的有关规定，为了解各地所监管的放射工作单位的基本信息和履行职业病防治法定义务的情况，特制定本信息卡。

2. 报告范围：全国范围内，生产、使用、销售放射性同位素或射线装置的单位，应填写本信息卡。

3. 报告单位：本信息卡由各级卫生监督机构负责填报。

4. 报告时限：凡新增的放射工作单位，应在监督检查或卫生许可后5日内填报。对已建卡单位，每年应填报一次。

5. 项目解释：

（1）被监督单位：应填写经过注册的被监督单位的全称。如该单位未经注册则填被监督单位业主的姓名。

（2）注册地址：指被监督单位工商营业执照或其他法定证照登记注册的地址。未登记注册的不填。

（3）地址：指被监督单位的实际生产经营地址。

（4）行政区划代码：指“地址”项对应的行政区划代码（详见《中华人民共和国行政区划代码》GB/T2260－2002）。

（5）被监督单位组织机构代码：指被监督单位的《组织机构代码证》上的代码。未取得《组织机构代码证》的不填。

（6）被监督单位经济类型代码：按照国家标准《经济类型分类与代码》（GB/T12402－2000）规定填写。

（7）法定代表人（负责人）：如果被监督单位是法人单位，应填法定代表人姓名，其他单位填负责人或业主姓名。

（8）身份证件号：指用于表明被监督单位法定代表人（负责人）身份的证件号码，包括居民身份证、护照、台胞证、回乡证等。

（9）职工总数：指被监督单位在职职工的总人数，包括新参加及临时工作人员。

（10）放射工作人员数：指被监督单位实际从事放射工作的人员总数。放射工作人员数应≤职工总数。

（11）放射性同位素和射线装置的种类、数量：将被监督单位实际生产、使用、销售的放射性同位素和射线装置的数量填入相应项内。

（12）放射诊疗许可情况：指医用辐射单位的放射诊疗许可情况。“日期”指新发、变更、延续或注销的日期。

（13）持有效放射工作人员证数：指放射工作人员中持有效证的人数。持有效放射工作人员证数应≤放射工作人员数。

（14）个人健康（剂量监测）档案：放射工作单位对应实施职业健康监护（个人剂量监测）的对象按规定进行健康体检（剂量监测）并建立个人健康档案的填入“全部建立”项内；未全部实施的填入“部分建立”项内；未实施的填入“未建立”项内。

（15）应检（监测）人数：指本年度按照国家有关规定应进行职业健康检查（个人剂量

监测）的人数。应检（监测）人数应≤放射工作人员数。

（16）实检（监测）人数：指应检（监测）人数中，按照国家有关规定实际进行职业健康检查（个人剂量监测）的人数。实检（监测）人数应≤应检（监测）人数。

（17）检出职业禁忌、健康损害或疑似放射病人数：指实检人数中，检出的职业禁忌、健康损害或疑似放射病的人数。检出人数应≤实检人数。

（18）现有放射病病人数：指被监督单位现有的通过职业病诊断确诊的放射病人总数，包括往年诊断和当年新诊断的病人。

（19）本年度新确诊病人数：指本年度确诊的新的放射病人数。

（20）死亡病人数：指本年度放射病人中的死亡人数。

放射卫生监督处罚个案信息卡

被处罚单位（个人）：______________________________　　表　　号：卫统 22 表

注册地址：______________________________　　制表机关：卫生部

地址：______________________________　　批准机关：国家统计局

行政区划代码：□□□□□□　　批准文号：国统制［2007］11 号

被处罚单位组织机构代码：□□□□□□□□－□　　有效期至：2009 年

被处罚单位经济类型代码：□□

一、基本情况

法定代表人（负责人）：______　身份证件号：□□□□□□□□□□□□□□□□□□

二、单位类别

1．医用辐射单位□

2．非医用辐射单位□（生产□ 使用□ 销售□）

三、卫生行政处罚情况

1．案件来源：

（1）在卫生监督检查中发现的□　（2）卫生机构监测报告的□　（3）社会举报的□

（4）上级卫生行政机关交办□　（5）下级卫生行政机关报请□　（6）有关部门移送的□

2．违法事实：（可多选）

（1）未取得放射诊疗许可从事放射诊疗工作的□

（2）未办理诊疗科目登记或者未按照规定进行校验的□

（3）未经批准擅自变更放射诊疗项目或者超出批准范围从事放射诊疗工作的□

（4）使用不具备相应资质的人员从事放射工作的□

（5）违反建设项目职业病危害评价制度的有关规定：预评价□设计审查□竣工验收□

（6）购置、使用不合格或者国家有关部门规定淘汰的放射诊疗设备的□

（7）未按照规定使用安全防护装置和个人防护用品的□

（8）未按照规定对放射工作人员进行健康检查，建立健康档案□

（9）未按照规定对放射工作人员进行个人剂量检测，建立个人剂量档案□

（10）发生放射事件并造成人员健康严重损害□

（11）发生放射事件未立即采取应急救援和控制措施，或者未按照规定及时报告的□

（12）其他违法行为□

3．处罚程序：（1）简易程序□（2）一般程序□：听证□

4．处罚过程：立　案　日　期：□□□□年□□月□□日

决定书送达日期：□□□□年□□月□□日

5．处罚决定：（可多选）　　处罚文号：______________________________

（1）责令限期改正□　（2）警告□　（3）罚款□ 罚款金额□□□□□□□□□元

（4）吊销许可证□　（5）其他□

6．行政复议：维持□ 撤销□ 变更□ 限期履行职责□ 确认具体行政行为违法□

7．行政诉讼：驳回□ 维持□ 撤销□ 部分撤销□ 变更□ 限期履行职责□

8．结案情况：（1）执行方式：自觉履行□ 强制执行□

（2）执行结果：完全履行□ 不完全履行□

（3）不作行政处罚□

（4）结案日期：□□□□年□□月□□日

四、其他处理情况

移送司法机关□

报告单位：______________________　　报告单位负责人：______________________

报 告 人：______________________　　报　告　日　期：______________________

填报说明

1．制卡目的：根据职业病防治和放射卫生法律法规的有关规定，为全面掌握各地实施放射卫生行政处罚的相关情况，特制定本信息卡。

2．报告范围：全国范围内，以职业病防治和放射卫生法律法规作为主要法律依据实施的卫生行政处罚案，应填写本信息卡。

3．报告单位：本信息卡由各级卫生监督机构负责填报。

4．报告时限：

（1）一般程序案件：实行“一案一卡两次报告”制度。第一次应在送达行政处罚决定书后5日内填报。第二次应在结案后的5日内对原信息卡就结案相关情况作补充报告（跨年度结案的案件也应填报）。

（2）简易程序案件、不作行政处罚的立案案件：应在结案时报一次。

（3）对履行行政处罚决定后发生行政复议或/和行政诉讼的案件，对结案情况进行补报。

5．项目解释：

（1）被处罚单位（个人）：指卫生行政处罚决定书所认定的“被处罚人”。

（2）注册地址：指被处罚单位工商营业执照或其他法定证照登记注册的地址。未登记注册的不填。

（3）地址：指行政处罚决定书认定的地址。当场行政处罚案件的地址为案发地址。

（4）行政区划代码：指“地址”项对应的行政区划代码（详见《中华人民共和国行政区划代码》GB/T2260－2002）。

（5）被处罚单位组织机构代码：指被处罚单位（个人）的《组织机构代码证》上的代码。未取得《组织机构代码证》的不填。

（6）被处罚单位经济类型代码：按照国家标准《经济类型分类与代码》（GB/T12402－2000）规定填写。

（7）法定代表人（负责人）：如果被处罚单位（个人）是法人单位，应填法定代表人姓名，其他单位（个人）填负责人或业主姓名。

（8）身份证件号：指用于表明被处罚单位（个人）法定代表人（负责人）身份的证件号码，包括居民身份证、护照、台胞证、回乡证等。

（9）单位类别：同《放射卫生被监督单位信息卡》。

（10）违法事实：指行政处罚决定过程中，查实认定并作出相应处罚的违法行为。违法事实不能列入（1）～（11）项的归入其他违法行为。

（11）一般程序、听证：举行了听证的案件应在“一般程序”和“听证”项内打“√”。虽进入听证程序但因被处罚单位（个人）放弃听证等原因未举行听证的，仅须在“一般程序”项内打“√”。

（12）处罚文号：指行政处罚决定书上书写的处罚文号或编号全称。

（13）行政复议、行政诉讼：凡进入行政复议或/和行政诉讼程序的，在相应的复议或/和诉讼结果项内打“√”。

（14）其他处理情况：指根据案件的性质，按相关规定移送司法机关的案件。

传染病防治监督处罚个案信息卡

被处罚单位（个人）：______________________________
注册地址：______________________________
地址：______________________________
行政区划代码：□□□□□□
被处罚单位组织机构代码：□□□□□□□□－□
被处罚单位经济类型代码：□□

表　　号：卫统23表
制表机关：卫生部
批准机关：国家统计局
批准文号：国统制［2007］11号
有效期至：2009年

一、基本情况

法定代表人（负责人）：______ 身份证件号：□□□□□□□□□□□□□□□□□□

二、单位类别

1. 疾病预防控制机构□ 2. 医疗机构□ 3. 采供血机构□
4. 消毒产品生产单位□ 5. 消毒产品经营单位□ 6. 其他有关单位及个人□

三、卫生行政处罚情况

1. 案件来源：
(1) 在卫生监督检查中发现的□ (2) 卫生机构监测报告的□ (3) 社会举报的□
(4) 上级卫生行政机关交办□ (5) 下级卫生行政机关报请□ (6) 有关部门移送的□

2. 违法事实：
(1) 违反《中华人民共和国传染病防治法》的规定
①违反传染病疫情监测信息报告管理规定□
②未依据职责采取、承担传染病疫情的预防控制措施□
③未按规定提供医疗救治□，违反消毒隔离制度□、病历管理规定□
④违反规定导致经血液传播疾病的发生□
⑤非法采集或组织他人出卖血液□
⑥在国家确认的自然疫源地违法兴建大型建设项目□
⑦用于传染病防治的消毒产品不符合国家卫生标准和卫生规范的□
⑧导致或可能导致传染病传播、流行的因素：
饮用水□ 涉水产品□ 消毒产品□血液制品□被污染的其他物品□
(2) 违反《突发公共卫生事件应急条例》的规定□
(3) 违反《艾滋病防治条例》的规定□
(4) 违反《病原微生物实验室生物安全管理条例》的规定□
(5) 违反《疫苗流通和预防接种管理条例》的规定□
(6) 违反《医疗废物管理条例》的规定□
(7) 违反《消毒管理办法》的规定□
(8) 其他违法行为□

3. 处罚程序：(1) 简易程序□ (2) 一般程序□：听证□

4. 处罚过程：立　案　日　期：□□□□年□□月□□日
决定书送达日期：□□□□年□□月□□日

5. 处罚决定：（可多选） 处罚文号：______________
(1) 责令限期改正□ (2) 警告□ (3) 罚款□ 罚款金额□□□□□□□□□元
(4) 没收违法所得□ 没收金额□□□□□□□□□元 (5) 暂扣或吊销许可证□
(6) 取缔□ (7) 吊销执业证书□ (8) 其他□

6. 行政复议：维持□ 撤销□ 变更□ 限期履行职责□ 确认具体行政行为违法□

7. 行政诉讼：驳回□ 维持□ 撤销□ 部分撤销□ 变更□ 限期履行职责□

8. 结案情况：(1) 执行方式：自觉履行□ 强制执行□
(2) 执行结果：完全履行□ 不完全履行□
(3) 不作行政处罚□
(4) 结案日期：□□□□年□□月□□日

四、其他处理情况

1. 移送司法机关□
2. 行政处分：警告□□人 记过□□人 记大过□□人
降级□□人 撤职□□人 开除□□人

报告单位：______________________ 报告单位负责人：______________________
报 告 人：______________________ 报　告　日　期：______________________

填 报 说 明

1. 制卡目的：根据传染病防治法律法规的有关规定，为全面掌握各地实施传染病防治（消毒产品）卫生行政处罚的相关情况，特制定本信息卡。

2. 报告范围：全国范围内以传染病防治法律法规作为主要法律依据实施的卫生行政处罚案，应填写本信息卡。

3. 报告单位：本信息卡由各级卫生监督机构负责填报。

4. 报告时限：

（1）一般程序案件：实行“一案一卡两次报告”制度。第一次应在送达行政处罚决定书后5 日内填报。第二次应在结案后的5 日内对原信息卡就结案相关情况作补充报告（跨年度结案的案件也应填报）。

（2）简易程序案件、不作行政处罚的立案案件：应在结案时报一次。

（3）对履行行政处罚决定后发生行政复议或/和行政诉讼的案件，对结案情况进行补报。

5. 项目解释：

（1）被处罚单位（个人）：指卫生行政处罚决定书所认定的“被处罚人”。

（2）注册地址：指被处罚单位工商营业执照或其他法定证照登记注册的地址。未登记注册的不填。

（3）地址：指行政处罚决定书认定的地址。当场行政处罚案件的地址为案发地址。

（4）行政区划代码：指“地址”项对应的行政区划代码（详见《中华人民共和国行政区划代码》GB/T2260－2002）。

（5）被处罚单位组织机构代码：指被处罚单位（个人）的《组织机构代码证》上的代码。未取得《组织机构代码证》的不填。

（6）被处罚单位经济类型代码：按照国家标准《经济类型分类与代码》（GB/T12402－2000）规定填写。

（7）法定代表人（负责人）：如果被处罚单位（个人）是法人单位，应填法定代表人姓名，其他单位（个人）填负责人或业主姓名。

（8）身份证件号：指用于表明被处罚单位（个人）法定代表人（负责人）身份的证件号码，包括居民身份证、护照、台胞证、回乡证等。

（9）违法事实：指行政处罚决定过程中，查实认定并作出相应处罚的违法行为。违法事实不能列入（1）～（7）项的归入其他违法行为。填写“导致或可能导致传染病传播流行的”一项时，应同时填写导致或可能导致传染病传播流行的“因素”项目。

（10）一般程序、听证：举行了听证的案件应在“一般程序”和“听证”项内打“√”。虽进入听证程序但因被处罚单位（个人）放弃听证等原因未举行听证的，仅须在“一般程序”项内打“√”。

（11）处罚文号：指行政处罚决定书上书写的处罚文号或编号全称。

（12）行政复议、行政诉讼：凡进入行政复议或/和行政诉讼程序的，在相应的复议或/和诉讼结果项内打“√”。

（13）其他处理情况：指根据案件的性质，按相关规定移送司法机关或对责任人员作出的行政处分情况。

医疗卫生监督处罚个案信息卡

被处罚单位（个人）：________________

注册地址：________________

地址：________________

行政区划代码：□□□□□□

被处罚单位组织机构代码：□□□□□□□□－□

被处罚单位经济类型代码：□□

表　　号：卫统24表

制表机关：卫生部

批准机关：国家统计局

批准文号：国统制［2007］11号

有效期至：2009年

一、基本情况

法定代表人（负责人）：______　身份证件号：□□□□□□□□□□□□□□□□□□□□

二、单位类别

1. 医疗机构：医院□　妇幼保健院□　社区卫生服务机构□　卫生院□　疗养院□

门诊部□　诊所类□　其他□

医疗机构执业许可证号：________________

母婴保健执业许可证号：________________

2. 非医疗机构□

三、个人类别

1. 卫生技术人员：（1）医师□　（2）药师□　（3）护士□　（4）医技□　（5）乡村医生□

执业证书编码：________________

2. 非卫生技术人员□

四、卫生行政处罚情况

1. 案件来源：

（1）在卫生监督检查中发现的□　（2）卫生机构监测报告的□　（3）社会举报的□

（4）上级卫生行政机关交办□　（5）下级卫生行政机关报请□　（6）有关部门移送的□

2. 违法事实：（可多选）

（1）未取得执业许可证擅自执业□

（2）逾期不校验医疗机构执业许可证□

（3）出卖、转让、出借医疗机构执业许可证□

（4）诊疗活动超出登记范围□

（5）使用非卫生技术人员□

（6）出具虚假证明文件□

（7）造成、发生医疗事故□

（8）未获许可开展人类辅助生殖技术□

（9）擅自购置、违规使用大型医用设备□

（10）以不正当手段，非法取得执业证书□

（11）违反医疗技术规范□

（12）未取得资格证明或未经注册从事医疗工作□

（13）其他违法行为□

3. 处罚程序：（1）简易程序□　（2）一般程序□：听证□

4. 处罚过程：立　案　日　期：□□□□年□□月□□日

决定书送达日期：□□□□年□□月□□日

5. 处罚决定：（可多选）处罚文号：________________

（1）警告□　（2）罚款□ 罚款金额□□□□□□□□□元

（3）没收违法所得□ 没收违法所得金额□□□□□□□□□元（4）没收药品器械□

（5）责令停止执业□　（6）责令限期补办校验手续□　（7）吊销执业许可证□

（8）责令暂停执业活动□ 时间□□月（9）吊销执业证书□（10）取缔□

（11）其他□

6. 行政复议：维持□ 撤销□ 变更□ 限期履行职责□ 确认具体行政行为违法□

7. 行政诉讼：驳回□ 维持□ 撤销□ 部分撤销□ 变更□ 限期履行职责□

8. 结案情况：（1）执行方式：自觉履行□ 强制执行□

（2）执行结果：完全履行□ 不完全履行□

（3）不作行政处罚□

（4）结案日期：□□□□年□□月□□日

五、其他处理情况

1. 移送司法机关□

2. 行政处分：警告□□人 记过□□人 记大过□□人

降级□□人 撤职□□人 开除□□人

报告单位：________________　报告单位负责人：________________

报 告 人：________________　报　告　日　期：________________

填报说明

1. 制卡目的：根据《中华人民共和国执业医师法》、《中华人民共和国母婴保健法》、《医疗机构管理条例》、《乡村医生从业管理条例》、《护士管理办法》等相关法律法规，为全面掌握各地实施医疗卫生行政处罚的相关情况，特制定本信息卡。

2. 报告范围：全国范围内以《中华人民共和国执业医师法》、《中华人民共和国母婴保健法》、《医疗机构管理条例》、《乡村医生从业管理条例》、《护士管理办法》等作为主要法律依据实施的卫生行政处罚案，应填写本信息卡。

3. 报告单位：本信息卡由各级卫生监督机构负责填报。

4. 报告时限：

（1）一般程序案件：实行“一案一卡两次报告”制度。第一次应在送达行政处罚决定书后5日内填报。第二次应在结案后的5日内对原信息卡就结案相关情况作补充报告（跨年度结案的案件也应填报）。

（2）简易程序案件、不作行政处罚的立案案件：应在结案时报一次。

（3）对履行行政处罚决定后发生行政复议或/和行政诉讼的案件，对结案情况进行补报。

5. 项目解释：

（1）被处罚单位（个人）：指卫生行政处罚决定书所认定的“被处罚人”。

（2）注册地址：指被处罚单位工商营业执照或其他法定证照登记注册的地址。未登记注册的不填。

（3）地址：指行政处罚决定书认定的地址。当场行政处罚案件的地址为案发地址。

（4）行政区划代码：指“地址”项对应的行政区划代码（详见《中华人民共和国行政区划代码》GB/T2260　2002）。

（5）被处罚单位组织机构代码：指被处罚单位（个人）的《组织机构代码证》上的代码。未取得《组织机构代码证》的不填。

（6）被处罚单位经济类型代码：按照国家标准《经济类型分类与代码》（GB/T12402－2000）规定填写。

（7）法定代表人（负责人）：如果被处罚单位（个人）是法人单位，应填法定代表人姓名，其他单位（个人）填负责人或业主姓名。

（8）身份证件号：指用于表明被处罚单位（个人）法定代表人（负责人）身份的证件号码，包括居民身份证、护照、台胞证、回乡证等。

（9）单位类别：“医疗机构”项根据《卫生部关于修订〈医疗机构管理条例实施细则〉第三条有关内容的通知》（卫医发〔2006〕432号）确定。

（10）个人类别：对个人实施的行政处罚案，应将其个人所属单位的有关信息填入“单位类别”项。

（11）违法事实：指行政处罚决定过程中，查实认定并作出相应处罚的违法行为。违法事实不能列入（1）～（12）项的归入其他违法行为。

（12）一般程序、听证：举行了听证的案件应在“一般程序”和“听证”项内打

“√”。虽进入听证程序但因被处罚单位（个人）放弃听证等原因未举行听证的，仅须在“一般程序”项内打“√”。

（13）处罚文号：指行政处罚决定书上书写的处罚文号或编号全称。

（14）行政复议、行政诉讼：凡进入行政复议或/和行政诉讼程序的，在相应的复议或/和诉讼结果项内打“√”。

（15）其他处理情况：指根据案件的性质，按相关规定移送司法机关或对责任人员作出的行政处分情况。

采供血卫生监督处罚个案信息卡

被处罚单位（个人）：________________________
注册地址：________________________
地址：________________________
行政区划代码：□□□□□□
被处罚单位组织机构代码：□□□□□□□□－□
被处罚单位经济类型代码：□□

表　　号：卫统25表
制表机关：卫生部
批准机关：国家统计局
批准文号：国统制［2007］11号
有效期至：2009年

一、基本情况

法定代表人（负责人）：______　身份证件号：□□□□□□□□□□□□□□□□□□
采供血执业许可证号：________________________
医疗机构执业许可证号：________________________

二、单位类别

1. 一般血站：血液中心□　中心血站□　中心血库□
2. 特殊血站：脐带血造血干细胞库□　其他类型血库□
3. 单采血浆站□
4. 医疗机构□
5. 其他□

三、个人类别

1. 医务人员□　2. 供血、浆者□　3. 其他□

四、卫生行政处罚情况

1. 案件来源：
（1）在卫生监督检查中发现的□　（2）卫生机构监测报告的□　（3）社会举报的□
（4）上级卫生行政机关交办□　（5）下级卫生行政机关报请□　（6）有关部门移送的□
2. 违法事实：（可多选）
（1）非法采集、供应、倒卖血液、血浆、脐带血□
（2）非法组织他人出卖血液□
（3）血站、医疗机构出售无偿献血的血液□
（4）涂改、伪造、转让供浆证件□
（5）采集供应违反操作规程和制度□
（6）包装、储运不符合国家卫生标准和要求□
（7）向医疗机构提供不符合国家规定标准的血液□
（8）将不符合国家规定标准的血液用于患者□
（9）其他违法行为□
3. 处罚程序：（1）简易程序□　（2）一般程序□：听证□
4. 处罚过程：立　案　日　期：□□□□年□□月□□日
决定书送达日期：□□□□年□□月□□日
5. 处罚决定（可多选）：　处罚文号：________________
（1）责令改正□　（2）警告□　（3）罚款□　罚款金额□□□□□□□□□元
（4）没收违法所得□　没收金额□□□□□□□□□元　（5）停业整顿□
（6）吊销许可证□　（7）没收财物□　（8）取缔□　（9）其他□
6. 行政复议：维持□ 撤销□ 变更□ 限期履行职责□ 确认具体行政行为违法□
7. 行政诉讼：驳回□　维持□　撤销□　部分撤销□　变更□　限期履行职责□
8. 结案情况：（1）执行方式：自觉履行□　强制执行□
（2）执行结果：完全履行□　不完全履行□
（3）不作行政处罚□
（4）结案日期：□□□□年□□月□□日

五、其他处理情况

1. 移送司法机关□
2. 行政处分：警告□□人 记过□□人 记大过□□人
降级□□人 撤职□□人 开除□□人

报告单位：________________　报告单位负责人：________________
报 告 人：________________　报　告　日　期：________________

填报说明

1. 制卡目的：根据《中华人民共和国献血法》等卫生法律法规，为全面掌握各地实施采供血方面卫生行政处罚的相关情况，特制定本信息卡。

2. 报告范围：全国范围内以《中华人民共和国献血法》、《血液制品管理条例》等作为主要法律依据实施的卫生行政处罚案，应填写本信息卡。

3. 报告单位：本信息卡由各级卫生监督机构负责填报。

4. 报告时限：

（1）一般程序案件：实行“一案一卡两次报告”制度。第一次应在送达行政处罚决定书后5日内填报。第二次应在结案后的5日内对原信息卡就结案相关情况作补充报告（跨年度结案的案件也应填报）。

（2）简易程序案件、不作行政处罚的立案案件：应在结案时报一次。

（3）对履行行政处罚决定后发生行政复议或/和行政诉讼的案件，对结案情况进行补报。

5. 项目解释：

（1）被处罚单位（个人）：指卫生行政处罚决定书所认定的“被处罚人”。

（2）注册地址：指被处罚单位工商营业执照或其他法定证照登记注册的地址。未登记注册的不填。

（3）地址：指行政处罚决定书认定的地址。当场行政处罚案件的地址为案发地址。

（4）行政区划代码：指“地址”项对应的行政区划代码（详见《中华人民共和国行政区划代码》GB/T2260－2002）。

（5）被处罚单位组织机构代码：指被处罚单位（个人）的《组织机构代码证》上的代码。未取得《组织机构代码证》的不填。

（6）被处罚单位经济类型代码：按照国家标准《经济类型分类与代码》（GB/T12402－2000）规定填写。

（7）法定代表人（负责人）：如果被处罚单位（个人）是法人单位，应填法定代表人姓名，其他单位（个人）填负责人或业主姓名。

（8）身份证件号：指用于表明被处罚单位（个人）法定代表人（负责人）身份的证件号码，包括居民身份证、护照、台胞证、回乡证等。

（9）单位类别：根据《血液制品管理条例》、《血站管理办法》等确定。

（10）个人类别：对个人实施的行政处罚案，应将其个人所属单位的有关信息填入“单位类别”项。

（11）违法事实：指行政处罚决定过程中，查实认定并作出相应处罚的违法行为。违法事实不能列入（1）～（8）项的归入其他违法行为。

（12）一般程序、听证：举行了听证的案件应在“一般程序”和“听证”项内打“√”。虽进入听证程序但因被处罚单位（个人）放弃听证等原因未举行听证的，仅须在“一般程序”项内打“√”。

（13）处罚文号：指行政处罚决定书上书写的处罚文号或编号全称。

（14）行政复议、行政诉讼：凡进入行政复议或/和行政诉讼程序的，在相应的复议或/和诉讼结果项内打“√”。

（15）其他处理情况：指根据案件的性质，按相关规定移送司法机关或对责任人员作出的行政处分情况。

2.3 全国疾病控制调查制度

2.3.1 全国疾病控制调查制度说明

一、调查目的

了解重大疾病发病及防治工作、居民死因及改水改厕情况，为制定疾病预防控制政策和规划提供依据。

二、主要内容

结核病、血吸虫病、地方病和职业病发病及防治工作情况，居民病伤死亡原因、改水改厕情况等。

三、统计范围、报告期及调查方法

1．结核病、血吸虫病、地方病和职业病发病及防治工作情况：统计范围见调查表，报告期为月报、季报及年报，一般为全面调查。

2．居民病伤死亡原因：120 个死因调查县区，报告期为年报。

3．改水改厕情况：调查范围为各级爱卫办，报告期为年报，调查方法为全面调查。

四、疾病控制调查表目录（附后）

表号	表名	调查范围	报送单位	报告期别	报送日期	报送方式	卫生部主管单位
卫统26表	居民病伤死亡原因报告卡(死亡医学证明书)	国家死因调查点、160个死因监测点	疾病预防控制机构	月报/年报	次月20日/次年2月20日以前	逐级上报	统计信息中心/疾病控制局
卫统26-1表	居民病伤死亡原因调查表						
卫统27表	结核病人登记调查表	各省、自治区、直辖市	同上	年报	次年2月底以前	逐级上报	疾病控制局
卫统28表	国家免疫规划疫苗常规预防接种情况调查表	各省、自治区、直辖市	同上	周报/月报	每次接种5日内	逐级上报	同上
卫统29-1表	血吸虫病防治工作调查表	血吸虫流行地区的县(区)	同上	月报/年报	次年1月10日前	网络直报	同上
卫统29-2表	急性血吸虫病个案调查表		同上	月报/年报	病例出院后1周内	网络直报	同上
卫统29-3表	晚期血吸虫病个案登记表		同上	月报/年报	病例出院后1周内	网络直报	同上
卫统30表	疟疾防治工作调查表	当年有疟疾病例报告（包括输入病例）的县（市、区）	同上	半年/年报	6月30/次年1月20日前	网络直报	同上
卫统31表	包虫病防治工作调查表	包虫病流行的省、自治区	同上	年报	次年1月31日前	网络直报	同上
卫统32表	土源性线虫病防治工作调查表	各省、自治区、直辖市	同上	年报	次年1月15日前	网络直报	同上
卫统33表	农村改水情况调查表	各省、自治区、直辖市和新疆生产建设兵团	各级爱卫办	年报	次年1月底	逐级上报	同上
卫统34表	农村改厕情况调查表	各省、自治区、直辖市和新疆生产建设兵团	各级爱卫办	年报	次年1月底	逐级上报	同上
卫统35表-1	克山病防治工作调查表	有克山病防治任务的省、自治区、直辖市	疾病预防控制机构	年报	次年1月10日前	逐级上报	同上
卫统35表-2	大骨节病防治工作调查表	有大骨节病防治任务的省、自治区、直辖市	同上	年报	次年1月10日前	逐级上报	同上
卫统35表-3	碘缺乏病防治工作调查表	有碘缺乏病防治任务的省、自治区、直辖市	同上	年报	次年1月10日前	逐级上报	同上
卫统35表-4	高碘性甲状腺肿防治工作调查表	有高碘性甲状腺肿病防治任务的省、自治区、直辖市	同上	年报	次年1月10日前	逐级上报	同上

续　表

表号	表名	调查范围	报送单位	报告期别	报送日期	报送方式	卫生部主管单位
卫统35表-5	地方性氟中毒（水型）防治工作调查表	有地方性氟中毒(水型)防治任务的省、自治区、直辖市	同上	年报	次年1月10日前	逐级上报	同上
卫统35表-6	地方性氟中毒（燃煤污染型）防治工作调查表	有地方性氟中毒(燃煤污染型)防治任务的省、自治区、直辖市	同上	年报	次年1月10日前	逐级上报	同上
卫统35表-7	地方性砷中毒（水型）防治工作调查表	有地方性砷中毒(水型)防治任务的省、自治区、直辖市	同上	年报	次年1月10日前	逐级上报	同上
卫统35表-8	地方性砷中毒（燃煤污染型）防治工作调查表	有地方性砷中毒(燃煤污染型)防治任务的省、自治区、直辖市	同上	年报	次年1月10日前	逐级上报	同上
卫统36表-1	尘肺病报告卡	各省、自治区、直辖市	职业病诊断资质的医疗机构和职业病防治机构	半年报	7月10日和下一年1月10日前	网络直报	卫生监督局
卫统36表-2	职业病报告卡	各省、自治区、直辖市	具备职业病诊断资质的医疗机构和职业病防治机构	半年报	7月10日和次年1月10日前	网络直报	卫生监督局
卫统36表-3	农药中毒报告卡	各省、自治区、直辖市	医疗机构	半年报	7月10日和次年1月10日前	网络直报	卫生监督局
卫统36表-4	职业性放射性疾病报告卡	各省、自治区、直辖市	职业性放射性疾病诊断资质的医疗机构和放射工作单位	半年报	7月10日和次年1月10日前	网络直报	卫生监督局
卫统36表-5	放射工作人员个人剂量监测报告卡	各省、自治区、直辖市	县级以上卫生行政部门或有监测资质的个人剂量监测机构	年报	次年1月10日前	网络直报	卫生监督局
卫统37表-1	职业卫生重大公共卫生事件报告卡	各省、自治区、直辖市	职业病防治机构	月报	突发公共卫生事件终止后2周内	网络直报	卫生监督局
卫统37表-2	放射卫生重大公共卫生事件报告卡	各省、自治区、直辖市	发生放射卫生重大事件的单位或医疗机构	月报	同上	网络直报	卫生监督局
卫统38表-1	有毒有害作业工人健康监护卡	各省、自治区、直辖市	职业健康检查机构	半年报	7月10日和次年1月10日前	网络直报	卫生监督局
卫统38表-2	作业场所职业病危害因素监测卡	各省、自治区、直辖市	职业卫生技术服务机构	半年报	7月10日和次年1月10日前	网络直报	卫生监督局
卫统38表-3	放射工作单位职业健康管理报告卡	各省、自治区、直辖市	放射工作单位	年报	每年10月30日前	网络直报	卫生监督局

2.3.2 疾病控制调查表表式及说明

居民病伤死亡原因报告卡

表　　号：卫统 26 表
制表机关：卫生部、公安部
批准机关：国家统计局
批准文号：国统制[2007]30 号
有效期至：2009

＿＿＿省＿＿＿市＿＿＿区(县)＿＿＿街道(乡)　　　　编号：

死者姓名	性别 1. 男 2. 女	民族	主要职业及工种	身份证号码	常住户口住址
婚姻状况 1.未婚 2.已婚 3.丧偶 4.离婚 9.不详			文化程度 1.文盲或半文盲 2.小学 3.中学 4.大学 5.不详		生前工作单位
出生日期　年　月　日	死亡日期　年　月　日		实足年龄	死亡地点 1.医院 2.急诊室 3.家中或赴医院途中 4.外地及其他 9.不详	
可以联系的家属姓名			住址或工作单位		

致死的主要疾病诊断（请填写具体的病名，勿填症状体征） I. (a) 直接导致死亡的疾病或情况：＿＿＿＿＿＿ (b) 引起 (a) 的疾病或情况：＿＿＿＿＿＿ (c) 引起 (b) 的疾病或情况：＿＿＿＿＿＿ II. 其他疾病诊断（促进死亡，但与导致死亡无关的其他重要情况）：	发病至死亡大概时间间隔 ＿＿＿＿＿＿ ＿＿＿＿＿＿ ＿＿＿＿＿＿

死者生前上述疾病的最高诊断单位：　1．省级(市)医院　2．地区级(市)医院　3．县级(区)医院　4．卫生院　5．乡村医生　6．未就诊　9．其他及不详			
死者生前上述疾病的最高诊断依据：　1. 尸检　2. 病理　3. 手术　4. 临床+理化　5. 临床　6. 死后推断　9. 不详			
住院号：	医师签名：	单位盖章：	填报日期：　年　月　日

(以下由统计人员填写)根本死亡原因：　　ICD 编码：　　统计分类号：

《居民病伤死亡原因报告卡》说明

一、调查目的

了解部分市、县居民死亡原因，为制定疾病防治规划提供参考依据。

二、填报单位及方法

1. 开展死因调查和死因监测的市（区）、县公安局做好《居民死亡医学证明书》整理和保存工作，定期移交卫生局或疾病预防控制中心，并向卫生局或疾病预防控制中心提供性别、年龄别、人口数和全年出生数。

2. 开展死因调查和死因监测的市（区）、县卫生局或疾病预防控制中心根据《居民死亡医学证明书》及有关资料整理、填报本报告卡，建立居民病伤死亡原因原始资料数据库，汇总《居民病伤死亡原因调查表》。

三、报送日期、方式及内容

1. 国家死因调查点：市（区）、县卫生局或疾病预防控制中心于次年2月15日以前将居民死亡原因原始资料数据库、人口数以及《居民病伤死亡原因调查表》以电子邮件方式报送省、自治区、直辖市卫生厅局，由省、自治区、直辖市卫生厅局于2月20日前将各市（区）、县死因调查点的数据以上传至卫生部统计信息中心。

2. 160个死因监测点：市（区）、县疾病预防控制中心于每月20日前将上月数据上报至省级疾病预防控制中心和中国疾病预防控制中心慢病中心。

四、填表说明

1. 主要职业及工种：尽可能同时填写职业和主要从事的工作。如工人、农民、干部、学生、军人、服务行业等；还可详细填写工种，如车工、钳工、电工、纺织工等

2. 常住户口地址：应按户口簿上登记的住址填写完整，包括住处的具体门牌号码。

3. 实足年龄：按照周岁填写。如为婴儿，可填写实际存活的月、日、小时。

4. 致死的主要疾病诊断可分为两部分报告：在第Ⅰ部分（a）中填写最后造成死亡的那个疾病诊断或损伤、中毒的临床表现，如肺心病、脑出血、颅内损伤（不要填写呼吸、循环衰竭等情况）；（b）中填写引起（a）的疾病或情况，如肺气肿、高血压、损伤中毒的外部原因（骑自行车与汽车相撞、跳楼自杀等）；（c）中填写引起（b）的疾病或情况，如慢性支气管炎。在第Ⅱ部分中填写那些与第Ⅰ部分无关但促进了死亡的其他疾病或情况。

5. 疾病的最高诊断单位：一般指死者主要疾病的最后诊断单位，也可填写在第Ⅰ疾病的最高一级诊断单位，如省（市）级医院包括相当于省级及以上的各类医院，其余依此类推。

6. 年平均人口数：户籍人口数（上年年末＋本年年末）÷2。

7. 居民死亡原因按致死的根本原因进行统计。疾病分类标准采用《国际疾病分类》第十版（ICD－10）。

居民病伤死亡原因调查表

________年

__________省 _________县(区)　　　　表　　号：卫统26表-1

行政区划代码:□□□□□□　　　　制表机关：卫生部、公安部

填报单位：　　　　批准机关：国家统计局

资料类别：(1)市、县　　　　批准文号：国统制[2007]30号

(2)合计、男、女　　　　有效期至：2009

疾病名称(ICD-10)	死亡人数																					
	合计	不满1岁		1-	5-	10-	15-	20-	25-	30-	35-	40-	45-	50-	55-	60-	65-	70-	75-	80-	85岁及以上	不详
		计	其中:新生儿																			
甲	(1)	(2)	(3)	(4)	(5)	(6)	(7)	(8)	(9)	(10)	(11)	(12)	(13)	(14)	(15)	(16)	(17)	(18)	(19)	(20)	(21)	(22)
ICD-10病伤死亡原因类目																						

其他资料：全年出生数____________人

单位负责人：________　　　　填表人：__________　　　　报出日期　　年　月　日

结核病人登记调查表

表　　号：卫统27表
制表机关：卫生部
批准机关：国家统计局
批准文号：国统制[2007]30号
有效期至：2009

______年

填报单位(签章)：__________________

(一) 结核病人登记数

结核病人分类		合计（1）	初治	复治			
			新病人（2）	复发（3）	返回（4）	初治失败（5）	其他复治（6）
肺结核	合　计						
	涂　阳						
	涂　阴					—	
	未查痰					—	
结核性胸膜炎				—	—	—	—
其他肺外结核				—	—	—	—

(二)上年内登记涂阳肺结核病人治疗转归

涂阳肺结核病人分类		上年内登记涂阳肺结核病人数（1）	治愈（2）	完成治疗（3）	死　亡		失败（6）	丢失（7）	迁出（8）	其他（9）
					结核（4）	非结核（5）				
初治	新病人									
复治	合计									
	复发									
	其他									

(三) 实施现代结核病控制策略（DOTS）

项目	合计（1）	实施 DOTS 县（区）（2）	未实施 DOTS 县（区）（3）
县（区）数			
年底总人口数			

单位负责人：______________　填表人：____________　报出日期：______年___月___日

《结核病人登记调查表》说明

一、调查目的

掌握各地现代结核病控制策略（DOTS）覆盖率及在DOTS下肺结核病人发现和治疗效果，为制定防治策略和措施提供依据。

二、统计范围

全国各省、自治区、直辖市。

三、填报单位

各省、自治区、直辖市卫生厅（局）疾病控制处或受其委托的业务负责单位。

四、报送日期及方式

各省、自治区、直辖市卫生厅（局）将本地区数据于次年2月底以前报送卫生部疾病预防控制局，同时抄送一份到中国疾病预防控制中心结核病预防控制中心。

五、报送要求

1. 各省、自治区、直辖市要以县（市、区）结核病防治机构或承担结核病防治任务的定点医疗机构为基础，逐级汇总，并与结核病网络直报系统肺结核病人数进行核对后报省卫生厅审核。

2. 中国疾病预防控制中心结核病预防控制中心对收到的各省、自治区、直辖市报告的《结核病人登记调查表》数据检查核实后予以汇总报卫生部疾病预防控制局。

六、指标解释

1. 表内各名词定义与国家《结核病防治工作规范》中的有关定义一致。

2. 表内各行关系

第（一）表中，(1) = (2) + (3) + (4) + (5) + (6)

第（二）表中，(1) = (2) + (3) + (4) + (5) + (6) + (7) + (8) + (9)

第（三）表中，(1) = (2) + (3)

国家免疫规划疫苗常规预防接种情况调查表

（接种单位使用）

表　　号：卫统 28 表
制表机关：卫生部
批准机关：国家统计局
批准文号：国统制[2007]30 号
有效期至：2009

___年 ___月

____省(自治区、直辖市)___市(州、盟)____县(区、市、旗)___乡(镇、街道)___村(居委会)

去年人口总数__________ 去年出生人数_________ 出生率（‰）________

疫苗及剂次		本月(次)基础免疫				本月(次)加强免疫		备注
		应种人数		受种人数		应种人数	受种人数	
		小计	其中<12 月龄	小计	其中<12 月龄			
卡介苗								
脊灰疫苗	1							
	2							
	3							
百白破疫苗	1							
	2							
	3							
白破疫苗								
乙肝疫苗	1							
	首剂及时接种							
	2							
	3							
麻疹疫苗								
风疹疫苗								
腮腺炎疫苗								
流脑疫苗	1							
	2							
乙脑疫苗	1							
	2							

填报人________ 审核人___________ 填表日期____年____月____日

填表说明

一、统计目的

统计各接种单位预防接种情况，加强对免疫规划实施情况的监测。

二、统计范围

各省、自治区、直辖市。

三、填报单位

各基层接种单位。

四、报送日期及方式

接种单位在完成每次接种后，于5日内完成该表的填报，村级接种单位一式2份，1份向乡级上报，1份存档。

五、指标解释

1. 基础免疫的“小计”包括所有儿童，对小于12月龄儿童完成情况另行统计，加强免疫则按规定的免疫程序统计。

2. 风疹疫苗、腮腺炎疫苗、流脑疫苗和乙脑疫苗未纳入国家免疫规划的可不统计。

3. 接种含有统计表中单价疫苗成分的联合疫苗，则统计入该单价疫苗中。

4. 本月应接种人数包括：按免疫程序要求当月应受种的所有儿童数。

5. 去年人口总数、去年出生人数及出生率（‰）：仅在每年第1次报表时填写。

血吸虫病防治工作调查表

_____年

表　　号：卫统29表-1
制表机关：卫生部
批准机关：国家统计局
批准文号：国统制［2007］30号
有效期至：2009

_____省（区、市）_____市（州）_____县（市、区）
_____乡（镇、街道）_____村（居委会）
流行村编号：□□□□□□□□□□

一、基本情况

1.1　疫情类别：1. 一类村　2. 二类村　3. 三类村　4. 四类村
　　5. 五类村　□
1.2　主要流行类别：1. 湖汊亚型　2. 洲滩亚型　3. 洲垸亚型
　　4. 垸内亚型　5. 水网型　6. 平坝亚型
　　7. 高山峡谷亚型　8. 丘陵亚型　□
1.3　是否为监测点：0. 否　1. 国家级　2. 省级　□
1.4　是否为当年新发现流行村：0. 否　1. 是　□
1.5　村委会位置
1.5.1　经度　□□□. □□□□□
1.5.2　纬度　□□. □□□□□
1.6　村民组数　□□
1.6.1　其中流行村民组数　□□
1.7　户籍人口数　□□□□□□
1.7.1　常住人口数　□□□□□□
1.7.2　其中流行村民组户籍人口数　□□□□□□
1.7.3　其中流行村民组常住人口数　□□□□□□
1.8　现有晚期血吸虫病人数　□□□
1.9　历史累计钉螺面积（m^2）　□□□□□□□□□
1.10　上年遗留钉螺面积（m^2）　□□□□□□□□□
1.10.1　其中：湖沼型垸外（m^2）　□□□□□□□□□
1.10.2　湖沼型垸内（m^2）　□□□□□□□□
1.10.3　水网型（m^2）　□□□□□□□□□
1.10.4　山丘型（m^2）　□□□□□□□□
1.11　家畜存栏数
1.11.1　牛　□□□□□

1.11.2 其他家畜 □□□□□

二、计划任务与目标

2.1 查螺面积（m^2） □□□□□□□□□

2.2 药物灭螺面积（m^2） □□□□□□□□

2.3 环改灭螺面积（m^2） □□□□□□□□

2.4 消灭钉螺面积（m^2） □□□□□□□□

2.5 查病人数 □□□□□□

2.6 家畜圈养

2.6.1 牛 □□□□□

2.6.2 其他家畜 □□□□□

2.7 家畜查病

2.7.1 牛 □□□□□

2.7.2 其他家畜 □□□□□

2.8 家畜化疗

2.8.1 牛 □□□□□

2.8.2 其他家畜 □□□□□

三、人群查病

3.1 查病人数 □□□□□□

3.2 查病人次数 □□□□□□

3.3 血检人数 □□□□□□

3.3.1 血检阳性人数 □□□□□

3.4 粪检人数 □□□□□□

3.4.1 粪检阳性人数 □□□□□

3.4.2 其中：血检阳性者粪检人数 □□□□□□

3.4.3 其中：血检阳性者粪检阳性人数 □□□□□

3.5 急性血吸虫病人数 □□□

3.6 新发现晚期血吸虫病人数 □□

3.7 死亡晚期血吸虫病人数 □□

四、人群治病

4.1 病人治疗数 □□□□□□

4.1.1 其中：急性血吸虫病治疗人数 □□□□□□

4.1.2 慢性血吸虫病治疗人数 □□□□□□

4.1.3 晚期血吸虫病治疗人数 □□□□□□

4.2 扩大化疗人次数 □□□□□□

五、家畜防治

5.1 牛的防治 □□□□□□

5.1.1 血检头数 □□□□□□

5.1.2 血检阳性头数 □□□□□□

5.1.3 粪检头数 □□□□□□

5.1.4　　粪检阳性头数　□□□□□□□
5.1.5　　治疗头数　□□□□□□□
5.1.6　　扩大化疗头数　□□□□□□□
5.1.7　　圈养头数　□□□□□□□
5.1.8　　淘汰耕牛头数　□□□□□□□
5.2　其他家畜防治
5.2.1　　血检头数　□□□□□□□
5.2.2　　血检阳性头数　□□□□□□□
5.2.3　　粪检头数　□□□□□□□
5.2.4　　粪检阳性头数　□□□□□□□
5.2.5　　治疗头数　□□□□□□□
5.2.6　　扩大化疗头数　□□□□□□□
5.2.7　　圈养头数　□□□□□□□

六、查螺

6.1　调查环境数　□□□□
6.1.1　　有螺环境数　□□□□
6.1.2　　阳性螺环境数　□□□□
6.2　查螺面积（m^2）　□□□□□□□□□□
6.3　查出钉螺面积（m^2）　□□□□□□□□□
6.4　新发现钉螺面积（m^2）　□□□□□□□□□□
6.4.1　　其中：湖沼型垸外（m^2）　□□□□□□□□□□
6.4.2　　湖沼型垸内（m^2）　□□□□□□□□□□
6.4.3　　水网型（m^2）　□□□□□□□□□□
6.4.4　　山丘型（m^2）　□□□□□□□□□□
6.5　复现钉螺面积（m^2）　□□□□□□□□□□
6.5.1　　其中：湖沼型垸外（m^2）　□□□□□□□□□□
6.5.2　　湖沼型垸内（m^2）　□□□□□□□□□□
6.5.3　　水网型（m^2）　□□□□□□□□□□
6.5.4　　山丘型（m^2）　□□□□□□□□□□
6.6　感染性钉螺面积（m^2）　□□□□□□□□□□
6.7　系统抽样法
6.7.1　　调查框数　□□□□□□
6.7.2　　有螺框数　□□□□□□
6.7.3　　阳性螺框数　□□□□□□
6.7.4　　捕获活螺数　□□□□□□
6.7.5　　解剖螺数　□□□□□□
6.7.6　　阳性螺数　□□□□□□
6.8　环境抽样法
6.8.1　　调查框数　□□□□□□

6.8.2　有螺框数　□□□□□□

6.8.3　阳性螺框数　□□□□□□

6.8.4　捕获活螺数　□□□□□□

6.8.5　解剖螺数　□□□□□□

6.8.6　阳性螺数　□□□□□□

七、灭螺

7.1　累计药物灭螺面积（m^2）　□□□□□□□□□

7.2　实际药物灭螺面积（m^2）　□□□□□□□□□

7.3　环境改造灭螺面积（m^2）　□□□□□□□□□

八、年度目标实现情况

8.1　当年是否疫情类别调整：0. 否　1. 是　□

8.2　调整后类别：1. 一类村　2. 二类村　3. 三类村　4. 四类村　5. 五类村　□

8.3　消灭钉螺面积（m^2）　□□□□□□□□□

8.3.1　其中：湖沼型垸外（m^2）　□□□□□□□□□

8.3.2　湖沼型垸内（m^2）　□□□□□□□□□

8.3.3　水网型（m^2）　□□□□□□□□□

8.3.4　山丘型（m^2）　□□□□□□□□□

填报单位名称 ________________　单位负责人（签名）________________

填表人（签名）________________　报出日期 ________________

《血吸虫病防治工作调查表》说明

一、调查目的

了解流行村疫情现状以及防治工作进展和目标实现情况。

二、填报单位

县、乡级血防专业机构。家畜血防资料向农业部门了解。

三、报送方式

网络直报。

四、报送日期

1. 基本情况、计划任务与目标：每年于2月填报，不迟于2月底。

2. 查螺、灭螺、人群查病、人群化疗、家畜防治：报告当月工作完成情况，于次月10日前填报。

3. 年度目标实现情况：每年于12月填报，不迟于次年1月10日。

五、指标解释

县名、乡名、村名：应为新的行政区划。当年内不改动。乡（镇）名指同一行政级别的乡、镇、街道办事处等，村名指同一行政级别的行政村、居委会等。

流行村编号：共10位数，前6位为该县的国标码，后2位为所在乡（镇）的编号（从1开始序编），最后2位为该村的编号（从1开始序编）。

如为非常规防治工作查病，包括流动人口、门诊、征兵体检、企业查病等，均以县为单位汇总填写，仅填写人群查病、治病相应栏目。

（一）基本情况

疫情类别：1~5类流行村类别划分依据参照《血吸虫病防治项目查螺、灭螺、查病、化疗技术方案》（试行）。

主要流行类别：指该村根据流行病学特点及中间宿主孳生地的地理环境的类型划分，划分依据参照《血吸虫病防治手册》（第三版）。

新发现流行村：指历史上从未发现、当年第一次查到活螺的流行村。

村委会位置：指流行村村委会所在地的经纬度，最少保留5位小数，单位为：度（°），坐标系统采用WGS84。

常住人口数：指连续居住在该行政村半年以上的人口数。

现有晚期血吸虫病人数：指上年遗留下来的未治愈的晚期病人数，包括确诊、临床诊断和疑似病例，诊断标准依据《血吸虫病诊断标准》（WS261－2006）。

历史累计钉螺面积：历史上有活螺分布的全部环境面积之和。统计截至上年底。

家畜存栏数：流行村存栏的牛和其他家畜（猪、羊、马、骡、驴等）头数。

（二）计划任务与目标

查螺面积：指当年计划调查的钉螺分布面积。

药物灭螺面积：指当年计划开展药物灭螺的面积。

环改灭螺面积：指当年计划开展环境改造灭螺的面积。

消灭钉螺面积：指当年计划在有螺环境内消灭钉螺的面积。

查病人数：指当年计划开展人群查病的人数。

家畜检查头数：指当年计划开展查病的家畜头数。

家畜化疗头数：指当年计划接受抗血吸虫治疗的家畜头数。

家畜圈养头数：指当年计划将家畜进行圈养的头数。

（三）人群查病

查病人数：指血清学和病原学检查人数，非人次数；查病人数≤血检人数+粪检人数。

血检人数：指采用血清学方法检查人数，血清学检查采用《血吸虫病诊断标准》（WS261－2006）中规定的血清学方法。

血检阳性人数：指血清学检查结果阳性的人数。

粪检人数：指病原学检查人数。

粪检阳性人数：指病原学检查中发现虫卵或毛蚴的人数。

其中血检阳性者粪检人数：指通过血清学检查结果阳性者中接受病原学检查的人数。

其中血检阳性者粪检阳性人数：指通过血清学检查结果阳性者中接受病原学检查发现虫卵或毛蚴的人数。

急性血吸虫病人数：指急性感染确诊病例数和临床诊断病例数之和，以感染地点报告为准。

新发现晚期血吸虫病人数：指首次被诊断为晚期血吸虫病的人数。

（四）人群治病

急性血吸虫病治疗人数：指治疗确诊和临床诊断的急性血吸虫病人数之和。

慢性血吸虫病治疗人数：指治疗确诊和临床诊断的慢性血吸虫病人数之和，不重复计算。

晚期血吸虫病治疗人数：指接受外科和内科救助治疗的晚期血吸虫病治疗人数。

扩大化疗人次数：指未经血清学和病原学诊断而确定为治疗对象并接受治疗的人次数。

（五）家畜防治

血检头数：指按照省级以上机构确定的血清学方法检查血吸虫家畜头数。

粪检头数：指按照省级以上机构确定的病原学方法检查血吸虫家畜头数。

治疗头数：指对血清学或病原学检查阳性的家畜进行抗血吸虫治疗的家畜头数。

扩大化疗头数：指未经血清学或病原学检查而对其投服了抗血吸虫药的家畜头数。

圈养头数：指将家畜进行圈养的头数。

淘汰耕牛头数：指宰杀或以机代牛等方式淘汰的耕牛头数。

（六）查螺

调查环境数：指采用系统抽样和/或环境抽样法查螺的环境数。

有螺环境数：指采用系统抽样和/或环境抽样法调查的有活螺分布的环境数。

阳性螺环境数：指调查发现有感染性钉螺分布的环境数。

查螺面积：指采用系统抽样和/或环境抽样法调查的钉螺分布面积。

查出钉螺面积：指在开展查螺的环境中查出有钉螺分布的面积。

新发现钉螺面积：指历史上从未发现活螺的环境中，首次查到活螺的分布面积。

复现钉螺面积：历史有螺环境内，经防治已确认消灭，若干年后再度查到活螺的分布面积。

感染性钉螺面积：指发现有感染性钉螺的分布面积［计算方法参照《血吸虫病防治手册》（第三版）］。

（七）灭螺

累计药物灭螺面积：指开展药物灭螺面积的总和，包括反复灭螺、扩大灭螺和巩固灭螺面积。

实际药物灭螺面积：指在实有钉螺面积中实施药物灭螺的面积，不包括反复灭螺、扩大灭螺和巩固灭螺面积。

环境改造灭螺面积：指在历史有螺环境中实施环境改造灭螺的面积总和，不可重复计算。

（八）年度目标实现情况

疫情类别调整：指根据当年调层调查结果对流行村的疫情类别进行调整的村数。

消灭钉螺面积：指当年在有螺环境中消灭钉螺的面积。

急性血吸虫病个案调查表

表　　号：卫统 29 表 – 2
制表机关：卫生部
批准机关：国家统计局
批准文号：国统制［2007］30 号
有效期至：2009

一、一般情况

户籍地址：_____省_____县_____乡_____村
现住地址：_____省_____县_____乡_____村
姓名：_____性别：□ 1. 男 2. 女 年龄：□□□岁
身份证号：
文化程度：□ 1. 文盲 2. 小学 3. 初中 4. 高中 5. 大专以上
职业：□ 1. 农民 2. 渔船民 3. 商业服务 4. 学龄前儿童 5. 学生 6. 教师、干部 7. 其他
曾否患过血吸虫病：□ 1. 慢性 2. 急性 3. 晚期 4. 否
血吸虫病治疗史：□ 1. 有 2. 无
末次治疗时间：□□□□年□□月

二、感染情况

1. 发病前接触疫水日期：□□□□年□□月□□日
   感染地点：_____省_____县_____乡_____村；环境名称：__________
   环境类型：□ 1. 河溪 2. 沟渠 3. 塘 4. 水田 5. 江滩 6. 湖滩 7. 其他
   环境植被：□ 1. 杂草 2. 芦苇 3. 树林 4. 水稻 5. 其他
   感染地点距附近居民点距离：□□□□米
2. 感染地点近 1 ~ 2 年内曾否进行过灭螺：□ 1. 是 2. 否
   灭螺方法：□ 1. 药物 2. 环境改造 3. 药物 + 环境改造
   感染地点是否有警示标志：□ 1. 有 2. 无
   该处是否发生过急性血吸虫感染：□ 1. 否 2. 散发 3. 集中出现
   发生的最近年份：□□□□年
3. 本次感染接触疫水的方式：□ 1. 抗洪救灾 2. 农业生产 3. 捕鱼捞虾 4. 放牧与割草 5. 洗涮生活用品 7. 玩水游泳 8. 洗手、脚 9. 其他
4. 同期接触疫水□□□人，已有□□□人发病

三、发病和诊断情况

1. 发病时间：□□□□年□□月□□日
2. 主要临床表现（可多选）：
   发热：□ 0. 无 1. 有　　咳嗽：□ 0. 无 1. 有
   头痛头昏：□ 0. 无 1. 有　　腹痛腹泻：□ 0. 无 1. 有

恶心呕吐：□ 0. 无 1. 有 其他： □ 0. 无 1. 有

3. 是否误诊：□ 是=1，否=2，误诊疾病名称：________________

4. 初次诊断为急性血吸虫感染：□ 1. 疑似 2. 临床 3. 确诊

诊断时间：□□□□年□□月□□日

5. 最终诊断为急性血吸虫感染：□ 1. 疑似 2. 临床 3. 确诊

诊断时间：□□□□年□□月□□日

6. 确诊机构：□ 1. 县级及以上血防专业机构 2. 县级及以上综合医院 3. 乡镇血防站（组）

4. 乡镇卫生院 5. 其他

四、实验室检查及治疗情况

1. 免疫学检查方法：□

1. 间接红细胞凝集试验（IHA） 2. 酶联免疫吸附试验（ELISA）

3. 环卵沉淀试验（COPT） 4. 胶体染料试纸条试验（DDIA）

5. 斑点金免疫渗滤试验（DIGFA） 6. 其他

结果：□ 0. 阴性 1. 阳性 日期：□□□□年□□月□□日

2. 病原学检查方法：□ 1. 改良加藤厚涂片法 2. 尼龙娟集卵孵化法 3. 其他

结果：□ 0. 阴性 1. 阳性 感染度：□□□□，日期：□□□□年□□月□□日

3. 血象检查：红细胞数：□□. □ $\times 10^9$/L（mm^3）；白细胞总数：□□. □ $\times 10^9$/L（mm^3）；

中性粒细胞：□□. □%；淋巴细胞：□□. □%；嗜酸粒细胞：□□. □%

4. 住院治疗：□ 1. 县级及以上血防专业机构 2. 县级及以上综合医院

3. 乡镇血防站（组） 4. 乡镇卫生院 5. 其他

调 查 者________________ 调查日期 □□□□年□□月□□日

《急性血吸虫病个案报告表》说明

一、调查目的

了解急性血吸虫病个案情况。

二、填报单位

县、乡级血防专业机构，包括血（地）防所（站）、疾控中心或血防组，负责本县（市、区）发现的急性血吸虫病例。

疫区省非流行县发生的急性血吸虫病例，由疫区省级血防专业机构负责报告。

非疫区省发生的急性血吸虫病例，由感染地所在省级血防专业机构负责报告。

三、报送方式

网络直报。

四、报送日期

病例治疗出院后1周内，网络直报。

五、指标解释

户籍地址：指病人户籍所在地址。至少须详细填写到乡镇（街道）。

现住地址：指病人发病时的居住地。至少须详细填写到乡镇（街道）。

姓　　名：填写患者的名字。

出生年月：填写患者的出生年月。

末次治疗时间：填写末次治疗的年月。

发病前接触疫水日期：填写病人接触疫水时间；如不能精确日期，至少详细至月份。

感染地点：指接触疫水的地点。至少须详细填写到乡镇。

感染地点距附近居民点距离：填感染地点距最近的居民点的距离。

接触疫水的人数：填写同期接触疫水的人数。

发病时间：本次发病日期。至少应详细到月份。

诊断时间：本次诊断日期。

感染度：每克粪便虫卵数。如采用改良加藤厚涂片法填写。

红细胞数：保留至小数点1位。

白细胞数：保留至小数点1位。

中性粒细胞：保留至小数点1位。

淋巴细胞：保留至小数点1位。

嗜酸粒细胞：保留至小数点1位。

病原治疗药物剂量、疗程：剂量单位mg/kg，疗程填病原学治疗天数。

调查者：填写报告人的姓名。

调查日期：填写本卡日期。

晚期血吸虫病个案登记表

表　　号：卫统 29 表 -3
制表机关：卫生部
批准机关：国家统计局
批准文号：国统制［2007］30 号
有效期至：2009

_____省（区、市）_____市（州）_____县（市、区）
_____乡（镇、街道）_____村（居委会）
流行村编号：□□□□□□□□□□

一、个案基本情况

（一）一般情况

姓名________性别：□　1. 男　2. 女　年龄
身份证号：□□□□□□□□□□□□□□□□□□
文化程度：□　1. 文盲　2. 小学　3. 初中　4. 高中　5. 大专以上
职业：　□　1. 农民　2. 渔船民　3. 商业服务　4. 学前儿童　5. 学生
6. 教师、干部　9. 其他

（二）既往病史

1. 首次诊断血吸虫病时间：□□□□年，诊断依据：□1. 粪检　2. 血检　3. 其他
2. 首次确诊为晚期血吸虫病时间：□□□□年
晚期血吸虫病类型：□　1. 巨脾型　2. 腹水型　3. 结肠增殖型　4. 侏儒型
3. 血吸虫病病原学治疗史：　□　1. 有　2. 无
4. 治疗次数：□□次
5. 末次病原治疗时间：□□□□年□□月
6. 脾切除史：□　1. 有　2. 无　切脾时间：□□□□年□□月
7. 腹水史：　□　1. 有　2. 无　末次腹水时间：□□□□年□□月
8. 上消化道出血史：□　1. 有　2. 无　末次出血时间：□□□□年□□月
9. 肝昏迷史：□　1. 有　2. 无　末次发生时间：□□□□年□□月
10. 有无肝炎（包括肝炎血清标志物阳性）：□　1. 有　2. 无
肝炎类型：□　1. 甲　2. 乙　3. 丙　4 其他
11. 有无合并症：□　1. 有　2. 无
糖尿病：□　1. 有　2. 无
高血压：□　1. 有　2. 无
冠心病：□　1. 有　2. 无
其　他：
12. 粪检结果：□　1. 阳性　2. 阴性　　检查时间：□□□□年□□月
血检结果：□　1. 阳性　2. 阴性　　检查时间：□□□□年□□月

（三）**既往救治情况：**□

1. 未救治
2. 已接受外科救治，外科救治时间：□□□□年□□月
3. 已接受内科救治，内科救治时间：□□□□年□□月

调查者________　　　时间：□□□□年□□月

二、医疗救助情况

（一）主要临床症状、体征

1. 身高□□□cm，体重 □□□kg
2. 腹痛、腹泻、腹胀：□　1. 有　2. 无
3. 呕（便）血：□　1. 有　2. 无
4. 黄疸：　　　□　1. 有　2. 无
5. 腹壁静脉显露：□　1. 有　2. 无
6. 腹水：□　1. 有　2. 无；如有腹水，脐中线腹围□□cm
7. 肝质地：□　1. 软　2. 中等　3. 硬
8. 肝脏肋下：□□cm；肝脏剑突下□□cm
9. 脾质地：□　1. 软　2. 中等　3. 硬
10. 脾肿大分级 □　1. Ⅰ级　2. Ⅱ级　3. Ⅲ级
11. 劳动能力：□　1. 正常　2. 减弱　3. 丧失

（二）辅助检查

1. B超检查

肝脏：

前后径：□□cm，斜径：□□cm

实质纤维化程度：□　1. 0级　2. Ⅰ级　3. Ⅱ级　4. Ⅲ级

门静脉内径：□□mm

脾脏：

长径：□□cm，厚度：□□cm，肋下：□□cm

2. 实验室检查

2.1 血吸虫病检查

粪检结果：□　1. 阳性　2. 阴性

血检结果：□　1. 阳性　2. 阴性

2.2 血常规

贫血　□　1. 轻　2. 中　3 重；WBC □　1. $>4.0\times10^9$　2. $<4.0\times10^9$

Pt　□　1. 正常　2. $>60\times10^9$　3. $<60\times10^9$

2.3 其他

直肠镜检　□　1. 阳性　2. 阴性

（三）救治方法

1. 病原治疗　□　1. 有　2. 无
2. 外科治疗：□□

1. 无 2. 单纯脾切除 3. 脾切除 + 贲门周围血管离断术 4. 脾切除 + 分流术
5. 脾切除 + 食管横断吻合术 6. 结肠局部切除 7. 左半结肠切除 8. 右半结肠切除
9. 乙状结肠切除 10. 结肠造口术 11. 上消化道出血急症手术 12. 其他

3. 内科治疗：□
1. 无 2. 腹水治疗 3. 侏儒症治疗 4. 上消化道出血内科治疗
5. 原发性腹膜炎内科治疗 6. 肝性脑病内科治疗 7. 其他

4. 救治费用 门诊：□□□□□元，住院：□□□□□元，个人承担：□□□□□元

（四）转归

1. 治疗效果：□ 1. 痊愈 2. 好转 3. 无效 4. 死亡
2. 劳动能力：□ 1. 正常 2. 减弱 3. 丧失
3. 死亡原因：□ 1. 正常死亡 2. 血吸虫病及并发症 3. 其他

调查者________ 时间：□□□□年□□月

《晚期血吸虫病个案登记表》说明

一、调查目的

了解各地晚期血吸虫病人的现状及救治情况。

二、填报单位

县、乡级血防专业机构，包括血（地）防所（站）、疾控中心或血防组，承担晚期血吸虫人治疗的医疗机构。晚期血吸虫病例由县级及以上血防机构确诊后，一次性填报“个案基本情况”，接受国家晚期血吸虫病人医疗救助的病例需同时填报“医疗救助情况”，若本年度未接受救助者，则直接填报“医疗救助情况”中第四项（转归）。

三、报送方式

网络直报。

四、报送日期

病例诊断 1 个月内，网络直报病人一般情况、症状、体检、诊断的情况；病例治疗出院后 1 周内，网络直报病人救治情况。

五、指标解释

1. 县名、乡名、村名：应为新的行政区划。当年内不改动。乡（镇）名指同一行政级别的乡、镇、街道办事处等，村名指同一行政级别的行政村、居委会等。

2. 流行村编号：共 10 位数，前 6 位为该县的国标码，后 2 位为所在乡（镇）的编号（从 1 开始序编），最后 2 位为该村的编号（从 1 开始序编）。

3. 晚期血吸虫病人类型：晚期血吸虫病人各类型的诊断标准参照《血吸虫病防治手册》第三版。

4. 既往救治情况：指在病例个案首次填报前，以往接受救治的情况。若本年度未接受救助则直接填报病人转归情况。

5. 转归：指病例个案首次填报当年接受救治后的疾病状况。若未接受救助则直接填报病人当年转归情况。

疟疾防治工作调查表

_____年

表　　号：卫统 30 表
制表机关：卫生部
批准机关：国家统计局
批准文号：国统制［2007］30 号
有效期至：2009

_____省（自治区、直辖市）_____县（市、区）
行政区划代码　□□□□□□

一、疟疾流行情况

1.1	受威胁人口数	□□□□□□□□
1.2	疟疾病例数	□□□□□□
1.2.1	疑似病例数	□□□□□
1.2.2	临床诊断病例数	□□□□□
1.2.3	血检确诊病例数	□□□□□
1.2.2.1	间日疟阳性人数	□□□
1.2.2.2	恶性疟阳性人数	□□□
1.2.2.3	混合感染阳性数	□□□
1.2.2.4	其他（包括三日疟、卵形疟）阳性数	□□□
1.3	重症病例数	□□□□
1.4	血检确诊重症病例数	□□□□
1.5	感染地类型	
1.5.1	当地感染病例数	□□□□
1.5.2	输入病例数	□□□□□
1.6	疟疾死亡病例数	□□□□
1.6.1	确诊疟疾死亡人数	□□□
1.6.2	重症疟疾死亡人数	□□□
1.6.3	恶性疟疾死亡人数	□□□
1.7	发生突发疫情起数	□□□□
1.7.1	未及时发现或处理的突发疫情起数	□□□
1.7.2	早期发现并控制的突发疫情起数	□□□

二、防治工作情况

2.1	现症病人治疗	□□□
2.1.1	治疗病人数	□□□
2.1.2	规范治疗数	□□□
2.2	休止期治疗（服药）	

2.2.1　有疟史人数 □□□
2.2.2　疟史病例休治数 □□□
2.2.3　疟史病例全程休治数 □□□
2.2.4　重点人群应服药人数 □□□□
2.2.5　重点人群实服药人数 □□□□
2.2.6　重点人群全程服药人数 □□□□
2.2.7　全民应服药人数 □□□□
2.2.8　全民实服药人数 □□□□
2.2.9　全民全程应服药人数 □□□□
2.3　预防服药
2.3.1　应服药人数 □□□□□
2.3.2　实服药人数 □□□□□
2.4　媒介控制
2.4.1　药浸蚊帐数（包括长效蚊帐数） □□□□□
2.4.2　室内喷洒保护人数 □□□□□

三、监测工作情况

3.1　发热病人血检
3.1.1　血检人数 □□□□□□
3.1.2　血检阳性数 □□□□
3.1.2.1　间日疟原虫阳性数 □□□
3.1.2.2　恶性疟原虫阳性数 □□□
3.1.2.3　混合感染阳性数 □□□
3.1.2.4　其他（包括三日疟、卵形疟）阳性数 □□□
3.2　居民带虫调查
3.2.1　带虫调查人数 □□□□□
3.2.2　阳性人数 □□□
3.2.2.1　间日疟阳性人数 □□□
3.2.2.2　恶性疟阳性人数 □□□
3.2.2.3　混合感染阳性数 □□□
3.2.2.4　其他（包括三日疟、卵形疟）阳性数 □□□

填报单位名称：＿＿＿＿＿＿＿＿　单位负责人（签名）＿＿＿＿＿＿＿＿
填表人（签名）＿＿＿＿＿＿＿＿　报出日期＿＿＿＿＿＿＿＿

《疟疾防治工作调查表》说明

一、调查目的

了解各疟疾流行县开展疟疾防治工作的情况。

二、填报单位

1. 全国各省（自治区、直辖市）：凡当年有病例报告（包括输入病例）的县（市、区）疾病预防控制机构当年均应填报。

2. 省（自治区、直辖市）疾病预防控制中心（寄防所）负责审核本辖区内各县（市、区）上报内容。

三、报送日期、内容及方式

本表第二部分（防治工作情况）中休止期治疗（服药）工作完成情况于当年6月30日之前填报，其余内容于次年1月20日前填报。报送方式为网络直报。

四、填表要求

1. 纸质报表一律用钢笔或圆珠笔填写，并保留于原报送单位。

2. 如某项没有数字或不要求填报的，均应填写“－”。

五、指标解释

受威胁人口数：指以当年有当地感染病例的乡镇人口数统计。

疑似病例：指具有疟疾流行病学史，临床出现发热，但热型不典型，采用抗疟药试治未能确定或排除疟疾者（经抗疟药试治有效者应归为临床诊断病例，试治无效者应排除疟疾）。

血检确诊病例：指具有疟疾流行病学史和典型疟疾临床症状，且血涂片检查发现疟原虫或免疫学抗原检测阳性者。

临床诊断病例：指具有疟疾流行病学史和典型疟疾临床症状，但未经病原学检测或检测阴性者；疑似病例经抗疟药试治有效者也属临床诊断病例。

恶性疟病例：还包括恶性疟的混合感染病例。

重症病例：指疟疾病例中出现脑型疟、严重贫血、急性呼吸窘迫综合征或肺水肿、低血糖、急性肾功能衰竭、急性循环衰竭、重度酸中毒、超高热、多发性惊厥、异常出血倾向和出血、高疟原虫血症等项中的一项或数项，则应视为重症疟疾。

血检确诊重症病例：指经病原学检测疟原虫阳性的重症病例。

未及时发现或处理的突发疫情起数：指根据《疟疾突发疫情应急处理预案》，符合启动疟疾突发疫情应急处理预案条件，但在一周内未发现和起动预案的行政村数。

早期发现并控制的突发疫情起数：指根据《疟疾突发疫情应急处理预案》，符合启动疟疾突发疫情应急处理预案条件，一周内发现并及时处理的行政村数。

包虫病防治工作调查表

_____年

表　　号：卫统31表
制表机关：卫生部
批准机关：国家统计局
批准文号：国统制［2007］30号
有效期至：2009

_____省（自治区）_____市（自治州）_____县（市、区、旗）_____乡（镇）

流行乡编号：　□□□□□□□□

一、基本情况

1. 行政村总数　□□
2. 流行行政村数　□□
3. 流行乡常住人口数　□□□□□□
4. 流行行政村常住人口数　□□□□□□

二、病人的发现、治疗和儿童感染情况监测

1. 儿童血清学检查人数　□□□
2. 血清学检查阳性人数　□□□
3. B超影像学检查人数　□□□□□□
4. 总患病人数
   - 囊型　□□□□□
   - 泡型　□□□□□
   - 混合型　□□□□□
   - 未分型　□□□□□
5. 药物治疗人数
   - 囊型　□□□□□
   - 泡型　□□□□□
   - 混合型　□□□□□
   - 未分型　□□□□□
6. 发放的药物数量
   - 阿苯达唑片剂（片）　□□□□□□□□
   - 阿苯达唑乳剂（ml）　□□□□□□□
7. 实际服用的药物数量
   - 阿苯达唑片剂（片）　□□□□□□□□
   - 阿苯达唑乳剂（ml）　□□□□□□□
8. 手术治疗人数
   - 囊型　□□□□□

泡型 □□□□□
混合型 □□□□□
未分型 □□□□□

9. 随访结果

治愈 □□□
有效 □□□
无效 □□□
死亡 □□□
排除 □□□
失访 □□□
外迁 □□□

三、家畜感染情况的调查

1. 抽查屠宰的家畜种类：牛、牦牛 =1，羊 =2 □
2. 抽查屠宰的牲畜数量（头） □□□
3. 棘球绦虫感染数（头） □□□

四、犬的管理和驱虫（条）

1. 流行乡犬总数 □□□□□□
2. 登记管理的犬数量 □□□□□□
3. 检查犬粪样数 □□□
4. 粪样阳性数 □□□
5. 药物驱虫犬数

1 月　药物驱虫犬数：□□□□
2 月　药物驱虫犬数：□□□□
3 月　药物驱虫犬数：□□□□
4 月　药物驱虫犬数：□□□□
5 月　药物驱虫犬数：□□□□
6 月　药物驱虫人数：□□□□
7 月　药物驱虫犬数：□□□□
8 月　药物驱虫犬数：□□□□
9 月　药物驱虫犬数：□□□□
10 月　药物驱虫犬数：□□□□
11 月　药物驱虫犬数：□□□□
12 月　药物驱虫犬数：□□□□

填报单位 ______________　单位负责人______________
填表人（签名）______________　填表日期 ______________

《包虫病防治工作调查表》说明

一、调查目的

了解流行乡包虫病的防治工作进展和防治效果。

二、填表单位

由各包虫病流行县（市）疾病预防控制中心或地方病所以乡为单位填报。

三、报送日期和方式

由县（市）疾病预防控制机构汇总辖区内的数据资料，于次年 1 月 31 日前通过网络直报，省级疾病预防控制机构审核。

四、填表要求

当年未开展查治病、犬驱虫等防治工作的地区，相应项目填写“—”。

五、指标解释

县名、乡名：使用现行的行政区划名。流行乡编号：8 位数，前 6 位为该县的国标码，后 2 位为所在乡（镇）的编号（从 01 开始序编）。

行政村数：为行政村的总数。

流行行政村数：为有包虫病流行的行政村数。

流行行政村常住人口数：为包虫病流行的行政村常住人口总数。

儿童血清学检查人数：检查的 12 岁以下学龄儿童人数。

血清学检查阳性人数：为 12 岁以下学龄儿童血清学检查发现的阳性人数。

B 超影像学检查人数：为接受 B 超影像学检查的人数。

总患病人数：指现患的包虫病（包括临床诊断和确诊的病例）人口总数，疑似病例、治愈病例和死亡病例不包括在内。按照囊型、泡型、混合型、未分型四种类型对患病人数进行分类计数。

药物治疗人数：接受药物治疗的病人数，按照囊型、泡型、混合型、未分型四种类型对患病人数进行分类计数。

发放的药物数量：年度发放药物数量。

实际服用的药物数量：年度已服用药物的数量。

手术治疗人数：接受手术治疗的病人数，按照囊型、泡型、混合型、未分型四种类型对患病人数进行分类计数。

随访结果：根据 B 超影像学检查结果判断病灶和病情的转归情况，按照治愈、有效、无效、死亡、排除、失访、外迁等 7 种转归情况对患病人数分类计数。

抽查屠宰的家畜种类：检查的主要家畜种类名称。

抽查屠宰的家畜数量：检查的屠宰家畜数量。

棘球绦虫感染数：为调查发现的有棘球绦虫感染的家畜数量。

流行乡犬总数：是指每年调查发现的流行乡犬的总数，包括家犬和无主犬。

登记管理的犬数量：已登记在册的犬数量。

调查犬数：指每年调查的犬数。

检查犬粪样数：指每年采用免疫学方法检测粪棘球绦虫抗原，发现棘球绦虫感染的犬粪样数。

药物驱虫犬数：指流行乡的药物驱虫犬总数，逐月填写。

土源性线虫病防治工作调查表

_____年

表　　号：卫统32表
制表机关：卫生部
批准机关：国家统计局
批准文号：国统制［2007］30号
有效期至：2009

_____省（自治区、直辖市）_____市（地、州）_____县（市、区）
行政区划编码：□□□□□□

一、土源性线虫感染情况

1. 土源性线虫感染检查人数	□□□□□□□□□
2. 感染人数	□□□□□□□□□
2.1 蛔虫感染人数	□□□□□□□□□
2.2 钩虫感染人数	□□□□□□□□□
2.3 鞭虫感染人数	□□□□□□□□□
2.4 蛲虫感染人数	□□□□□□□□□

二、土源性线虫驱虫情况

1. 服药驱虫人数	□□□□□□□□□
2. 服药驱虫人次	□□□□□□□□□

填报单位____________________　　单位负责人（签字）____________________
填表人（签字）____________________　　填表日期____________________

《土源性线虫病防治工作调查表》说明

一、调查目的

了解全国土源性线虫病（包括蛔虫病、钩虫病、鞭虫病和蛲虫病）的流行及防治工作情况。

二、填报单位

县（市、区）级疾控机构填报，省（区、市）级疾控中心（寄防所）负责对本报表进行审核。

三、报送日期及方式

此表要求每年报送一次，于当年 12 月填报，不迟于次年 1 月 15 日。报送方式为网络直报。

四、填表要求

1. 纸质报表一律用钢笔或圆珠笔填写，不得使用铅笔。纸质报表保存在原填报单位。

2. 当年未开展查病或服药驱虫的地区，相应项目填写“－”。

五、指标解释

1. 土源性线虫感染检查人数：指当年在本县（市、区）内进行土源性线虫病原学检查的总人数。

2. 感染人数：指在人群中进行土源性线虫病原学检查时，发现虫卵或虫体的人数，混合感染者按 1 人计算，分病种时按实际感染虫种的例数计算。

3. 服药驱虫人数：指县（市、区）疾控机构能够掌握的当年服药驱虫人数。

4. 服药驱虫人次：指县（市、区）疾控机构能够掌握的当年服药驱虫人次。

农村改水情况调查表

____年

表　　号：卫统 33 表
制表机关：卫生部
批准机关：国家统计局
批准文号：国统制[2007] 30 号
有效期至：2009

单位	农村总人口	农村改水类型															当年用于农村改水投资（万元）				
		合计			自来水				手压机井			雨水收集			其他		金额合计	资金来源			
		累计受益	%	当年受益	厂、站（个）	累计受益	%	当年受益	台（万）	累计受益	当年受益	水窖（个）	累计受益	当年受益	累计受益	当年受益		国家	集体	个人	其他
(1)	(2)	(3)	(4)	(5)	(6)	(7)	(8)	(9)	(10)	(11)	(12)	(13)	(14)	(15)	(16)	(17)	(18)	(19)	(20)	(21)	(22)

单位负责人：　　　　填表人：　　　　报送日期：200　年　月　日

《农村改水情况调查表》说明

一、统计目的

掌握全国农村改水和农村改厕工作的进展情况以及改水、改厕的类型和投资情况。

二、统计范围

全国各省、自治区、直辖市及新疆生产建设兵团。

三、填报单位

县、市（地）、省（自治区、直辖市）各级爱国卫生运动委员会办公室。

四、报送日期及方式

每年年终统计一次。县爱卫会办公室于当年12月底前将统计表报上级爱卫会办公室及县级统计机关；市（地）爱卫会办公室对所属各县报送的统计年报进行核实、汇总，表列所属各县上年改水数据，于次年1月底前将统计表报省（自治区、直辖市）爱卫会办公室及市（地）级统计机关；省（自治区、直辖市）爱卫会办公室对所属市（地）报送的统计年报进行核实、汇总，表列所属各市（地）上年改水的数据，于次年2月底前报全国爱卫会办公室及省（区、市）统计机关。

五、指标解释

1. 第（1）栏（单位）：指推进农村改水工作的县、市（地）、省（自治区、直辖市）。

2. 第（2）栏（农村人口）：指居住和生活在县城（不含）以下的乡（镇）、村的人口。

3. 第（3）栏（累计受益）：指(7)+(11)+(14)+(16)4种改水形式受益人口的和。

4. 第（4）栏（%）：指（3）与（2）之比重。

5. 第（5）栏（当年受益）：指(9)+(12)+(15)+(17)4种改水形式当年增加受益人口的和。

6. 第（6）栏［厂、站（个）］：指农村逐年建成的能够进行水源处理的农村自来水厂、抽取地下水直供农户的供水站、引山泉水贮存储水池管道供水的水站。

7. 第（16）栏（其他）：指除自来水、手压机井和雨水收集以外的其他农村饮水改善类型。

8. 第（18）栏（金额合计）：指用于农村改水投资合计，［(19)+(20)+(21)+(22)］之和。

9. 第（19）栏（国家）：指国家和地方财政及扶贫、民族等有关部门资助兴建农村供水设施拨款，水利、建设专业供水部门兴建农村供水设施的投资。

10. 第（20）栏（集体）：指乡镇企业为兴建当地供水设施的投入及村委支持农民进行初级改水的资助。

11. 第（21）栏（个人）：指农民为引进自来水管道、龙头入户的投入及自建手压机井、水窖等设施的投入。

12. 第（22）栏（其他）：指爱国侨胞及富裕的农民对家乡改水捐助及为兴建农村供水设施使用的贷款。

农村改厕情况调查表

____年

表　　号：卫统 34 表
制表机关：卫生部
批准机关：国家统计局
批准文号：国统制[2007]30 号
有效期至：2009

单位	农村总户数（万户）	累计卫生厕所户数（万户）	卫生厕所普及率（%）	无害化卫生厕所普及率（%）	累计卫生厕所分类（万户）							当年新增无害化卫生厕所户数（万户）	累计使用卫生公厕户数（万户）	当年用于农村改厕投资（万元）				
					三格化粪池式	双瓮漏斗式	三联沼气池式	粪尿分集式	完整下水道水冲式	双坑交替式	其他类型			金额合计	资金来源			
															国家	集体	个人	其他
(1)	(2)	(3)	(4)	(5)	(6)	(7)	(8)	(9)	(10)	(11)	(12)	(13)	(14)	(15)	(16)	(17)	(18)	(19)

单位负责人：　　　　填表人：　　　　报送日期：200　　年　　月　　日

《农村改厕情况调查表》说明

一、统计目的

掌握全国农村改水和农村改厕工作的进展情况以及改水、改厕的类型和投资情况。

二、统计范围

全国各省、自治区、直辖市及新疆生产建设兵团。

三、填报单位

县、市（地）、省（自治区、直辖市）各级爱国卫生运动委员会办公室。

四、报送日期及方式

每年年终统计一次。县爱卫会办公室于当年 12 月底前将统计表报上级爱卫会办公室及县级统计机关；市（地）爱卫会办公室对所属各县报送的统计年报进行核实、汇总，表列所属各县上年改厕数据，于次年 1 月底前将统计表报省（自治区、直辖市）爱卫会办公室及市（地）级统计机关；省（自治区、直辖市）爱卫会办公室对所属市（地）报送的统计年报进行核实、汇总，表列所属各市（地）上年改厕的数据，于次年 2 月底前报全国爱卫会办公室及省（区、市）统计机关。

五、指标解释

1. 第（1）栏（单位）：指推进农村改厕工作的县、市（地）、省（自治区、直辖市）。

2. 第（2）栏（农村总户数）：指居住和生活在县城（不含）以下的乡（镇）、村的户数总计。

3. 第（3）栏（累计卫生厕所户数）：指符合国家农村户厕卫生标准的卫生厕所总和，即(6)+(7)+(8)+(9)+(10)+(11)+(12)各种已建成卫生厕所类型之和。

4. 第（4）栏（卫生厕所普及率）：指（3）与（2）的比重。

5. 第（5）栏（无害化卫生厕所普及率）：指符合国家农村户厕卫生标准中无害化卫生厕所要求建设的卫生厕所总和占农村总户数的比重，即(6)+(7)+(8)+(9)+(10)+(11)之和与（2）的比重。

6. 第（12）栏（其他类型）：指通风改良式、阁楼式、深坑防冻式等类型卫生户厕。

7. 第（13）栏（新增无害化卫生厕所户数）：指当年新建成的各类无害化卫生厕所的户数，已分别纳入（6）、(7)、(8)、(9)、(10)、(11) 累计数。

8. 第（14）栏（累计使用卫生公厕户数）：指农民因某种原因没有兴建自己的卫生户厕，而使用村内卫生公厕的户数。

9. 第（16）栏（国家）：指国家和地方财政及扶贫、民族等有关部门资助兴建农村改厕设施拨款。

10. 第（17）栏（集体）：指乡镇企业为农村改厕的投入及村委支持农民进行改厕的资助。

11. 第（18）栏（个人）：指农民改厕自身的投入。

12. 第（19）栏（其他）：指爱国侨胞及富裕的农民对家乡改厕捐助。

克山病防治工作调查表

______年

表　　号：卫统 35 表-1
制表机关：卫生部
批准机关：国家统计局
批准文号：国统制[2007]30 号
有效期至：2009

填报单位（签章）：________

省份	地、市(盟)	县(市)、区、旗	县人口数(万)	病区范围				控制情况	现症病人数							病情调查				补硒覆盖人口(万)
				乡数(个)	乡人口数(万)	村数(个)	村人口数(万)		潜在型病人数(人)	慢型病人数(人)	急、亚急型(人)	死亡人数(人)	其中本年度新发			检查人数(人)	检出病人数（人）			
													潜在型(人)	慢型(人)	急、亚急型(人)		潜在型	慢型	急、亚急型	
(1)	(2)	(3)	(4)	(5)	(6)	(7)	(8)	(9)	(10)	(11)	(12)	(13)	(14)	(15)	(16)	(17)	(18)	(19)	(20)	(21)

单位负责人：____________　　填表人：________　　报出日期：____年____月____日

大骨节病防治工作调查表

______年

表　　号：卫统 35 表-2
制表机关：卫生部
批准机关：国家统计局
批准文号：国统制[2007]30 号
有效期至：2009

填报单位（签章）：________

省份	地、市(盟)	县、市、区、旗	县人口数(万)	病区范围				控制情况	临床Ⅰ度以上病人数（包括Ⅰ度）		病情调查				防治措施受益人口							
				乡数（个）	乡人口数(万)	村数(个)	村人口数(万)		病人总数(人)	13 岁以下病人数（人）	检查人数(人)	临床Ⅰ度以上病人数(人)	拍X线片人数(人)	X 线阳性病人数(人)	换粮		补硒		退耕还林/草		搬迁	
															乡数	人口数(万)	乡数	人口数(万)	乡数	人口数(万)	乡数	人口数(万)
(1)	(2)	(3)	(4)	(5)	(6)	(7)	(8)	(9)	(10)	(11)	(12)	(13)	(14)	(15)	(16)	(17)	(18)	(19)	(20)	(21)	(22)	(23)

单位负责人：____________　　填表人：________　　报出日期：_____年_____月_____日

碘缺乏病防治工作调查表

______年

表　　号：卫统 35 表-3
制表机关：卫生部
批准机关：国家统计局
批准文号：国统制[2007]30 号
有效期至：2009

填报单位（签章）：________

<table>
<tr><th rowspan="4">省份</th><th rowspan="4">地、市（盟）</th><th rowspan="4">县（市）、区、旗</th><th rowspan="4">县人口数（万）</th><th rowspan="4">碘盐供应情况</th><th colspan="2">销售碘盐数量</th><th colspan="6">特需人群补碘制剂</th><th colspan="6">病情调查</th></tr>
<tr><th rowspan="3">计划供应（吨）</th><th rowspan="3">实际销售（吨）</th><th colspan="4">已婚育龄妇女</th><th colspan="2">0～2 岁儿童</th><th colspan="4">已婚育龄妇女</th><th colspan="2">0～2 岁儿童</th></tr>
<tr><th rowspan="2">总数（人）</th><th rowspan="2">补碘制剂人数（人）</th><th colspan="2">其中孕妇和哺乳妇女</th><th rowspan="2">总数（人）</th><th rowspan="2">补碘制剂人数（人）</th><th rowspan="2">检测人数（人）</th><th rowspan="2">尿碘中位数（μg/L）</th><th colspan="2">孕妇和哺乳妇女</th><th rowspan="2">检查人数（人）</th><th rowspan="2">尿碘中位数（μg/L）</th></tr>
<tr><th>总数（人）</th><th>补碘制剂人数（人）</th><th>检测人数（人）</th><th>尿碘中位数（μg/L）</th></tr>
<tr><td>(1)</td><td>(2)</td><td>(3)</td><td>(4)</td><td>(5)</td><td>(6)</td><td>(7)</td><td>(8)</td><td>(9)</td><td>(10)</td><td>(11)</td><td>(12)</td><td>(13)</td><td>(14)</td><td>(15)</td><td>(16)</td><td>(17)</td><td>(18)</td><td>(19)</td></tr>
<tr><td></td><td></td><td></td><td></td><td></td><td></td><td></td><td></td><td></td><td></td><td></td><td></td><td></td><td></td><td></td><td></td><td></td><td></td><td></td></tr>
</table>

续　表

<table>
<tr><th colspan="5">病情调查</th><th colspan="3">现症病人</th><th colspan="5">居民户碘盐监测</th><th colspan="5">健康教育</th></tr>
<tr><th colspan="5">8~10 岁儿童</th><th rowspan="3">甲肿人数（人）</th><th rowspan="3">Ⅱ度甲肿人数（人）</th><th rowspan="3">克汀病人数（人）</th><th rowspan="3">检测份数（份）</th><th rowspan="3">盐碘中位数（mg/kg）</th><th rowspan="3">碘盐份数</th><th rowspan="3">合格碘盐份数</th><th rowspan="3">非碘盐份数</th><th rowspan="3">覆盖人口数（万）</th><th colspan="2">中小学生</th><th colspan="2">家庭主妇</th></tr>
<tr><th rowspan="2">检测人数（人）</th><th rowspan="2">尿碘中位数（μg/L）</th><th colspan="3">甲肿人数</th><th rowspan="2">调查人数（万）</th><th rowspan="2">知晓人数（万）</th><th rowspan="2">调查人数（万）</th><th rowspan="2">知晓人数（万）</th></tr>
<tr><th>检查人数（人）</th><th>Ⅰ度（人）</th><th>Ⅱ度（人）</th></tr>
<tr><td>(20)</td><td>(21)</td><td>(22)</td><td>(23)</td><td>(24)</td><td>(25)</td><td>(26)</td><td>(27)</td><td>(28)</td><td>(29)</td><td>(30)</td><td>(31)</td><td>(32)</td><td>(33)</td><td>(34)</td><td>(35)</td><td>(36)</td><td>(37)</td></tr>
<tr><td></td><td></td><td></td><td></td><td></td><td></td><td></td><td></td><td></td><td></td><td></td><td></td><td></td><td></td><td></td><td></td><td></td><td></td></tr>
</table>

单位负责人：__________　　填表人：__________　　报出日期：____年____月____日

高碘性甲状腺肿防治工作调查表

______年

表　　号：卫统 35 表-4
制表机关：卫生部
批准机关：国家统计局
批准文号：国统制[2007]30 号
有效期至：2009

填报单位（签章）：________

省份	地、市(盟)	县（市）、区、旗	县人口数(万)	高碘病区				高碘地区				病情调查					现症病人		居民户食盐监测	
				乡数(个)	乡人口数(万)	村数(个)	村人口数(万)	乡数(个)	乡人口数(万)	村数(个)	村人口数(万)	8~10 岁儿童					甲肿人数(人)	II度甲肿人数(人)	检测份数（份）	碘浓度<5mg/kg盐份数
												检测人数(人)	尿碘中位数(μg/L)	甲肿人数						
														检查人数(人)	I 度(人)	II度(人)				
(1)	(2)	(3)	(4)	(5)	(6)	(7)	(8)	(9)	(10)	(11)	(12)	(13)	(14)	(15)	(16)	(17)	(18)	(19)	(20)	(21)

单位负责人：__________　　填表人：__________　　报出日期：____年____月____日

地方性氟中毒（水型）防治工作调查表

______年

表　　号：卫统 35 表-5
制表机关：卫生部
批准机关：国家统计局
批准文号：国统制[2007]30 号
有效期至：2009

填报单位（签章）：______

省份	地、市（盟）	县（市）、区、旗	县人口数（万）	病区范围						控制情况	现症病人		已改水村数(个)			
				轻病区		中病区		重病区			氟斑牙人数（人）	氟骨症人数（人）	当年			
				村数（个）	村人口数（万）	村数（个）	村人口数（万）	村数（个）	村人口数（万）				轻病区	中病区	重病区	受益人口（万）
(1)	(2)	(3)	(4)	(5)	(6)	(7)	(8)	(9)	(10)	(11)	(12)	(13)	(14)	(15)	(16)	(17)

续　表

已改水村数（个）									病情调查				健康教育				
总计									氟斑牙		氟骨症		覆盖人口数（万）	中小学生		家庭主妇	
轻病区	中病区	重病区	正常使用村数(个)			实际受益人口（万）			检查人数（人）	病人数（人）	检查人数（人）	病人数（人）		调查人数（万）	知晓人数（万）	调查人数（万）	知晓人数（万）
			轻病区	中病区	重病区	轻病区	中病区	重病区									
(18)	(19)	(20)	(21)	(22)	(23)	(24)	(25)	(26)	(27)	(28)	(29)	(30)	(31)	(32)	(33)	(34)	(35)

单位负责人：______　　填表人：______　　报出日期：____年____月____日

地方性氟中毒（燃煤污染型）防治工作调查表

______年

表　　号：卫统 35 表-6
制表机关：卫生部
批准机关：国家统计局
批准文号：国统制[2007]30 号
有效期至：2009

填报单位（签章）：________

省份	地、市(盟)	县（市）、区、旗	县人口数（万）	病区范围									控制情况	现症病人		已改炉改灶户数(户)					
				轻病区			中病区			重病区						当年					
																轻病区			中病区		
				村数（个）	村人口数（万）	户数（户）	村数（个）	村人口数（万）	户数（户）	村数（个）	村人口数（万）	户数（户）		氟斑牙人数（人）	氟骨症人数（人）	改炉	改灶	改炉改灶	改炉	改灶	改炉改灶
(1)	(2)	(3)	(4)	(5)	(6)	(7)	(8)	(9)	(10)	(11)	(12)	(13)	(14)	(15)	(16)	(17)	(18)	(19)	(20)	(21)	(22)

续　表

已改炉改灶户数(户)																						
当年				合计																		
重病区			受益人口(万)	轻病区			中病区			重病区			正常使用户数									实际受益人口（万）
													轻病区			中病区			重病区			
改炉	改灶	改炉改灶		改炉	改灶	改炉改灶	改炉	改灶	改炉改灶	改炉	改灶	改炉改灶	改炉	改灶	改炉改灶	改炉	改灶	改炉改灶	改炉	改灶	改炉改灶	
(23)	(24)	(25)	(26)	(27)	(28)	(29)	(30)	(31)	(32)	(33)	(34)	(35)	(36)	(37)	(38)	(39)	(40)	(41)	(42)	(43)	(44)	(45)

续　表

						病情调查				健康教育				
总计						氟斑牙		氟骨症		覆盖人口数（万）	中小学生		家庭主妇	
轻病区	中病区	重病区	正常使用户数	重病区正常使用户数	实际受益人口（万）	检查人数（人）	病人数（人）	检查人数（人）	病人数（人）		调查人数（万）	知晓人数（万）	调查人数（万）	知晓人数（万）
(46)	(47)	(48)	(49)	(50)	(51)	(52)	(53)	(54)	(55)	(56)	(57)	(58)	(59)	(60)

单位负责人：________　　填表人：________　　报出日期：____年____月____日

地方性砷中毒（水型）防治工作调查表

______年

表　　号：卫统 35 表-7
制表机关：卫生部
批准机关：国家统计局
批准文号：国统制[2007]30 号
有效期至：2009

填报单位（签章）：________

省份	地、市(盟)	县(市)、区、旗	县人口数(万)	病区范围						高砷区			现症病人		已改水村数(个)			
				轻病区		中病区		重病区							当年			
				村数(个)	村人口数(万)	村数(个)	村人口数(万)	村数(个)	村人口数(万)	县数(个)	村数(个)	村人口数(万)	病人数(人)	皮肤癌病人数(人)	轻病区	中病区	重病区	受益人口(万)
(1)	(2)	(3)	(4)	(5)	(6)	(7)	(8)	(9)	(10)	(11)	(12)	(13)	(14)	(15)	(16)	(17)	(18)	(19)

续　表

已改水村数(个)									病情调查			健康教育				
总计													中小学生		家庭主妇	
轻病区	中病区	重病区	正常使用村数			实际受益人口(万)			检查人数(人)	检出病人数(人)	皮肤癌病人数(人)	覆盖人口数(万)	调查人数(万)	知晓人数(万)	调查人数(万)	知晓人数(万)
			轻病区	中病区	重病区	轻病区	中病区	重病区								
(20)	(21)	(22)	(23)	(24)	(25)	(26)	(27)	(28)	(29)	(30)	(31)	(32)	(33)	(34)	(35)	(36)

单位负责人：____________　　填表人：__________　　报出日期：____年____月____日

地方性砷中毒（燃煤污染型）防治工作调查表

______年

表　　号：卫统 35 表-8
制表机关：卫生部
批准机关：国家统计局
批准文号：国统制[2007]30 号
有效期至：2009

填报单位（签章）：________

省份	地、市（盟）	县（市）、区、旗	县人口数（万）	病区范围									现症病人		已改炉改灶户数(户)					
				轻病区			中病区			重病区			病人数(人)	皮肤癌病人数(人)	当年					
															轻病区			中病区		
				村数(个)	村人口数(万)	户数(户)	村数(个)	村人口数(万)	户数(户)	村数(个)	村人口数(万)	户数(户)			改炉	改灶	改炉改灶	改炉	改灶	改炉改灶
(1)	(2)	(3)	(4)	(5)	(6)	(7)	(8)	(9)	(10)	(11)	(12)	(13)	(14)	(15)	(16)	(17)	(18)	(19)	(20)	(21)

续　表

已改炉改灶户数(户)																						
当年				2005年以前累计																		
重病区			受益人口(万)	轻病区			中病区			重病区			正常使用户数									实际受益人口(万)
													轻病区			中病区			重病区			
改炉	改灶	改炉改灶		改炉	改灶	改炉改灶	改炉	改灶	改炉改灶	改炉	改灶	改炉改灶	改炉	改灶	改炉改灶	改炉	改灶	改炉改灶	改炉	改灶	改炉改灶	
(22)	(23)	(24)	(25)	(26)	(27)	(28)	(29)	(30)	(31)	(32)	(33)	(34)	(35)	(36)	(37)	(38)	(39)	(40)	(41)	(42)	(43)	(44)

续　表

						病情调查			健康教育				
历年累计						检查人数（人）	病人数（人）	皮肤癌病人数（人）	覆盖人口数（万）	中小学生		家庭主妇	
轻病区	中病区	重病区	正常使用户数	重病区正常使用户数	实际受益人口（万）					调查人数（万）	知晓人数（万）	调查人数（万）	知晓人数（万）
(45)	(46)	(47)	(48)	(49)	(50)	(51)	(52)	(53)	(54)	(55)	(56)	(57)	(58)

单位负责人：________　　填表人：________　　报出日期：____年____月____日

《地方病防治工作调查表》说明

一、调查目的

掌握克山病、大骨节病、碘缺乏病、地方性氟中毒、地方性砷中毒病情和防治的基本情况，为制定防治策略与措施提供科学依据。

二、统计范围

有地方病防治任务的省、自治区、直辖市。

三、填报单位

省、自治区、直辖市卫生厅（局）疾控处或受其委托的业务负责单位。

四、报送日期及方式

各省、自治区、直辖市卫生厅（局）疾控处或受其委托的业务负责单位将本地区数据于次年 1 月 10 日前报送卫生部疾控局，同时抄送至中国疾病预防控制中心地方病控制中心（哈尔滨）

五、指标解释

（一）克山病

第（1）～（2）栏：填克山病病区省、市全称。

第（3）栏　病区县：指本年经省级以上（含省级）主管部门根据《克山病病区划定和类型划分标准 GB－17020－1997》判定的病区县及历史上已定为病区县（县包括县级市、区、旗）。

第（4）栏　病区县人口数：指由各病区县统计局提供的本年底各县人口总数。

第（5）栏　病区乡数：指本年经省级以上（含省级）主管部门根据《克山病病区划定和类型划分标准 GB－17020－1997》判定的病区乡数及历史上已定为病区乡数之和。

第（6）栏　病区乡人口数：指所有病区乡本年底的人口数之和。

第（7）栏　病区村数：指本年经省级以上（含省级）主管部门根据《克山病病区划定和类型划分标准 GB－17020－1997》判定的病区村数及历史上已定为病区村数之和。

第（8）栏　病区村人口数：指所有病区村本年底的人口数之和。

第（9）栏　控制情况：年底前达到《克山病基本控制标准 GB17019－1997》的病区县填“1”，未控制县填“2”。

第（10）栏　潜在型病人数：指年底实有潜在型现症病人数。

第（11）栏　慢型病人数：指年底实有慢型现症病人数。

第（12）栏　急、亚急型病人数：指年底实有急、亚急型病人数。

第（13）栏　死亡人数：指当年各型克山病死亡人数。

第（14）～（16）栏　当年新发病人数：指当年新发的各型克山病人数。

第（17）栏（检查人数）：指本年度克山病检查人数。

第（18）～（20）栏（检出病人数）：指本年度克山病调查中发现的各型病人数。

第（21）栏（补硒覆盖人口）：指年度补硒防治克山病的人口数。

注：病区村指在自然地理、地域上独立的自然村（屯）。

（二）大骨节病

第（1）～（2）栏：填大骨节病病区省、市全称。

第（3）栏　病区县：指本年经省级以上（含省级）主管部门根据《大骨节病病区判定和划分标准 GB16395－1996》判定的病区县及历史上已定为病区县（县包括县级市、区、旗）。

第（4）栏　病区县人口数：指由各病区县统计局提供的本年底各县人口总数。

第（5）栏　病区乡数：指本年经省级以上（含省级）主管部门根据《大骨节病病区判定和划分标准 GB16395－1996》判定的病区乡及历史上已定为病区乡数之和。

第（6）栏　病区乡人口数：指所有病区乡本年底的人口数之和。

第（7）栏　病区村数：指本年经省级以上（含省级）主管部门根据《大骨节病病区判定和划分标准 GB16395－1996》判定的病区村数及历史上已定为病区村数之和。

第（8）栏　病区村人口数：指所有病区村本年底的人口数之和。

第（9）栏　控制情况：年底前达到《大骨节病病区控制及考核验收办法 GB16007－1995》的病区县填“1”，未控制县填“2”。

第（10）～（11）栏（临床Ⅰ度以上病人总数）：指各病区年底实有Ⅰ度以上病人总数及病人总数中13岁以下病人数。

第（12）～（13）栏：指本年度接受大骨节病检诊的人数及检出Ⅰ度以上病人数。

第（14）～（15）栏：指本年度接受大骨节病拍X线人数及阳性病人数。

第（16）～（23）栏（防治措施受益人口）：指病区本年度采取换粮、补硒、退耕还林/草、搬迁防治大骨节病的乡数及乡人口数。

注：病区村指在自然地理、地域上独立的自然村（屯）。

（三）碘缺乏病

第（1）～（2）栏：填碘缺乏病病区省、市全称。

第（3）栏　县名：开展碘缺病防治工作的县（县数包括县级市、区、旗）。

第（4）栏　县人口数：指由各病区县统计局提供的本年底各县人口总数。

第（5）栏（供碘盐县）：供碘盐县填“1”，非供碘盐县填“2”。

第（6）～（7）栏　销售碘盐数量：指以县级统计计划供应碘盐数量和实际销售碘盐数量。

第（8）～（13）栏（特需人群补碘制剂）：指特需人群中已婚的育龄妇女（18～49岁）、孕妇和哺乳妇女、0～2岁儿童人数及相对应的补碘油人数。

第（14）～（19）栏：指检测已婚的育龄妇女、孕妇和哺乳妇女、0～2岁儿童人口数及相对应的尿碘中位数。注：尿碘中位数由省级填写。

第（20）栏：指各县在病情调查中尿碘检测8～10岁在校儿童人数

第（21）栏：指各省在病情调查中检测8～10岁在校儿童尿碘中位数。注：尿碘中位数由省级填写。

第（22）～（24）栏：指各县检查8～10岁在校儿童人数及Ⅰ度、Ⅱ度甲肿人数。

第（25）～（27）栏（现症病人）：指年底实有的甲状腺肿人数、Ⅱ度甲状腺肿人数和克汀病人数。

第（28）栏（居民户碘盐定量监测检查份数）：指居民户碘盐定量监测检查份数。

第（29）栏（居民户碘盐定量监测碘盐中位数）：指居民户碘盐定量监测盐碘中位数。注：盐碘中位数由省级填写。

第（30）栏（碘盐份数）：指居民户食用盐碘大于或等于 5mg/kg 碘盐份数。

第（31）栏（居民户碘盐定量监测合格碘盐）：指碘盐定量在 20～50mg/kg 盐样份数。

第（32）栏（非碘盐份数）：指盐碘 <5mg/kg 碘样份数。

第（33）～（37）栏（健康教育）：指接受碘缺乏病知识教育的人口数及中小学生和家庭主妇对防治碘缺乏病知识知晓人数。

（四）高碘性甲状腺肿

第（1）～（2）栏：填高碘省、市全称。

第（3）栏　高碘地区县和高碘病区县：指本年经省级以上（含省级）主管部门根据《水源性高碘地区和地方性高碘甲状腺肿病区的划定 GB/T 19380－2003》判定的高碘地区县和高碘病区县（县包括县级市、区、旗）。

第（4）栏　县人口数：指由各县统计局提供的本年底各县人口总数。

第（5）栏　高碘病区乡数：指本年经省级以上（含省级）主管部门根据《水源性高碘地区和地方性高碘甲状腺肿病区的划定 GB/T 19380－2003》判定的高碘病区乡数之和。

第（6）栏　高碘病区乡人口数：指所有高碘病区乡本年底的人口数之和。

第（7）栏　高碘病区村数：指本年经省级以上（含省级）主管部门根据《水源性高碘地区和地方性高碘甲状腺肿病区的划定 GB/T 19380－2003》判定的高碘病区村数之和。

第（8）栏　高碘病区村人口数：指所有高碘病区村本年底的人口数之和。

第（9）栏　高碘地区乡数：指本年经省级以上（含省级）主管部门根据《水源性高碘地区和地方性高碘甲状腺肿病区的划定 GB/T 19380－2003》判定的高碘地区乡数之和。

第（10）栏　高碘地区乡人口数：指所有高碘地区乡本年底的人口数之和。

第（11）栏　高碘地区村数：指本年经省级以上（含省级）主管部门根据《水源性高碘地区和地方性高碘甲状腺肿病区的划定 GB/T 19380－2003》判定的高碘地区村数之和。

第（12）栏　高碘地区村人口数：指所有高碘地区村本年底的人口数之和。

第（13）栏：指各县在病情调查中尿碘检测 8～10 岁在校儿童人数。

第（14）栏：指各省在病情调查中检测 8～10 岁在校儿童尿碘中位数。注：尿碘中位数由省级填写。

第（15）～（17）栏：指各县检查 8～10 岁在校儿童人数及Ⅰ度、Ⅱ度甲肿人数。

第（18）～（19）栏（现症病人）：指年底实有的甲状腺肿人数和Ⅱ度甲状腺肿人数。

第（20）栏（居民户食盐定量监测检查份数）：指居民户食盐定量监测检查份数。

第（21）栏：指盐碘 <5mg/kg 碘样份数。

注：病区村指在自然地理、地域上独立的自然村（屯）。

（五）地方性氟中毒（水型）

第（1）～（2）栏：填地方性氟中毒（水型）病区省、市全称。

第（3）栏（病区县）：指本年经省级以上（含省级）主管部门根据《地方性氟中毒病区划分标准 GB17018－1997》判定的病区县和历史上已定为病区县（县包括县级市、区、旗）。

第（4）栏（病区县人口数）：指由各县统计局提供的本年底各县人口总数。

第（5）～（10）栏：指由省级以上（含省级）主管部门根据《地方性氟中毒病区划分标准 GB17018－1997》认定的轻、中、重病区村数和相对应的人口数。

第（11）栏（控制情况）：指按《地方性氟中毒病区控制标准 GB17017－1997》，经省级主管部门考核达到基本控制标准的县填“1”，未控制县填“2”。

第（12）～（13）栏（现症病人）：指年底实有的氟斑牙病人数和氟骨症病人数。

第（14）～（16）栏：指病区当年完成改水任务的轻、中、重病区村数。

第（17）栏（受益人口）：指当年完成改水任务的病区村人口数之和。

第（18）～（20）栏：指历年累计完成改水任务的轻、中、重病区村数。

第（21）～（23）栏（能正常使用的村数）：指改水设备完好，改水后水氟含量保持在1．0mg/L以下的轻、中、重病区村数。

第（24）～（26）栏（实际受益人口总数）：指历年累计完成改水村受益人口总数减去因设备报废或改水后水氟含量达不到要求的轻、中、重病区村人口数。

第（27）～（28）栏：指各病区县本年度检查儿童的人数及儿童氟斑牙检出的人数。

第（29）～（30）栏：指各病区县本年度检查成人的人数及临床氟骨症的检出人数。

第（31）～（35）栏（健康教育）：指接受地方性氟中毒知识教育的人口数及中小学生和家庭主妇对防治地方性氟中毒病知识知晓人数。

注：病区村指在自然地理、地域上独立的自然村（屯）。

（六）地方性氟中毒（燃煤污染型）

第（1）～（2）栏：填地方性氟中毒（煤型）病区省、市全称。

第（3）栏：病区县：指本年经省级以上（含省级）主管部门根据《地方性氟中毒病区划分标准 GB17018－1997》判定的病区县和历史上已定为病区县（县包括县级市、区、旗）。

第（4）栏：病区县人口数：指由各县统计局提供的本年底各县人口总数。

第（5）～（13）栏：指由省级以上（含省级）主管部门根据《地方性氟中毒病区划分标准 GB17018－1997》认定的轻、中、重病区村数，以及相对应的户数和村人口数。

第（14）栏：控制情况：指按《地方性氟中毒病区控制标准 GB17017－1997》，经省级主管部门考核达到基本控制标准的县填“1”，未控制县填“2”。

第（15）～（16）栏　现症病人：指年底实有氟班牙病人数和氟骨症病人数。

当年改炉改灶户数（17～26栏）：指当年完成改炉灶轻、中、重病区的户数。

第（17）栏：指当年各病区县轻病区村居民户室内只有炉且已改炉的户数之和。

第（18）栏：指当年各病区县轻病区村居民户室内只有灶且已改灶的户数之和。

第（19）栏：指当年各病区县轻病区村居民户室内有炉又有灶且均改的户数之和。

第（20）栏：指当年各病区县中病区村居民户室内只有炉且已改炉的户数之和。

第（21）栏：指当年各病区县中病区村居民户室内只有灶且已改灶的户数之和。

第（22）栏：指当年各病区县中病区村居民户室内有炉又有灶且均改的户数之和。

第（23）栏：指当年各病区县重病区村居民户室内只有炉且已改炉的户数之和。

第（24）栏：指当年各病区县重病区村居民户室内只有灶且已改灶的户数之和。

第（25）栏：指当年各病区县重病区村居民户室内有炉又有灶且均改的户数之和。

第（26）栏（受益人口）：指当年居民户室内只有炉或只有灶或有炉又有灶均已改，并正常使用户数所对应的人口数之和。

改炉改灶户数（27～45栏）：指2005年（含2005年）以来，完成改炉灶轻、中、重病区的户数合计。

第（27）栏：指各病区县轻病区累计完成居民户室内只有炉且已改炉的户数之和。

第（28）栏：指各病区县轻病区累计完成居民户室内只有灶且已改灶的户数之和。

第（29）栏：指各病区县轻病区累计完成居民户室内有炉又有灶且均改的户数之和。

第（30）栏：指各病区县中病区累计完成居民户室内只有炉且已改炉的户数之和。

第（31）栏：指各病区县中病区累计完成居民户室内只有灶且已改灶的户数之和。

第（32）栏：指各病区县中病区累计完成居民户室内有炉又有灶且均改的户数之和。

第（33）栏：指各病区县重病区累计完成居民户室内只有炉且已改炉的户数之和。

第（34）栏：指各病区县重病区累计完成居民户室内只有灶且已改灶的户数之和。

第（35）栏：指各病区县重病区累计完成居民户室内有炉又有灶且均改的户数之和。

第（36）栏：指各病区县轻病区累计完成居民户室内只有炉且已改炉，已改的炉密封好，坚持正常使用的户数。

第（37）栏：指各病区县轻病区累计完成居民户室内只有灶且已改灶，已改的灶密封好，坚持正常使用的户数。

第（38）栏：指各病区县轻病区累计完成居民户室内有炉又有灶且已均改，已改的炉灶密封好，坚持正常使用的户数。

第（39）栏：指各病区县中病区累计完成居民户室内只有炉且已改炉，已改的炉密封好，坚持正常使用的户数。

第（40）栏：指各病区县中病区累计完成居民户室内只有灶且已改灶，已改的灶密封好，坚持正常使用的户数。

第（41）栏：指各病区县中病区累计完成居民户室内有炉又有灶且已均改，已改的炉灶密封好，坚持正常使用的户数。

第（42）栏：指各病区县重病区累计完成居民户室内只有炉且已改炉，已改的炉密封好，坚持正常使用的户数。

第（43）栏：指各病区县重病区累计完成居民户室内只有灶且已改灶，已改的灶密封好，坚持正常使用的户数。

第（44）栏：指各病区县重病区累计完成居民户室内有炉又有灶且已均改，已改的炉灶密封好，坚持正常使用的户数。

第（45）栏（实际受益人口总数）：指累计居民户室内只有炉或只有灶或炉灶均已改，并正常使用户数所对应的人口数。

改炉改灶总计（46～51栏）：指历年累计完成改炉灶轻、中、重病区的户数总计。

第（46）栏：改炉改灶总计轻病区户数：指各病区县轻病区村历年累计完成改炉改灶的户数之和。

第（47）栏：改炉改灶总计中病区户数：指各病区县中病区村历年累计完成改炉改灶的户数之和。

第（48）栏：改炉改灶总计重病区户数：指各病区县重病区村历年累计完成改炉改灶的户数之和。

第（49）栏：正常使用户数：指炉灶密封好，坚持正常使用的户数。

第（50）栏：重病区正常使用户数：指炉灶密封好，坚持正常使用的重病区户数。

第（51）栏：实际受益人口总数：指历年累计改炉改灶受益人口总数减去因炉灶报废或废弃不用户的人口数。

第（52）～（53）：指各病区县本年检查儿童的人数及检出儿童氟斑牙的人数。

第（54）～（55）：指各病区县本年检查成人的人数及检出临床氟骨症的人数。

第（56）～（60）栏（健康教育）：指接受地方性氟中毒知识教育的人口数及中小学生和家庭主妇对防治地方性氟中毒知识知晓人数。

注：病区村指在自然地理、地域上独立的自然村（屯）。

（七）地方性砷中毒（水型）

第（1）～（2）栏：填地方性砷中毒（水型）病区省、市全称。

第（3）栏　病区县或高砷县：病区县指本年经省级以上（含省级）主管部门根据地方性砷中毒防治工作标准划分的病区县和历史上已定为病区县；高砷区县指水砷含量在0.05mg/L以上，未发现砷中毒病人的县（县包括县级市、区、旗）。

第（4）栏　病区县人口数：指由各县统计局提供的本年底各县人口总数。

第（5）～（10）栏：指由省级以上（含省级）主管部门根据地方性砷中毒防治工作标准认定的轻、中、重病区村数和相对应的人口数。

第（11）～（13）栏（高砷区）：指水砷含量在0.05mg/L以上，未发现砷中毒病人的县、村数及村人口数。高砷县数：是则填“1”。

第（14）栏（病人数）：指年末实有砷中毒病人数。

第（15）栏（皮肤癌病人数）：指年末实有皮肤癌病人数。

第（16）～（18）栏：指各病区当年完成改水任务的轻、中、重病区村数。

第（19）栏（受益人口）：指当年完成改水任务的病区村人口数之和。

第（20）～（22）栏：指历年累计完成改水任务的轻、中、重病区村数。

第（23）～（25）栏（能正常使用的村数）：指各病区改水设备完好，改水后水砷含量保持在0.05mg/L以下的轻、中、重病区村数。

第（26）～（28）栏（实际受益人口总数）：指历年累计完成改水村受益人口总数减去因设备报废或改水后水砷含量达不到要求的轻、中、重病区村人口数。

第（29）～（31）栏（病情调查）：指各病区县本年砷中毒检查的人数及轻度以上的的病人数、皮肤癌病人数。

第（32）～（36）栏（健康教育）：指接受地方性砷中毒知识教育的人口数及中小学生和家庭主妇对防治地方性砷中毒病知识知晓人数。

注：病区村指在自然地理、地域上独立的自然村（屯）。

（八）地方性砷中毒（燃煤污染型）

第（1）～（2）栏：填地方性砷中毒（煤型）病区省、市全称。

第（3）栏　病区县：指本年经省级以上（含省级）主管部门根据根据地方性砷中毒防治工作标准划分的县和历史上已定为病区县（县包括县级市、区、旗）。

第（4）栏　病区县人口数：指由各县统计局提供的本年底各县人口总数。

第（5）～（13）栏：指由省级以上（含省级）主管部门根据地方性砷中毒防治工作

标准认定的轻、中、重病区村数，以及相对应的户数和村人口数。

第（14）栏（病人数）：指年末实有砷中毒病人数。

第（15）栏（皮肤癌病人数）：指年末实有皮肤癌病人数。

当年改炉改灶户数（16～25栏）：

第（16）栏：指当年各病区县轻病区村居民户室内只有炉且已改炉的户数之和。

第（17）栏：指当年各病区县轻病区村居民户室内只有灶且已改灶的户数之和。

第（18）栏：指当年各病区县轻病区村居民户室内有炉又有灶且均改的户数之和。

第（19）栏：指当年各病区县中病区村居民户室内只有炉且已改炉的户数之和。

第（20）栏：指当年各病区县中病区村居民户室内只有灶且已改灶的户数之和。

第（21）栏：指当年各病区县中病区村居民户室内有炉又有灶且均改的户数之和。

第（22）栏：指当年各病区县重病区村居民户室内只有炉且已改炉的户数之和。

第（23）栏：指当年各病区县重病区村居民户室内只有灶且已改灶的户数之和。

第（24）栏：指当年各病区县重病区村居民户室内有炉又有灶且均改的户数之和。

第（25）栏（受益人口）：指当年居民户室内只有炉或只有灶或有炉又有灶均已改，并正常使用户数所对应的人口数之和。

2005年以前累计改炉改灶户数（26～44栏）：

第（26）栏：指各病区县轻病区累计完成居民户室内只有炉且已改炉的户数之和。

第（27）栏：指各病区县轻病区累计完成居民户室内只有灶且已改灶的户数之和。

第（28）栏：指各病区县轻病区累计完成居民户室内有炉又有灶且均改的户数之和。

第（29）栏：指各病区县中病区累计完成居民户室内只有炉且已改炉的户数之和。

第（30）栏：指各病区县中病区累计完成居民户室内只有灶且已改灶的户数之和。

第（31）栏：指各病区县中病区累计完成居民户室内有炉又有灶且均改的户数之和。

第（32）栏：指各病区县重病区累计完成居民户室内只有炉且已改炉的户数之和。

第（33）栏：指各病区县重病区累计完成居民户室内只有灶且已改灶的户数之和。

第（34）栏：指各病区县重病区累计完成居民户室内有炉又有灶且均改的户数之和。

第（35）栏：指各病区县轻病区累计完成居民户室内只有炉且已改炉，已改的炉密封好，坚持正常使用的户数。

第（36）栏：指各病区县轻病区累计完成居民户室内只有灶且已改灶，已改的灶密封好，坚持正常使用的户数。

第（37）栏：指各病区县轻病区累计完成居民户室内有炉又有灶且已均改，已改的炉灶密封好，坚持正常使用的户数。

第（38）栏：指各病区县中病区累计完成居民户室内只有炉且已改炉，已改的炉密封好，坚持正常使用的户数。

第（39）栏：指各病区县中病区累计完成居民户室内只有灶且已改灶，已改的灶密封好，坚持正常使用的户数。

第（40）栏：指各病区县中病区累计完成居民户室内有炉又有灶且已均改，已改的炉灶密封好，坚持正常使用的户数。

第（41）栏：指各病区县重病区累计完成居民户室内只有炉且已改炉，已改的炉密封好，坚持正常使用的户数。

第（42）栏：指各病区县重病区累计完成居民户室内只有灶且已改灶，已改的灶密封好，坚持正常使用的户数。

第（43）栏：指各病区县重病区累计完成居民户室内有炉又有灶且已均改，已改的炉灶密封好，坚持正常使用的户数。

第（44）栏（实际受益人口总数）：指累计居民户室内只有炉或只有灶或炉灶均已改，并正常使用户数所对应的人口数。

历年累计改炉改灶总计（45～50栏）：

第（45）栏　改炉改灶总计轻病区户数：指各病区县轻病区村历年累计完成改炉改灶的户数之和。

第（46）栏　改炉改灶总计中病区户数：指各病区县中病区村历年累计完成改炉改灶的户数之和。

第（47）栏　改炉改灶总计重病区户数：指各病区县重病区村历年累计完成改炉改灶的户数之和。

第（48）栏　正常使用户数：指炉灶密封好，坚持正常使用的户数。

第（49）栏　重病区正常使用户数：指炉灶密封好，坚持正常使用的重病区户数。

第（50）栏　实际受益人口总数：指历年累计改炉改灶受益人口总数减去因炉灶报废或废弃不用户的人口数。

第（51）～（54）栏（病情调查）：指各病区当年砷中毒检查的人数及轻度以上的病人数和皮肤癌病人数。

第（55）～（58）栏（健康教育）：指接受地方性砷中毒知识教育的人口数及中小学生和家庭主妇对防治地方性砷中毒病知识知晓人数。

注：病区村指在自然地理、地域上独立的自然村（屯）

尘肺病报告卡

表　　号：卫统 36 表-1
制表机关：卫生部
批准机关：国家统计局
批准文号：国统制[2007]30 号
有效期至：2009 年

身份证号：　　　　　　　　　　　X 线胸片号*：

<table>
<tr><td>卡片
序号</td><td colspan="5">省（自治区、直辖市）　地、市　县　乡镇
□□□□□□□□□□□□□□□□□□□□</td></tr>
<tr><td rowspan="6">用人
单位
基本
信息</td><td colspan="5">名称　　　　□□□□□□□□-□</td></tr>
<tr><td colspan="3">通讯地址</td><td colspan="2">邮编</td></tr>
<tr><td colspan="3">联系人</td><td colspan="2">联系电话</td></tr>
<tr><td colspan="5">经济类型</td></tr>
<tr><td colspan="5">行业</td></tr>
<tr><td colspan="5">企业规模 1 大型□　2 中型 □　3 小型□　4 不详□</td></tr>
<tr><td colspan="4">病人来源　体检机构□　诊断机构□　其他□</td><td colspan="2">姓名</td></tr>
<tr><td colspan="2">性别 1 男□2 女□</td><td colspan="2">出生日期　年　月　日</td><td colspan="2">开始接尘日期　年　月　日</td></tr>
<tr><td colspan="2">统计工种</td><td colspan="2">尘肺种类</td><td colspan="2">实际接尘工龄　年　月</td></tr>
<tr><td colspan="3">诊断 I 期　年　月　日</td><td colspan="2">合并肺结核
1.是□　2.否□</td><td rowspan="4">报 告 类 别
1 新病例 □
2 死亡病例□
3 晋期病例□
4 调出病例□
5 调入病例□
调出省</td></tr>
<tr><td colspan="3">诊断 II 期　年　月　日</td><td colspan="2">合并肺结核
1.是□　2.否□</td></tr>
<tr><td colspan="3">诊断 III 期　年　月　日</td><td colspan="2">合并肺结核
1.是□　2.否□</td></tr>
<tr><td colspan="3">死亡日期　年　月　日</td><td colspan="2">死因</td></tr>
<tr><td colspan="6">诊断机构</td></tr>
</table>

报告单位（盖章）：　　　　　　　　单位负责人：
报告人：　　　　　　　　　　　　　报告日期：______年______月______日
*非必填项

填卡说明

1. 制卡目的：根据《中华人民共和国职业病防治法》和《尘肺病防治条例》，为及时掌握我国尘肺病发病动态，为进一步制定尘肺病防治计划提供决策依据而制定本报告卡。

2. 统计范围：我国境内一切有粉尘作业的用人单位，在统计年度内有首次被诊断为尘肺病的劳动者，或尘肺晋期病例、调入（出）本省的尘肺病患者和尘肺死亡者均应填卡报告。在岗的非编制职工确诊为尘肺病也应填卡报告。

3. 填卡单位及报送日期：尘肺病新病例、晋期诊断病例由依法承担职业病诊断的医疗卫生机构报告，在作出诊断 15 天内填卡网上直报。尘肺死亡病例和调入（出）本省的尘肺患者由用人单位填卡报告所在地负责职业病危害因素监测的职能机构。疑难转诊病例一律由诊断单位进行报告。本卡实行半年汇总、分析制度，省（自治区、直辖市）负责职业病危害因素监测机构应于同年度的 7 月 10 日前和下一年度的 1 月 10 日前完成审核、确认、上报。

4. 指标解释

（1）卡片序号：自动产生 20 位个人序号。每名尘肺患者终生只能有一个卡片序号。

（2）经济类型：系患者所在单位的经济成分。详见“全国健康危害因素信息监测系统使用说明”（职业病专业）参考资料 1 – 经济类型编码。

（3）行业：详见参考资料 2 – 行业编码。

（4）企业规模：分大型、中型、小型、不详。

（5）病人来源：分体检机构、诊断机构和其他。单选。

（6）报告类别：单选项。新病例：当年确诊的新病例于当年死亡或是死后诊断的新病例，报告类别都首选新病例，同时填写死亡日期。调入（出）患者必须是因工作关系调入（出）本省（自治区、直辖市）的尘肺患者。

职业病报告卡

（不含尘肺病、放射性疾病）

表　　号：卫统36表-2
制表机关：卫生部
批准机关：国家统计局
批准文号：国统制[2007]30号
有效期至：2009

身份证号：

<table>
<tr><td>卡片序号</td><td colspan="3">省（自治区、直辖市）　地（市）　县　乡镇
□□□□□□□□□□□□□□□□□□□□</td></tr>
<tr><td rowspan="6">用人单位基本信息</td><td colspan="3">名称　□□□□□□□□-□</td></tr>
<tr><td colspan="2">通讯地址</td><td>邮编</td></tr>
<tr><td colspan="2">联系人</td><td>电话</td></tr>
<tr><td colspan="3">经济类型</td></tr>
<tr><td colspan="3">行业</td></tr>
<tr><td colspan="3">企业规模　1 大型□　2 中型□　3 小型□　4 不详□</td></tr>
<tr><td colspan="2">报告类别　新病例□　死亡病例　□</td><td colspan="2">病人来源　体检机构□　诊断机构□　其他□</td></tr>
<tr><td>姓名</td><td>性别 1 男□　女□</td><td colspan="2">出生日期　年　月　日</td></tr>
<tr><td colspan="2">职业病种类</td><td colspan="2">具体病名</td></tr>
<tr><td colspan="2">中毒事故编码</td><td colspan="2">同时中毒人数</td></tr>
<tr><td colspan="2">统计工种</td><td colspan="2">专业工龄　年　月　日</td></tr>
<tr><td colspan="4">接触时间　天　小时　分（适用于专业工龄不足1个月者的急性职业病患者）</td></tr>
<tr><td colspan="2">发生日期　年　月　日</td><td colspan="2">诊断日期　年　月　日</td></tr>
<tr><td colspan="2">死亡日期　年　月　日</td><td colspan="2">诊断单位</td></tr>
<tr><td colspan="4">死因　本病 □　其他 □ ______________________________ 死因不明 □</td></tr>
</table>

报告单位（盖章）：　　　　　单位负责人：

报告人：　　　　　　　　　报告日期：_____年____月 ____日

填 卡 说 明

1. 制卡目的：依据《职业病防治法》有关职业病报告的规定，为掌握我国职业病发病动态和进一步制定职业病防治计划提供决策依据而制定本报告卡。

2. 统计范围：我国境内一切有职业病危害的用人单位。本报告卡适用于确诊新病例和死亡病例的报告。

3. 填卡单位及报送日期：慢性职业病（包括慢性职业中毒）由依法承担职业病诊断的医疗卫生机构在患者确诊后15天内填卡网上直报。职业病死亡病例由用人单位填卡，报告所在地负责职业病危害因素监测的职能机构。属于紧急报告范围的职业病危害事故，按照突发公共卫生事件或中暑（高温）医学应急预案的报告时限和程序进行报告，同时把个案纳入常规的月统计、汇总范围。省（自治区、直辖市）负责职业病危害因素监测的职能机构应于下月10日前完成急性职业病审核、确认和上报。省（自治区、直辖市）负责职业病危害因素监测的职能机构应分别于同年度的7月10日前和下一年度的1月10日前完成慢性职业病审核、确认和上报。

4. 指标解释

（1）卡片序号：自动产生20位个人序号。

（2）经济类型、行业：详见参考资料1、2。

（3）企业规模：分大型、中型、小型、不详。

（4）病人来源：分体检机构、诊断机构和其他。单选。

（5）职业病种类、病名：根据现行的“职业病目录”分为九类（不包括职业性放射性疾病），详见参考资料6－职业病目录编码。

（6）统计工种：分为操作工、辅助工、其他。

（7）专业工龄：指开始接触某种有毒有害作业到确诊为该种职业中毒或职业病时，实际接触时间的累加。

（8）中毒事故编码：凡发生中毒事故均需编码，不论事故累及人数多少。7位，即前4位为年号后3位流水号。

（9）同时中毒人数：指同时、同地暴露于同一种或同几种毒物下的劳动者的健康受到损害，而出现不同程度的相同临床表现，被确诊为某种毒物中毒的人数。

（10）接触时间、发生日期：适用于急性职业病患者填写。慢性职业病例划×示之。

农药中毒报告卡

表　　号：卫统36表-3
制表机关：卫生部
批准机关：国家统计局
批准文号：国统制[2007]30号
有效期至：2009

<table>
<tr><td>卡片序号</td><td colspan="3">省（自治区、直辖市）　地、市　县　乡（镇）　村
□□□□□□□□□□□□□□□□□□□□</td></tr>
<tr><td colspan="2">身份证号*</td><td colspan="2">姓名</td></tr>
<tr><td colspan="2">性别　1男□　2女□</td><td colspan="2">年龄　岁</td></tr>
<tr><td colspan="2">中毒农药名称</td><td colspan="2">中毒农药种类</td></tr>
<tr><td colspan="4">中毒类型　1生产性自用□　2生产性受雇□
3生活性误服（用）□　4生活性自服□</td></tr>
<tr><td colspan="4">转归　1治愈□　2好转□　3死亡□　4其他□ ________</td></tr>
<tr><td colspan="2">诊断日期　年　月　日</td><td colspan="2">死亡日期　年　月　日</td></tr>
</table>

诊断单位（盖章）：　　单位负责人：
填表人：　　填表日期：_____年_____月_____日
*非必填项

填卡说明

1. 制卡目的：依据《国家突发公共卫生事件相关信息报告管理工作规范（试行）》、《农村农药中毒卫生管理办法（试行）》和有关法律、法规的要求，为预防、控制农药中毒防治工作提供依据，保障农业劳动者健康而制定本报告卡。

2. 统计范围：在农、林业等生产活动中使用农药或生活中误用各类农药而发生中毒者（不包括食物农药残留超标和属于刑事案件的中毒患者）。本报告卡不包括生产农药而发生中毒者。

3. 填卡单位及报送日期：本报告卡由最初接诊农药中毒患者的医疗卫生机构，在患者确诊后24小时内填卡网上直报，由负责职业病危害因素监测的职能机构分级审核和确认上报。本卡实行半年汇总分析制度，省（自治区、直辖市）负责职业病危害因素监测机构应分别于同年度的7月10日前和下一年度的1月10日前完成审核、确认和上报。

4. 指标解释

（1）卡片序号：自动产生20位个人序号。

（2）身份证号：为非必填项。填了身份证号，即不填性别和年龄。

（3）年龄：填写实足年龄。

（4）中毒农药名称：指引起患者中毒的农药名称。若同时使用两种以上混配的制剂农药，或是两种以上自配农药，应填写每一种农药的具体名称。

（5）中毒农药种类：根据参考资料7－农药类别编码，进行归类、录入。

（6）中毒类型：分为生产性和非生产性两类。

职业性放射性疾病报告卡

表　　号：卫统36表-4
制表机关：卫生部
批准机关：国家统计局
批准文号：国统制[2007]30号
有效期至：2009

编号

姓名		性别	男□　女□	出生日期　　年　　月　　日
住址				
身份证号：□□□□□□□□□□□□□□□□□□				
职业类别		放射工龄：　　年		开始从事放射工作时间　　年　　月
（对急性照射） 受照日期　　年　　月　　日		（对慢性照射） 累积受照时间　　年		受照原因
用人单位基本信息	名称			
	组织机构代码□□□□□□□□-□			
	地址			邮编
	联系人			电话
	经济类型			
	行业			
	企业规模　　大型□　　中型□		小型□	不详□
受照剂量及估算方法：				
受照史：				
诊断疾病名称				分期/分度：
主要诊断依据				
目前情况及处理	情况：A.治愈　B.好转　C.致残　D.死亡 处理：A.继续从事放射性工作或半日工作　B.暂时调离放射性工作，定期复查　C.永久脱离放射性工作，积极治疗，定期复查　D.住院治疗			
诊断医师				
诊断机构				
诊断日期：　　年　　月　　日				

报告填卡单位(盖章)　　　　单位负责人（签字）

报告填卡人(签字)　　　　填表日期：________年______月______日

填卡说明

一、制卡目的

为贯彻执行《中华人民共和国职业病防治法》和《放射工作人员职业健康管理办法》，掌握全国职业性放射性疾病发病情况，特制此报告卡。

二、统计范围

凡在我国境内诊断的职业性放射性疾病均应填报此卡。

三、填卡单位及报送日期

本卡应由有取得职业性放射性疾病诊断资质的医疗机构和放射工作单位填写。职业性放射性疾病一经诊断，在确诊后15日内应填此卡并同时进行网络直报。

四、指标解释

1. 编号：系统自动生成。

2. 姓名：被诊断为职业性放射性疾病病人的姓名。

3. 性别：男、女在相应方框上选择，在所选择项目方框内划“√”。

4. 出生日期：被诊断为职业性放射性疾病病人的出生日期，以身份证为准。身份证号：被诊断为职业性放射性疾病病人的身份证号。

5. 开始从事放射工作时间：指第一次开始从事放射工作时间。

6. 放射工龄：从开始从事放射工作到目前的累计年数。中间从事过非放射工作的年数，则应扣除。

7. 用人单位名称：被诊断为职业性放射性疾病病人目前所在的工作单位名称。

8. 组织机构代码：为依据《全国组织机构代码编制规则》（GB/T11714－1997）的编码。

9. 行业：以用人单位所属主管行业为准。按国际统计局《国民经济行业分类目录》（GB/T4754－2002）填写行业编码。

10. 企业规模：在所选择项目方框内划“√”

11. 经济类型：被诊断为职业性放射性疾病病人所在单位的经济成分。按国家统计局《关于统计上划分经济成分的规定》、《关于划分企业登记注册类型的规定》填写类型编码。

12. 职业类别：参照《职业性外照射个人监测规范》GBZ128－2002附录A分类。

- 核燃料循环：铀矿开采（1A）、铀矿水冶（1B）、铀的浓缩和转化（1C）、燃料制造（1D）、反应堆运行（1E）、燃料后处理（1F）、核燃料循环研究（1G）；
- 医学应用：诊断放射学（2A）、牙科放射学（2B）、核医学（2C）、放射治疗（2D）、其他（2E）；
- 工业应用：工业辐照（3A）、工业探伤（3B）、发光涂料工业（3C）、放射性同位素生产（3D）、测井（3E）、加速器运行（3F）、其他（3G）；
- 天然源：民用航空（4A）、煤矿开采（4B）、其他矿藏开采（4C）、石油和天然气工业（4D）、矿物和矿石处理（4E）、其他（4F）；
- 国防活动：核舰艇及支持设备（5A）、其他防卫活动（5B）；
- 其他：教育（6A）、兽医学（6B）、其他（6C）。

13. 受照原因

- 责任事故：违反操作规程（1A）、安全观念薄弱（1B）、缺乏知识（1C）、操作失误（1D）、管理不善（1E）、领导失误（1F）；
- 技术事故：设计不合理（2A）、设备意外故障（2B）、监测系统缺乏（2C）；
- 其他事故：自然原因（3A）、原因不明（3B）。

14. 诊断疾病名称：依照职业性放射性疾病目录。

15. 主要诊断依据：国家职业性放射性疾病诊断的标准名称和编号。

16. 诊断医师：有职业性放射性疾病诊断资格的医师 3 名以上签字。

17. 诊断机构：确定诊断的医疗机构。

放射工作人员个人剂量监测报告卡

表　　号：卫统 36 表-5
制表机关：卫生部
批准机关：国家统计局
批准文号：国统制[2007]30 号
有效期至：2009

报告卡编号：

用人单位信息	名称	
	组织机构代码□□□□□□□□-□	
	行业	
	地址	邮编
	联系人	电话

姓名	性别　男 □　女 □	
身份证号：□□□□□□□□□□□□□□□□□□		
出生日期　　年　　月　　日	开始从事放射工作时间　　　年　　月	
放射工龄　　　　年	职业类别	辐射源项

外照射监测	监测性质	辐射类型	监测起止日期		监测结果（mSv）		
			起	止	Hp(10)	Hp(3)	Hp(0.07)

内照射监测	监测性质	核素名称	器官名称	监测方法	监测日期	摄入量（Bq）	待积剂量（mSv）

体表污染监测	监测性质	核素名称	监测部位	监测方法	监测日期	污染面积（cm^2）	最大污染值（Bq/cm^2）

监测机构：　　　　　　　　监测人：　　　　　　　　单位负责人：

填卡人：　　　　　　　　　填卡日期________年______月_______日

填卡说明

一、制卡目的：为了贯彻执行《中华人民共和国职业病防治法》和《放射工作人员职业健康管理办法》，掌握放射工作人员在工作场所内的受照剂量情况，保障放射工作人员的职业健康，特制此报告卡。

二、统计范围：凡在我国境内从事放射工作人员个人剂量监测的机构均应填报此卡。

三、填卡单位及报送日期：本卡应由县级以上卫生行政部门或有监测资质的个人剂量监测机构填报。本卡实行网络直报方式。

四、指标解释：

1. 报告卡编号：系统自动生成。

2. 用人单位名称：被监测人员目前所在的用人单位名称。

3. 组织机构代码：为依据《全国组织机构代码编制规则》（GB/T11714－1997）的编码。

4. 行业：以用人单位所属主管行业为准。按国际统计局《国民经济行业分类目录》（GB/T4754－2002）填写编码。

5. 姓名：被监测人员的姓名。

6. 性别：在所选择项目方框内划“√”。

7. 身份证号：被监测人员的身份证号。

8. 出生日期：被监测人员的出生日期，以身份证为准。

9. 开始从事放射工作时间：指第一次开始从事放射工作时间。

10. 放射工龄：从开始从事放射工作到目前的累计年数。中间从事过非放射工作的年数，应扣除。

11. 职业类别：参照《职业性外照射个人监测规范》GBZ128－2002 附录 A 分类。

- 核燃料循环：铀矿开采（1A）、铀矿水冶（1B）、铀的浓缩和转化（1C）、燃料制造（1D）、反应堆运行（1E）、燃料后处理（1F）、核燃料循环研究（1G）；
- 医学应用：诊断放射学（2A）、牙科放射学（2B）、核医学（2C）、放射治疗（2D）、其他（2E）；
- 工业应用：工业辐照（3A）、工业探伤（3B）、发光涂料工业（3C）、放射性同位素生产（3D）、测井（3E）、加速器运行（3F）、其他（3G）；
- 天然源：民用航空（4A）、煤矿开采（4B）、其他矿藏开采（4C）、石油和天然气工业（4D）、矿物和矿石处理（4E）、其他（4F）；
- 国防活动：核舰艇及支持设备（5A）、其他防卫活动（5B）；
- 其他：教育（6A）、兽医学（6B）、其他（6C）。

12. 辐射源项：

- 密封源：γ 辐照装置（1A）、γ 放射治疗装置（1B）、γ 刀（1C）、γ 探伤（1D）、后装治疗装置（1E）、密封源其他应用（1F）；
- 非密封源：核医学（2A）、开放性实验室（2B）、非密封源其他应用（2C）；
- 射线装置：X 射线诊断/介入装置（3A）、X 射线牙科（3B）、深部治疗机（3C）、兽医诊断机（3D）、工业探伤（3E）、医用加速器（3F）、非医用加速器（3G）、射线装置其他应用（3H）；

- 核设施：核电厂（4A）、核后处理厂（4B）、核供热厂（4C）、核废物处置场（4D）、其他（4E）

13. 外照射监测

- 监测性质：A. 常规监测 B. 任务相关监测 C. 特殊监测。注：常规监测是指正常作业或正常操作中的一类监测；任务相关监测是指用于待定操作提供有关操作和管理方面即时决策支持数据的一类监测；特殊监测是指实际存在或估计可能发生大剂量率的外照射，或可能发生体内污染时的一类监测。
- 辐射类型：X、γ、β、中子和其他。如果同时受到多种辐射可多选。
- 起止日期：指佩带人员佩带剂量计日期和交回剂量计日期。对于常规监测周期一般为1个月，也可视具体情况延长或缩短，但最长不得超过3个月。该项不允许空缺。
- 监测结果：Hp（10）指体表下10mm深处的器官或组织个人剂量当量，通称用于有效剂量评价；Hp（3）和Hp（0. 07）通常分别指用于眼晶体和皮肤个人剂量当量的评价。

14. 内照射监测

- 监测性质：见外照射监测性质。
- 核素名称：（1）Am－241（2）Am－241/Be（3）Au－198（4）Cd－109（5）Cf－252（6）Cm－244（7）Co－57（8）Co－60（9）Fe－55（10）Gd－153（11）Ge－68（12）Cs－137（13）I－125（14）I－131（15）Ir－192（16）Kr－85（17）Mo－99（18）Ni－63（19）P－32（20）Pd－103（21）Pm－147（22）Po－210（23）Pu－238（24）Pu－239d/Be（25）Ra－226（26）Ru－106（Rh－106）（27）Se－75（28）Sr－90（Y－90）（29）Tc－99m（30）Tl－204（31）Tm－170（32）Yb－169
- 器官名称：（1）性腺（2）红骨髓（3）结肠（3）肺（4）胃（5）膀胱（6）乳腺（7）肝（8）食道（9）甲状腺（10）皮肤（11）骨表面（12）晶体（13）其他。
- 监测方法：A. 直接测量法（物理）B. 采样测量法（生物）
- 监测日期：测量内照射的日期。

15. 体表污染监测

- 监测性质：见外照射监测性质。
- 核素名称：见内照射核素名称。
- 监测部位：A. 全身 B. 面部 C. 手部 D. 足踝 E. 头发 F. 其他。
- 监测方法：A. 直接测量 B. 间接测量（擦拭法）。
- 监测日期：指测量日期。
- 污染面积：放射性实际污染范围。
- 最大污染值：测量值中的最大值。

职业卫生重大公共卫生事件报告卡

表　　号：卫统 37 表-1
制表机关：卫生部
批准机关：国家统计局
批准文号：国统制[2007]30 号
有效期至：2009

________省_____市（地）________县________乡镇

卡片序号□□□□□□□□□□□□□□□□□□□□

一、基本情况

1 事件编码：□□□□□□□

2 发生事件单位：____________________组织机构代码□□□□□□□□□□

3 通讯地址：____________________________邮编：____________

4 联系人：_____________________________电话：_____________

5 经济类型：____

6 行业：____

7 企业规模：大□ 中□ 小 □ 不详□

二、事件情况

1 发生日期：　　年　　月　　日　2 发生场所：_____________________

3 毒物名称：(1)____________________ 空气中浓度__________mg/m^3

(2)____________________空气中浓度__________mg/m^3

(3)____________________空气中浓度__________mg/m^3

(4)____________________空气中浓度__________mg/m^3

4 产品名称：______________________

5 中毒情况：接触人数__________　　发病人数__________

确诊人数__________　　其中死亡人数________

6 现场初步急救：无□ 有□ 主要急救措施：________________________

7 职业病报告：　无□ 有□ 报告单位：___________________________

三、事件原因：1 无“三同时”□　　2 无卫生防护设备或效果不好□

3 设备跑、冒、滴、漏□　　4 无个人卫生防护用品或使用不当□

5 无或违反安全操作规程□　　6 违章指挥、违章操作□

7 无职业卫生教育和危害告知□　8 产品包装或作业岗位无警示标志□

9 首次使用，未报送毒性鉴定资料和注册登记□　10 其他□__________

四、事件经过（事件起因、救援过程和患者主要临床表现。可加附页）：

____

____

五、事件控制措施：1 警告　　2 限期治理　　3 责令停产停业

4 封存发生职业危害事故的原材料和设备

5 严格落实上岗前、在岗期间职业卫生知识培训

6 其他 ______________________________________

负责处理事件单位（签章）：　　　　单位负责人：

报告人：　　　　报告日期：　　年　　月　　日

填卡说明

1. 制卡目的：依据职业病危害事故调查处理办法的规定，为及时掌握和控制重大职业病危害事故而制定本报告卡。

2. 统计范围：凡一起急性职业病危害事故，同时发生 10 人以上（含 10 人）或死亡 1 人以上（含 1 人）、职业性炭疽 1 人以上（含 1 人），均属重大以上职业病危害事故。应按照突发公共卫生事件的报告程序进行报告。个案病例必须纳入常规月统计报告。

3. 填卡单位及报送日期：本报卡在确认突发公共卫生事件终止后 2 周内，由发生事件单位属地的各级负责职业病危害监测的职能机构进行网上直报。

4. 指标解释

（1）本报告卡有选择项：在所选择项目方框内划“√”，如☑。

（2）编码：自动产生 20 位序号。

（3）事件编码 7 位（年号 4 位流水号 3 位），为重大职业中毒事件的序号。

（4）经济类型、行业详见参考资料 1、2。企业规模分大、中、小、不详。

（5）毒物名称：填报引起重大职业病危害事故的具体毒物名称。职业危害因素名称详见参考资料 8 - 职业病危害因素分类目录编码之 2 - 化学毒物。

（6）接触人数：指在一起急性职业病危害事故中，同时暴露于该毒物的人数。

（7）发病人数：指在接触人数中，因受同一毒物影响而出现不同程度临床症状的人数，包括疑似病例。

（8）确诊人数：指在发病人数中，根据职业性急性某种毒物诊断标准，而被确诊为某种毒物中毒的人数。

（9）死亡人数：包括在现场、抢救途中死亡和到医疗卫生机构尚未采取任何急救措施已死亡的患者。

放射卫生重大公共卫生事件报告卡

表　　号：卫统37表-2
制表机关：卫生部
批准机关：国家统计局
批准文号：国统制[2007]30号
有效期至：2009

卡片编号　□□□□－□□□

一、基本信息

发生事件单位：________________

地址：________________

邮编：□□□□□□

联系人：________________　电话：________________

经济类型：________________　行业：________________

二、事件情况

1 发生时间：□□□□年 □□月 □□日 □□时 □□分

2 发生场所：________________

3 事件源项 ________________

4 涉及人数：接触______受照______发病______住院______残疾______死亡______

5 事件现场处理措施：　无□　有□，主要处理措施是：________________

6 事件现场人员初步急救：无□　有□，主要急救措施是：________________

7 发病时间：第一人：□□□□年 □□月 □□日 □□时

最后一人：□□□□年 □□月 □□日 □□时

8 事件受照人员一般情况和剂量表

姓名	性别	年龄	职业类别	外照射			内照射			有效剂量(mSv)
				受照时间(分)	受照部位	受照剂量(Gy)	摄入途径	摄入量(Bq)	待积剂量(mSv)	

三、事件原因

A. 违反安全操作规程□　B.设备意外故障□　C.监测系统缺陷□

D.设计不合理□　E. 管理不善□　F.安全观念薄弱□　G. 其他□

四、事件分级

1．放射事故：A.一般事故□　B.严重事故□　C．重大事故□

2．核事件分级：A.事件　B.事故

五、事件处理过程

____

____

六、事件处理结果

____

报告填卡人(签字)　单位负责人(签字)　填表日期：________年______月______日

填卡说明

一、制卡目的：依据《放射事故管理规定》的要求，为及时掌握全国放射事件（事故）的发生状况，预防和控制放射性疾病的发生，特制此报告卡。

二、统计范围：凡在我国境内发生的放射事件（事故）都应该填报此卡。

三、填卡单位及报送日期：本卡应由放射卫生重大事件发生单位、医疗卫生救治机构等填写。在放射事故发生后15日内填卡并同时进行网络直报。

四、指标解释

1. 卡片编号：系统自动生成。

2. 发生单位：发生放射事件的法人单位。

3. 行业：以用人单位所属主管行业为准。按国际统计局《国民经济行业分类目录》（GB/T4754－2002）填写编码。

4. 经济类型：患者所在单位的经济成分。按国家统计局《关于统计上划分经济成分的规定》、《关于划分企业登记注册类型的规定》填写编码。

5. 发生时间：指由辐射源引起人员受照的确切时间。

6. 事件源项

- 密封源：γ辐照装置（1A）、γ放射治疗装置（1B）、γ刀（1C）、γ探伤（1D）、后装治疗装置（1E）、密封源其他应用（1F）；
- 非密封源：核医学（2A）、开放性实验室（2B）、非密封源其他应用（2C）；
- 射线装置：X射线诊断/介入装置（3A）、X射线牙科（3B）、深部治疗机（3C）、兽医诊断机（3D）、工业探伤（3E）、医用加速器（3F）、非医用加速器（3G）、射线装置其他应用（3H）；
- 核设施：核电厂（4A）、核后处理厂（4B）、核供热厂（4C）、核废物处置场（4D）、其他（4E）。

7. 受照人数、发病人数、住院人数、残疾人数和死亡人数均指由本次事故直接导致的人数。

8. 发病时间：由本次事故所导致的第一个人和最后一个人的发病时间。

9. 职业类别：参照《职业性外照射个人监测规范》GBZ128－2002附录A分类。

- 核燃料循环：铀矿开采（1A）、铀矿水冶（1B）、铀的浓缩和转化（1C）、燃料制造（1D）、反应堆运行（1E）、燃料后处理（1F）、核燃料循环研究（1G）；
- 医学应用：诊断放射学（2A）、牙科放射学（2B）、核医学（2C）、放射治疗（2D）、其他（2E）；
- 工业应用：工业辐照（3A）、工业探伤（3B）、发光涂料工业（3C）、放射性同位素生产（3D）、测井（3E）、加速器运行（3F）、其他（3G）；
- 天然源：民用航空（4A）、煤矿开采（4B）、其他矿藏开采（4C）、石油和天然气工业（4D）、矿物和矿石处理（4E）、其他（4F）；
- 国防活动：核舰艇及支持设备（5A）、其他防卫活动（5B）；
- 其他：教育（6A）、兽医学（6B）、其他（6C）。

10. 外照射

- 受照部位：A. 全身　B. 晶体　C. 皮肤　D. 头面部　E. 手　F. 上肢　G. 下肢　H. 躯干　I. 颈部　J. 骨髓　K. 甲状腺　L. 性腺　M. 其他

11. 内照射

- 摄入途径：A. 吸入　B. 食入　C. 皮肤粘膜　D. 伤口

有毒有害作业工人健康监护卡

表　　号：卫统38表-1
制表机关：卫生部
批准机关：国家统计局
批准文号：国统制[2007]30号
有效期至：2009

体检单位：　　　　　　　　体检单位编码□□□□□□□□□□□□□□□□□□□□
用人单位：　　　　　　　　用人单位编码□□□□□□□□□□□□□□□□□□□□

一、用人单位信息

1．通讯地址：　　　　　　　　2．邮编：
3．联系人：　　　　　　　　　4．电话：
5．经济类型：____________________
6．行业：____________________ 7．企业规模　1大□　2中□　3小□　4不详□
8．职工总人数__________ 生产工人数__________接触有毒有害作业人数__________

二、职业健康监护情况

职业危害因素名称	接触人（次）数	应检人（次）数	实检人（次）数	疑似职业病人数	调离人数*	禁忌证人数*

体检日期：　　　年　　月　　日
填卡单位：　　　　　　　　单位负责人（签名）：
填卡人：　　　　　　　　　填卡日期：　　　年　　月　　日
*非必填项

填 卡 说 明

1. 制卡目的：为了解接触有毒有害物质作业工人接受职业健康检查的情况，为制定职业病防治计划提供决策依据而制定本报告卡。

2. 统计范围：在我国境内一切可能产生职业病危害生产和工作的用人单位。本卡适用于在岗期间的职业健康检查。

3. 填卡单位及报送日期：本卡由取得职业健康检查资质的医疗卫生机构填卡、网上直报（一个用人单位一卡）。本卡实行半年汇总、分析制度。省（自治区、直辖市）负责职业病危害因素监测机构应于同年度的 7 月 10 日前和下一年度的 1 月 10 日前完成审核、确认上报。

4. 指标解释

（1）体检单位：指由省级卫生行政部门批准从事职业健康检查的医疗卫生机构。

（2）体检单位编码：由行政区域代码（省地县）和组织机构代码（GB/T11714 - 1997）组成，共 16 位。

（3）用人单位及其编码：指组织接触职业病危害因素的劳动者进行职业健康检查的被监测单位，其编码由行政区域代码（省地县）和组织机构代码组成，共 16 位。

（4）职工总人数：为用人单位的全部职工人数，包括生产工人和非生产工人，及各种用工形式的非编制人员。

（5）接触有毒有害作业人数：指当年用人单位接触粉尘、有毒有害因素的全部职工人数。当一名劳动者在职业活动中，同时接触两种以上的危害因素时，则以一种主要有害因素进行统计，统计单位为人，包括各种用工形式的非编制人员。

（6）接触人（次）数：系指当年进行职业健康检查的某种有毒有害因素的接触人数，包括各种用工形式的非正式编制人员。

（7）应检人（次）数：指本年度内按照《职业健康检查项目及周期》的规定，在接触人数中需要进行职业健康检查的职工人数。

（8）实检人（次）数：指在应检人数中，实际接受了职业健康检查的人数。

（9）疑似职业病人数：依法承担职业健康检查的医疗机构通过检查发现疑似职业病或可能患有职业病，需要提交职业病诊断机构进一步明确诊断者的人数。

作业场所职业病危害因素监测卡

表　　号：卫统38表-2
制表机关：卫生部
批准机关：国家统计局
批准文号：国统制[2007]30号
有效期至：2009

监测单位：　　　　　　　　　　　监测单位编码□□□□□□□□□□□□□□□□□□□
用人单位：　　　　　　　　　　　用人单位编码□□□□□□□□□□□□□□□□□□□

一、用人单位信息

1．通讯地址：　　　　　　　　　　　　　　2．邮编：
3．联系人：　　　　　　　　　　　　　　　4．电话：
5．经济类型：________________
6．行业：________________　7．企业规模 1大□2中□3小□4不详□

二、职业病危害因素　　采样方法：定点采样□　　个体采样□

职业危害因素名称	应测点数（岗位应测人数）	实测点数（岗位实测人数）	合格点数（合格人数）

检测日期：　　　年　　月　　日
填卡单位：　　　　　　　　　　　单位负责人（签名）：
填卡人：　　　　　　　　　　　　填卡日期：　　　年　　月　　日

注：由各填卡单位根据实际存在的职业危害因素进行填写。
　　填写顺序是按粉尘、化学物质、物理因素、其他。

填 卡 说 明

1. **制卡目的**：评价劳动条件状况为制定职业病防治计划提供决策依据而制定本报告卡。

2. **统计范围**：在我国境内一切可能产生职业病危害生产和工作的用人单位。

3. **填卡单位及报送日期**：本报卡由依法从事职业卫生技术服务机构填卡网上直报（一个用人单位一卡）。本卡实行半年汇总、分析制度。省（自治区、直辖市）负责职业病危害因素监测机构应于同年度的 7 月 10 日前和下一年度的 1 月 10 日前完成审核、确认上报。

4. **指标解释**

（1）监测单位：指取得省级以上人民政府卫生行政部门资质认证的职业卫生技术服务机构。

（2）监测单位编码：由行政区域代码（省地县）和组织机构代码组成，共 16 位。

（3）用人单位及其编码：用人单位为送检样品的被监测单位，其编码由行政区域代码（省地县）和组织机构代码组成，共 16 位。

（4）经济类型、行业：详见参考资料 1、2。

（5）企业规模：分大、中、小及不详。

（6）职业病危害因素名称：以用人单位实际存在的有毒有害因素按分类原则逐一填报，即按类的顺序依次填写（粉尘→化学→物理→其他）。有毒有害因素名称详见参考资料 8 职业病危害因素名称编码，带 G 的编码为高毒物品类。

（7）其他：指不能包括在粉尘、化学、物理等有毒有害因素中的职业病危害因素，如生物因素。

（8）应测点数（岗位应测人数）：根据选择采样点、采样点数目的原则所确定的测定点数为应测点数。根据选定个体采样对象、采样对象数量的原则所确定的采样对象数目为岗位应测人数。

（9）实测点数（岗位实测人数）：指在应测点数中实际进行了检测的点数，实测点应测点；在岗位应测人数中，实际进行了采样测定的人数，岗位实测人数岗位应测人数。

（10）合格点数（合格人数）：指测定点样品浓（强）度符合工作场所有害因素职业接触限值卫生要求（GBZ2 - 2002）的点数，合格点实测点；在岗位实测人数中，其接触有害物质的浓（强）度符合工作场所有害因素职业接触限值卫生要求（GBZ2 - 2002）的人数。

放射工作单位职业健康管理报告卡

表　　号：卫统 38 表-3
制表机关：卫生部
批准机关：国家统计局
批准文号：国统制[2007]30 号
有效期至：2009

编号

用人单位基本信息	名称
	组织机构代码□□□□□□□□-□
	地址　　　　　　　　　　　　　　　　　　邮编
	联系人　　　　　　　　　　　　　　　　　　电话
	经济类型
	行业
	企业规模　　　　　大型□　　　中型□　　　小型□　　　不详□
	单位成立时间：　　　年　　　月
	职工总人数__________　放射工作人员数__________
放射工作的情况	辐射源 辐射种类 职业类别
放射工作人员培训	上岗前培训人数　　（　） 在岗培训人数　　（　）
放射工作人员持证	持证人数　　（　） 发证单位__________、__________、__________
个人剂量监测	个人剂量监测情况：　　没有监测 _□　　监测_□ 提供剂量监测服务的机构：　自主监测 _□ 其他机构提供 □，名称为：________________
职业健康体检	本年度体检时间　　　年　　　月 本次体检机构 放射工作人员数　　（　） 应检人数　　（　） 实际体检人数　　（　） 其中，岗前（　）　在岗（　）　离岗（　）　应急/事故（　） 在岗体检结果： 可继续从事放射工作人数　　（　） 建议暂时脱离放射工作人数　　（　） 不宜继续从事放射工作人数　　（　），最终处理结果：调离人数（　） 离岗体检中，疑似放射病人数　　（　） 应急/事故体检中，疑似放射病人数　　（　） 职业性放射疾病诊断情况：累计诊断病例数（　）本年度诊断病例数（　）

报告填卡单位(盖章)：　　　　　　　　单位负责人（签字）：
报告填卡人(签字)：　　　　　　　　　填表日期：______年_____月_____日

填卡说明

一、制卡目的：为贯彻执行《中华人民共和国职业病防治法》和《放射工作人员职业健康管理办法》，掌握全国职业性放射性危害因素暴露范围、放射工作人员健康监护状况，特制此报告卡。

二、统计范围：凡在我国境内放射工作单位均应填报此卡。

三、填卡单位及报送日期：本卡应由放射工作单位填写。每年10月31日报送到辖区省级卫生行政部门并同时进行网络直报。

四、指标解释

1. 用人单位名称及其组织机构代码：放射工作单位名称，其编码为依据《全国组织机构代码编制规则》（GB/T11714－1997）的编码。

2. 经济类型：被诊断为职业性放射性疾病病人所在单位的经济成分。按国家统计局《关于统计上划分经济成分的规定》、《关于划分企业登记注册类型的规定》填写类型编码。

3. 行业：以用人单位所属主管行业为准。按国际统计局《国民经济行业分类目录》（GB/T4754－2002）填写行业编码。

4. 企业规模：在所选择项目方框内划“√”

5. 辐射源

● 密封源：γ辐照装置（1A）、γ放射治疗装置（1B）、γ刀（1C）、γ探伤（1D）、后装治疗装置（1E）、密封源其他应用（1F）；

● 非密封源：核医学（2A）、开放性实验室（2B）、非密封源其他应用（2C）；

● 射线装置：X射线诊断/介入装置（3A）、X射线牙科（3B）、深部治疗机（3C）、兽医诊断机（3D）、工业探伤（3E）、医用加速器（3F）、非医用加速器（3G）、射线装置其他应用（3H）；

● 核设施：核电厂（4A）、核后处理厂（4B）、核供热厂（4C）、核废物处置场（4D）、其他（4E）。

6. 辐射种类：α、β、γ、中子、重离子等。

7. 职业类别：参照《职业性外照射个人监测规范》GBZ128－2002附录A分类。

● 核燃料循环：铀矿开采（1A）、铀矿水冶（1B）、铀的浓缩和转化（1C）、燃料制造（1D）、反应堆运行（1E）、燃料后处理（1F）、核燃料循环研究（1G）；

● 医学应用：诊断放射学（2A）、牙科放射学（2B）、核医学（2C）、放射治疗（2D）、其他（2E）；

● 工业应用：工业辐照（3A）、工业探伤（3B）、发光涂料工业（3C）、放射性同位素生产（3D）、测井（3E）、加速器运行（3F）、其他（3G）；

● 天然源：民用航空（4A）、煤矿开采（4B）、其他矿藏开采（4C）、石油和天然气工业（4D）、矿物和矿石处理（4E）、其他（4F）；

● 国防活动：核舰艇及支持设备（5A）、其他防卫活动（5B）；

● 其他：教育（6A）、兽医学（6B）、其他（6C）。

8. 体检机构：指由省级卫生行政部门批准的从事放射性职业健康检查的医疗卫生机构。

9. 应检人数：指本年度内按照《放射工作人员职业健康管理办法》的规定，在用人单位的放射工作人员，需要进行职业健康检查的人数。

10. 实检人数：本年度实际检查的人数。

2.4 全国妇幼保健调查制度

2.4.1 全国妇幼保健调查制度总说明

一、调查目的

了解妇幼保健工作、孕产妇和儿童死亡及出生缺陷等情况，为制定妇女和儿童保健政策和规划提供依据。

二、主要内容

孕产妇和儿童保健工作、婚前保健、妇女病查治、计划生育技术服务情况，孕产妇和5岁以下儿童死亡及出生缺陷监测，健康教育工作情况。

三、统计范围、报告期及调查方法

1. 妇幼保健工作情况：县区妇幼保健院收集辖区内医疗机构相关数据后逐级汇总上报，报告期为年度报表，调查方法为全面调查。

2. 孕产妇和5岁以下儿童死亡及其原因、出生缺陷：

336个妇幼监测县区收集辖区内孕产妇、儿童死亡及出生缺陷报告卡逐级上报，报告期为季报和年报，调查方法为抽样调查。

3. 健康教育工作情况：调查范围为健康教育所（中心），报告期为年报，调查方法为全面调查。

四、妇幼保健调查表目录（附后）

表号	表名	调查范围	报送单位	报告期别	报送日期	报送方式	卫生部主管单位
卫统39表	孕产妇保健情况调查表	各省、自治区、直辖市	妇幼保健机构	年报	12月25日以前	逐级上报	妇幼保健与社区卫生司
卫统40表	7岁以下儿童保健情况调查表	各省、自治区、直辖市	同上	年报	12月25日以前	逐级上报	同上
卫统41表	流动人口儿童与孕产妇健康状况调查表	各省、自治区、直辖市	同上	年报	12月25日以前	逐级上报	同上
卫统42表	妇女病普查情况调查表	各省、自治区、直辖市	同上	年报	12月25日以前	逐级上报	同上
卫统43表	计划生育技术服务数量和质量情况调查表	各省、自治区、直辖市	同上	年报	12月25日以前	逐级上报	同上
卫统44表	婚前保健情况调查表	各省、自治区、直辖市	同上	年报	12月25日以前	逐级上报	同上
卫统45表	孕产妇死亡报告卡	全国336个妇幼卫生监测县区	妇幼保健机构	季报	本年9月30日前	逐级上报	同上
卫统45表-1	监测点活产数和孕产妇死亡季报表	全国336个妇幼卫生监测县区	妇幼保健机构	季报	本年9月30日前	逐级上报	同上
卫统46表	儿童死亡报告卡	全国336个妇幼卫生监测县区	妇幼保健机构	季报	本年9月30日前	逐级上报	同上
卫统46表-1	0～4岁儿童死亡监测报表	全国336个妇幼卫生监测县区	妇幼保健机构	季报	本年9月30日前	逐级上报	同上
卫统47表	医疗机构出生缺陷儿登记	全国336个妇幼卫生监测县区	医疗、妇幼保健机构	季报	本年9月30日前	逐级上报	同上
卫统47表-1	围生儿数季报表	全国336个妇幼卫生监测县区	医疗、妇幼保健机构	季报	本年9月30日前	逐级上报	同上
卫统48表	居委会（村）出生缺陷儿登记表	全国336个妇幼卫生监测县区	妇幼保健机构	季报	本年9月30日前	逐级上报	同上
卫统48表-1	出生情况及婴儿随访登记表	全国336个妇幼卫生监测县区	妇幼保健机构	季报	本年9月30日前	逐级上报	同上
卫统49表	健康教育业务工作调查表	各省、自治区、直辖市	健康教育机构	年报	次年2月底前	逐级上报	同上

2.4.2 妇幼保健调查表表式及说明

孕产妇保健情况调查表

_____年　　表　　号：卫统 39 表
制表机关：卫生部
批准机关：国家统计局
批准文号：国统制［2007］31 号
有效期至：2009

___省（自治区、直辖市）___市（地、州）___县（市、区）
行政区划编码：□□□□□□

1.	活产数	□□□□□□□
	其中：男	□□□□□□□
	女	□□□□□□□
	性别不明	□□□□□□□
2.	产妇数	□□□□□□□
3.	孕产妇管理情况	
3.1	产妇建卡人数	□□□□□□□
3.2	产妇产前检查人数	□□□□□□□
3.3	产妇孕早期产前检查人数	□□□□□□□
3.4	产妇孕产期中重度贫血人数	□□□□□□□
3.5	孕产妇艾滋病病毒检测人数	□□□□□□□
3.6	孕产妇艾滋病病毒阳性人数	□□□□□□□
3.7	孕产妇梅毒检测人数	□□□□□□□
3.8	孕产妇梅毒临床确诊人数	□□□□□□□
3.9	孕产妇产前筛查人数	□□□□□□□
3.10	孕产妇产前筛查阳性人数	□□□□□□□
3.11	孕产妇产前诊断人数	□□□□□□□
3.12	孕产妇产前诊断确诊人数	□□□□□□□
3.13	产妇产后访视人数	□□□□□□□
3.14	产妇系统管理人数	□□□□□□□
4.	接生情况	
4.1	住院分娩活产数	□□□□□□
4.2	剖宫产活产数	□□□□□□
4.3	非住院分娩中新法接生的活产数	□□□□□□
5.	孕产妇高危管理	

5.1　高危产妇人数　□□□□□□

5.2　高危产妇管理人数　□□□□□□

5.3　高危产妇住院分娩人数　□□□□□□

6.　孕产妇死亡情况

6.1　孕产妇死亡人数　□□□

6.2　孕产妇产科出血死亡人数　□□□

6.3　孕产妇妊娠高血压疾病死亡人数　□□□

6.4　孕产妇产褥感染死亡人数　□□□

6.5　孕产妇内科合并症死亡人数　□□□

6.6　孕产妇羊水栓塞死亡人数　□□□

6.7　孕产妇其他原因死亡人数　□□□

7.　围生儿情况

7.1　出生体重 <2500 克活产数　□□□□□

7.2　死胎数　□□□□

7.3　死产数　□□□□

7.4　早期新生儿死亡数　□□□□

其中：男　□□□□

女　□□□□

性别不明　□□□□

8.　新生儿破伤风情况

8.1　新生儿破伤风发病人数　□□□

8.2　新生儿破伤风死亡人数　□□□

填报单位（签章）＿＿＿＿＿＿＿＿　单位负责人（签名）＿＿＿＿＿＿＿＿

填表人（签名）＿＿＿＿＿＿＿＿　实际报出日期＿＿＿＿＿＿＿＿

《孕产妇保健情况调查表》说明

一、制表目的

了解孕产妇系统管理及围产保健情况，为孕产妇保健管理决策提供参考。

二、统计单位

以市、县、区为单位填报。

三、统计对象

常住人口，指在当地居住一年及以上的本地户籍及非户籍人口。

四、上报机构

指标7－14（包括艾滋病、梅毒、产前筛查和诊断）由开展相应工作的医疗机构上报，其余指标由社区收集上报。

五、统计起止时间

本统计年度前一年的10月1日起至本统计年度9月30日止。

六、报送日期

各省、自治区、直辖市卫生厅（局），按市、县、区综合整理后，于当年12月25日以前报卫生部妇社司。

七、指标解释

（一）孕产妇管理

1. 活产数：指妊娠满28周及以上（如孕周不清楚，可参考出生体重达1000克及以上），娩出后有心跳、呼吸、脐带搏动、随意肌收缩4项生命指标之一的新生儿数。

上报时将男婴活产数、女婴活产数和性别不明活产数分别上报。

2. 产妇数：指该地区该统计年度内妊娠满28周及以上（如孕周不清楚，可参考出生体重达1000克及以上）的分娩产妇人数。

3. 建卡人数：指该地区该统计年度内产妇中，由保健人员为其建立了保健卡、册的人数。

4. 产前检查人数：指该地区该统计年度内产前接受过一次及以上产前检查的产妇人数（初次检查仅做妊娠试验或孕期无检查、仅在临产当天入院进行的产前检查不计算在内）

5. 孕早期产前检查人数：指该地区该统计年度内孕13周内接受产前检查的产妇人数。

6. 孕产期中重度贫血人数：指该地区该统计年度内孕期和产后42天内至少一次检查发现患有中重度贫血的产妇人数。中重度贫血的诊断标准为血红蛋白含量小于90克/升，检验方法为氰化高铁法。

7. 孕产妇艾滋病病毒检测人数：指该地区该统计年度内孕期至产时接受过一次及以上艾滋病病毒检测的孕产妇人数。接受过多次检测的按一人统计。

注：孕产妇人数包括所有妊娠结局的妇女，如流产和引产。以下相同。

8. 孕产妇艾滋病病毒阳性人数：指该地区该统计年度内孕期至产时接受艾滋病病毒检测的孕产妇中确诊艾滋病病毒阳性的人数。

9. 孕产妇梅毒检测人数：指该地区该统计年度内孕期至产时接受过一次及以上梅毒检测的孕产妇人数。接受过多次检测的按一人统计。

10．孕产妇梅毒临床确诊人数：指该地区该统计年度内接受梅毒检测的孕产妇中临床确诊为感染梅毒的人数。诊断标准要求 TPHA 阳性。

11．孕产妇产前筛查人数：指该地区该统计年度内，在孕早期和孕中期用血清学和/或超声学方法，对胎儿进行先天性缺陷和遗传性疾病筛查的孕产妇人数。

12．孕产妇产前筛查阳性人数：指该地区该统计年度内接受产前筛查的孕产妇中筛出阳性的人数。

13．孕产妇产前诊断人数：指该地区该统计年度内对胎儿进行先天性缺陷和/或遗传性疾病诊断的孕产妇人数。

14．孕产妇产前诊断确诊人数：指该地区该统计年度内接受产前诊断的孕产妇中确诊的先天性缺陷和/或遗传性疾病的人数。

15．产后访视人数：指该地区该统计年度内产后接受过一次及以上的产后访视的产妇人数。

16．系统管理人数：指该地区该统计年度内按系统管理程序要求，从妊娠至产后 28 天内有过早孕检查、至少 5 次产前检查、新法接生和产后访视的产妇人数。

（二）接生情况

17．住院分娩活产数：指该地区该统计年度内在取得助产技术资质的机构分娩的活产数。

18．剖宫产活产数：指该地区该统计年度内采用剖宫产手术分娩的活产数。

19．非住院分娩中新法接生活产数：指该地区该统计年度内在非住院分娩的活产中采用新法接生的活产数，其中新法接生是指产包、接生者的手、产妇的外阴部、脐带四消毒并由医师、助产士和接受过培训并取得《家庭接生人员合格证》的人员接生的活产数（不含只用脐带卷接生的活产数）。

20．新法接生活产数：指住院分娩的活产数和非住院分娩中新法接生的活产数之和。

（三）高危管理

21．高危产妇人数：在妊娠期有某种病理因素或致病因素可能危害孕妇、胎儿与新生儿或导致难产的产妇人数。孕期只要出现高危因素，无论临产前是否纠正均按一例高危统计。

常见高危因素如下：

（1）孕妇年龄小于 18 岁或大于 35 岁，身高低于 1.45 米。

（2）有异常妊娠病史者。

（3）妊娠并发妊娠高血压疾病、前置胎盘、胎盘早剥、羊水过多或过少、胎儿宫内生长迟缓、过期妊娠、母儿血型不合等。

（4）各种妊娠合并症，如心脏病、糖尿病、高血压病、肾脏病、肝炎、甲亢、血液病及病毒感染等。

（5）可能发生分娩异常者，如胎位异常、巨大胎儿、多胎妊娠、骨盆异常、软产道异常等。

（6）胎盘功能不全。

（7）妊娠接触大量放射线、化学性毒物。

（8）盆腔肿瘤或曾有手术史等。

22．高危产妇管理人数：指对筛出的高危孕产妇按照高危管理的要求进行了管理并登记的产妇人数。

23. 高危产妇住院分娩人数：指该地区该统计年度内住院分娩的高危产妇人数。

（四）孕产妇死亡

24. 孕产妇死亡数：妇女在妊娠期至产后42天以内，由于任何与妊娠或妊娠处理有关的或由此而加重了的原因导致的死亡称为孕产妇死亡，但不包括意外事故死亡。

（五）围生儿情况

25. 低出生体重儿数：指出生体重低于2500g的活产数。

26. 死胎数：指妊娠满28周及以上（如孕周不清楚，可参考出生体重达1000g及以上）的胎儿在宫内死亡的例数（不含因计划生育要求的引产所致的死胎数。）

27. 死产数：指妊娠满28周及以上（如孕周不清楚，可参考出生体重达1000g及以上）的胎儿在分娩过程中死亡的例数（不含因计划生育要求的引产所致的死产数。）

28. 早期新生儿死亡数：指妊娠满28周及以上（如孕周不清楚，可参考出生体重达1000克及以上）的新生儿在产后7天内死亡的人数。早期新生儿死亡数分性别统计。

29. 围生儿死亡数：包括死胎数、死产数、早期新生儿死亡数（不含因计划生育要求的引产所致的死胎、死产数）。

（六）新生儿破伤风

30. 新生儿破伤风：指①活产，生后2天内正常吸吮，哭叫；②出生后第3～28天内发病；③发病后不能吸吮，进食困难，强直，抽搐。必须符合上述三项标准者才可诊断为新生儿破伤风。

7岁以下儿童保健情况调查表

_____年　　　表　　号：卫统40表
制表机关：卫生部
批准机关：国家统计局
批准文号：国统制［2007］31号
有效期至：2009

___省（自治区、直辖市）___市（地、州）___县（市、区）
行政区划编码：□□□□□□

1.　儿童数
1.1　7岁以下儿童数　□□□□□□□□
1.2　5岁以下儿童数　□□□□□□□□
1.3　3岁以下儿童数　□□□□□□□
2.　5岁以下儿童死亡情况
2.1　5岁以下儿童死亡数　□□□□□
　其中：男　□□□□□
　　女　□□□□□
　　性别不明　□□□□
2.2　婴儿死亡数　□□□□□
　其中：男　□□□□□
　　女　□□□□□
　　性别不明　□□□□
2.3　新生儿死亡数　□□□□□
　其中：男　□□□□□
　　女　□□□□□
　　性别不明　□□□□
3.　6个月内母乳喂养情况
3.1　6个月内调查人数　□□□□□□□
3.2　6个月内母乳喂养人数　□□□□□□□
3.3　6个月内纯母乳喂养人数　□□□□□□□
4.　7岁以下儿童保健工作服务
4.1　新生儿访视人数　□□□□□□□
4.2　新生儿苯丙酮尿症筛查人数　□□□□□□□
4.3　新生儿甲状腺功能减低症筛查人数　□□□□□□□
4.4　新生儿听力筛查人数　□□□□□□□
4.5　7岁以下儿童保健覆盖人数　□□□□□□□□
4.6　3岁以下儿童系统管理人数　□□□□□□□

5. 5岁以下儿童营养评价

5.1 体重检查人数 □□□□□□□□

5.2 体重 <（中位数 -2SD）人数 □□□□□□□□

5.3 血红蛋白检查人数 □□□□□□□□

5.4 中、重度贫血患病人数 □□□□□□□□

填报单位（签章）________ 单位负责人（签名）________

填表人（签名）________ 实际报出日期 ________

《7 岁以下儿童保健情况调查表》说明

一、制表目的

了解各省市县区儿童生存状况和儿童保健工作的基本情况，为儿童保健工作决策提供依据。

二、统计单位

以市、县、区为单位填报。

三、统计对象

常住人口，指在当地居住一年及以上的本地户籍及非户籍人口及其所监护的 7 岁以下儿童。

四、上报机构

新生儿苯丙酮尿症筛查人数、新生儿甲状腺功能减低症筛查人数和新生儿听力筛查人数由开展新生儿疾病筛查的医疗机构上报，其余指标由社区收集上报。

五、统计起止时间

本统计年度前一年的 10 月 1 日起至本统计年度 9 月 30 日止。

六、报送日期

各省、自治区、直辖市卫生厅（局），按市、县、区综合整理后，于当年 12 月 25 日以前报卫生部妇社司。

七、指标解释

（一）儿童数：分别填写 7 岁以下、5 岁以下和 3 岁以下三个年龄段的儿童人口数。计算年龄均以当年 9 月 30 日 24 时为标准时点。

1. 7 岁以下：指至当年 9 月 30 日不满 7 周岁的全部儿童数。

2. 5 岁以下：指至当年 9 月 30 日不满 5 周岁的全部儿童数。

3. 3 岁以下：指至当年 9 月 30 日不满 3 周岁的全部儿童数。此作为 3 岁以下儿童系统管理的分母。

（二）5 岁以下儿童死亡数

以下三项儿童死亡指标分性别统计，性别分为：男、女、性别不明。

4. 5 岁以下儿童死亡数：指出生至不满 5 周岁的儿童死亡人数。满 5 周岁的儿童死亡不计在内。

5. 婴儿死亡数：指出生至不满 1 周岁的活产婴儿死亡人数。满 1 周岁的儿童死亡不计在内。

6. 新生儿死亡数：指出生至 28 天内（0 ~ 27 天）死亡的新生儿数。满 28 天死亡的新生儿不计在内。

（三）6 个月内母乳喂养

7. 6 个月内婴儿母乳喂养调查人数：0 ~ 5 个月婴儿进行母乳喂养调查的人数。

8. 6 个月内婴儿母乳喂养人数：调查的 0 ~ 5 个月婴儿中过去 24 小时内喂养过母乳的人数，含纯母乳喂养。

9. 6 个月内婴儿纯母乳喂养人数：调查的 0 ~ 5 个月婴儿中过去 24 小时内纯母乳喂养

的人数。纯母乳喂养是指调查前24小时内，除喂母乳外，不添加任何辅助食品和饮料及水，但在有医学指征情况下可加少量维生素、矿物质和药物。

（四）7岁以下儿童保健服务

10. 新生儿访视人数：指接受1次及1次以上访视的新生儿人数。

11. 新生儿苯丙酮尿症筛查人数：指按照卫生部《新生儿疾病筛查管理办法》接受过苯丙酮尿症筛查的新生儿数。

12. 新生儿甲状腺功能减低症筛查人数：指按照卫生部《新生儿疾病筛查管理办法》接受过甲状腺功能减低症筛查的新生儿数。

13. 新生儿听力筛查人数：指按照卫生部《新生儿疾病筛查管理办法》接受过听力筛查的新生儿数。

14. 儿童保健覆盖人数：指7岁以下儿童该统计年度内接受1次及以上体格检查（身高和体重等）的总人数。一个儿童当年如接受了多次查体，也只按1人计算。

15. 3岁以下儿童系统管理人数：指该统计年度内3岁以下儿童按年龄要求接受生长监测或4:2:1（城市）、3:2:1（农村）体格检查（身高和体重等）的儿童数。新生儿访视时的体检次数不包括在内。

（五）5岁以下儿童营养评价

评价标准：采用2006年世界卫生组织（WHO）标准。

16. 体重检查人数：5岁以下儿童该统计年度内进行体重测量的实际人数。进行体检但未测量体重、或仅在出生时测量体重但在该统计年度内未再进行体重测量的人不计在内。在该年度内进行多次体重测量者也只按1人统计。

17. 体重<（中位数－2SD）的人数：对照WHO标准的体重参考值，计算5岁以下儿童在该统计年度内至少有一次测量体重低于同年龄标准人群体重中位数减2个标准差的人数（低出生体重不包括在内）。

18. 血红蛋白检查人数：6个月～4岁（不满5岁）儿童应测查血红蛋白者中，进行了血红蛋白检查的人数。

19. 儿童中、重度贫血患病人数：在进行了血红蛋白检查的6个月～4岁（不满5岁）儿童中，发现患有中、重度贫血的人数。中、重度贫血的诊断标准为血红蛋白小于90克/升，检验方法为氰化高铁法，取血部位为左手无名指端。

流动人口儿童与孕产妇健康状况调查表

_____年　　　　表　　号：卫统 41 表
制表机关：卫生部
批准机关：国家统计局
批准文号：国统制［2007］31 号
有效期至：2009

___省（自治区、直辖市）___市（地、州）___县（市、区）
行政区划编码：□□□□□□

---

1. 活产数	□□□□□□□
其中：男	□□□□□
女	□□□□□
性别不明	□□□□
2. 5 岁以下儿童死亡数	□□□□□
其中：男	□□□□□
女	□□□□□
性别不明	□□□□
3. 婴儿死亡数	□□□□□
其中：男	□□□□□
女	□□□□□
性别不明	□□□□
4. 新生儿死亡数	□□□□□
其中：男	□□□□□
女	□□□□□
性别不明	□□□□
5. 7 天内死亡数	□□□□
其中：男	□□□□□
女	□□□□□
性别不明	□□□□
6. 孕产妇死亡数	□□□□□
7. 死胎数	□□□□□
8. 死产数	□□□□□

填报单位（签章）＿＿＿＿＿＿＿＿　　单位负责人（签名）＿＿＿＿＿＿＿＿
填表人（签名）＿＿＿＿＿＿＿＿　　实际报出日期＿＿＿＿＿＿＿＿

《流动人口儿童与孕产妇健康状况调查表》说明

一、制表目的：了解流动人口儿童和孕产妇健康状况的基本情况，为流动人口服务和管理提供依据。

二、统计对象：流动人口。流动人口指外省来本省居住不满一年的人口（不包括专门来本省就医而发生的出生和死亡）。如果外省来本省居住满一年及以上者，按常住人口统计。

三、统计起止时间：本统计年度前一年的10月1日起至本统计年度9月30日止。

四、填报单位和报送日期：各省、自治区、直辖市卫生厅（局），以省为单位于当年12月25日以前报卫生部妇社司。

五、指标解释：参见7岁以下儿童保健情况工作报表说明和孕产妇保健情况工作报表说明。

妇女病普查情况调查表

_____年　　　表　　号：卫统42表
制表机关：卫生部
批准机关：国家统计局
批准文号：国统制［2007］31号
有效期至：2009

___省（自治区、直辖市）___市（地、州）___县（市、区）
行政区划编码：□□□□□□

1.	应查人数	□□□□□□□
2.	实查人数	□□□□□□□
3.	查出妇女病人数	□□□□□□□
3.1	阴道炎患病人数	□□□□□□
3.2	宫颈炎患病人数	□□□□□□
3.3	尖锐湿疣患病人数	□□□□□
3.4	宫颈癌患病人数	□□□□□
3.5	乳腺癌患病人数	□□□□□
3.6	卵巢癌患病人数	□□□□□

填报单位（签章）________________　　单位负责人（签名）________________
填表人（签名）________________　　实际报出日期________________

《妇女病普查情况调查表》说明

一、制表目的：了解本地区妇女病的疾病种类，为妇女保健管理决策提供科学依据。

二、统计单位：以市、县、区为单位填报。

三、统计对象：常住人口中20～64岁妇女，常住人口指在当地居住一年及以上的本地户籍及非户籍人口。

四、统计范围：本地区内所有开展妇女病普查工作的医疗保健等机构。

五、统计起止时间：本统计年度前一年的10月1日起至本统计年度9月30日止。

六、报送日期：各省、自治区、直辖市卫生厅（局），按市、县、区综合整理后，于当年12月25日以前报卫生部妇社司。

七、指标解释

1．应查人数：指该地区统计年度内20～64岁妇女人数（可以以省级为单位收集该项数据）。

2．实查人数：指该地区统计年度内实际进行妇女病普查的人数（不包括因疾病到妇科门诊就诊的人数）。

3．查出妇女病人数：指该地区统计年度内进行妇女病普查时查出的患生殖系统疾病和乳腺疾病的人数（如一人患两种病按一个人统计）。

4．阴道炎、宫颈炎、尖锐湿疣、宫颈癌、乳腺癌、卵巢癌患病人数：根据病史、临床表现、实验室检查、病理诊断确诊的患病人数。

计划生育技术服务数量和质量情况调查表

_____年　　　　表　　号：卫统43表
制表机关：卫生部
批准机关：国家统计局
批准文号：国统制［2007］31号
有效期至：2009

___省（自治区、直辖市）___市（地、州）___县（市、区）
行政区划编码：□□□□□□

1.	各项计划生育技术服务总例数	□□□□□□□
2.	放置宫内节育器例数	□□□□□□□
2.1	子宫穿孔例数	□□
2.2	感染例数	□□□
3.	取出宫内节育器例数	□□□□□□
3.1	子宫穿孔例数	□□
3.2	感染例数	□□□
4.	输精管绝育例数	□□□□□
4.1	阴囊血肿例数	□□□
4.2	感染例数	□□□
5.	输卵管绝育例数	□□□□□□
5.1	肠管损伤例数	□□
5.2	膀胱损伤例数	□□
5.3	感染例数	□□□
6.	负压吸引术例数	□□□□□□□
6.1	子宫穿孔例数	□□
6.2	人流不全例数	□□□□
6.3	感染例数	□□□
7.	钳刮术例数	□□□□□□□
7.1	子宫穿孔例数	□□
7.2	人流不全例数	□□□□
7.3	感染例数	□□□
8.	药物流产例数	□□□□□□□
9.	中期引产例数	□□□□□□
9.1	子宫破裂例数	□□□
9.3	子宫穿孔例数	□□
9.2	感染例数	□□□
10.	放置皮下埋植例数	□□□□□□
11.	取出皮下埋植例数	□□□□□□
12.	计划生育死亡总人数	□□
12.1	引产死亡人数	□□

填报单位（签章）________________　　单位负责人（签名）________________
填表人（签名）________________　　实际报出日期________________

《计划生育技术服务情况调查表》说明

一、制表目的：通过收集计划生育技术服务的数量和质量，为监测计划生育技术服务的质量提供依据。

二、统计单位：以市、县、区为单位填报。

三、统计对象：常住人口，常住人口指在当地居住一年及以上的本地户籍及非户籍人口。

四、统计范围：本地区内所有从事计划生育技术服务工作的机构。

五、统计起止时间：本统计年度前一年的10月1日起至本统计年度9月30日止。

六、报送日期：各省、自治区、直辖市卫生厅（局），按市、县、区综合整理后，于当年12月25日以前报卫生部妇社司。

七、指标解释

（一）各项计划生育技术服务例数

1. 各项计划生育技术服务总例数：指该统计年度内本地区（本机构）施行放、取宫内节育器术；输精管、输卵管绝育术；人工流产（负压吸引术、钳刮术、药物流产、中期引产术）；放置和取出皮下埋植的例数之和。要求按手术的次数计算，如一人在同一统计年度内接受两次人工流产术，统计例数应为2。

2. 放置宫内节育器例数：用器械经阴道在宫腔内放置各种宫内节育器以达到避孕目的的例数。

3. 取出宫内节育器例数：用器械经阴道自宫腔取出各类宫内节育器的例数（含人工流产时取出宫内节育器）。

4. 输精管绝育例数：用各种方式结扎和切除一小段输精管，使精子不能排出体外，以达到绝育目的的例数（含输精管粘堵术）。

5. 输卵管绝育例数：用各种方式经腹腔（含阴道）结扎和切断输卵管的一小段，阻断精子和卵子相遇，以达到绝育目的的例数（含输卵管粘堵绝育术）。

6. 药物流产例数：孕早期用药物终止妊娠的例数（药流失败或药流不全再进行手术者仍计为药物流产）。

7. 负压吸引术例数：妊娠13周以内采用负压吸引术人工终止妊娠的例数，不包括因吸引手术、钳刮手术、药物流产后人流不全、药流不全、继续妊娠、药流失败等再次手术。

8. 钳刮术例数：妊娠15周以内采用钳刮术终止妊娠的例数。

9. 中期引产例数：妊娠13周至妊娠27周用人工方法终止妊娠的例数。包括雷弗诺尔、前列腺素类药物、水囊等各种方法的引产（除外钳刮术）。

10. 放置皮下埋植例数：采用皮下埋植法进行避孕的例数。

11. 取出皮下埋植例数：将皮下埋植物取出，终止避孕的例数。

（二）计划生育手术并发症：在计划生育手术中因各种原因造成的术中或术后生殖器官或邻近器官和组织的损伤、感染等病症。如同一病例存在两种以上情况，只填一种主要的，如子宫穿孔后感染，只填子宫穿孔。

12. 子宫穿孔例数：计划生育手术中将子宫壁损伤、穿破，含单纯子宫壁损伤及合并内脏，如肠管、网膜等损伤的例数。

13．感染例数：术前无生殖器炎症，术后 2 周内出现与手术有关的生殖器官（绝育术后腹壁）感染的例数。

14．阴囊血肿例数：因输精管绝育术引起的手术部位阴囊内血肿的例数。

15．肠管损伤例数：输卵管绝育术中将肠管损伤的例数。

16．膀胱损伤例数：输卵管绝育术中将膀胱壁损伤的例数。

17．手术人流（包括负压吸引术、钳刮术）不全例数：手术人工流产后阴道流血不止（或多或少），排出物或清宫刮出物为胚胎、绒毛或胎盘组织的例数（包括漏吸，不包括蜕膜残留）。

18．药物流产不全例数：用药后胚囊自然排出，在随诊过程中因出血过多或时间过长而施行刮宫术的例数（刮出物必须经病理检查证实为绒毛组织或妊娠蜕膜组织）。

19．子宫破裂例数：引产术中各种原因引起的子宫壁裂开的例数。

（三）计划生育死亡：因计划生育手术以及药流等导致的直接死亡（不含术后其他原因死亡）。

20．计划生育死亡总人数：因接受各种计划生育技术服务所致的死亡人数之和。

21．引产死亡人数：因引产术而致死亡的人数。

婚前保健情况调查表

_____年　　　表　　号：卫统44表
制表机关：卫生部
批准机关：国家统计局
批准文号：国统制［2007］31号
有效期至：2009

___省（自治区、直辖市）___市（地、州）___县（市、区）
行政区划编码：□□□□□□

1. 结婚登记人数
男 □□□□□□□□
女 □□□□□□□□
2. 婚前医学检查人数
男 □□□□□□□□
女 □□□□□□□□
3. 检出疾病分类情况
3.1 检出疾病人数
男 □□□□□□
女 □□□□□□
3.2 指定传染病人数
男 □□□□□
女 □□□□□
3.2.1 其中：性病人数
男 □□□□□
女 □□□□□
3.3 严重遗传性疾病人数
男 □□□□
女 □□□□
3.4 有关精神病人数
男 □□□□
女 □□□□
3.5 生殖系统疾病人数
男 □□□□□
女 □□□□□
3.6 内科系统疾病人数
男 □□□□
女 □□□□

4. 对影响婚育疾病的医学意见情况

4.1 建议不宜结婚人数

男 □□□□

女 □□□□

4.2 建议不宜生育人数

男 □□□

女 □□□

4.3 建议暂缓结婚人数

男 □□□

女 □□□

4.4 尊重受检者意愿人数

男 □□□□

女 □□□□

5. 婚前卫生指导人数

男 □□□□□□□□

女 □□□□□□□□

6. 婚前卫生咨询人数

男 □□□□□□□□

女 □□□□□□□□

填报单位（签章）________________ 单位负责人（签名）________________

填表人（签名）________________ 实际报出日期 ________________

《婚前保健情况调查表》说明

一、制表目的：了解在婚前医学检查时检出对婚育有影响的疾病及提出医学意见的情况；了解婚前卫生咨询指导工作开展情况，为提高婚前保健服务的质量提供依据。

二、统计单位：以市、县、区为单位填报。

三、统计对象：常住人口，常住人口指在当地居住一年及以上的本地户籍及非户籍人口。

四、统计范围：本地区内所有开展婚前保健工作的机构。

五、统计起止时间：本统计年度前一年的10月1日起至本统计年度9月30日止。

六、报送日期：各省、自治区、直辖市卫生厅（局），按市、县、区综合整理后，于当年12月25日以前报卫生部妇社司。

七、指标解释

（一）结婚登记人数：指该统计年度内本地区结婚登记人数（含初婚、再婚）。

（二）婚前医学检查人数：指该统计年度内本地区对准备结婚的男女双方进行结婚和生育相关疾病的医学检查人数（即按照《婚前保健工作规范》要求进行了婚前医学检查的人数）。

（三）检出疾病分类：指对婚育有影响、医学上已明确诊断的疾病，按要求进行分类。

1. 检出疾病人数：是指检出对婚育有影响、医学上已明确诊断的疾病（包括以下五类疾病等）的人数。如果一人同时检出两种或以上疾病，按一人计算。

2. 指定传染病人数：是指患《中华人民共和国传染病防治法》中规定的艾滋病、淋病、梅毒以及医学上认为影响结婚和生育的其他传染病的人数。

其中性病人数：是指指定传染病人数中的性病人数。

3. 严重遗传性疾病人数：是指由于遗传因素先天形成，患者全部或部分丧失自主生活能力，子代再现风险高，医学上认为不宜生育的疾病人数。

4. 有关精神病人数：是指患精神分裂症、躁狂抑郁型精神病以及其他重型精神病的人数。

5. 生殖系统疾病人数：是指患除性病外的生殖器官感染、肿瘤、畸形等疾病的人数。

6. 内科系统疾病人数：是指患对婚育有影响的内科疾病（如风湿性心脏病、糖尿病、肾病等）的人数。

（四）对影响婚育疾病的医学意见：是指医生向接受婚前医学检查的当事人提出医学上认为不宜结婚、不宜生育、暂缓结婚或尊重受检者意愿的意见。

7. 对影响婚育疾病的医学意见总人数：是指下述四类人数之和。

8. 建议不宜结婚人数：是指发现双方为直系血亲或三代以内旁系血亲关系，以及医学上认为不宜结婚的疾病（如发现一方或双方患有重度、极重度智力低下，不具有婚姻意识能力；重型精神病，在病情发作期有攻击危害行为等），医生建议不宜结婚的人数。

9. 建议不宜生育人数：是指发现医学上认为不宜生育的严重遗传性疾病或重要脏器疾病，以及医学上认为不宜生育的其他疾病，医生建议不宜生育的人数。

10. 建议暂缓结婚人数：是指发现指定传染病在传染期内、有关精神病在发病期内或其他医学上认为应暂缓结婚的疾病，医生建议暂缓结婚的人数。

11. 尊重受检者意愿人数：是指建议采取医学措施，尊重受检者意愿的人数。对于婚检发现的可能会终生传染的不在发病期的传染病患者或病原体携带者，在出具婚前检查医学意见时，向受检者说明情况，提出预防、治疗及采取其他医学措施的意见。受检者坚持结婚，则尊重受检双方的意愿。

（五）婚前卫生指导人数：是指对准备结婚的男女双方进行以生殖健康为核心，与结婚和生育有关保健知识的宣传教育的人数。

（六）婚前卫生咨询人数：是指婚检医师针对医学检查结果发现的异常情况以及服务对象提出的具体问题进行解答、交换意见、提供信息，帮助受检对象在知情的基础上作出适宜决定的人数。

孕产妇死亡报告卡

表　　号：卫统45表
制表机关：卫生部
批准机关：国家统计局
批准文号：国统制［2007］31号
有效期至：2009

编号：□□□□□□□□□　　常住址_____省_____市_____区县
姓名__________　　暂住址_____省_____市_____区县

户口 □
1．本地　2．非本地

计划内外 □
1．计划内　2．计划外

年龄 □□

民族 □
1．汉族　2．少数民族

文化程度 □
1．大专及以上　2．高中或中专
3．初中　4．小学　5．文盲

家庭年人均收入（元） □
1．1000元以下　2．1000～2000元
3．2000～40000元　4．4000～8000元
5．8000元以上

居住地区 □
1．平原　2．山区　3．其他地区

孕产次
孕次 □□
产次 □□
人工流产、引产次 □□

末次月经

年				月		日	

分娩时间

年				月		日		时	

死亡时间

年				月		日		时	

分娩地点 □
1．省（地、市）级医院
2．区县级医院
3．街道（乡镇）卫生院
4．村接生室
5．家中
6．途中
7．其他

死亡地点 □
1．省（地、市）级医院
2．区县级医院
3．街道（乡镇）卫生院
4．村接生室
5．家中
6．途中
7．其他

分娩方式 □
0．未娩　1．自然产
2．阴道手术产　3．剖宫产

新法接生 □
1．是　2．否

死亡病历摘要或调查小结

____

____

接生者 □

1. 医务人员
2. 乡村医生
3. 接生员
4. 其他人员

产前检查 □

1. 有　2. 无

初检孕周 □□

产检次数 □□

致死的主要疾病诊断

A ____________________

B ____________________

C ____________________

死因诊断依据 □

1. 尸检　　2. 病理
3. 临床　　4. 死后推断

死因分类 □□

省级医疗保健机构评审结果 □

1. 可避免
2. 不可避免

影响死亡的主要因素 □□

□□

□□

国家级评审结果 □

1. 可避免
2. 不可避免

影响死亡的主要因素 □□

□□

□□

填卡单位———　　填卡人———　　日期———

《孕产妇死亡报告卡》说明

一、制表目的：了解死亡孕产妇基本信息及孕期保健、死亡原因及死亡评审情况，为避免类似孕产妇死亡提供参考依据。

二、统计范围：以区县为单位，全国 336 个监测地区。

三、统计对象：指本地户籍和非户籍人口中死亡孕产妇。

四、上报机构：由区县级妇幼保健机构上报。

五、统计起止时间：本统计年度前一年的 10 月 1 日起至本统计年度 9 月 30 日止。

六、报送日期：各监测区县妇幼保健机构每季度逐级上报地市级、省级妇幼保健机构，经卫生厅（局）审核后，按中国妇幼卫生监测方案规定的时间上报卫生部妇社司。

七、填写的注意事项

1. 发生在监测地区内的所有孕产妇死亡均要求填写一张死亡报告卡。如属无监测地区正式户口者，请于卡片右上角注明，并写出她的原户口所在地（省、市、县名称）。

2. 填表一律用蓝色或黑色钢笔、圆珠笔。

3. 填写后要对前后项目进行核对，以免发生逻辑错误。

4. 时间表示：用阳历，年只填后两位数，月日只有一个位数时，数字前用“0”补充。时间取整数，够半小时往上进，如分娩时间为 1994 年 5 月 2 日 12：40 则填成 94050213。

5. 填写致死的主要疾病时，要写明疾病的名称（全称），如妊娠合并风湿性心脏病、胎盘滞留等，不要写致死原因，如循环衰竭、产后大出血等，也不要以临床症状代替此项，如高热、抽搐等。

八、卡中具体项目填写说明

1. 住址一栏，一定要写清省、市、区县的名称。

2. 编号不填写，由系统自动生成。

3. 年龄：填写实足周岁。

4. 文化程度：以已毕业的文化程度为标准。如曾上过高中，但未毕业，以初中文化程度计，中专毕业以高中文化程度计，大专毕业以大学文化程度计，半文盲以文盲计。

5. 居住地区：“山区”项目中含半山区，坝区归在其他地区项目中。

6. 孕、产次：凡妊娠一次，不管其妊娠部位及结局怎样，都算一孕次。产次包括孕满 28 周及以后的分娩。双胎及多胎妊娠分娩，算一孕次、一产次。人工流产、引产次：包括药物流产，不包括自然流产及不全流产刮宫者。

7. 末次月经：如流产或分娩后未来月经而再次妊娠者，则此项填 0，如末次月经不详者，此项目填 999999。

8. 分娩时间：日期年、月、日按阳历填写，时间按 0～23 点的格式填写，不详者不填，如未分娩或 28 周以前流产者，此项目填 0。

9. 分娩地点：指胎儿娩出时，孕产妇所在的地点。未娩或 28 周之前流产者，此项填 0，不详者不填。

（1）省（地、市）级医院：指省、地市级医院及与此相当的军队、厂矿医院。

（2）区县级医院：指区县级医院及与此相当的军队、厂矿医院。

（3）街道（乡镇）卫生院：包括街道（乡镇）卫生院及平级的厂矿医院。

（4）村接生室：为村医或接生员接生的场所。

10. 分娩方式：臀牵引术、胎头吸引术、产钳术、毁胎术、内倒转术均属阴道手术产范围。

11. 新法接生：指四消毒，即产包、接生者的手、产妇的外阴部及婴儿脐带消毒，由医生、助产士、培训过的初级卫生人员或培训过的接生员接生。

12. 接生者

（1）医务人员指乡级卫生院及以上的医生、护士、助产士。

（2）乡村医生指村医或个体开业医生。

（3）接生员指受过培训的接生人员。

（4）其他人员指未受过培训的接生人员及家属、周围邻里等。

13. 致死的主要疾病诊断：填写原则即注意寻找根本死因，如死亡直接由根本死因所致，则填写该死因的疾病全称，如根本死因又导致了其他的疾病或并发症，则按并发原发的顺序，将各疾病的全称填写清楚，如：某孕妇因妊娠期高血压疾病并发胎盘早剥大出血死亡，则按胎盘早剥→妊娠期高血压疾病的顺序填写。

14. 死因分类：根据所附的孕产妇常见疾病死因分类及编号对根本死因进行分类。

15. 死因诊断依据：按最高的诊断依据填写，如同时有临床诊断与病理诊断则填病理诊断，临床诊断包括实验室及其他的辅助检查。

16. 省级医疗保健机构评审结果：应围绕死亡的主要原因填写评审结果，影响死亡的主要因素应从个人、家庭、居民团体，医疗保健部门，社会其他部门三个环节的知识技能、态度、资源、管理等方面进行综合评价及讨论。

监测点活产数和孕产妇死亡季报表

________年_____月

表　　号：卫统 45 表-1
制表机关：卫生部
批准机关：国家统计局
批准文号：国统制[2007]31 号
有效期至：2009

____________省（自治区、直辖市）

编　　号	区县/街道（乡镇）	本地户口（1）		非本地户口（2）		总人口数（3）	15～49 岁育龄妇女数（4）
		活产数	死亡数	活产数	死亡数		

注：1. 编号一栏不填写，由系统自动生成。
　　2. 1、2、3、4 季度报表只填写（1）、（2）项，第（2）项指非本地户口在监测地区内发生的活产数和死亡数，不受居住时间限制。年报表填写（1）、（2）、（3）、（4）项全年的总数。

填写单位______________________　填表人________　日期________

《监测点活产数和孕产妇死亡季报表》说明

一、制表目的： 了解监测地区出生和孕产妇死亡情况。

二、统计范围： 以区县为单位，全国336个监测地区。

三、统计对象： 指监测地区的总人口、育龄妇女和本地户籍及非户籍人口中的出生、孕产妇。

四、上报机构： 由监测地区的村（社区）收集上报。

五、统计起止时间： 本统计年度前一年的10月1日起至本统计年度9月30日止。

六、报送日期： 各监测区县妇幼保健机构每季度逐级上报地市级、省级妇幼保健机构，经卫生厅（局）审核后，按中国妇幼卫生监测方案规定的时间上报卫生部妇社司。

儿童死亡报告卡

表　　号：卫统 46 表
制表机关：卫生部
批准机关：国家统计局
批准文号：国统制[2007]31 号
有效期至：2009

__________区县□□□□□□

编　号　□□□□□□□□
住址______乡（区）_____街道（村）______
父亲姓名__________母亲姓名__________
患儿姓名__________
（1）本地户口　（2）非本地户口
（3）非本地户口居住 1 年以上　□
性别：1. 男　2. 女　□
出生日期

年		月		日	

出生体重_____克（1）测量　（2）估计　□
孕周_______周
出生地点：
（1）　省（市）医院
（2）　区县医院
（3）　街道（乡镇）卫生院
（4）　村（诊所）卫生室
（5）　途中
（6）　家中　□
死亡日期

年		月		日	

死亡年龄_______岁______月______天

死亡诊断______________
____
死因分类　□□
死亡地点：（1）医院　（2）途中
（3）家中　□
死前治疗：（1）住院　（2）门诊
（3）未治疗　□
诊断级别：（1）省（市）
（2）区县
（3）街道（乡镇）
（4）村（诊断）
（5）未就医　□
未治疗或未就医主要原因（单选）：
（1）经济困难
（2）交通不便
（3）来不及送医院
（4）家长认为病情不严重
（5）风俗习惯
（6）其他（请注明）　□
死因诊断依据：（1）病理尸检
（2）临床
（3）死后推断　□

填卡单位______________　填卡人______________　日期______________

死因分类编号

01 痢疾
02 败血症
03 麻疹
04 结核
05 其他传染病和寄生虫病
06 白血病
07 其他肿瘤
08 脑膜炎
09 其他神经系统疾病
10 肺炎
11 其他呼吸系统疾病
12 腹泻
13 其他消化系统疾病
14 先天性心脏病
15 神经管畸形
16 先天愚型
17 其他先天异常
18 早产或低出生体重
19 出生窒息
20 新生儿破伤风
21 新生儿硬肿症
22 颅内出血
23 其他新生儿病
24 溺水
25 交通意外
26 意外窒息
27 意外中毒
28 意外跌落
29 其他意外
30 内分泌、营养及代谢疾病
31 血液及造血器官疾病
32 循环系统疾病
33 泌尿系统疾病
34 其他
35 诊断不明

《儿童死亡报告卡》说明

一、制表目的：了解监测地区5岁以下儿童死亡原因及医疗保健情况。

二、统计范围：以区县为单位，全国336个监测地区。

三、统计对象：监测地区本地户籍和非户籍人口中的死亡的0~4岁儿童。

四、上报机构：由监测地区的乡镇（街道）卫生院填写上报。

五、统计起止时间：本统计年度前一年的10月1日起至本统计年度9月30日止。

六、报送时间：各监测区县妇幼保健机构每年逐级上报地市级、省级妇幼保健机构，经卫生厅（局）审核后，按中国妇幼卫生监测方案规定的时间上报卫生部妇社司。

七、填写说明

1. 监测地区0~4岁儿童每1例死亡均需报卡。

2. 儿童编号要与“0~4岁儿童花名册”中该儿童的编号相一致，每1个儿童只能有1个编号。儿童编号为8位数字；左起第1、2位为儿童所在区县代码，第3位为乡（街道）的代码，第4、5位为村（地段）的代码，第6、7、8位为儿童个人代码。

3. 报告卡中出生日期、死亡日期均用阳历。年只填最后两位数字，月、日只有一位数字时，前一方格必须填“0”。死亡年龄均填写实足年龄，出生不满24小时填写“0”天，不满28天者填具体天数，满28天~1月29天者填写1月，不足1岁者填月数，超过1岁者填岁数。

4. 出生体重、孕周、出生地点：年龄小于1岁以下的死亡儿童填写。

5. 死亡诊断：应写引起儿童死亡的主要疾病诊断。如儿童死亡有二种以上疾病均起重要作用，可都写上。

6. 死因分类：参考卡片下方的疾病分类，把相应的代码填入□。

7. 死前治疗：指引起本次死亡疾病的治疗情况。住院指在街道（乡镇）、区县以上医院正式办理住院手续，住院治疗后死亡者（包括在医院或出院回家死亡）。门诊治疗包括急诊、观察室治疗未正式住院者。未就医指未接受医生治疗。同时有2种治疗情况，如“门诊”和“住院”要填写最高治疗级别，填“住院”。凡经村医生诊治，按“门诊”治疗填写。“未治疗”指根本未治或家长自治。

8. 诊断级别：填写死亡疾病的最高诊断级别，如患儿曾在村卫生所、乡卫生院、县医院诊治，应填写县医院。

9. 未治疗或未就医的主要原因：死亡前未治疗或未就医者请填写主要原因，仅选一项。

10. 死因诊断依据：①病理尸检：指在医院死亡做过尸检证实诊断的；②临床诊断：指医疗单位根据患儿的临床表现做出的诊断；③死后推断：指死前未经医疗单位诊治，死因是死后分析判断出来的。死后推断要把病情记录在“死因推断依据”栏内，供上级单位核查时参考。

死因推断依据：____

0～4岁儿童死亡监测报表

表　　号：卫统46表-1

___年___季　　　　制表机关：卫生部

批准机关：国家统计局

批准文号：国统制[2007]31号

有效期至：2009

__________省（自治区、直辖市）__________区县

监测街道（乡镇）总人口数（年终报）__________　　1～4岁儿童数_____

监测街道（乡镇）	本地户口						非本地户口											
							总计						其中：非本地户口居住1年以上					
	活产数			死亡数			活产数			死亡数			活产数			死亡数		
	男	女	合计	0岁（其中新生儿）	1～4岁	0～4岁	男、	女	合计	0岁（其中新生儿）	1～4岁	0～4岁	男	女	合计	0岁（其中新生儿）	1～4岁	0～4岁
合计																		

注：1. 本地户口：①已报户口的儿童以本人户口所在地；②未报户口的儿童以母亲孕产妇系统管理（或户口）所在地。不包括户口在监地区，离开本地一年以上者。

非本地户口：暂住地在监测地区内的流动人口。

2. 此表由街道（乡镇）、区县两级每季度填写一次。街道（乡镇）卫生院每季度上报区县妇幼保健机构。区县妇幼保健机构每季度汇总，上报地市级、省级妇幼保健机构，经省卫生厅妇社处审核后，报全国妇幼卫生监测办公室。

3. 监测地区活产数（男、女）、死亡数每季度均填写上报。总人口数，1～4岁儿童数每年年终填报一次。

《0～4 岁儿童死亡监测报表》说明

一、制表目的： 了解监测地区出生及 5 岁以下儿童死亡情况。

二、统计范围： 以区县为单位，全国 336 个监测地区。

三、统计对象： 监测地区本地户籍和非户籍人口中的 0～4 岁儿童。

四、上报机构： 由监测地区的村（社区）收集上报。

五、统计起止时间： 本统计年度前一年的 10 月 1 日起至本统计年度 9 月 30 日止。

六、报送时间： 各监测区县妇幼保健机构每季度逐级上报地市级、省级妇幼保健机构，经卫生厅（局）审核后，按中国妇幼卫生监测方案规定的时间上报卫生部妇社司。

医疗机构出生缺陷儿登记卡

表　　号：卫统 47 表
制表机关：卫生部
批准机关：国家统计局
批准文号：国统制[2007]31 号
有效期至：2009

______省（市、自治区）______区县______医院（保健院、所）□□□□□□□□□□□

<table>
<tr><td>产妇情况</td><td colspan="3">住院号__________　姓名__________　民族__________　实足年龄__________岁
通讯地址及邮编____________________　孕次__________产次__________
常住址□　1. 城镇　2. 乡村
家庭年人均收入（元）□　1. <1000　2. 1000～　3. 2000～　4. 4000～　5. 8000 及以上
文化程度　□　1. 文盲　2. 小学　3. 初中　4. 高中、中专　5. 大专及以上</td></tr>
<tr><td>缺陷儿情况</td><td colspan="2">出生日期______年____月______日
胎龄______周　体重______克
胎数　1. 单胎　2. 双胎　3. 多胎　□
若双胎或多胎，请圈
1. 同卵　2. 异卵　□</td><td>性别 □ 1. 男　2. 女　3. 不明
转归 □　1. 活产　2. 死胎　3. 死产　4. 7 天内死亡
诊断为出生缺陷后治疗性引产 □　1. 是　2. 否
诊断依据　1. 临床　2. 超声　3. 尸解　4. 生化检查
（AFP、HCG、其他__）5. 染色体　6. 其他__　□
畸形确诊时间　1. 产前（___周）　2. 产后 7 天内　□</td></tr>
<tr><td>出生缺陷诊断</td><td colspan="2">01 无脑畸形……□
02 脊柱裂……□
03 脑膨出……□
04 先天性脑积水……□
05 腭裂……□
06 唇裂……□
07 唇裂合并腭裂……□
08 小耳（包括无耳）……□
09 外耳其他畸形（小耳、无耳除外）……□
10 食道闭锁或狭窄……□
11 直肠肛门闭锁或狭窄（包括无肛）……□
12 尿道下裂……□
13 膀胱外翻……□
14 马蹄内翻足　左　右……□</td><td>15 多指（趾）　左　右……□
16 并指（趾）　左　右……□
17 肢体短缩[包括缺指（趾）、裂手（足）]
上肢　左　右……□
下肢　左　右……□
18 先天性膈疝……□
19 脐膨出……□
20 腹裂……□
21 联体双胎……□
22 唐氏综合征（21-三体综合征）……□
23 先天性心脏病（类型）……□
24 其他（写明病名或详细描述）……□</td></tr>
<tr><td rowspan="2">孕早期情况</td><td>患　病</td><td>服　药</td><td>接触其他有害因素</td></tr>
<tr><td>发烧（>38℃）
病毒感染（类型：　）
糖尿病
其他：</td><td>磺胺类（名称：　）
抗生素（名称：　）
避孕药（名称：　）
镇静药（名称：　）
其他：</td><td>饮酒（剂量：　）
农药（名称：　）
射线（类型：　）
化学制剂（名称：　）
其他：</td></tr>
<tr><td>家庭史</td><td colspan="3">产妇异常生育史：1. 死胎____例　2. 自然流产____例
3. 缺陷儿____例（缺陷名：______、______、______）
家庭遗传史：缺陷名______　与缺陷儿亲缘关系______
缺陷名______　与缺陷儿亲缘关系______
缺陷名______　与缺陷儿亲缘关系______
近亲婚配史：1. 不是　2. 是（关系__________）</td></tr>
</table>

填　表　人：________　职称：________　填表日期：________年___月___日
医院审表人：________　职称：________　审表日期：________年___月___日
省级审表人：________　职称：________　审表日期：________年___月___日

《出生缺陷儿登记卡》说明

一、制表目的：了解出生缺陷监测医院内发生的出生缺陷情况。

二、统计范围：出生缺陷监测医院为单位填报。

三、统计对象：在出生缺陷监测医院内住院分娩且被确诊为出生缺陷的患儿，无论其胎龄大小均须上报，但不包括计划外引产者。

四、上报机构：每确诊一例出生缺陷，须由专人进行调查后填写个案卡，按季度逐级上报。

五、统计起止时间：统计年度为前一年的10月1日至本年的9月30日。

六、报送日期：出生缺陷监测医院，区（县）、市、和各省（自治区、直辖市）的妇幼保健机构按中国妇幼卫生监测方案规定的时间上报卫生部妇社司。

七、填写说明

1．填报单位：请在本卡上方详细写明所在省（自治区、直辖市）、区县以及监测医院或妇幼保健院（所）的名称。在10个方格中请填写指定的医院编码。

2．填报对象：凡在监测医院、妇幼保健院（所）内出生或引产的所有缺陷儿（无论孕周大小，排除计划外引产）均需填写此卡。若双胎或多胎均为缺陷儿，则请每例各填一张登记卡。

3．填报方式：带有下划线“______”的项目，请在“______”上直接填写数字或文字；带有方格“□”的项目，则请在相应项目前的代码上直接画圈，不必在“□”内填数字。“□”仅供录入计算机前编码而用。

4．常住地：产妇常住县辖乡者属“乡村”；其余属“城镇”（包括市辖区、街道、市辖镇、县辖镇）。

5．出生日期：请按阳历填写。“年”填写四位数；“月”、“日”填写两位数，当只有一位数时，数字前用“0”补充，如1995年1月1日出生，则填成1995年01月01日。

6．胎龄：指妊娠整周数。如39周+6天，填为39周。

7．转归：指出生缺陷患儿的生存或死亡状况。分娩未发作前死于宫内者为“死胎”；在分娩过程中死亡者为“死产”；出生时为活产，而于七天内死亡者计为“七天内死亡”；“安乐死”计为“活产”。

8．诊断为出生缺陷后治疗性引产：特指因产前确诊为出生缺陷而进行的治疗性引产；若产前未确诊出生缺陷，因其他原因进行的治疗性引产，该项目应填“否”。

9．诊断依据：指依据何种手段确诊为缺陷。如同时有两种以上诊断依据，请分别在各自的代码上画圈。

10．出生缺陷诊断：请严格按照统一的诊断标准确诊。请在相应出生缺陷名称前的代码上画圈；凡有左右之分的畸形，请在左和/或右上画圈；如同一缺陷儿有多种缺陷，则在每种缺陷的代码上均画圈，肢体短缩畸形还应在上肢和/或下肢上画圈。此外，如果有未列出的缺陷，请写出病名或详细描述其特征。

11．孕早期情况：孕早期指妊娠的前3个月。如孕早期有患病、服药、接触农药及其他有害因素，则请在列出的病名、药名、农药及其他有害因素上画圈，并请在括号内写出具体名称。如有未列出的因素，则请在“其他”栏注明。服药情况中特别要注意市面上的新药。

围产儿数季报表

____年____季

表　　号：卫统 47 表-1
制表机关：卫生部
批准机关：国家统计局
批准文号：国统制[2007]31 号
有效期至：2009

______省（市、自治区）______区县______医院（保健院、所） □□□□□□□□□□

月份	产妇年龄（岁）	城镇（例）			乡村（例）			合计	围产儿情况		城镇（例）	乡村（例）
		男	女	性别不明	男	女	性别不明		出生缺陷			
	＜20								围产儿死亡	死胎		
	20～									死产		
	25～									7 天内死亡		
	30～									合计		
	35～								胎数	双胎	三胎及以上	
	合计									（胞）	（胞）	

月份	产妇年龄（岁）	城镇（例）			乡村（例）			合计	围产儿情况		城镇（例）	乡村（例）
		男	女	性别不明	男	女	性别不明		出生缺陷			
	＜20								围产儿死亡	死胎		
	20～									死产		
	25～									7 天内死亡		
	30～									合计		
	35～								胎数	双胎	三胎及以上	
	合计									（胞）	（胞）	

月份	产妇年龄（岁）	城镇（例）			乡村（例）			合计	围产儿情况		城镇（例）	乡村（例）
		男	女	性别不明	男	女	性别不明		出生缺陷			
	＜20								围产儿死亡	死胎		
	20～									死产		
	25～									7 天内死亡		
	30～									合计		
	35～								胎数	双胎	三胎及以上	
	合计									（胞）	（胞）	

填　表　人：________ 职称：________ 填表日期：________年___月___日
医院审表人：________ 职称：________ 审表日期：________年___月___日
省级审表人：________ 职称：________ 审表日期：________年___月___日

《围产儿数季报表》说明

一、制表目的：了解出生缺陷监测医院内发生的围生儿出生、死亡及出生缺陷情况。

二、统计范围：出生缺陷监测医院为单位填报。

三、统计对象：在出生缺陷监测医院内住院分娩的围生儿，不包括计划外引产者。

四、上报机构：出生缺陷监测医院分月份填写数据，按季度逐级上报。

五、统计起止时间：统计年度为前一年的10月1日至本年的9月30日。

六、报送日期：出生缺陷监测医院，区（县）、市、和各省（自治区、直辖市）的妇幼保健机构按中国妇幼卫生监测方案规定的时间上报卫生部妇社司。

七、填写说明

1. 填报单位：此表由监测医院、妇幼保健院（所）的专人按季度分月份填写。请在本表上方详细写明所在省（自治区、直辖市）、区县以及监测医院或妇幼保健院（所）的名称。在10个方格中请填写指定的医院编码。

2. 数据整理：本表所需数据从产房登记簿中整理而来。整理数据前请先核对产房登记簿有无缺漏、重复和错误；然后在登记簿完整、正确的基础上，可用画“正”字等方法分组计数，再填入此表；最后检查“合计”数是否与原始登记簿上的数据相等，若不相等则整理有错，请逐项检查至完全相等为止。

3. 围生儿数：包括孕28周至产后7天正常和缺陷的活产、死胎和死产（不包括计划外引产）。请按“例数”统计，单胎计1例，双胎计2例，三胎计3例，余类推。

4. 产妇年龄（岁）：“<20”，指实足年龄不满20岁者；“20～”指满20岁至不满25岁者；“25～”指满25岁至不满30岁者；“30～”指满30岁至不满35岁者；“35～”指满35岁及以上者。

5. 城镇、乡村：产妇常住县辖乡属“乡村”，其余属“城镇”（包括市辖区、街道、市辖镇、县辖镇）。

6. 性别不明：指出生时难以辨认性别。

7. 围产儿情况：“出生缺陷例数”依据产妇常住地分城、乡填写，该例数应与《出生缺陷儿登记卡》的份数相等（仅指≥妊娠28周引产或出生的出生缺陷病例）。“围产儿死亡”情况中“死胎”为分娩未发作前死于宫内者；“死产”为在分娩过程中死亡者；“七天内死亡”为出生时活产，而于七天内死亡者（不包括安乐死）。“胎数”中，一次妊娠为一胞（即双胎、三胎及以上均为一胞）。

8. 报送程序：请每个监测医院、妇幼保健院（所）于每季度初将上季度的本报表连同《出生缺陷儿登记卡》经区县级卫生局防保科审核后，寄往地市级、省级妇幼保健机构，然后由省（市、自治区）卫生厅（局）妇社处审核，并于每一季度第三月10号前将其表卡寄全国妇幼卫生监测办公室（610041）。

居委会（村）出生缺陷儿登记表

表　　号：卫统 48 表
制表机关：卫生部
批准机关：国家统计局
批准文号：国统制 [2007] 31 号
有效期至：2009

____省（自治区、直辖市）____区县_____街道（乡镇）_____居委会（村）　　　　胎婴儿编号□□

1. 患儿家庭情况

父亲　姓名___________　年龄________（岁）　民族_______　身份证号码_______
母亲　姓名___________　年龄________（岁）　民族_______　身份证号码_______
孕次____产次_______　户口　1. 本地　2. 非本地
现住址__________________________　邮编________________　联系电话___________

2. 患儿基本情况

姓名________出生日期____年____月____日　性别　1. 男　2. 女　3. 两性畸形　4. 不详
出生孕周_______（周）　出生体重_________（克）
胎数　1. 单胎　2. 双胎（同卵、异卵）　3. 三胎以上（同卵、异卵）
转归　1. 存活　2. 死胎死产　3. 7 天内死亡　4. 7～27 天死亡　5. 28～42 天死亡
产前诊断为出生缺陷后治疗性引产　1. 是（缺陷名称_________）　2. 否
出生地点　1. 医院________　2. 卫生院_________　3. 家中　4. 其他（写明）_________

3. 出生缺陷诊断情况

名称（1）_____________
临床特征
部位____
大小____
形状____
颜色____
诊断时间　1. 产前（孕_____周）　2. 生后（_____月_____天）
诊断依据　1. 临床　2. 超声　3. 尸解　4. 生化检查（AFP、HCG、其他__）5. 染色体___
6. 其他__

名称（2）_____________
临床特征
部位____
大小____
形状____
颜色____
诊断时间　1. 产前（孕_____周）　2. 生后（_____月_____天）
诊断依据　1. 临床　2. 超声　3. 尸解　4. 生化检查（AFP、HCG、其他__）5. 染色体___
6. 其他__

名称（3）____________

临床特征

部位____

大小____

形状____

颜色____

诊断时间 1. 产前（孕_____周） 2. 生后（_____月_____天）

诊断依据 1. 临床 2. 超声 3. 尸解 4. 生化检查（AFP、HCG、其他__）5. 染色体___ 6. 其他__

名称（4）____________

临床特征

部位____

大小____

形状____

颜色____

诊断时间 1. 产前（孕_____周） 2. 生后（_____月_____天）

诊断依据 1. 临床 2. 超声 3. 尸解 4. 生化检查（AFP、HCG、其他__）5. 染色体___ 6. 其他__

4. 辅助诊断材料

附上患儿照片 1. 有（张数____） 2. 无 其他诊断材料 1. 有（张数____） 2. 无

5. 诊断级别

1. 省级医院 2. 地市级医院 3. 区县级医院 4. 街道（乡镇）卫生院 5. 其他__________

填表人________职称_______单位_____________________填表日期_______年____月____日

《出生缺陷儿登记表》说明

一、制表目的：了解监测地区的出生缺陷发生情况。

二、统计范围：监测地区农村的行政村、城市的街道/居委会/社区的经医疗机构确诊的出生缺陷儿均要填写此表，按监测方案规定向主管单位上报。

三、统计对象：妊娠满28周（或体重达1000克）至生后42天内确诊的出生缺陷儿。

四、上报机构：监测地区中相关的医疗机构每确诊一例出生缺陷，须由专人调查后填写个案卡，按季度逐级上报。

五、统计起止时间：统计年度为前一年的10月1日至本年的9月30日。

六、报送日期：监测地区各相关医疗机构，区（县）、市、和各省（自治区、直辖市）的妇幼保健机构按中国妇幼卫生监测方案规定的时间上报卫生部妇社司。

七、填写说明

1. 填写范围：妊娠28周（或体重达1000克）至生后42天内确诊的出生缺陷儿均要填写此表，若同一婴儿在不同时期诊断有不同的出生缺陷，报告时应分别填写。

2. 填写方法：带有下划线的项目，请在下划线上方直接填写数字或文字；其余项目直接在选项上划“√”。

3. 胎婴儿编号：为当年当月该社区服务中心或街道，村内出生胎婴儿的连续编号。由保健机构人员核对出生名单时填写。

4. 患儿家庭情况：孕次，确诊为妊娠，孕次则计为1次；分娩孕周≥28周，则计产次1次。非本地户口指母亲户口不在本地而暂住监测地区，在城市监测点指本市城区以外的流动人口，在农村监测点指本县以外的流动人口，不包括城区与城区、乡镇与乡镇之间的流动人口。必须准确填写家庭住址和联系方式，以便于随访。

5. 患儿基本情况：出生孕周按实足孕周填写，如36周+6天计为36周。胎数，双胎及多胎妊娠应在同卵还是异卵选项上划“√”。转归指妊娠28周至生后42天内患儿的生存或死亡情况，分娩前死于宫内者为“死胎”，在分娩过程中死亡者为“死产”，出生时为活产，而于42天内死亡者，根据其死亡时间，选择相应项目填写。出生地点应写明详细地点或医院名称。

6. 出生缺陷诊断情况：每个患儿最多可填4种缺陷，请从严重的缺陷开始填写，若缺陷超过4个，应补充在后。体表畸形可从部位、大小、形状、颜色等方面来描述临床特征，描述的具体内容及要点参考第五章内容。内脏畸形，如先天性心脏病，重在诊断准确，临床特征描述应体现疾病的严重程度。诊断依据指该种缺陷最后的确诊方法，若有两种以上诊断依据，请同时在相应的选项上划“√”。

出生情况及婴儿随访登记表

表　　号：卫统 48 表-1
制表机关：卫生部
批准机关：国家统计局
批准文号：国统制[2007]31 号
有效期至：2009

______年_____月

__________省（自治区、直辖市）__________区（县）__________街道（乡镇）__________居委会（村）

胎婴儿编号	家庭情况									婴儿情况							监测期转归									备注
	父亲情况		母亲情况						非本地户口	出生日期	性别	孕周（周）	出生体重（克）	胎数	出生地点	妊娠结局	出生7天内			生后7～27天内			生后28天～42天			
	姓名	身份证号	姓名	身份证号	民族	年龄	孕次	产次									健康	死亡	出生缺陷	健康	死亡	出生缺陷	健康	死亡	出生缺陷	

填表人__________　职称__________　单位________________　填表日期______年_____月____日

《出生情况及婴儿随访登记表》说明

一、制表目的：了解监测地区人群的妊娠结局、婴儿出生、死亡及出生缺陷发生情况。

二、统计范围：农村的行政村、城市的街道/居委会/社区填报

三、统计对象：监测地区内符合监测方案要求的围产儿和婴儿。

四、上报机构：监测地区数据源单位在获得每一例出生婴儿的随访结果后填写报表，其上级单位按季度逐级上报。

五、统计起止时间：统计年度为前一年的10月1日至本年的9月30日。

六、报送日期：监测地区数据源单位，区（县）、市、和各省（自治区、直辖市）的妇幼保健机构按中国妇幼卫生监测方案规定的时间上报卫生部妇社司。

七、填写说明

1. 填写范围：用于社区服务中心或街道卫生院，村级人员收集出生情况，并追踪每个婴儿42天以内的生存情况。应填写双份，一份在每月例会时报给上级单位，另一份留底。

2. 填写方法：在相应的栏目内填写或打“√”。其他补充信息，请填在“备注”栏中。

3. 胎婴儿编号：为当年当月该社区服务中心或街道，村内出生的胎婴儿连续编号。每一个出生填写一行，双胎分别填写两行。

4. 非本地户口：户口不在本地而暂住监测地区的孕妇分娩的婴儿。在城市监测点指本市城区以外的流动人口，农村监测点指本县以外的流动人口，不包括城区与城区、乡镇与乡镇之间的流动人口。

5. 出生日期：按公元纪年法填写出生年、月、日。

6. 性别：按男、女、两性畸形和不详填写。

7. 孕周：按实足孕周填写，如36周+6天计为36周。

8. 胎数：按单胎、双胎、多胎填写。

9. 出生地点：按医院、街道（乡镇）卫生院、村卫生室、家中、途中填写。个体诊所归为村卫生室。

10. 妊娠结局：按活产、死胎、死产填写。活产是指出生后有呼吸、心跳、脐带搏动和随意肌收缩四种生命现象之一者，死胎指分娩前死于宫内者，死产指在分娩过程中死亡者。

11. 监测期转归：出生缺陷是指被诊断为出生缺陷。在监测期限内若新发现出生缺陷或者死亡，应在“备注”栏详细写明具体诊断或者死亡的时间、疾病名称和死亡原因。

健康教育工作调查表

______年

表　　号：卫统 49 表
制表机关：卫生部
批准机关：国家统计局
批准文号：国统制［2007］31 号
有效期至：2009

组织机构代码：□□□□□□□□－□□
机构名称（签章）：______
行政区划代码：□□□□□□

一、健康教育机构行政主管部

①妇社处（科）□　②疾控处（科）□　③爱卫办□　④其他□（请说明）______

二、健康教育与健康促进活动

2.1　是否建立健康教育工作网络单位数据库：　①是 □　②否 □

2.2　农村健康教育与健康促进

2.2.1　“全国亿万农民健康促进行动”

2.2.1.1　是否建立省（市）级示范县（区）　①是 □　②否 □

	次数	单位数	人数
2.2.1.2　召开“亿万农民健康促进行动”领导小组会议	□□次	□□	□□□□
2.2.1.3　召开“行动”工作会议或培训	□□次	□□	□□□□
2.2.1.4　开展健康教育活动	□□次		□□□万人

2.3　城市社区健康教育和健康促进

2.3.1　创建健康促进单位（场所）数量

	医院	学校	机关事业单位	企业	社区
2.3.1.1　新增单位数	□□□	□□□	□□□	□□□	□□□
2.3.1.2　累计单位数	□□□	□□□	□□□	□□□	□□□
2.3.1.3　单位总数	□□□	□□□	□□□	□□□	□□□
2.3.1.4　覆盖人数	□□□万人	□□□万人	□□□万人	□□□万人	□□□万人

2.4　开展健康教育干预活动

	农村地区		城市地区	
	次数	覆盖人数	次数	覆盖人数
2.4.1　预防慢性非传染性疾病	□□□次	□□□□万人	□□□次	□□□□万人
2.4.2　预防传染病	□□□次	□□□□万人	□□□次	□□□□万人
2.4.3　预防伤害	□□□次	□□□□万人	□□□次	□□□□万人
2.4.4　心理卫生	□□□次	□□□□万人	□□□次	□□□□万人
2.4.5　突发性公共卫生事件防控	□□□次	□□□□万人	□□□次	□□□□万人
2.4.6　膳食营养与食品卫生	□□□次	□□□□万人	□□□次	□□□□万人
2.4.7　职业安全与卫生	□□□次	□□□□万人	□□□次	□□□□万人
2.4.8　妇幼卫生	□□□次	□□□□万人	□□□次	□□□□万人
2.4.9　运动与健康	□□□次	□□□□万人	□□□次	□□□□万人

三、健康教育传播材料制作与发放	材料自制		材料发放	
	种类	数量（份）	种类	数量（份）
3.1　传单/小册子/折页	□□	□□□□□□□	□□	□□□□□□□□
3.2　宣传画	□□	□□□□□□□	□□	□□□□□□□□
3.3　音像制品	□□	□□□□□□□	□□	□□□□□□□□
3.4　展板/公益广告牌	□□	□□□□□□□	□□	□□□□□□□□
3.5　其他 A ________________	□□	□□□□□□□	□□	□□□□□□□□
B ________________	□□	□□□□□□□	□□	□□□□□□□□

四、能力建设

4.1　人员培训	次数	培训人数
4.1.1　对本单位人员的培训	□□□	□□□□□□
4.1.2　对基层工作人员开展的培训	□□□	□□□□□□
4.2　发表文章	国家级报刊	省级报刊
4.2.1　发表健康教育科普文章	□□□篇	□□□篇
	国家级期刊	省级期刊
4.2.2　发表健康教育相关研究论文	□□□篇	□□□篇

五、与媒体合作情况	合办栏目	合办节目
5.1　与电视台合作	□□个	□□□次
5.2　与报社合作	□□个	□□□次
5.3　与广播电台合作	□□个	□□□次

六、重大传染病、地方病防控健康教育活动开展情况

	次数	覆盖人数
6.1　艾滋病	□□□次	□□□万人
6.2　结核病	□□□次	□□□万人
6.3　肝炎	□□□次	□□□万人
6.4　禽流感	□□□次	□□□万人
6.5　地方病：____________（请注明）	□□□次	□□□万人

填表人：________________　　　　单位负责人______________________

实际报出日期　　　　年　　　　月　　　　日

《健康教育工作调查表》说明

一、调查目的

了解健康教育业务工作基本情况，为制定健康教育工作规划，相关政策提供参考。

二、填报单位

健康教育所（科）、疾病预防控制机构的卫生宣教科。如果当地有两家健康教育业务机构，均须填报。

三、报送日期、内容及方式

本表要求填报年底数字，各省、自治区、直辖市，新疆生产建设兵团健康教育所于次年2月底前将本地区调查表数据以光盘或电子邮件方式报送中国疾病预防控制中心健康教育所。

四、填表要求

1. 独立的健康教育所（科）填写组织机构代码，末位识别码为1；非独立的健康教育所（科）填写本部门所属单位的组织机构代码，末位识别码为2。

2. 机构名称一栏加盖红色印章，非独立的健康教育所（科）由本部门所属单位代章。

3. 本表填写数字要求右对齐，如某项没有数字或文字则填上“—”。

五、指标解释

第2.1项（健康教育工作网络单位）：指有健康教育专兼职人员、负责人或联络员，且接受本所（科）组织指导的社区、机关企事业单位、医院、学校等。本栏仅供县（区）级健康教育所填写。

第2.2.1项［是否建立省（市）级示范县（区）］：省（市）为是否建立，县（区）为是否，选择均填是或否。

第3.1～3.5项（材料自制）：指本所（科）自行制作的各种资料。材料发放：指包括本所（科）自制、翻印、上级派发等各种来源的材料合计。

第3.3项（音像制品）：指录像带、录音带、CD/VCD/DVD五种形式。种类为单独音像制品的种类之和，系列音像制品针对主题不同，可分别计算，同一主题的多张音像制品按一种计算。

第4.1.1项（本单位专业人员培训）：指健康教育所（科）专业人员所接受的（包括本单位和上级单位组织的）业务与技能培训。

第4.1.2项：指本单位对辖区下属卫生工作的人员进行的培训。

第4.2.1项（健康教育科普文章）：指本所（科）人员当年在有CN刊号的报刊（包括报纸、期刊）上发表的科普文章。专业性或卫生行业内部报道、健康教育活动的新闻报道不计入内。

第4.2.2项（健康教育论文）：指本所（科）专业人员当年在有CN刊号的学术期刊上发表的论文。

第5.1～5.3项：包括国家、省（自治区、直辖市）、地（市）、县级媒体。

第三部分

统计信息标准与规范

3.1 统计分类标准

3.1.1 全国组织机构代码编制规则（国家标准）（GB/T 11714－1997）

1 范围

本标准规定了全国组织机构代码的编码方法，使全国各机关团体企事业单位等组织机构均获得一个唯一的、始终不变的法定代码，以适应政府部门的统一管理和业务单位实现计算机自动化管理的需要。

本标准适用于全国组织机构代码的编制、信息处理和信息交换。

2 代码的结构和表示形式

2.1 代码的结构

全国组织机构代码由八位数字（或大写拉丁字母）本体代码和一位数字（或大写拉丁字母）校验码组成。

2.1.1 本体代码采用系列（即分区段）顺序编码方法。

2.1.2 校验码按下列公式计算：$C_9 = 11 - MOD(\sum C_i \times W_i, 11)$

MOD－表示求余函数；i－表示代码字符从左至右位置序号；

C_i－表示第 i 位置上的代码字符的值，采用附录 A“代码字符集”所列字符；

C_9－表示校验码；

W_i－表示第 i 位置上的加权因子，其数值如下表：

i	1	2	3	4	5	6	7	8
W_i	3	7	9	10	5	8	4	2

当 MOD 函数值为 1（即 $C_9 = 10$）时，校验码应用大写拉丁字母 X 表示；当 MOD 函数值为 0（即 $C_9 = 11$）时，校验码仍用 0 表示。

2.2 代码的表示形式

为便于人工识别，应使用一个连字符“－”分隔本体代码与校验码。机读时，连字符省略。表示形式为：

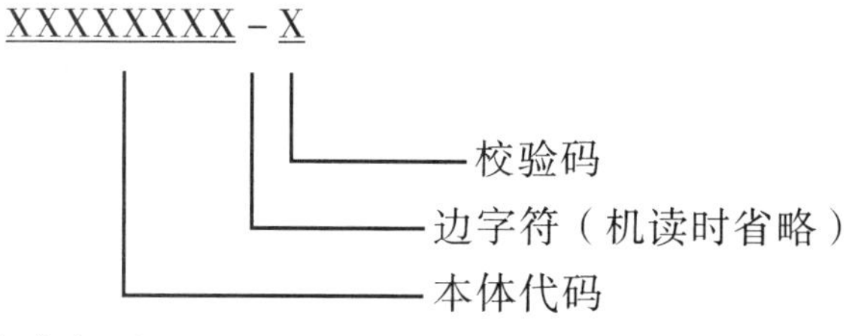

3 自定义区

为满足各系统管理上的特殊需要，本标准规定本体代码 PDY00001－PDY99999 为自定义区，供各系统编制内部组织机构代码使用。自定义区内编制的组织机构代码不作为各系统间信息交换依据。

附录 A（标准的附录）

代码字符集

代码字符	机器处理用代码字符数值	代码字符	机器处理用代码字符数值
0	0	I	18
1	1	J	19
2	2	K	20
3	3	L	21
4	4	M	22
5	5	N	23
6	6	O	24
7	7	P	25
8	8	Q	26
9	9	R	27
A	10	S	28
B	11	T	29
C	12	U	30
D	13	V	31
E	14	W	32
F	15	X	33
G	16	Y	34
H	17	Z	35

附录 B（提示的附录）

校验码数值的计算方法实例

计算步骤	计算方法	
	说明	举例
1	取组织机构代码的八位本体代码为基数	D 2 1 4 3 5 6 9
2	取 Wi 加权因子数值	3 7 9 10 5 8 4 2
3	本体代码与加权因子对应各位相乘	13×3 2×7 1×9 4×10 3×5 5×8 6×4 9×2
4	乘积相加求和数	39+14+9+40+15+40+24+18=199
5	取模数 11 除和数，求余数	199÷11=18 余 1
6	以模数 11 减余数，求校验码数值，当余为数 1，校验码数值为 10 时，校验码用大写拉丁字母“X”表示；当余数为 0，校验码数值为 11 时，校验码用“0”表示	11－1=10；校验码为 X
7	将所得校验码置于八位本体代码之后即成为完整得组织机构代码	D 2 1 4 3 5 6 9 － X

3.1.2 中华人民共和国行政区划代码（国家标准）（GB/T 2260－1999）

1 范围

本标准规定了中华人民共和国县及县以上行政区划代码。

本标准适用于对行政区划的标识、信息处理和交换。

2 引用标准

下列标准所包含的条文，通过在本标准中引用而构成为本标准的条文。本标准出版时所示版本均有效。所有标准都会被修订，使用本标准的各方应探讨使用下列标准最新版本的可能性。

GB/T 15514－1998《中华人民共和国口岸及其有关地点代码》

GB/T 7407－1997《中国及世界主要海运贸易港口代码》

3 数字代码的编制原则和结构

3.1 本标准是用六位数字代码按层次分别表示我国各省（自治区、直辖市、特别行政区）、市（地区、自治州、盟）、县（自治县、市、市辖区、旗、自治旗）的名称。

3.2 本代码从左至右的含义是：

第一、二位表示省（自治区、直辖市、特别行政区）。

第三、四位表示市（地区、自治州、盟及国家直辖市所属市辖区和县的汇总码）。

a）01－20，51－70 表示省直辖市；

b）21－50 表示地区（自治州、盟）。

第五、六位表示县（市辖区、县级市、旗）。

a）01－18 表示市辖区或地区（自治州、盟）辖县级市；

b）21－80 表示县（旗）；

c）81－99 表示省直辖县级市。

为了保证代码的唯一性，以利于电子计算机较长时间地存储数据，行政区划若有变更，原代码废止。

4 字母代码的编码规则和结构

行政区划字母代码遵循科学性、统一性、实用性编码原则，参照县及县以上行政区划地名的汉语拼音，用三位字母缩写表示。

4.1 省、直辖市、自治区、特别行政区一级行政区划用两位字母表示。

4.2 其中采用《中华人民共和国口岸及其有关地点代码》或《中国及世界主要海运贸易港口代码》国家标准的字母码用 * 号标出。

4.3 少数民族地名取其民族拼音缩写表示，并在代码表中用 * * 标出。

5 代码表

5.1 省、自治区、直辖市、特别行政区代码表见表1。

5.2 各省、自治区、直辖市、特别行政区代码表见表2。

5.3 台湾省、香港和澳门特别行政区的代码表暂缺。

表1 省、自治区、直辖市、特别行政区代码表

名 称	数字码	字母码
北京市	110000	BJ
天津市	120000	TJ
河北省	130000	HE
山西省	140000	SX
内蒙古自治区	150000	NM
辽宁省	210000	LN
吉林省	220000	JL
黑龙江省	230000	HL
上海市	310000	SH
江苏省	320000	JS
浙江省	330000	ZJ
安徽省	340000	AH
福建省	350000	FJ
江西省	360000	JX
山东省	370000	SD
河南省	410000	HA
湖北省	420000	HB
湖南省	430000	HN
广东省	440000	GD
广西壮族自治区	450000	GX
海南省	460000	HI
重庆市	500000	CQ
四川省	510000	SC
贵州省	520000	GZ
云南省	530000	YN
西藏自治区	540000	XZ
陕西省	610000	SN
甘肃省	620000	GS
青海省	630000	QH
宁夏回族自治区	640000	NX
新疆维吾尔自治区	650000	XJ
台湾省	710000	TW
香港特别行政区	810000	HK
澳门特别行政区	820000	MO

表2 各省、自治区、直辖市、特别行政区代码表（截至2006年12月31日）

代码	名称
110000	**北京市**
110100	市辖区
110101	东城区
110102	西城区
110103	崇文区
110104	宣武区
110105	朝阳区
110106	丰台区
110107	石景山区
110108	海淀区
110109	门头沟区
110111	房山区
110112	通州区
110113	顺义区
110114	昌平区
110115	大兴区
110116	怀柔区
110117	平谷区
110200	县
110228	密云县
110229	延庆县
120000	**天津市**
120100	市辖区
120101	和平区
120102	河东区
120103	河西区
120104	南开区
120105	河北区
120106	红桥区
120107	塘沽区
120108	汉沽区
120109	大港区
120110	东丽区
120111	西青区
120112	津南区
120113	北辰区
120114	武清区
120115	宝坻区
120200	县
120221	宁河县
120223	静海县
120225	蓟　县
130000	**河北省**
130100	石家庄市
130101	市辖区
130102	长安区
130103	桥东区
130104	桥西区
130105	新华区
130107	井陉矿区
130108	裕华区
130121	井陉县
130123	正定县
130124	栾城县
130125	行唐县
130126	灵寿县
130127	高邑县
130128	深泽县
130129	赞皇县
130130	无极县
130131	平山县
130132	元氏县
130133	赵　县
130181	辛集市
130182	藁城市
130183	晋州市
130184	新乐市
130185	鹿泉市
130200	唐山市
130201	市辖区
130202	路南区
130203	路北区
130204	古冶区
130205	开平区
130207	丰南区
130208	丰润区

代码	名称	代码	名称
130223	滦　县	130503	桥西区
130224	滦南县	130521	邢台县
130225	乐亭县	130522	临城县
130227	迁西县	130523	内丘县
130229	玉田县	130524	柏乡县
130230	唐海县	130525	隆尧县
130281	遵化市	130526	任　县
130283	迁安市	130527	南和县
130300	秦皇岛市	130528	宁晋县
130301	市辖区	130529	巨鹿县
130302	海港区	130530	新河县
130303	山海关区	130531	广宗县
130304	北戴河区	130532	平乡县
130321	青龙满族自治县	130533	威　县
130322	昌黎县	130534	清河县
130323	抚宁县	130535	临西县
130324	卢龙县	130581	南宫市
130400	邯郸市	130582	沙河市
130401	市辖区	130600	保定市
130402	邯山区	130601	市辖区
130403	丛台区	130602	新市区
130404	复兴区	130603	北市区
130406	峰峰矿区	130604	南市区
130421	邯郸县	130621	满城县
130423	临漳县	130622	清苑县
130424	成安县	130623	涞水县
130425	大名县	130624	阜平县
130426	涉　县	130625	徐水县
130427	磁　县	130626	定兴县
130428	肥乡县	130627	唐　县
130429	永年县	130628	高阳县
130430	邱　县	130629	容城县
130431	鸡泽县	130630	涞源县
130432	广平县	130631	望都县
130433	馆陶县	130632	安新县
130434	魏　县	130633	易　县
130435	曲周县	130634	曲阳县
130481	武安市	130635	蠡　县
130500	邢台市	130636	顺平县
130501	市辖区	130637	博野县
130502	桥东区	130638	雄　县

代　码	名　称
130681	涿州市
130682	定州市
130683	安国市
130684	高碑店市
130700	张家口市
130701	市辖区
130702	桥东区
130703	桥西区
130705	宣化区
130706	下花园区
130721	宣化县
130722	张北县
130723	康保县
130724	沽源县
130725	尚义县
130726	蔚　县
130727	阳原县
130728	怀安县
130729	万全县
130730	怀来县
130731	涿鹿县
130732	赤城县
130733	崇礼县
130800	承德市
130801	市辖区
130802	双桥区
130803	双滦区
130804	鹰手营子矿区
130821	承德县
130822	兴隆县
130823	平泉县
130824	滦平县
130825	隆化县
130826	丰宁满族自治县
130827	宽城满族自治县
130828	围场满族蒙古族自治县
130900	沧州市
130901	市辖区
130902	新华区
130903	运河区
130921	沧　县

代　码	名　称
130922	青　县
130923	东光县
130924	海兴县
130925	盐山县
130926	肃宁县
130927	南皮县
130928	吴桥县
130929	献　县
130930	孟村回族自治县
130981	泊头市
130982	任丘市
130983	黄骅市
130984	河间市
131000	廊坊市
131001	市辖区
131002	安次区
131003	广阳区
131022	固安县
131023	永清县
131024	香河县
131025	大城县
131026	文安县
131028	大厂回族自治县
131081	霸州市
131082	三河市
131100	衡水市
131101	市辖区
131102	桃城区
131121	枣强县
131122	武邑县
131123	武强县
131124	饶阳县
131125	安平县
131126	故城县
131127	景　县
131128	阜城县
131181	冀州市
131182	深州市
140000	**山西省**
140100	太原市

代码	名称
140101	市辖区
140105	小店区
140106	迎泽区
140107	杏花岭区
140108	尖草坪区
140109	万柏林区
140110	晋源区
140121	清徐县
140122	阳曲县
140123	娄烦县
140181	古交市
140200	大同市
140201	市辖区
140202	城　区
140203	矿　区
140211	南郊区
140212	新荣区
140221	阳高县
140222	天镇县
140223	广灵县
140224	灵丘县
140225	浑源县
140226	左云县
140227	大同县
140300	阳泉市
140301	市辖区
140302	城　区
140303	矿　区
140311	郊　区
140321	平定县
140322	盂　县
140400	长治市
140401	市辖区
140402	城　区
140411	郊　区
140421	长治县
140423	襄垣县
140424	屯留县
140425	平顺县
140426	黎城县
140427	壶关县
140428	长子县
140429	武乡县
140430	沁　县
140431	沁源县
140481	潞城市
140500	晋城市
140501	市辖区
140502	城　区
140521	沁水县
140522	阳城县
140524	陵川县
140525	泽州县
140581	高平市
140600	朔州市
140601	市辖区
140602	朔城区
140603	平鲁区
140621	山阴县
140622	应　县
140623	右玉县
140624	怀仁县
140700	晋中市
140701	市辖区
140702	榆次区
140721	榆社县
140722	左权县
140723	和顺县
140724	昔阳县
140725	寿阳县
140726	太谷县
140727	祁　县
140728	平遥县
140729	灵石县
140781	介休市
140800	运城市
140801	市辖区
140802	盐湖区
140821	临猗县
140822	万荣县
140823	闻喜县
140824	稷山县

代　码	名　称
140825	新绛县
140826	绛　县
140827	垣曲县
140828	夏　县
140829	平陆县
140830	芮城县
140881	永济市
140882	河津市
140900	忻州市
140901	市辖区
140902	忻府区
140921	定襄县
140922	五台县
140923	代　县
140924	繁峙县
140925	宁武县
140926	静乐县
140927	神池县
140928	五寨县
140929	岢岚县
140930	河曲县
140931	保德县
140932	偏关县
140981	原平市
141000	临汾市
141001	市辖区
141002	尧都区
141021	曲沃县
141022	翼城县
141023	襄汾县
141024	洪洞县
141025	古　县
141026	安泽县
141027	浮山县
141028	吉　县
141029	乡宁县
141030	大宁县
141031	隰　县
141032	永和县
141033	蒲　县
141034	汾西县

代　码	名　称
141081	侯马市
141082	霍州市
141100	吕梁市
141101	市辖区
141102	离石区
141121	文水县
141122	交城县
141123	兴　县
141124	临　县
141125	柳林县
141126	石楼县
141127	岚　县
141128	方山县
141129	中阳县
141130	交口县
141181	孝义市
141182	汾阳市
150000	**内蒙古自治区**
150100	呼和浩特市
150101	市辖区
150102	新城区
150103	回民区
150104	玉泉区
150105	赛罕区
150121	土默特左旗
150122	托克托县
150123	和林格尔县
150124	清水河县
150125	武川县
150200	包头市
150201	市辖区
150202	东河区
150203	昆都仑区
150204	青山区
150205	石拐区
150206	白云矿区
150207	九原区
150221	土默特右旗
150222	固阳县
150223	达尔罕茂明安联合旗

代码	名称	代码	名称
150300	乌海市	150721	阿荣旗
150301	市辖区	150722	莫力达瓦达斡尔族自治旗
150302	海勃湾区	150723	鄂伦春自治旗
150303	海南区	150724	鄂温克族自治旗
150304	乌达区	150725	陈巴尔虎旗
150400	赤峰市	150726	新巴尔虎左旗
150401	市辖区	150727	新巴尔虎右旗
150402	红山区	150781	满洲里市
150403	元宝山区	150782	牙克石市
150404	松山区	150783	扎兰屯市
150421	阿鲁科尔沁旗	150784	额尔古纳市
150422	巴林左旗	150785	根河市
150423	巴林右旗	150800	巴彦淖尔市
150424	林西县	150801	市辖区
150425	克什克腾旗	150802	临河区
150426	翁牛特旗	150821	五原县
150428	喀喇沁旗	150822	磴口县
150429	宁城县	150823	乌拉特前旗
150430	敖汉旗	150824	乌拉特中旗
150500	通辽市	150825	乌拉特后旗
150501	市辖区	150826	杭锦后旗
150502	科尔沁区	150900	乌兰察布市
150521	科尔沁左翼中旗	150901	市辖区
150522	科尔沁左翼后旗	150902	集宁区
150523	开鲁县	150921	卓资县
150524	库伦旗	150922	化德县
150525	奈曼旗	150923	商都县
150526	扎鲁特旗	150924	兴和县
150581	霍林郭勒市	150925	凉城县
150600	鄂尔多斯市	150926	察哈尔右翼前旗
150602	东胜区	150927	察哈尔右翼中旗
150621	达拉特旗	150928	察哈尔右翼后旗
150622	准格尔旗	150929	四子王旗
150623	鄂托克前旗	150981	丰镇市
150624	鄂托克旗	152200	兴安盟
150625	杭锦旗	152201	乌兰浩特市
150626	乌审旗	152202	阿尔山市
150627	伊金霍洛旗	152221	科尔沁右翼前旗
150700	呼伦贝尔市	152222	科尔沁右翼中旗
150701	市辖区	152223	扎赉特旗
150702	海拉尔区	152224	突泉县

代码	名称
152500	锡林郭勒盟
152501	二连浩特市
152502	锡林浩特市
152522	阿巴嘎旗
152523	苏尼特左旗
152524	苏尼特右旗
152525	东乌珠穆沁旗
152526	西乌珠穆沁旗
152527	太仆寺旗
152528	镶黄旗
152529	正镶白旗
152530	正蓝旗
152531	多伦县
152900	阿拉善盟
152921	阿拉善左旗
152922	阿拉善右旗
152923	额济纳旗
210000	**辽宁省**
210100	沈阳市
210101	市辖区
210102	和平区
210103	沈河区
210104	大东区
210105	皇姑区
210106	铁西区
210111	苏家屯区
210112	东陵区
210113	沈北新区 *
210114	于洪区
210122	辽中县
210123	康平县
210124	法库县
210181	新民市
210200	大连市
210201	市辖区
210202	中山区
210203	西岗区
210204	沙河口区
210211	甘井子区
210212	旅顺口区
210213	金州区
210224	长海县
210281	瓦房店市
210282	普兰店市
210283	庄河市
210300	鞍山市
210301	市辖区
210302	铁东区
210303	铁西区
210304	立山区
210311	千山区
210321	台安县
210323	岫岩满族自治县
210381	海城市
210400	抚顺市
210401	市辖区
210402	新抚区
210403	东洲区
210404	望花区
210411	顺城区
210421	抚顺县
210422	新宾满族自治县
210423	清原满族自治县
210500	本溪市
210501	市辖区
210502	平山区
210503	溪湖区
210504	明山区
210505	南芬区
210521	本溪满族自治县
210522	桓仁满族自治县
210600	丹东市
210601	市辖区
210602	元宝区
210603	振兴区
210604	振安区
210624	宽甸满族自治县
210681	东港市
210682	凤城市
210700	锦州市
210701	市辖区

代码	名称
210702	古塔区
210703	凌河区
210711	太和区
210726	黑山县
210727	义　县
210781	凌海市
210782	北镇市 *
210800	营口市
210801	市辖区
210802	站前区
210803	西市区
210804	鲅鱼圈区
210811	老边区
210881	盖州市
210882	大石桥市
210900	阜新市
210901	市辖区
210902	海州区
210903	新邱区
210904	太平区
210905	清河门区
210911	细河区
210921	阜新蒙古族自治县
210922	彰武县
211000	辽阳市
211001	市辖区
211002	白塔区
211003	文圣区
211004	宏伟区
211005	弓长岭区
211011	太子河区
211021	辽阳县
211081	灯塔市
211100	盘锦市
211101	市辖区
211102	双台子区
211103	兴隆台区
211121	大洼县
211122	盘山县
211200	铁岭市
211201	市辖区

代码	名称
211202	银州区
211204	清河区
211221	铁岭县
211223	西丰县
211224	昌图县
211281	调兵山市
211282	开原市
211300	朝阳市
211301	市辖区
211302	双塔区
211303	龙城区
211321	朝阳县
211322	建平县
211324	喀喇沁左翼蒙古族自治县
211381	北票市
211382	凌源市
211400	葫芦岛市
211401	市辖区
211402	连山区
211403	龙港区
211404	南票区
211421	绥中县
211422	建昌县
211481	兴城市
220000	**吉林省**
220100	长春市
220101	市辖区
220102	南关区
220103	宽城区
220104	朝阳区
220105	二道区
220106	绿园区
220112	双阳区
220122	农安县
220181	九台市
220182	榆树市
220183	德惠市
220200	吉林市
220201	市辖区
220202	昌邑区

代码	名称
220203	龙潭区
220204	船营区
220211	丰满区
220221	永吉县
220281	蛟河市
220282	桦甸市
220283	舒兰市
220284	磐石市
220300	四平市
220301	市辖区
220302	铁西区
220303	铁东区
220322	梨树县
220323	伊通满族自治县
220381	公主岭市
220382	双辽市
220400	辽源市
220401	市辖区
220402	龙山区
220403	西安区
220421	东丰县
220422	东辽县
220500	通化市
220501	市辖区
220502	东昌区
220503	二道江区
220521	通化县
220523	辉南县
220524	柳河县
220581	梅河口市
220582	集安市
220600	白山市
220601	市辖区
220602	八道江区
220604	江源区
220621	抚松县
220622	靖宇县
220623	长白朝鲜族自治县
220681	临江市
220700	松原市
220701	市辖区

代码	名称
220702	宁江区
220721	前郭尔罗斯蒙古族自治县
220722	长岭县
220723	乾安县
220724	扶余县
220800	白城市
220801	市辖区
220802	洮北区
220821	镇赉县
220822	通榆县
220881	洮南市
220882	大安市
222400	延边朝鲜族自治州
222401	延吉市
222402	图们市
222403	敦化市
222404	珲春市
222405	龙井市
222406	和龙市
222424	汪清县
222426	安图县
230000	**黑龙江省**
230100	哈尔滨市
230101	市辖区
230102	道里区
230103	南岗区
230104	道外区
230108	平房区
230109	松北区
230110	香坊区
230111	呼兰区
230112	阿城区
230123	依兰县
230124	方正县
230125	宾　县
230126	巴彦县
230127	木兰县
230128	通河县
230129	延寿县
230182	双城市

代　码	名　称
230183	尚志市
230184	五常市
230200	齐齐哈尔市
230201	市辖区
230202	龙沙区
230203	建华区
230204	铁锋区
230205	昂昂溪区
230206	富拉尔基区
230207	碾子山区
230208	梅里斯达斡尔族区
230221	龙江县
230223	依安县
230224	泰来县
230225	甘南县
230227	富裕县
230229	克山县
230230	克东县
230231	拜泉县
230281	讷河市
230300	鸡西市
230301	市辖区
230302	鸡冠区
230303	恒山区
230304	滴道区
230305	梨树区
230306	城子河区
230307	麻山区
230321	鸡东县
230381	虎林市
230382	密山市
230400	鹤岗市
230401	市辖区
230402	向阳区
230403	工农区
230404	南山区
230405	兴安区
230406	东山区
230407	兴山区
230421	萝北县
230422	绥滨县

代　码	名　称
230500	双鸭山市
230501	市辖区
230502	尖山区
230503	岭东区
230505	四方台区
230506	宝山区
230521	集贤县
230522	友谊县
230523	宝清县
230524	饶河县
230600	大庆市
230601	市辖区
230602	萨尔图区
230603	龙凤区
230604	让胡路区
230605	红岗区
230606	大同区
230621	肇州县
230622	肇源县
230623	林甸县
230624	杜尔伯特蒙古族自治县
230700	伊春市
230701	市辖区
230702	伊春区
230703	南岔区
230704	友好区
230705	西林区
230706	翠峦区
230707	新青区
230708	美溪区
230709	金山屯区
230710	五营区
230711	乌马河区
230712	汤旺河区
230713	带岭区
230714	乌伊岭区
230715	红星区
230716	上甘岭区
230722	嘉荫县
230781	铁力市
230800	佳木斯市

代码	名称
230801	市辖区
230803	向阳区
230804	前进区
230805	东风区
230811	郊　区
230822	桦南县
230826	桦川县
230828	汤原县
230833	抚远县
230881	同江市
230882	富锦市
230900	七台河市
230901	市辖区
230902	新兴区
230903	桃山区
230904	茄子河区
230921	勃利县
231000	牡丹江市
231001	市辖区
231002	东安区
231003	阳明区
231004	爱民区
231005	西安区
231024	东宁县
231025	林口县
231081	绥芬河市
231083	海林市
231084	宁安市
231085	穆棱市
231100	黑河市
231101	市辖区
231102	爱辉区
231121	嫩江县
231123	逊克县
231124	孙吴县
231181	北安市
231182	五大连池市
231200	绥化市
231201	市辖区
231202	北林区
231221	望奎县

代码	名称
231222	兰西县
231223	青冈县
231224	庆安县
231225	明水县
231226	绥棱县
231281	安达市
231282	肇东市
231283	海伦市
232700	大兴安岭地区
232701	加格达奇区
232702	松岭区
232703	新林区
232704	呼中区
232721	呼玛县
232722	塔河县
232723	漠河县
310000	**上海市**
310100	市辖区
310101	黄浦区
310103	卢湾区
310104	徐汇区
310105	长宁区
310106	静安区
310107	普陀区
310108	闸北区
310109	虹口区
310110	杨浦区
310112	闵行区
310113	宝山区
310114	嘉定区
310115	浦东新区
310116	金山区
310117	松江区
310118	青浦区
310119	南汇区
310120	奉贤区
310200	县
310230	崇明县
320000	**江苏省**

代　码	名　称
320100	南京市
320101	市辖区
320102	玄武区
320103	白下区
320104	秦淮区
320105	建邺区
320106	鼓楼区
320107	下关区
320111	浦口区
320113	栖霞区
320114	雨花台区
320115	江宁区
320116	六合区
320124	溧水县
320125	高淳县
320200	无锡市
320201	市辖区
320202	崇安区
320203	南长区
320204	北塘区
320205	锡山区
320206	惠山区
320211	滨湖区
320281	江阴市
320282	宜兴市
320300	徐州市
320301	市辖区
320302	鼓楼区
320303	云龙区
320304	九里区
320305	贾汪区
320311	泉山区
320321	丰　县
320322	沛　县
320323	铜山县
320324	睢宁县
320381	新沂市
320382	邳州市
320400	常州市
320401	市辖区
320402	天宁区
320404	钟楼区
320405	戚墅堰区
320411	新北区
320412	武进区
320481	溧阳市
320482	金坛市
320500	苏州市
320501	市辖区
320502	沧浪区
320503	平江区
320504	金阊区
320505	虎丘区
320506	吴中区
320507	相城区
320581	常熟市
320582	张家港市
320583	昆山市
320584	吴江市
320585	太仓市
320600	南通市
320601	市辖区
320602	崇川区
320611	港闸区
320621	海安县
320623	如东县
320681	启东市
320682	如皋市
320683	通州市
320684	海门市
320700	连云港市
320701	市辖区
320703	连云区
320705	新浦区
320706	海州区
320721	赣榆县
320722	东海县
320723	灌云县
320724	灌南县
320800	淮安市
320801	市辖区
320802	清河区

代　码	名　称
320803	楚州区
320804	淮阴区
320811	清浦区
320826	涟水县
320829	洪泽县
320830	盱眙县
320831	金湖县
320900	盐城市
320901	市辖区
320902	亭湖区
320903	盐都区
320921	响水县
320922	滨海县
320923	阜宁县
320924	射阳县
320925	建湖县
320981	东台市
320982	大丰市
321000	扬州市
321001	市辖区
321002	广陵区
321003	邗江区
321011	维扬区
321023	宝应县
321081	仪征市
321084	高邮市
321088	江都市
321100	镇江市
321101	市辖区
321102	京口区
321111	润州区
321112	丹徒区
321181	丹阳市
321182	扬中市
321183	句容市
321200	泰州市
321201	市辖区
321202	海陵区
321203	高港区
321281	兴化市
321282	靖江市

代　码	名　称
321283	泰兴市
321284	姜堰市
321300	宿迁市
321301	市辖区
321302	宿城区
321311	宿豫区
321322	沭阳县
321323	泗阳县
321324	泗洪县
330000	**浙江省**
330100	杭州市
330101	市辖区
330102	上城区
330103	下城区
330104	江干区
330105	拱墅区
330106	西湖区
330108	滨江区
330109	萧山区
330110	余杭区
330122	桐庐县
330127	淳安县
330182	建德市
330183	富阳市
330185	临安市
330200	宁波市
330201	市辖区
330203	海曙区
330204	江东区
330205	江北区
330206	北仑区
330211	镇海区
330212	鄞州区
330225	象山县
330226	宁海县
330281	余姚市
330282	慈溪市
330283	奉化市
330300	温州市
330301	市辖区

代码	名称
330302	鹿城区
330303	龙湾区
330304	瓯海区
330322	洞头县
330324	永嘉县
330326	平阳县
330327	苍南县
330328	文成县
330329	泰顺县
330381	瑞安市
330382	乐清市
330400	嘉兴市
330401	市辖区
330402	秀城区
330411	秀洲区
330421	嘉善县
330424	海盐县
330481	海宁市
330482	平湖市
330483	桐乡市
330500	湖州市
330501	市辖区
330502	吴兴区
330503	南浔区
330521	德清县
330522	长兴县
330523	安吉县
330600	绍兴市
330601	市辖区
330602	越城区
330621	绍兴县
330624	新昌县
330681	诸暨市
330682	上虞市
330683	嵊州市
330700	金华市
330701	市辖区
330702	婺城区
330703	金东区
330723	武义县
330726	浦江县
330727	磐安县
330781	兰溪市
330782	义乌市
330783	东阳市
330784	永康市
330800	衢州市
330801	市辖区
330802	柯城区
330803	衢江区
330822	常山县
330824	开化县
330825	龙游县
330881	江山市
330900	舟山市
330901	市辖区
330902	定海区
330903	普陀区
330921	岱山县
330922	嵊泗县
331000	台州市
331001	市辖区
331002	椒江区
331003	黄岩区
331004	路桥区
331021	玉环县
331022	三门县
331023	天台县
331024	仙居县
331081	温岭市
331082	临海市
331100	丽水市
331101	市辖区
331102	莲都区
331121	青田县
331122	缙云县
331123	遂昌县
331124	松阳县
331125	云和县
331126	庆元县
331127	景宁畲族自治县
331181	龙泉市

代　码	名　称
340000	**安徽省**
340100	合肥市
340101	市辖区
340102	瑶海区
340103	庐阳区
340104	蜀山区
340111	包河区
340121	长丰县
340122	肥东县
340123	肥西县
340200	芜湖市
340201	市辖区
340202	镜湖区
340203	弋江区
340207	鸠江区
340208	三山区
340221	芜湖县
340222	繁昌县
340223	南陵县
340300	蚌埠市
340301	市辖区
340302	龙子湖区
340303	蚌山区
340304	禹会区
340311	淮上区
340321	怀远县
340322	五河县
340323	固镇县
340400	淮南市
340401	市辖区
340402	大通区
340403	田家庵区
340404	谢家集区
340405	八公山区
340406	潘集区
340421	凤台县
340500	马鞍山市
340501	市辖区
340502	金家庄区
340503	花山区
340504	雨山区
340521	当涂县
340600	淮北市
340601	市辖区
340602	杜集区
340603	相山区
340604	烈山区
340621	濉溪县
340700	铜陵市
340701	市辖区
340702	铜官山区
340703	狮子山区
340711	郊　区
340721	铜陵县
340800	安庆市
340801	市辖区
340802	迎江区
340803	大观区
340811	宜秀区
340822	怀宁县
340823	枞阳县
340824	潜山县
340825	太湖县
340826	宿松县
340827	望江县
340828	岳西县
340881	桐城市
341000	黄山市
341001	市辖区
341002	屯溪区
341003	黄山区
341004	徽州区
341021	歙　县
341022	休宁县
341023	黟　县
341024	祁门县
341100	滁州市
341101	市辖区
341102	琅琊区
341103	南谯区
341122	来安县

代码	名称
341124	全椒县
341125	定远县
341126	凤阳县
341181	天长市
341182	明光市
341200	阜阳市
341201	市辖区
341202	颍州区
341203	颍东区
341204	颍泉区
341221	临泉县
341222	太和县
341225	阜南县
341226	颍上县
341282	界首市
341300	宿州市
341301	市辖区
341302	埇桥区
341321	砀山县
341322	萧　县
341323	灵璧县
341324	泗　县
341400	巢湖市
341401	市辖区
341402	居巢区
341421	庐江县
341422	无为县
341423	含山县
341424	和　县
341500	六安市
341501	市辖区
341502	金安区
341503	裕安区
341521	寿　县
341522	霍邱县
341523	舒城县
341524	金寨县
341525	霍山县
341600	亳州市
341601	市辖区
341602	谯城区

代码	名称
341621	涡阳县
341622	蒙城县
341623	利辛县
341700	池州市
341701	市辖区
341702	贵池区
341721	东至县
341722	石台县
341723	青阳县
341800	宣城市
341801	市辖区
341802	宣州区
341821	郎溪县
341822	广德县
341823	泾　县
341824	绩溪县
341825	旌德县
341881	宁国市

代码	名称
350000	**福建省**
350100	福州市
350101	市辖区
350102	鼓楼区
350103	台江区
350104	仓山区
350105	马尾区
350111	晋安区
350121	闽侯县
350122	连江县
350123	罗源县
350124	闽清县
350125	永泰县
350128	平潭县
350181	福清市
350182	长乐市
350200	厦门市
350201	市辖区
350203	思明区
350205	海沧区
350206	湖里区
350211	集美区

代码	名称	代码	名称
350212	同安区	350622	云霄县
350213	翔安区	350623	漳浦县
350300	莆田市	350624	诏安县
350301	市辖区	350625	长泰县
350302	城厢区	350626	东山县
350303	涵江区	350627	南靖县
350304	荔城区	350628	平和县
350305	秀屿区	350629	华安县
350322	仙游县	350681	龙海市
350400	三明市	350700	南平市
350401	市辖区	350701	市辖区
350402	梅列区	350702	延平区
350403	三元区	350721	顺昌县
350421	明溪县	350722	浦城县
350423	清流县	350723	光泽县
350424	宁化县	350724	松溪县
350425	大田县	350725	政和县
350426	尤溪县	350781	邵武市
350427	沙　县	350782	武夷山市
350428	将乐县	350783	建瓯市
350429	泰宁县	350784	建阳市
350430	建宁县	350800	龙岩市
350481	永安市	350801	市辖区
350500	泉州市	350802	新罗区
350501	市辖区	350821	长汀县
350502	鲤城区	350822	永定县
350503	丰泽区	350823	上杭县
350504	洛江区	350824	武平县
350505	泉港区	350825	连城县
350521	惠安县	350881	漳平市
350524	安溪县	350900	宁德市
350525	永春县	350901	市辖区
350526	德化县	350902	蕉城区
350527	金门县	350921	霞浦县
350581	石狮市	350922	古田县
350582	晋江市	350923	屏南县
350583	南安市	350924	寿宁县
350600	漳州市	350925	周宁县
350601	市辖区	350926	柘荣县
350602	芗城区	350981	福安市
350603	龙文区	350982	福鼎市

代码	名称
360000	**江西省**
360100	南昌市
360101	市辖区
360102	东湖区
360103	西湖区
360104	青云谱区
360105	湾里区
360111	青山湖区
360121	南昌县
360122	新建县
360123	安义县
360124	进贤县
360200	景德镇市
360201	市辖区
360202	昌江区
360203	珠山区
360222	浮梁县
360281	乐平市
360300	萍乡市
360301	市辖区
360302	安源区
360313	湘东区
360321	莲花县
360322	上栗县
360323	芦溪县
360400	九江市
360401	市辖区
360402	庐山区
360403	浔阳区
360421	九江县
360423	武宁县
360424	修水县
360425	永修县
360426	德安县
360427	星子县
360428	都昌县
360429	湖口县
360430	彭泽县
360481	瑞昌市
360500	新余市
360501	市辖区
360502	渝水区
360521	分宜县
360600	鹰潭市
360601	市辖区
360602	月湖区
360622	余江县
360681	贵溪市
360700	赣州市
360701	市辖区
360702	章贡区
360721	赣　县
360722	信丰县
360723	大余县
360724	上犹县
360725	崇义县
360726	安远县
360727	龙南县
360728	定南县
360729	全南县
360730	宁都县
360731	于都县
360732	兴国县
360733	会昌县
360734	寻乌县
360735	石城县
360781	瑞金市
360782	南康市
360800	吉安市
360801	市辖区
360802	吉州区
360803	青原区
360821	吉安县
360822	吉水县
360823	峡江县
360824	新干县
360825	永丰县
360826	泰和县
360827	遂川县
360828	万安县
360829	安福县

代码	名称	代码	名称
360830	永新县		
360881	井冈山市	370000	山东省
360900	宜春市	370100	济南市
360901	市辖区	370101	市辖区
360902	袁州区	370102	历下区
360921	奉新县	370103	市中区
360922	万载县	370104	槐荫区
360923	上高县	370105	天桥区
360924	宜丰县	370112	历城区
360925	靖安县	370113	长清区
360926	铜鼓县	370124	平阴县
360981	丰城市	370125	济阳县
360982	樟树市	370126	商河县
360983	高安市	370181	章丘市
361000	抚州市	370200	青岛市
361001	市辖区	370201	市辖区
361002	临川区	370202	市南区
361021	南城县	370203	市北区
361022	黎川县	370205	四方区
361023	南丰县	370211	黄岛区
361024	崇仁县	370212	崂山区
361025	乐安县	370213	李沧区
361026	宜黄县	370214	城阳区
361027	金溪县	370281	胶州市
361028	资溪县	370282	即墨市
361029	东乡县	370283	平度市
361030	广昌县	370284	胶南市
361100	上饶市	370285	莱西市
361101	市辖区	370300	淄博市
361102	信州区	370301	市辖区
361121	上饶县	370302	淄川区
361122	广丰县	370303	张店区
361123	玉山县	370304	博山区
361124	铅山县	370305	临淄区
361125	横峰县	370306	周村区
361126	弋阳县	370321	桓台县
361127	余干县	370322	高青县
361128	鄱阳县	370323	沂源县
361129	万年县	370400	枣庄市
361130	婺源县	370401	市辖区
361181	德兴市	370402	市中区

代码	名称	代码	名称
370403	薛城区	370801	市辖区
370404	峄城区	370802	市中区
370405	台儿庄区	370811	任城区
370406	山亭区	370826	微山县
370481	滕州市	370827	鱼台县
370500	东营市	370828	金乡县
370501	市辖区	370829	嘉祥县
370502	东营区	370830	汶上县
370503	河口区	370831	泗水县
370521	垦利县	370832	梁山县
370522	利津县	370881	曲阜市
370523	广饶县	370882	兖州市
370600	烟台市	370883	邹城市
370601	市辖区	370900	泰安市
370602	芝罘区	370901	市辖区
370611	福山区	370902	泰山区
370612	牟平区	370903	岱岳区
370613	莱山区	370921	宁阳县
370634	长岛县	370923	东平县
370681	龙口市	370982	新泰市
370682	莱阳市	370983	肥城市
370683	莱州市	371000	威海市
370684	蓬莱市	371001	市辖区
370685	招远市	371002	环翠区
370686	栖霞市	371081	文登市
370687	海阳市	371082	荣成市
370700	潍坊市	371083	乳山市
370701	市辖区	371100	日照市
370702	潍城区	371101	市辖区
370703	寒亭区	371102	东港区
370704	坊子区	371103	岚山区
370705	奎文区	371121	五莲县
370724	临朐县	371122	莒　县
370725	昌乐县	371200	莱芜市
370781	青州市	371201	市辖区
370782	诸城市	371202	莱城区
370783	寿光市	371203	钢城区
370784	安丘市	371300	临沂市
370785	高密市	371301	市辖区
370786	昌邑市	371302	兰山区
370800	济宁市	371311	罗庄区

代码	名称
371312	河东区
371321	沂南县
371322	郯城县
371323	沂水县
371324	苍山县
371325	费　县
371326	平邑县
371327	莒南县
371328	蒙阴县
371329	临沭县
371400	德州市
371401	市辖区
371402	德城区
371421	陵　县
371422	宁津县
371423	庆云县
371424	临邑县
371425	齐河县
371426	平原县
371427	夏津县
371428	武城县
371481	乐陵市
371482	禹城市
371500	聊城市
371501	市辖区
371502	东昌府区
371521	阳谷县
371522	莘　县
371523	茌平县
371524	东阿县
371525	冠　县
371526	高唐县
371581	临清市
371600	滨州市
371601	市辖区
371602	滨城区
371621	惠民县
371622	阳信县
371623	无棣县
371624	沾化县
371625	博兴县

代码	名称
371626	邹平县
371700	菏泽市
371701	市辖区
371702	牡丹区
371721	曹　县
371722	单　县
371723	成武县
371724	巨野县
371725	郓城县
371726	鄄城县
371727	定陶县
371728	东明县
410000	**河南省**
410100	郑州市
410101	市辖区
410102	中原区
410103	二七区
410104	管城回族区
410105	金水区
410106	上街区
410108	惠济区
410122	中牟县
410181	巩义市
410182	荥阳市
410183	新密市
410184	新郑市
410185	登封市
410200	开封市
410201	市辖区
410202	龙亭区
410203	顺河回族区
410204	鼓楼区
410205	禹王台区
410211	金明区
410221	杞　县
410222	通许县
410223	尉氏县
410224	开封县
410225	兰考县
410300	洛阳市

代码	名称
410301	市辖区
410302	老城区
410303	西工区
410304	廛河回族区
410305	涧西区
410306	吉利区
410307	洛龙区
410322	孟津县
410323	新安县
410324	栾川县
410325	嵩　县
410326	汝阳县
410327	宜阳县
410328	洛宁县
410329	伊川县
410381	偃师市
410400	平顶山市
410401	市辖区
410402	新华区
410403	卫东区
410404	石龙区
410411	湛河区
410421	宝丰县
410422	叶　县
410423	鲁山县
410425	郏　县
410481	舞钢市
410482	汝州市
410500	安阳市
410501	市辖区
410502	文峰区
410503	北关区
410505	殷都区
410506	龙安区
410522	安阳县
410523	汤阴县
410526	滑　县
410527	内黄县
410581	林州市
410600	鹤壁市
410601	市辖区
410602	鹤山区
410603	山城区
410611	淇滨区
410621	浚　县
410622	淇　县
410700	新乡市
410701	市辖区
410702	红旗区
410703	卫滨区
410704	凤泉区
410711	牧野区
410721	新乡县
410724	获嘉县
410725	原阳县
410726	延津县
410727	封丘县
410728	长垣县
410781	卫辉市
410782	辉县市
410800	焦作市
410801	市辖区
410802	解放区
410803	中站区
410804	马村区
410811	山阳区
410821	修武县
410822	博爱县
410823	武陟县
410825	温　县
410881	济源市
410882	沁阳市
410883	孟州市
410900	濮阳市
410901	市辖区
410902	华龙区
410922	清丰县
410923	南乐县
410926	范　县
410927	台前县
410928	濮阳县
411000	许昌市

代码	名称
411001	市辖区
411002	魏都区
411023	许昌县
411024	鄢陵县
411025	襄城县
411081	禹州市
411082	长葛市
411100	漯河市
411101	市辖区
411102	源汇区
411103	郾城区
411104	召陵区
411121	舞阳县
411122	临颍县
411200	三门峡市
411201	市辖区
411202	湖滨区
411221	渑池县
411222	陕　县
411224	卢氏县
411281	义马市
411282	灵宝市
411300	南阳市
411301	市辖区
411302	宛城区
411303	卧龙区
411321	南召县
411322	方城县
411323	西峡县
411324	镇平县
411325	内乡县
411326	淅川县
411327	社旗县
411328	唐河县
411329	新野县
411330	桐柏县
411381	邓州市
411400	商丘市
411401	市辖区
411402	梁园区
411403	睢阳区
411421	民权县
411422	睢　县
411423	宁陵县
411424	柘城县
411425	虞城县
411426	夏邑县
411481	永城市
411500	信阳市
411501	市辖区
411502	浉河区
411503	平桥区
411521	罗山县
411522	光山县
411523	新　县
411524	商城县
411525	固始县
411526	潢川县
411527	淮滨县
411528	息　县
411600	周口市
411601	市辖区
411602	川汇区
411621	扶沟县
411622	西华县
411623	商水县
411624	沈丘县
411625	郸城县
411626	淮阳县
411627	太康县
411628	鹿邑县
411681	项城市
411700	驻马店市
411701	市辖区
411702	驿城区
411721	西平县
411722	上蔡县
411723	平舆县
411724	正阳县
411725	确山县
411726	泌阳县
411727	汝南县

代码	名称
411728	遂平县
411729	新蔡县
420000	**湖北省**
420100	武汉市
420101	市辖区
420102	江岸区
420103	江汉区
420104	硚口区
420105	汉阳区
420106	武昌区
420107	青山区
420111	洪山区
420112	东西湖区
420113	汉南区
420114	蔡甸区
420115	江夏区
420116	黄陂区
420117	新洲区
420200	黄石市
420201	市辖区
420202	黄石港区
420203	西塞山区
420204	下陆区
420205	铁山区
420222	阳新县
420281	大冶市
420300	十堰市
420301	市辖区
420302	茅箭区
420303	张湾区
420321	郧　县
420322	郧西县
420323	竹山县
420324	竹溪县
420325	房　县
420381	丹江口市
420500	宜昌市
420501	市辖区
420502	西陵区
420503	伍家岗区

代码	名称
420504	点军区
420505	猇亭区
420506	夷陵区
420525	远安县
420526	兴山县
420527	秭归县
420528	长阳土家族自治县
420529	五峰土家族自治县
420581	宜都市
420582	当阳市
420583	枝江市
420600	襄樊市
420601	市辖区
420602	襄城区
420606	樊城区
420607	襄阳区
420624	南漳县
420625	谷城县
420626	保康县
420682	老河口市
420683	枣阳市
420684	宜城市
420700	鄂州市
420701	市辖区
420702	梁子湖区
420703	华容区
420704	鄂城区
420800	荆门市
420801	市辖区
420802	东宝区
420804	掇刀区
420821	京山县
420822	沙洋县
420881	钟祥市
420900	孝感市
420901	市辖区
420902	孝南区
420921	孝昌县
420922	大悟县
420923	云梦县
420981	应城市

代码	名称
420982	安陆市
420984	汉川市
421000	荆州市
421001	市辖区
421002	沙市区
421003	荆州区
421022	公安县
421023	监利县
421024	江陵县
421081	石首市
421083	洪湖市
421087	松滋市
421100	黄冈市
421101	市辖区
421102	黄州区
421121	团风县
421122	红安县
421123	罗田县
421124	英山县
421125	浠水县
421126	蕲春县
421127	黄梅县
421181	麻城市
421182	武穴市
421200	咸宁市
421201	市辖区
421202	咸安区
421221	嘉鱼县
421222	通城县
421223	崇阳县
421224	通山县
421281	赤壁市
421300	随州市
421301	市辖区
421302	曾都区
421381	广水市
422800	恩施土家族苗族自治州
422801	恩施市
422802	利川市
422822	建始县
422823	巴东县
422825	宣恩县
422826	咸丰县
422827	来凤县
422828	鹤峰县
429000	省直辖行政单位
429004	仙桃市
429005	潜江市
429006	天门市
429021	神农架林区
430000	**湖南省**
430100	长沙市
430101	市辖区
430102	芙蓉区
430103	天心区
430104	岳麓区
430105	开福区
430111	雨花区
430121	长沙县
430122	望城县
430124	宁乡县
430181	浏阳市
430200	株洲市
430201	市辖区
430202	荷塘区
430203	芦淞区
430204	石峰区
430211	天元区
430221	株洲县
430223	攸 县
430224	茶陵县
430225	炎陵县
430281	醴陵市
430300	湘潭市
430301	市辖区
430302	雨湖区
430304	岳塘区
430321	湘潭县
430381	湘乡市
430382	韶山市
430400	衡阳市

代码	名称
430401	市辖区
430405	珠晖区
430406	雁峰区
430407	石鼓区
430408	蒸湘区
430412	南岳区
430421	衡阳县
430422	衡南县
430423	衡山县
430424	衡东县
430426	祁东县
430481	耒阳市
430482	常宁市
430500	邵阳市
430501	市辖区
430502	双清区
430503	大祥区
430511	北塔区
430521	邵东县
430522	新邵县
430523	邵阳县
430524	隆回县
430525	洞口县
430527	绥宁县
430528	新宁县
430529	城步苗族自治县
430581	武冈市
430600	岳阳市
430601	市辖区
430602	岳阳楼区
430603	云溪区
430611	君山区
430621	岳阳县
430623	华容县
430624	湘阴县
430626	平江县
430681	汨罗市
430682	临湘市
430700	常德市
430701	市辖区
430702	武陵区
430703	鼎城区
430721	安乡县
430722	汉寿县
430723	澧　县
430724	临澧县
430725	桃源县
430726	石门县
430781	津市市
430800	张家界市
430801	市辖区
430802	永定区
430811	武陵源区
430821	慈利县
430822	桑植县
430900	益阳市
430901	市辖区
430902	资阳区
430903	赫山区
430921	南　县
430922	桃江县
430923	安化县
430981	沅江市
431000	郴州市
431001	市辖区
431002	北湖区
431003	苏仙区
431021	桂阳县
431022	宜章县
431023	永兴县
431024	嘉禾县
431025	临武县
431026	汝城县
431027	桂东县
431028	安仁县
431081	资兴市
431100	永州市
431101	市辖区
431102	零陵区
431103	冷水滩区
431121	祁阳县
431122	东安县

代　码	名　称	代　码	名　称
431123	双牌县	440103	荔湾区
431124	道　县	440104	越秀区
431125	江永县	440105	海珠区
431126	宁远县	440106	天河区
431127	蓝山县	440111	白云区
431128	新田县	440112	黄埔区
431129	江华瑶族自治县	440113	番禺区
431200	怀化市	440114	花都区
431201	市辖区	440115	南沙区
431202	鹤城区	440116	萝岗区
431221	中方县	440183	增城市
431222	沅陵县	440184	从化市
431223	辰溪县	440200	韶关市
431224	溆浦县	440201	市辖区
431225	会同县	440203	武江区
431226	麻阳苗族自治县	440204	浈江区
431227	新晃侗族自治县	440205	曲江区
431228	芷江侗族自治县	440222	始兴县
431229	靖州苗族侗族自治县	440224	仁化县
431230	通道侗族自治县	440229	翁源县
431281	洪江市	440232	乳源瑶族自治县
431300	娄底市	440233	新丰县
431301	市辖区	440281	乐昌市
431302	娄星区	440282	南雄市
431321	双峰县	440300	深圳市
431322	新化县	440301	市辖区
431381	冷水江市	440303	罗湖区
431382	涟源市	440304	福田区
433100	湘西土家族苗族自治州	440305	南山区
433101	吉首市	440306	宝安区
433122	泸溪县	440307	龙岗区
433123	凤凰县	440308	盐田区
433124	花垣县	440400	珠海市
433125	保靖县	440401	市辖区
433126	古丈县	440402	香洲区
433127	永顺县	440403	斗门区
433130	龙山县	440404	金湾区
		440500	汕头市
440000	**广东省**	440501	市辖区
440100	广州市	440507	龙湖区
440101	市辖区	440511	金平区

代　码	名　称
440512	濠江区
440513	潮阳区
440514	潮南区
440515	澄海区
440523	南澳县
440600	佛山市
440601	市辖区
440604	禅城区
440605	南海区
440606	顺德区
440607	三水区
440608	高明区
440700	江门市
440701	市辖区
440703	蓬江区
440704	江海区
440705	新会区
440781	台山市
440783	开平市
440784	鹤山市
440785	恩平市
440800	湛江市
440801	市辖区
440802	赤坎区
440803	霞山区
440804	坡头区
440811	麻章区
440823	遂溪县
440825	徐闻县
440881	廉江市
440882	雷州市
440883	吴川市
440900	茂名市
440901	市辖区
440902	茂南区
440903	茂港区
440923	电白县
440981	高州市
440982	化州市
440983	信宜市
441200	肇庆市
441201	市辖区
441202	端州区
441203	鼎湖区
441223	广宁县
441224	怀集县
441225	封开县
441226	德庆县
441283	高要市
441284	四会市
441300	惠州市
441301	市辖区
441302	惠城区
441303	惠阳区
441322	博罗县
441323	惠东县
441324	龙门县
441400	梅州市
441401	市辖区
441402	梅江区
441421	梅　县
441422	大埔县
441423	丰顺县
441424	五华县
441426	平远县
441427	蕉岭县
441481	兴宁市
441500	汕尾市
441501	市辖区
441502	城　区
441521	海丰县
441523	陆河县
441581	陆丰市
441600	河源市
441601	市辖区
441602	源城区
441621	紫金县
441622	龙川县
441623	连平县
441624	和平县
441625	东源县
441700	阳江市

代码	名称
441701	市辖区
441702	江城区
441721	阳西县
441723	阳东县
441781	阳春市
441800	清远市
441801	市辖区
441802	清城区
441821	佛冈县
441823	阳山县
441825	连山壮族瑶族自治县
441826	连南瑶族自治县
441827	清新县
441881	英德市
441882	连州市
441900	东莞市
442000	中山市
445100	潮州市
445101	市辖区
445102	湘桥区
445121	潮安县
445122	饶平县
445200	揭阳市
445201	市辖区
445202	榕城区
445221	揭东县
445222	揭西县
445224	惠来县
445281	普宁市
445300	云浮市
445301	市辖区
445302	云城区
445321	新兴县
445322	郁南县
445323	云安县
445381	罗定市
450000	**广西壮族自治区**
450100	南宁市
450101	市辖区
450102	兴宁区

代码	名称
450103	青秀区
450105	江南区
450107	西乡塘区
450108	良庆区
450109	邕宁区
450122	武鸣县
450123	隆安县
450124	马山县
450125	上林县
450126	宾阳县
450127	横　县
450200	柳州市
450201	市辖区
450202	城中区
450203	鱼峰区
450204	柳南区
450205	柳北区
450221	柳江县
450222	柳城县
450223	鹿寨县
450224	融安县
450225	融水苗族自治县
450226	三江侗族自治县
450300	桂林市
450301	市辖区
450302	秀峰区
450303	叠彩区
450304	象山区
450305	七星区
450311	雁山区
450321	阳朔县
450322	临桂县
450323	灵川县
450324	全州县
450325	兴安县
450326	永福县
450327	灌阳县
450328	龙胜各族自治县
450329	资源县
450330	平乐县
450331	荔蒲县

代码	名称
450332	恭城瑶族自治县
450400	梧州市
450401	市辖区
450403	万秀区
450404	蝶山区
450405	长洲区
450421	苍梧县
450422	藤　县
450423	蒙山县
450481	岑溪市
450500	北海市
450501	市辖区
450502	海城区
450503	银海区
450512	铁山港区
450521	合浦县
450600	防城港市
450601	市辖区
450602	港口区
450603	防城区
450621	上思县
450681	东兴市
450700	钦州市
450701	市辖区
450702	钦南区
450703	钦北区
450721	灵山县
450722	浦北县
450800	贵港市
450801	市辖区
450802	港北区
450803	港南区
450804	覃塘区
450821	平南县
450881	桂平市
450900	玉林市
450901	市辖区
450902	玉州区
450921	容　县
450922	陆川县
450923	博白县
450924	兴业县
450981	北流市
451000	百色市
451001	市辖区
451002	右江区
451021	田阳县
451022	田东县
451023	平果县
451024	德保县
451025	靖西县
451026	那坡县
451027	凌云县
451028	乐业县
451029	田林县
451030	西林县
451031	隆林各族自治县
451100	贺州市
451101	市辖区
451102	八步区
451121	昭平县
451122	钟山县
451123	富川瑶族自治县
451200	河池市
451201	市辖区
451202	金城江区
451221	南丹县
451222	天峨县
451223	凤山县
451224	东兰县
451225	罗城仫佬族自治县
451226	环江毛南族自治县
451227	巴马瑶族自治县
451228	都安瑶族自治县
451229	大化瑶族自治县
451281	宜州市
451300	来宾市
451301	市辖区
451302	兴宾区
451321	忻城县
451322	象州县
451323	武宣县

代码	名称	代码	名称
451324	金秀瑶族自治县		
451381	合山市	**500000**	**重庆市**
451400	崇左市	500100	市辖区
451401	市辖区	500101	万州区
451402	江洲区	500102	涪陵区
451421	扶绥县	500103	渝中区
451422	宁明县	500104	大渡口区
451423	龙州县	500105	江北区
451424	大新县	500106	沙坪坝区
451425	天等县	500107	九龙坡区
451481	凭祥市	500108	南岸区
		500109	北碚区
460000	**海南省**	500110	万盛区
460100	海口市	500111	双桥区
460101	市辖区	500112	渝北区
460105	秀英区	500113	巴南区
460106	龙华区	500114	黔江区
460107	琼山区	500115	长寿区
460108	美兰区	500116	江津区
460200	三亚市	500117	合川区
460201	市辖区	500118	永川区
469000	省直辖县级行政单位	500119	南川区
469001	五指山市	500200	县
469002	琼海市	500222	綦江县
469003	儋州市	500223	潼南县
469005	文昌市	500224	铜梁县
469006	万宁市	500225	大足县
469007	东方市	500226	荣昌县
469025	定安县	500227	璧山县
469026	屯昌县	500228	梁平县
469027	澄迈县	500229	城口县
469028	临高县	500230	丰都县
469030	白沙黎族自治县	500231	垫江县
469031	昌江黎族自治县	500232	武隆县
469033	乐东黎族自治县	500233	忠　县
469034	陵水黎族自治县	500234	开　县
469035	保亭黎族苗族自治县	500235	云阳县
469036	琼中黎族苗族自治县	500236	奉节县
469037	西沙群岛	500237	巫山县
469038	南沙群岛	500238	巫溪县
469039	中沙群岛的岛礁及其海域	500240	石柱土家族自治县

代码	名称
500241	秀山土家族苗族自治县
500242	酉阳土家族苗族自治县
500243	彭水苗族土家族自治县
510000	**四川省**
510100	成都市
510101	市辖区
510104	锦江区
510105	青羊区
510106	金牛区
510107	武侯区
510108	成华区
510112	龙泉驿区
510113	青白江区
510114	新都区
510115	温江区
510121	金堂县
510122	双流县
510124	郫　县
510129	大邑县
510131	蒲江县
510132	新津县
510181	都江堰市
510182	彭州市
510183	邛崃市
510184	崇州市
510300	自贡市
510301	市辖区
510302	自流井区
510303	贡井区
510304	大安区
510311	沿滩区
510321	荣　县
510322	富顺县
510400	攀枝花市
510401	市辖区
510402	东　区
510403	西　区
510411	仁和区
510421	米易县
510422	盐边县

代码	名称
510500	泸州市
510501	市辖区
510502	江阳区
510503	纳溪区
510504	龙马潭区
510521	泸　县
510522	合江县
510524	叙永县
510525	古蔺县
510600	德阳市
510601	市辖区
510603	旌阳区
510623	中江县
510626	罗江县
510681	广汉市
510682	什邡市
510683	绵竹市
510700	绵阳市
510701	市辖区
510703	涪城区
510704	游仙区
510722	三台县
510723	盐亭县
510724	安　县
510725	梓潼县
510726	北川羌族自治县
510727	平武县
510781	江油市
510800	广元市
510801	市辖区
510802	市中区
510811	元坝区
510812	朝天区
510821	旺苍县
510822	青川县
510823	剑阁县
510824	苍溪县
510900	遂宁市
510901	市辖区
510903	船山区
510904	安居区

代码	名称
510921	蓬溪县
510922	射洪县
510923	大英县
511000	内江市
511001	市辖区
511002	市中区
511011	东兴区
511024	威远县
511025	资中县
511028	隆昌县
511100	乐山市
511101	市辖区
511102	市中区
511111	沙湾区
511112	五通桥区
511113	金口河区
511123	犍为县
511124	井研县
511126	夹江县
511129	沐川县
511132	峨边彝族自治县
511133	马边彝族自治县
511181	峨眉山市
511300	南充市
511301	市辖区
511302	顺庆区
511303	高坪区
511304	嘉陵区
511321	南部县
511322	营山县
511323	蓬安县
511324	仪陇县
511325	西充县
511381	阆中市
511400	眉山市
511401	市辖区
511402	东坡区
511421	仁寿县
511422	彭山县
511423	洪雅县
511424	丹棱县

代码	名称
511425	青神县
511500	宜宾市
511501	市辖区
511502	翠屏区
511521	宜宾县
511522	南溪县
511523	江安县
511524	长宁县
511525	高　县
511526	珙　县
511527	筠连县
511528	兴文县
511529	屏山县
511600	广安市
511601	市辖区
511602	广安区
511621	岳池县
511622	武胜县
511623	邻水县
511681	华蓥市
511700	达州市
511701	市辖区
511702	通川区
511721	达　县
511722	宣汉县
511723	开江县
511724	大竹县
511725	渠　县
511781	万源市
511800	雅安市
511801	市辖区
511802	雨城区
511821	名山县
511822	荥经县
511823	汉源县
511824	石棉县
511825	天全县
511826	芦山县
511827	宝兴县
511900	巴中市
511901	市辖区

代码	名称
511902	巴州区
511921	通江县
511922	南江县
511923	平昌县
512000	资阳市
512001	市辖区
512002	雁江区
512021	安岳县
512022	乐至县
512081	简阳市
513200	阿坝藏族羌族自治州
513221	汶川县
513222	理　县
513223	茂　县
513224	松潘县
513225	九寨沟县
513226	金川县
513227	小金县
513228	黑水县
513229	马尔康县
513230	壤塘县
513231	阿坝县
513232	若尔盖县
513233	红原县
513300	甘孜藏族自治州
513321	康定县
513322	泸定县
513323	丹巴县
513324	九龙县
513325	雅江县
513326	道孚县
513327	炉霍县
513328	甘孜县
513329	新龙县
513330	德格县
513331	白玉县
513332	石渠县
513333	色达县
513334	理塘县
513335	巴塘县
513336	乡城县
513337	稻城县
513338	得荣县
513400	凉山彝族自治州
513401	西昌市
513422	木里藏族自治县
513423	盐源县
513424	德昌县
513425	会理县
513426	会东县
513427	宁南县
513428	普格县
513429	布拖县
513430	金阳县
513431	昭觉县
513432	喜德县
513433	冕宁县
513434	越西县
513435	甘洛县
513436	美姑县
513437	雷波县
520000	**贵州省**
520100	贵阳市
520101	市辖区
520102	南明区
520103	云岩区
520111	花溪区
520112	乌当区
520113	白云区
520114	小河区
520121	开阳县
520122	息烽县
520123	修文县
520181	清镇市
520200	六盘水市
520201	钟山区
520203	六枝特区
520221	水城县
520222	盘　县
520300	遵义市
520301	市辖区

代码	名称
520302	红花岗区
520303	汇川区
520321	遵义县
520322	桐梓县
520323	绥阳县
520324	正安县
520325	道真仡佬族苗族自治县
520326	务川仡佬族苗族自治县
520327	凤冈县
520328	湄潭县
520329	余庆县
520330	习水县
520381	赤水市
520382	仁怀市
520400	安顺市
520401	市辖区
520402	西秀区
520421	平坝县
520422	普定县
520423	镇宁布依族苗族自治县
520424	关岭布依族苗族自治县
520425	紫云苗族布依族自治县
522200	铜仁地区
522201	铜仁市
522222	江口县
522223	玉屏侗族自治县
522224	石阡县
522225	思南县
522226	印江土家族苗族自治县
522227	德江县
522228	沿河土家族自治县
522229	松桃苗族自治县
522230	万山特区
522300	黔西南布依族苗族自治州
522301	兴义市
522322	兴仁县
522323	普安县
522324	晴隆县
522325	贞丰县
522326	望谟县
522327	册亨县
522328	安龙县
522400	毕节地区
522401	毕节市
522422	大方县
522423	黔西县
522424	金沙县
522425	织金县
522426	纳雍县
522427	威宁彝族回族苗族自治县
522428	赫章县
522600	黔东南苗族侗族自治州
522601	凯里市
522622	黄平县
522623	施秉县
522624	三穗县
522625	镇远县
522626	岑巩县
522627	天柱县
522628	锦屏县
522629	剑河县
522630	台江县
522631	黎平县
522632	榕江县
522633	从江县
522634	雷山县
522635	麻江县
522636	丹寨县
522700	黔南布依族苗族自治州
522701	都匀市
522702	福泉市
522722	荔波县
522723	贵定县
522725	瓮安县
522726	独山县
522727	平塘县
522728	罗甸县
522729	长顺县
522730	龙里县
522731	惠水县
522732	三都水族自治县

代码	名称
530000	**云南省**
530100	昆明市
530101	市辖区
530102	五华区
530103	盘龙区
530111	官渡区
530112	西山区
530113	东川区
530121	呈贡县
530122	晋宁县
530124	富民县
530125	宜良县
530126	石林彝族自治县
530127	嵩明县
530128	禄劝彝族苗族自治县
530129	寻甸回族彝族自治县
530181	安宁市
530300	曲靖市
530301	市辖区
530302	麒麟区
530321	马龙县
530322	陆良县
530323	师宗县
530324	罗平县
530325	富源县
530326	会泽县
530328	沾益县
530381	宣威市
530400	玉溪市
530401	市辖区
530402	红塔区
530421	江川县
530422	澄江县
530423	通海县
530424	华宁县
530425	易门县
530426	峨山彝族自治县
530427	新平彝族傣族自治县
530428	元江哈尼族彝族傣族自治县
530500	保山市
530501	市辖区
530502	隆阳区
530521	施甸县
530522	腾冲县
530523	龙陵县
530524	昌宁县
530600	昭通市
530601	市辖区
530602	昭阳区
530621	鲁甸县
530622	巧家县
530623	盐津县
530624	大关县
530625	永善县
530626	绥江县
530627	镇雄县
530628	彝良县
530629	威信县
530630	水富县
530700	丽江市
530701	市辖区
530702	古城区
530721	玉龙纳西族自治县
530722	永胜县
530723	华坪县
530724	宁蒗彝族自治县
530800	思茅市
530801	市辖区
530802	翠云区
530821	普洱哈尼族彝族自治县
530822	墨江哈尼族自治县
530823	景东彝族自治县
530824	景谷傣族彝族自治县
530825	镇沅彝族哈尼族拉祜族自治县
530826	江城哈尼族彝族自治县
530827	孟连傣族拉祜族佤族自治县
530828	澜沧拉祜族自治县
530829	西盟佤族自治县
530900	临沧市
530901	市辖区
530902	临翔区

代码	名称	代码	名称
530921	凤庆县	532628	富宁县
530922	云　县	532800	西双版纳傣族自治州
530923	永德县	532801	景洪市
530924	镇康县	532822	勐海县
530925	双江拉祜族佤族布朗族傣族自治县	532823	勐腊县
530926	耿马傣族佤族自治县	532900	大理白族自治州
530927	沧源佤族自治县	532901	大理市
532300	楚雄彝族自治州	532922	漾濞彝族自治县
532301	楚雄市	532923	祥云县
532322	双柏县	532924	宾川县
532323	牟定县	532925	弥渡县
532324	南华县	532926	南涧彝族自治县
532325	姚安县	532927	巍山彝族回族自治县
532326	大姚县	532928	永平县
532327	永仁县	532929	云龙县
532328	元谋县	532930	洱源县
532329	武定县	532931	剑川县
532331	禄丰县	532932	鹤庆县
532500	红河哈尼族彝族自治州	533100	德宏傣族景颇族自治州
532501	个旧市	533102	瑞丽市
532502	开远市	533103	潞西市
532522	蒙自县	533122	梁河县
532523	屏边苗族自治县	533123	盈江县
532524	建水县	533124	陇川县
532525	石屏县	533300	怒江傈僳族自治州
532526	弥勒县	533321	泸水县
532527	泸西县	533323	福贡县
532528	元阳县	533324	贡山独龙族怒族自治县
532529	红河县	533325	兰坪白族普米族自治县
532530	金平苗族瑶族傣族自治县	533400	迪庆藏族自治州
532531	绿春县	533421	香格里拉县
532532	河口瑶族自治县	533422	德钦县
532600	文山壮族苗族自治州	533423	维西傈僳族自治县
532621	文山县	**540000**	**西藏自治区**
532622	砚山县	540100	拉萨市
532623	西畴县	540101	市辖区
532624	麻栗坡县	540102	城关区
532625	马关县	540121	林周县
532626	丘北县	540122	当雄县
532627	广南县	540123	尼木县

代码	名称	代码	名称
540124	曲水县	542332	定结县
540125	堆龙德庆县	542333	仲巴县
540126	达孜县	542334	亚东县
540127	墨竹工卡县	542335	吉隆县
542100	昌都地区	542336	聂拉木县
542121	昌都县	542337	萨嘎县
542122	江达县	542338	岗巴县
542123	贡觉县	542400	那曲地区
542124	类乌齐县	542421	那曲县
542125	丁青县	542422	嘉黎县
542126	察雅县	542423	比如县
542127	八宿县	542424	聂荣县
542128	左贡县	542425	安多县
542129	芒康县	542426	申扎县
542132	洛隆县	542427	索　县
542133	边坝县	542428	班戈县
542200	山南地区	542429	巴青县
542221	乃东县	542430	尼玛县
542222	扎囊县	542500	阿里地区
542223	贡嘎县	542521	普兰县
542224	桑日县	542522	札达县
542225	琼结县	542523	噶尔县
542226	曲松县	542524	日土县
542227	措美县	542525	革吉县
542228	洛扎县	542526	改则县
542229	加查县	542527	措勤县
542231	隆子县	542600	林芝地区
542232	错那县	542621	林芝县
542233	浪卡子县	542622	工布江达县
542300	日喀则地区	542623	米林县
542301	日喀则市	542624	墨脱县
542322	南木林县	542625	波密县
542323	江孜县	542626	察隅县
542324	定日县	542627	朗　县
542325	萨迦县		
542326	拉孜县	**610000**	**陕西省**
542327	昂仁县	610100	西安市
542328	谢通门县	610101	市辖区
542329	白朗县	610102	新城区
542330	仁布县	610103	碑林区
542331	康马县	610104	莲湖区

代码	名称
610111	灞桥区
610112	未央区
610113	雁塔区
610114	阎良区
610115	临潼区
610116	长安区
610122	蓝田县
610124	周至县
610125	户　县
610126	高陵县
610200	铜川市
610201	市辖区
610202	王益区
610203	印台区
610204	耀州区
610222	宜君县
610300	宝鸡市
610301	市辖区
610302	渭滨区
610303	金台区
610304	陈仓区
610322	凤翔县
610323	岐山县
610324	扶风县
610326	眉　县
610327	陇　县
610328	千阳县
610329	麟游县
610330	凤　县
610331	太白县
610400	咸阳市
610401	市辖区
610402	秦都区
610403	杨凌区
610404	渭城区
610422	三原县
610423	泾阳县
610424	乾　县
610425	礼泉县
610426	永寿县
610427	彬　县
610428	长武县
610429	旬邑县
610430	淳化县
610431	武功县
610481	兴平市
610500	渭南市
610501	市辖区
610502	临渭区
610521	华　县
610522	潼关县
610523	大荔县
610524	合阳县
610525	澄城县
610526	蒲城县
610527	白水县
610528	富平县
610581	韩城市
610582	华阴市
610600	延安市
610601	市辖区
610602	宝塔区
610621	延长县
610622	延川县
610623	子长县
610624	安塞县
610625	志丹县
610626	吴起县
610627	甘泉县
610628	富　县
610629	洛川县
610630	宜川县
610631	黄龙县
610632	黄陵县
610700	汉中市
610701	市辖区
610702	汉台区
610721	南郑县
610722	城固县
610723	洋　县
610724	西乡县
610725	勉　县

代　码	名　称
610726	宁强县
610727	略阳县
610728	镇巴县
610729	留坝县
610730	佛坪县
610800	榆林市
610801	市辖区
610802	榆阳区
610821	神木县
610822	府谷县
610823	横山县
610824	靖边县
610825	定边县
610826	绥德县
610827	米脂县
610828	佳　县
610829	吴堡县
610830	清涧县
610831	子洲县
610900	安康市
610901	市辖区
610902	汉滨区
610921	汉阴县
610922	石泉县
610923	宁陕县
610924	紫阳县
610925	岚皋县
610926	平利县
610927	镇坪县
610928	旬阳县
610929	白河县
611000	商洛市
611001	市辖区
611002	商州区
611021	洛南县
611022	丹凤县
611023	商南县
611024	山阳县
611025	镇安县
611026	柞水县

代　码	名　称
620000	**甘肃省**
620100	兰州市
620101	市辖区
620102	城关区
620103	七里河区
620104	西固区
620105	安宁区
620111	红古区
620121	永登县
620122	皋兰县
620123	榆中县
620200	嘉峪关市
620201	市辖区
620300	金昌市
620301	市辖区
620302	金川区
620321	永昌县
620400	白银市
620401	市辖区
620402	白银区
620403	平川区
620421	靖远县
620422	会宁县
620423	景泰县
620500	天水市
620501	市辖区
620502	秦城区
620503	北道区
620521	清水县
620522	秦安县
620523	甘谷县
620524	武山县
620525	张家川回族自治县
620600	武威市
620601	市辖区
620602	凉州区
620621	民勤县
620622	古浪县
620623	天祝藏族自治县
620700	张掖市
620701	市辖区

代　码	名　称
620702	甘州区
620721	肃南裕固族自治县
620722	民乐县
620723	临泽县
620724	高台县
620725	山丹县
620800	平凉市
620801	市辖区
620802	崆峒区
620821	泾川县
620822	灵台县
620823	崇信县
620824	华亭县
620825	庄浪县
620826	静宁县
620900	酒泉市
620901	市辖区
620902	肃州区
620921	金塔县
620922	瓜州县＊
620923	肃北蒙古族自治县
620924	阿克塞哈萨克族自治县
620981	玉门市
620982	敦煌市
621000	庆阳市
621001	市辖区
621002	西峰区
621021	庆城县
621022	环　县
621023	华池县
621024	合水县
621025	正宁县
621026	宁　县
621027	镇原县
621100	定西市
621101	市辖区
621102	安定区
621121	通渭县
621122	陇西县
621123	渭源县
621124	临洮县

代　码	名　称
621125	漳　县
621126	岷　县
621200	陇南市
621201	市辖区
621202	武都区
621221	成　县
621222	文　县
621223	宕昌县
621224	康　县
621225	西和县
621226	礼　县
621227	徽　县
621228	两当县
622900	临夏回族自治州
622901	临夏市
622921	临夏县
622922	康乐县
622923	永靖县
622924	广河县
622925	和政县
622926	东乡族自治县
622927	积石山保安族东乡族撒拉族自治县
623000	甘南藏族自治州
623001	合作市
623021	临潭县
623022	卓尼县
623023	舟曲县
623024	迭部县
623025	玛曲县
623026	碌曲县
623027	夏河县
630000	**青海省**
630100	西宁市
630101	市辖区
630102	城东区
630103	城中区
630104	城西区
630105	城北区
630121	大通回族土族自治县

代码	名称
630122	湟中县
630123	湟源县
632100	海东地区
632121	平安县
632122	民和回族土族自治县
632123	乐都县
632126	互助土族自治县
632127	化隆回族自治县
632128	循化撒拉族自治县
632200	海北藏族自治州
632221	门源回族自治县
632222	祁连县
632223	海晏县
632224	刚察县
632300	黄南藏族自治州
632321	同仁县
632322	尖扎县
632323	泽库县
632324	河南蒙古族自治县
632500	海南藏族自治州
632521	共和县
632522	同德县
632523	贵德县
632524	兴海县
632525	贵南县
632600	果洛藏族自治州
632621	玛沁县
632622	班玛县
632623	甘德县
632624	达日县
632625	久治县
632626	玛多县
632700	玉树藏族自治州
632721	玉树县
632722	杂多县
632723	称多县
632724	治多县
632725	囊谦县
632726	曲麻莱县
632800	海西蒙古族藏族自治州
632801	格尔木市
632802	德令哈市
632821	乌兰县
632822	都兰县
632823	天峻县
640000	**宁夏回族自治区**
640100	银川市
640101	市辖区
640104	兴庆区
640105	西夏区
640106	金凤区
640121	永宁县
640122	贺兰县
640181	灵武市
640200	石嘴山市
640201	市辖区
640202	大武口区
640205	惠农区
640221	平罗县
640300	吴忠市
640301	市辖区
640302	利通区
640323	盐池县
640324	同心县
640381	青铜峡市
640400	固原市
640401	市辖区
640402	原州区
640422	西吉县
640423	隆德县
640424	泾源县
640425	彭阳县
640500	中卫市
640501	市辖区
640502	沙坡头区
640521	中宁县
640522	海原县
650000	**新疆维吾尔自治区**
650100	乌鲁木齐市
650101	市辖区

代 码	名 称
650102	天山区
650103	沙依巴克区
650104	新市区
650105	水磨沟区
650106	头屯河区
650107	达坂城区
650108	东山区
650121	乌鲁木齐县
650200	克拉玛依市
650201	市辖区
650202	独山子区
650203	克拉玛依区
650204	白碱滩区
650205	乌尔禾区
652100	吐鲁番地区
652101	吐鲁番市
652122	鄯善县
652123	托克逊县
652200	哈密地区
652201	哈密市
652222	巴里坤哈萨克自治县
652223	伊吾县
652300	昌吉回族自治州
652301	昌吉市
652302	阜康市
652303	米泉市
652323	呼图壁县
652324	玛纳斯县
652325	奇台县
652327	吉木萨尔县
652328	木垒哈萨克自治县
652700	博尔塔拉蒙古自治州
652701	博乐市
652722	精河县
652723	温泉县
652800	巴音郭楞蒙古自治州
652801	库尔勒市
652822	轮台县
652823	尉犁县
652824	若羌县
652825	且末县

代 码	名 称
652826	焉耆回族自治县
652827	和静县
652828	和硕县
652829	博湖县
652900	阿克苏地区
652901	阿克苏市
652922	温宿县
652923	库车县
652924	沙雅县
652925	新和县
652926	拜城县
652927	乌什县
652928	阿瓦提县
652929	柯坪县
653000	克孜勒苏柯尔克孜自治州
653001	阿图什市
653022	阿克陶县
653023	阿合奇县
653024	乌恰县
653100	喀什地区
653101	喀什市
653121	疏附县
653122	疏勒县
653123	英吉沙县
653124	泽普县
653125	莎车县
653126	叶城县
653127	麦盖提县
653128	岳普湖县
653129	伽师县
653130	巴楚县
653131	塔什库尔干塔吉克自治县
653200	和田地区
653201	和田市
653221	和田县
653222	墨玉县
653223	皮山县
653224	洛浦县
653225	策勒县
653226	于田县
653227	民丰县

代码	名称
654000	伊犁哈萨克自治州
654002	伊宁市
654003	奎屯市
654021	伊宁县
654022	察布查尔锡伯自治县
654023	霍城县
654024	巩留县
654025	新源县
654026	昭苏县
654027	特克斯县
654028	尼勒克县
654200	塔城地区
654201	塔城市
654202	乌苏市
654221	额敏县
654223	沙湾县
654224	托里县
654225	裕民县
654226	和布克赛尔蒙古自治县
654300	阿勒泰地区
654301	阿勒泰市
654321	布尔津县
654322	富蕴县
654323	福海县
654324	哈巴河县
654325	青河县
654326	吉木乃县
659000	省直辖行政单位
659001	石河子市
659002	阿拉尔市
659003	图木舒克市
659004	五家渠市
710000	**台湾省**
810000	香港特别行政区
820000	澳门特别行政区

3.1.3 县级以下行政区划代码编制规则（国家标准）（GB/T 10114－2003）

1 范围

本标准规定了县级以下行政区划代码的编制规则。

本标准适用于编制县级以下的行政区划代码。

依据本标准编制的县级以下行政区划代码可作为 GB/T 2260 的补充和延拓，与 GB/T 2260 配合使用。

2 规范性引用文件

下列文件中的条款通过本标准的引用而成为本标准的条款。凡是注日期的引用文件，其随后所有的修改单（不包括勘误的内容）或修订版均不适用于本标准，然而，鼓励根据本标准达成协议的各方研究是否可使用这些文件的最新版本。凡是不注日期的引用文件，其最新版本适用于本标准。

GB/T 2260　中华人民共和国行政区划代码

GB/T 7027－2002　信息分类和编码的基本原则与方法

GB/T 20001.3－2001　标准编写规则　第 3 部分：信息分类编码

3 定义

本标准使用下列术语和定义：

3.1

县级以下行政区划　administrative divisions under counties

指镇、乡、民族乡。

注 1：街道（地区）办事处［以下简称街道（地区）］作为市辖区或不设区的市、县人民政府的派出机关，其所辖区域在本标准中按县级以下行政区划来对待。

注 2：某些省份设置的民族镇，在本标准中按镇来对待。

注 3：苏木作为内蒙古自治区的基层行政区域单位，在本标准中按乡来对待。

3.2

行政区划专名　administrative division specific terms

行政区划名称中用来区分各个行政区划实体的词。

3.3

行政区划通名　administrative division generic terms

行政区划名称中用来区分行政区划实体类别的词。

4 编码规则

4.1　代码结构

县级以下行政区划代码分两段由九位数字构成，其结构如下：

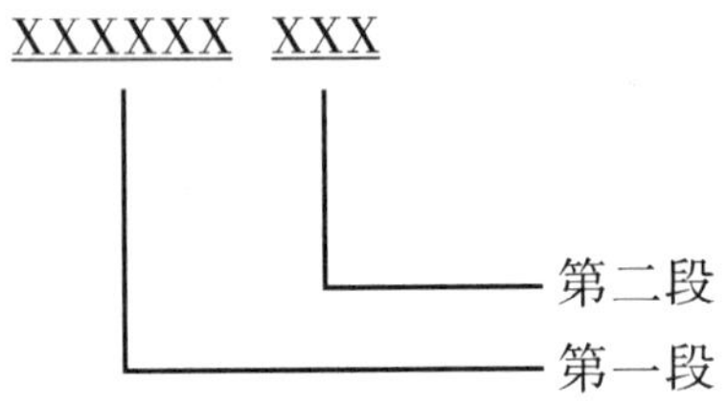

4.2　编码方法

4.2.1　县级以下行政区划代码的第一段采用 GB/T　2260 中的六位数字代码，表示县级及县级以上行政区划。

4.2.2　县级以下行政区划代码的第二段采用系列顺序码，由三位数字构成，具体划分为：　001～099　表示街道（地区）

100～199　表示镇（民族镇）

200～399　表示乡、民族乡、苏木

4.3　赋码规则

4.3.1　县级以下行政区划代码应按行政隶属关系和 4.2.2 列出的区划类型，统一排序后进行编码。

4.3.2　在编制县级以下行政区划代码时，当只表示县及县以上行政区划时，4.1 所示代码结构的第二段应为三个数字 0，用九位数字表示，以保证代码长度的一致性。

4.3.3　当 GB/T 2260 中的代码发生变更时，县级以下行政区划代码所对应的第一段应作相应的改变。

4.3.4　县级以下行政区划代码所表示的行政区划，在其专名或驻地改变时，其代码不变；而当其隶属关系或通名改变时，则须重新赋码。

4.3.5　县级以下行政区划代码所表示的行政区划被撤销或重新赋码后，原代码作废，作废代码不得再赋予其他的行政区划，以保证代码的唯一性。

5　代码表格式

5.1　为使行政区划代码标准文本格式整齐统一，应按照 GB/T　2260、GB/T 20001.3－2001 和以下规定的格式编写和印刷：

名　　称	代　码
……	……
××市	××××00000
市辖区	××××01000
××区	××××××000
××街道（或地区）	××××××001
……	……
××镇（或民族镇）	××××××1××
……	……

续 表

名 称	代 码
××乡（或民族乡、苏木）	××××××2××
……	……
××市（县级）	××××××000
××街道	××××××001
……	……
××镇（或民族镇）	××××××1××
……	……
××乡（或民族乡、苏木）	××××××2××
……	……
××县	××××××000
××街道	××××××001
……	……
××镇（或民族镇）	××××××1××
……	……
××乡（或民族乡、苏木）	××××××2××
……	……

5.2 在代码表中，行政区划名称应采用法定名称。

6 标准的实施

各省、自治区、直辖市标准化管理机构负责组织相关部门共同编制本区域内的县级以下行政区划代码，作为地方标准发布，并报本标准归口单位备案。

附 录 A
（资料性附录）
关于政企合一单位的代码编制建议

对于不属于行政区划范畴的政企合一单位（如农场、林场、牧场等），当需要对其所在区域进行编码时，可参照本标准4.1给出的代码结构分两段赋码：第一段应采用GB/T 2260中的六位数字代码；第二段应在本标准4.2.2所定义的代码区间001～399以外自行定义，建议在区间901～990按顺序自定义编码。

3.1.4　卫生机构（组织）分类与代码（卫生行业标准）WS218－2002

1　范围

1.1　本标准规定了卫生机构（组织）的分类原则、分类、代码结构及编码方法等。

1.2　本标准适用于卫生行业管理、卫生机构分类、卫生统计与信息咨询、医疗机构执业许可登记等。

2　规范性引用文件

下列标准所包含的条文，通过在本标准中引用而构成本标准的条文。所有标准都会被修订，使用本标准的各方应探讨使用下列标准最新版本的可能性。

GB/T　11714　全国组织机构代码编制规则

GB/T　2260　中华人民共和国行政区划代码

GB/T　12402　经济类型分类与代码

GB/T　4754　国民经济行业分类

3　卫生机构（组织）定义

卫生机构（组织）是指从卫生行政部门取得《医疗机构执业许可证》，或从民政、工商行政、机构编制管理部门取得法人单位登记证书，为社会提供医疗保健、疾病控制、卫生监督等服务或从事医学科研、医学教育等卫生单位和卫生社会团体。不包括卫生行政机构、香港和澳门特别行政区以及台湾所属卫生机构（组织）。

4　分类原则

4.1　分类原则参照 GB/T 4754 和其他有关国家标准。

4.2　按照国内通行的经济和社会活动同质性原则划分机构类别。

4.3　与我国现阶段卫生机构发展状况相适应。

4.4　医疗机构分类参照 1994 年国务院第 149 号令发布的“医疗机构管理条例”配套文件《医疗机构基本标准》。

5　卫生机构分类

卫生机构按行政区划、机构登记注册类型、卫生机构（组织）类别和机构分类管理四类属性分类。

5.1　行政区划和机构登记注册类型完全引用国家标准和通用统计分类。

5.2　卫生机构（组织）类别系卫生机构分类的主体。卫生机构（组织）按类别分为医院、社区卫生服务中心（站）、卫生院、门诊部（诊所、医务室、村卫生室）、急救中心（站）、采供血机构、妇幼保健院（所、站）、专科疾病防治院（所、站）、疾病预防控制中心（防疫站）、卫生监督所、卫生监督检验（监测、检测）所（站）、医学科学研究机构、医学教育机构、健康教育所（站）、其他卫生机构和卫生社会团体16大类，大类下面根据需要再划分为中类和小类。

5.3　机构分类管理划分为非营利性医疗机构、营利性医疗机构和其他卫生机构三类。

6　卫生机构代码

6.1　代码结构

卫生机构（组织）代码由22位数字（或英文字母）组成，包括9位组织机构代码和13位机构属性代码。机构属性代码由行政区划代码（6位）、经济类型代码（2位）、卫生机构（组织）类别代码（4位）和机构分类管理代码（1位）四部分组成。卫生机构代码表示形式如下：

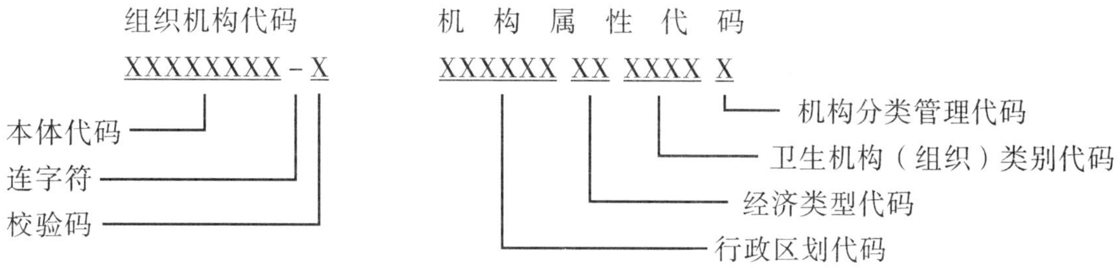

6.2　编码方法

6.2.1　组织机构代码由8位本体代码、连字符和1位校验码组成，引用GB/T 11714。组织机构代码为每一单位始终不变的、唯一的法定代码，除代表某一机构外，无任何其他含义。有关部门也将“组织机构代码”称为“法人代码”。

6.2.1.1　全国绝大部分卫生法人单位已取得《全国组织机构代码证》。尚未办理《全国组织机构代码证》的卫生机构（非独立法人的医疗机构除外），依据属地原则从当地组织机构代码管理中心办理此证，以取得本单位的组织机构代码。

6.2.1.2　GB/T 11714规定“PDY00001 - PDY99999”为自定义区，供各行业编制内部组织机构代码用，不作为行业间信息交换的依据。因此，执业的非独立法人医疗机构代码由卫生行政部门赋予，其编码规则如下：

a. 代码结构为“PDYXXXXX - X”，其中“PDY”固定不变；“XXXXX”系五位数字码，从00001 - 99999，由县（区）级卫生行政部门按照医疗机构执业许可登记顺序统一编号；“X”系校验码，计算方法与法人代码一致。

b. “机构代码” + “行政区划代码”作为这类机构不变的、唯一的法定代码。已经注销（撤销）的机构代码应予废置，不得重新赋予其他机构。

6.2.2　机构属性代码共13位，由6位行政区划代码、2位机构登记注册类型代码、4位卫生机构类别代码、1位机构分类管理代码四部分组成。

6.2.2.1　行政区划代码由6位数字组成，完全引用GB/T 2260。

6.2.2.2　经济类型代码由2位数字组成，部分引用GB/T 12402。引用原则如下：

a. 卫生行业经济类型较为简单，本标准仅引用大、中类两位代码。

b. 目前，国家政策不允许设立下列经济类型卫生机构，故本标准暂不使用相应代码，即：“15 有限责任（公司）”、“23 港、澳、台独资”、“24 港、澳、台投资股份有限（公司）”、“29 其他港、澳、台投资”、“33 外资”、“34 国外投资股份有限（公司）”、“39 其他国外投资”。

6.2.2.3　卫生机构（组织）类别代码系本标准的主体代码，由 4 位数字（或英文字母）组成（见附录 A）。本标准采用线性分类和层次编码法，将卫生机构（组织）按其服务性质划分为大类、中类和小类。

a. 大类用一个英文字母编码，即用字母 ABC…顺次代表不同大类。为避免字母“I”和数字“1”混淆，大类不使用字母“I”。

b. 中类、小类依据等级制和完全十进制，用 2 层 3 位阿拉伯数字表示。中类由一位数字表示，从 1 开始按升序编码，最多编到 9。小类由三位数字表示，第一位码表示中类数码；第二、三位为小类数码，从 10 开始按升序编码。如“A”表示大类“医院”，“A5”表示中类“专科医院”，“A511”表示小类“口腔医院”。

c. 如果中类不再细分，则它们后面的代码补“0”直到第四位。

d. 个别卫生机构小类下面再细分类，则按细分类编码，不编“XXX0”代码。例如：各类中医专科医院不编代码“A220”，应根据其类别在“A221 - A229”中选择代码。

e. 小类尽可能留有一定空码，以适应今后增加或调整类目需要。

6.2.2.4　机构分类管理代码由 1 位数字组成（见附录 B）。

7　分类代码表

7.1　卫生机构（组织）类别代码表见附录 A（规范性附录）

7.2　机构分类管理代码表（规范性附录）

代码	机构分类管理类型	说　　明
1	非营利性医疗机构	指《医疗机构执业许可证》注明为“非营利性”的医疗机构
2	营利性医疗机构	指《医疗机构执业许可证》注明为“营利性”的医疗机构
9	其他卫生机构	指未实行分类管理的其他各类卫生机构

8　新旧标准对照表见附录 C（资料性附录，略）。

附录A　卫生机构类别代码表

代码			类别名称	说　明
大类	中类	小类		
A			**医院**	
	A1	A100	综合医院	
	A2		中医医院	
		A210	中医（综合）医院	
		A220	中医专科医院	
		A221	肛肠医院	
		A222	骨伤医院	包括正骨医院
		A223	针灸医院	
		A224	按摩医院	
		A229	其他中医专科医院	
	A3	A300	中西医结合医院	
	A4		民族医院	
		A411	蒙医院	
		A412	藏医院	
		A413	维医院	
		A414	傣医院	
		A419	其他民族医院	
	A5		专科医院	不含中医专科医院
		A511	口腔医院	包括牙科医院
		A512	眼科医院	
		A513	耳鼻喉科医院	包括五官科医院
		A514	肿瘤医院	
		A515	心血管病医院	
		A516	胸科医院	
		A517	血液病医院	
		A518	妇产（科）医院	包括妇婴（儿）医院
		A519	儿童医院	
		A520	精神病医院	包括20张床位以上精神卫生中心
		A521	传染病医院	
		A522	皮肤病医院	包括性病医院

续 表

代码			类别名称	说 明
大类	中类	小类		
		A523	结核病医院	
		A524	麻风病医院	
		A525	职业病医院	
		A526	骨科医院	
		A527	康复医院	
		A528	整形外科医院	包括整容医院
		A529	美容医院	
		A539	其他专科医院	
	A6	A600	疗养院	不包括休养所
	A7		护理院（站）	
		A710	护理院	
		A720	护理站	
B			**社区卫生服务中心（站）**	
	B1	B100	社区卫生服务中心	
	B2	B200	社区卫生服务站	
C			**卫生院**	
	C1	C100	街道卫生院	
	C2		乡镇卫生院	
		C210	中心卫生院	
		C220	乡卫生院	
D			**门诊部、诊所、医务室、村卫生室**	包括卫生所（室）
	D1		门诊部	
		D110	综合门诊部	
		D120	中医门诊部	
		D121	中医（综合）门诊部	
		D122	中医专科门诊部	
		D130	中西医结合门诊部	
		D140	民族医门诊部	
		D150	专科门诊部	不含中医专科门诊部
		D151	普通专科门诊部	
		D152	口腔门诊部	
		D153	眼科门诊部	

代码			类别名称	说 明
大类	中类	小类		
		D154	医疗美容门诊部	
		D155	精神卫生门诊部	
		D159	其他专科门诊部	
	D2		诊所	
		D211	普通诊所	
		D212	中医诊所	
		D213	中西医结合诊所	
		D214	民族医诊所	
		D215	口腔诊所	
		D216	医疗美容诊所	
		D217	精神卫生诊所	
		D229	其他诊所	
	D3	D300	卫生所（室）	
	D4	D400	医务室	
	D5	D500	中小学卫生保健所	
	D6	D600	村卫生室	
E			**急救中心（站）**	
	E1	E100	急救中心	
	E2	E200	急救中心站	
	E3	E300	急救站	
F			**采供血机构**	
	F1		血站	
		F110	血液中心	
		F120	中心血站	
		F130	基层血站、中心血库	
	F2	F200	单采血浆站	
G			**妇幼保健院（所、站）**	包括妇幼保健中心
	G1	G100	妇幼保健院	
	G2	G200	妇幼保健所	包括妇女、儿童保健所
	G3	G300	妇幼保健站	包括妇幼保健中心
	G4	G400	生殖保健中心	
H			**专科疾病防治院（所、站）**	
	H1		专科疾病防治院	

续 表

代码			类别名称	说明
大类	中类	小类		
		H111	传染病防治院	
		H112	结核病防治院	
		H113	职业病防治院	
		H119	其他专科疾病防治院	
	H2		专科疾病防治所（站、中心）	
		H211	口腔病防治所（站、中心）	包括牙病防治所（站）
		H212	精神病防治所（站、中心）	
		H213	皮肤病防治所（站、中心）	包括性病防治所（站）
		H214	结核病防治所（站、中心）	
		H215	麻风病防治所（站、中心）	
		H216	职业病防治所（站、中心）	
		H217	寄生虫病防治所（站、中心）	
		H218	地方病防治所（站、中心）	
		H219	血吸虫病防治所（站、中心）	
		H220	药物戒毒所（中心）	
		H229	其他专科疾病防治所（站、中心）	
J			**疾病预防控制中心（防疫站）**	
	J1	J100	疾病预防控制中心	
	J2	J200	卫生防疫站	
	J3	J300	卫生防病中心	
	J4	J400	预防保健中心	
K	K1	K100	**卫生监督所（局）**	
L			**卫生监督检验（监测、检测）所（站）**	
	L1	L100	卫生（综合）监督检验（监测、检测）所（站）	
	L2	L200	环境卫生监督检验（监测、检测）所（站）	
	L3	L300	放射卫生监督检验（监测、检测）所（站）	
	L4	L400	劳动（职业、工业）卫生监督检验（监测、检测）所（站）	
	L5	L500	食品卫生监督检验（监测、检测）所（站）	
	L6	L600	学校卫生监督检验（监测、检测）所（站）	
	L9	L900	其他卫生监督检验（监测、检测）所（站）	
M			**医学科学研究机构**	
	M1	M100	医学科学（研究）院（所）	

续 表

代码			类别名称	说明
大类	中类	小类		
	M2	M200	预防医学研究院（所）	
	M3	M300	中医（药）研究院（所）	
	M4	M400	中西医结合研究所	
	M5	M500	民族医（药）学研究所	
	M6		医学专科研究所	
		M611	基础医学研究所	
		M612	病毒学研究所	
		M613	老年医学研究所	
		M614	肿瘤（防治）研究所	
		M615	心血管病研究所	
		M616	血液学研究所	
		M617	整形外科研究所	
		M618	精神卫生研究所	
		M619	放射医学研究所	
		M620	医学生物学研究所	
		M621	生物医学工程研究所	
		M622	实验动物研究所	
		M623	结核病防治研究所	
		M624	皮肤病与性病防治研究所	
		M625	寄生虫病防治研究所	
		M626	地方病防治研究所	
		M627	血吸虫病防治研究所	
		M628	流行病学研究所	
		M629	医学微生物学研究所	
		M630	环境卫生研究所	
		M631	劳动卫生（职业病）研究所	
		M632	营养与食品卫生研究所	
		M633	儿少卫生研究所	
		M634	医学信息研究所	
		M649	其他医学专科研究所	
	M7	M700	药学研究所	包括药用植物研究所
N			**医学教育机构**	
	N1		医学普通高中等学校	

续 表

代码			类别名称	说　明
大类	中类	小类		
		N110	医学普通高等学校	
		N111	医学院	包括医科大学，不包括综合大学的医学院（部）
		N112	中医（药）学院	包括中医药大学
		N113	民族医（药）学院	
		N119	其他医学普通高等学校	
		N120	医学普通中等专业学校	
		N121	卫生学校	
		N122	中医（药）学校	
		N123	民族医（药）学校	
		N124	护士学校	
		N129	其他医学普通中等专业学校	
	N2		医学成人学校	
		N210	医学成人高等学校	
		N211	职工医学院	
		N212	卫生管理干部学院	
		N219	其他医学成人高等学校	
		N220	医学成人中等学校	
		N221	卫生职业（工）中等专业学校	
		N222	中医（药）职业中等专业学校	
		N223	卫生进修学校	
		N229	其他医学成人中等学校	
	N3	N300	医学在职培训机构	包括各类卫生技术人员和管理干部培训中心等
O			**健康教育所（站、中心）**	
	O1	O100	健康教育所	包括健康教育研究所
	O2	O200	健康教育站（中心）	包括卫生宣教馆
P			**其他卫生机构**	
	P1		临床检验中心（所、站）	
		P110	临床检验中心	
		P120	临床检验所（站）	
	P2		卫生新闻出版社	
		P210	卫生图书出版社	
		P220	卫生报纸出版社	

续 表

代码			类别名称	说明
大类	中类	小类		
		P230	卫生杂志社	
		P290	其他卫生新闻出版社	指卫生音像出版社等
	P9		其他卫生事业机构	
		P911	精神病收容所	
		P912	麻风村	
		P913	卫生消毒站	包括消杀灭站
		P914	乡防保组	
		P915	农村改水中心	
		P916	计划生育技术服务中心（站）	
		P917	卫生机关服务中心	
		P918	卫生统计信息中心	含卫生信息管理中心
		P919	医学考试中心	
		P920	卫生人才交流中心	
		P921	医学科技交流中心	
		P939	其他	
Q			**卫生社会团体**	
	Q1	Q100	红十字会	
	Q2	Q200	医学会	包括预防医学会、护理学会等卫生专业学会
	Q3	Q300	卫生协会	
		Q311	输血协会	
		Q312	医师协会	
		Q339	其他卫生协会	
	Q9	Q900	其他卫生社会团体	

3.1.5 经济类型分类与代码（国家标准）GB/T 12402－2000

代码	经济类型	说　　明
10	**内资**	资本（资金）主要来源于内地的经济组织
11	国有全资	全部资产（资金）归国家所有，并按国家有关规定登记注册的非公司制的经济组织（不包括有限责任公司中的国有独资公司和联营中的国有联营）和国家机关、政党机关
12	集体全资	全部资产（资金）归集体所有，并按国家有关规定登记注册的经济组织（不包括有限责任，股份合作和联营中的集体联营）
13	股份合作	以合作制为基础，由职工共同出资入股，吸收一定比例的社会资产投资组建；实行自主经营，自负盈亏，共同劳动，民主管理，按劳分配与按股分红的一种集体经济组织
14	联营	两个及两个以上相同或不同的经济类型的经济组织，按自愿、平等、互利的原则，共同投资组成的非公司型经济组织
15	有限责任（公司）	根据国家有关规定登记注册，由两个以上、五十个以下股东共同出资，每个股东以其所认缴的出资额对公司承担有限责任，公司以其全部资产对其债务承担有限责任的经济组织。包括国有独资公司及其他有限责任公司
16	股份有限（公司）	根据国家有关规定登记注册，其全部注册资本由等额股份构成并通过发行股票筹集资本，股东以其认购的股份对公司承担有限责任，公司以其全部资产对其债务承担责任的经济组织
17	私有	由自然人投资设立或由自然人控股，以雇佣劳动为基础的赢利性经济组织
19	其他内资	以上未包括的内资经济类型
20	**港、澳、台投资**	资本（资金）部分（达到国家规定比例以上）或全部来源于港澳台的经济组织
21	内地和港、澳、台合资	港、澳、台地区投资者与内地经济组织依照国家有关规定，按合资合同规定的比例投资设立、分配利润和分担风险的经济组织
22	内地和港、澳、台合作	港、澳、台地区投资者与内地经济组织依照国家有关规定，按合作合同的约定进行投资或提供条件设立、分配利润和分担风险的经济组织
23	港、澳、台独资	依照国家有关规定，在内地由港澳台地区独资者全额投资设立的经济组织
24	港、澳、台投资股份有限（公司）	根据国家有关规定，经外经贸部依法批准设立，其中港、澳、台投资者的股本占公司注册资本25%以上的股份有限公司
29	其他港澳台投资	以上未包括的港、澳、台投资经济组织
30	**国外投资**	资本（资金）部分（达到国家规定比例以上）或全部来源于国外的经济组织
31	中外合资	国外法人或个人与内地经济组织依照国家有关规定，按合资合同规定的比例投资设立、分配利润和分担风险的经济组织
32	中外合作	国外法人或个人与内地经济组织依照国家有关规定，按合作合同的约定进行投资或提供条件设立、分配利润和分担风险的经济组织
33	外资	依照国家有关规定，在内地由外国投资者全额投资设立的经济组织
34	国外投资股份有限（公司）	根据国家有关规定，经外经贸部依法批准设立，其中外资的股本占公司注册资本25%以上的股份有限公司
39	其他国外投资	以上未包括的国外投资的经济组织
90	**其他**	以上未包括的经济组织

说明：①由于卫生行业经济类型较为简单，仅采用GB/T 12402前两位代码；

②卫生行业暂不使用代码“15”、“23”、“24”、“29”、“33”、“34”、“39”。

3.1.6　单位隶属关系代码（国家标准）（GB/T 12404－1997）

代码	隶属关系名称	说　　明
10	中央	包括全国人大常委会，中共中央，国务院各部委及其所属机构，国务院各直属机构、办事机构及其所属机构
20	省	包括自治区、直辖市
40	市、地区	包括自治州、盟、省辖市、直辖市辖区（县）
50	县	包括地（州、盟）辖市、省辖市辖区、自治县（旗）、旗、县级市
60	街道、镇、乡	
61	街道	
62	镇	
63	乡	
70	居民、村民委员会	
71	居民委员会	
72	村民委员会	
90	其他	

3.1.7 疾病分类与代码（国家标准）（GB / T14396－2001）

1 范围

本标准规定了疾病、损伤和中毒及其外部原因、与保健机构接触的非医疗理由和肿瘤形态学的分类与代码。

本标准适用于统计、医疗卫生、公安、民政、保险福利等部门各级行政管理机构对疾病、伤残、死亡原因等进行宏观管理和统计分析，也适用于各医学科学领域进行有关资料的收集、整理和分析。

2 定义

本标准采用下列定义：

疾病分类 Classification of diseases

疾病分类是将各种疾病按照某些既定的原则归入类目及系统的方法。

3 符号

本标准在某些疾病或其他诊断用语的代码后跟有剑号“†”或星号“*”。

3.1 剑号“†”

代表该诊断疾病的原因，在单原因的统计中，必须对该代码进行汇总和统计。

3.2 星号“*”

代表该诊断疾病的临床表现，不对该代码进行统计。

3.3 方括号“[ ]”

方括号中的内容为括号前面诊断名称的同义词、代用词、注释短语或指示短语。

3.4 圆括号“( )”

圆括号中的词为括号前面诊断名称的辅助词，不管圆括号内的修饰词是否出现都不影响编码。

3.5 外文对应词

本标准在中文诊断名称后面均列出相应的英文名称。当其中文含义可以通过上文获得时，英文名称略有省略。

4 分类原则与编码方法

4.1 分类采用以病因为主、解剖部位及其他为辅的基本原则。

4.2 编码形式

采用“字母数字编码”形式的三位代码和四位代码表示，但肿瘤的形态学编码除外。即采用字母数字混合编码的第一位为英文字母，后面的几位数为阿拉伯数字。

4.2.1　疾病（包括症状、体征和其他不明确情况）的编码范围从 A00 ~ R99。

4.2.2　损伤和中毒性质的编码范围从 S00 ~ T98。

4.2.3　损伤和中毒外部原因的编码范围从 V01 ~ Y98。

4.2.4　影响健康状态和与保健机构接触的因素的编码范围从 Z00 ~ Z99。

4.2.5　肿瘤的形态学编码采用英文字母“M”加三位数字或四位数字表示，从 M800 ~ M998。在四位数后加“/”和一位数字，表示肿瘤的性质：

a）/0：表示良性肿瘤；

b）/1：表示良性或恶性未肯定（交界恶性）；

c）/2：表示原位癌；

d）/3：表示原发部位的恶性肿瘤；

e）/6：表示继发部位的恶性肿瘤；

f）/9：表示未肯定是否是原发或继发部位的恶性肿瘤。

注：（1）疾病分类与代码表（略）。

（2）本标准的疾病分类与代码等效采用世界卫生组织的《疾病和有关健康问题的国际统计分类（ICD－10）》。

3.1.8 性别分类及代码（国家标准）（GB/T 2261）

代 码	性 别	说 明
0	未知的性别	不用
1	男	
2	女	
9	未说明的性别	不用

3.1.9 婚姻状况代码（国家标准）（GB/T 4766）

代 码	名 称	说 明
1	未婚	
2	已婚	
3	丧偶	
4	离婚	
9	其他	

3.1.10 家庭关系代码（国家标准）（GB/T 4761）

代 码	家庭关系	说 明
0	本人或户主	
1	配偶	
2	子	
3	女	
4	孙子、孙女或外孙子、外孙女	
5	父母	
6	祖父母或外祖父母	
7	兄、弟、姐、妹	
8/9	其他	

3.1.11 中国各民族名称的罗马字母拼写法和代码（GB/T 3304）

数字代码	民族民称	字母代码	数字代码	民族民称	字母代码
1	汉族	HA	29	柯尔克孜族	KG
2	蒙古族	MG	30	土族	TU
3	回族	HU	31	达斡尔族	DU
4	藏族	ZA	32	仫佬族	ML
5	维吾尔族	UG	33	羌族	QI
6	苗族	MH	34	布朗族	BL
7	彝族	YI	35	撒拉族	SL
8	壮族	ZH	36	毛南族	MN
9	布依族	BY	37	仡佬族	GL
10	朝鲜族	CS	38	锡伯族	XB
11	满族	MA	39	阿昌族	AC
12	侗族	DO	40	普米族	PM
13	瑶族	YA	41	塔吉克族	TA
14	白族	BA	42	怒族	NU
15	土家族	TJ	43	乌孜别克族	UZ
16	哈尼族	HN	44	俄罗斯族	RS
17	哈萨克族	KZ	45	鄂温克族	EW
18	傣族	DA	46	德昂族	DE
19	黎族	LI	47	保安族	BN
20	傈僳族	LS	48	裕固族	YG
21	佤族	VA	49	京族	GI
22	畲族	SH	50	塔塔尔族	TT
23	高山族	GS	51	独龙族	DR
24	拉祜族	LH	52	鄂伦春族	OR
25	水族	SU	53	赫哲族	HZ
26	东乡族	DX	54	门巴族	MB
27	纳西族	NX	55	珞巴族	LB
28	景颇族	JP	56	基诺族	JN

3.1.12 学历代码（文化程度代码，国家标准）（GB/T 4658）

代码（第1位）	名 称
1	研究生
2	大学本科
3	大学专科及专科学校
4	中专及中技
5	技工学校
6	高中
7	初中及以下

3.1.13 学位代码（国家标准）（GB/T 6864）

代码（第1位）	名 称
1	名誉博士
2	博士
3	硕士
4	学士

3.1.14　所学专业（国家标准）（GB/T 16835）

代　码	名　称	说　明
01	哲学	
02	经济学	
03	法学	
04	教育学	
05	文学	
06	历史学	
07	理学	
08	工学	
09	农学	
10	医学	
101	基础医学	
102	预防医学	
103	临床医学与医学技术	
1031	临床医学	包括儿科医学、精神病学与精神卫生、放射医学
1032	医学技术	医学影像学、医学检验学、医学营养学、麻醉学
104	口腔医学	
105	中医学	包括民族医学
106	法医学	
107	护理学	包括中医护理
108	药学	包括中药学
109	管理类	

3.1.15 专业技术职务代码（国家标准）（GB/T 8561）

代码	职务系列名称	系列等级名称
01	高等学校教师	
011		教授
012		副教授
013		讲师
014		助教
02	中等专业学校教师	
022		高级讲师（中专）
023		讲师（中专）
024		助理讲师（中专）
025		教员（中专）
03	技工学校教师（讲师）	
032		高级讲师（技校）
033		讲师（技校）
034		助理讲师（技校）
035		教员（技校）
04	技工学校教师（实习指导）	
042		高级实习指导教师
043		一级实习指导教师
044		二级实习指导教师
045		三级实习指导教师
05	中学教师	
052		高级教师（中学）
053		一级教师（中学）
054		二级教师（中学）
055		三级教师（中学）
07	实验技术人员	
072		高级实验师
073		实验师
074		助理实验师
075		实验员
08	工程技术人员	
082		高级工程师
083		工程师
084		助理工程师
085		技术员
09	农业技术人员（农艺）	

续　表

代　码	职务系列名称	系列等级名称
092		高级农艺师
093		农艺师
094		助理农艺师
095		农业技术员
10	农业技术人员（兽医）	
102		高级兽医师
103		兽医师
104		助理兽医师
105		兽医技术员
11	农业技术人员（畜牧）	
112		高级畜牧师
113		畜牧师
114		助理畜牧师
115		畜牧技术员
12	经济专业人员	
122		高级经济师
123		经济师
124		助理经济师
125		经济员
13	会计专业人员	
132		高级会计师
133		会计师
134		助理会计师
135		会计员
14	统计专业人员	
142		高级统计师
143		统计师
144		助理统计师
145		统计员
15	出版专业人员（编审）	
151		编审
152		副编审
153		编辑
154		助理编辑
16	出版专业人员（编辑）	
163		技术编辑
164		助理技术编辑
165		技术设计员

续　表

代　码	职务系列名称	系列等级名称
17	出版专业人员（校对）	
173		一级校对
174		二级校对
175		三级校对
18	翻译人员	
181		译审
182		副译审
183		翻译
184		助理翻译
19	新闻专业人员（记者）	
191		高级记者
192		主任记者
193		记者
194		助理记者
20	新闻专业人员（编辑）	
201		高级编辑
202		主任编辑
203		编辑
204		助理编辑
22	播音员	
221		播音指导
222		主任播音员
223		一级播音员
224		二级播音员
225		三级播音员
23	卫生技术人员（医师）	
231		主任医师
232		副主任医师
233		主治医师
234		医师
235		医士
24	卫生技术人员（药剂）	
241		主任药师
242		副主任药师
243		主管药师
244		药师

续 表

代 码	职务系列名称	系列等级名称
245		药士
25	卫生技术（护理）	
251		主任护师
252		副主任护师
253		主管护师
254		护师
255		护士
26	卫生技术人员（技师）	
261		主任技师
262		副主任技师
263		主管技师
264		技师
265		技士
27	工艺美术人员	
272		高级工艺美术师
273		工艺美术师
274		助理工艺美术师
275		工艺美术员
28	艺术人员（演员）	
281		一级演员
282		二级演员
283		三级演员
284		四级演员
29	艺术人员（演奏员）	
291		一级演奏员
292		二级演奏员
293		三级演奏员
294		四级演奏员
30	艺术人员（编剧）	
301		一级编剧
302		二级编剧
303		三级编剧
304		四级编剧
31	艺术人员（导演）	
311		一级导演
312		二级导演

续 表

代　码	职务系列名称	系列等级名称
313		三级导演
314		四级导演
32	艺术人员（指挥）	
321		一级指挥
322		二级指挥
323		三级指挥
324		四级指挥
33	艺术人员（作曲）	
331		一级作曲
332		二级作曲
333		三级作曲
334		四级作曲
34	艺术人员（美术）	
341		一级美术师
342		二级美术师
343		三级美术师
344		美术员
35	艺术人员（舞美设计）	
351		一级舞美设计师
352		二级舞美设计师
353		三级舞美设计师
354		舞美设计员
36	艺术人员（舞台技术）	
362		主任舞台技师
363		舞台技师
364		舞台技术员
37	体育教练	
		国家级教练
372		高级教练
373		一级教练
374		二级教练
		三级教练
39	律师	
391		一级律师
392		二级律师
393		三级律师

代　码	职务系列名称	系列等级名称
394		四级律师
395		律师助理
40	公证员	
401		一级公证员
402		二级公证员
403		三级公证员
404		四级公证员
405		公证员助理
41	小学教师	
413		高级教师（小学）
414		一级教师（小学）
415		二级教师（小学）
416		三级教师（小学）
42	船舶技术人员（驾驶）	
422		高级船长
423		船长（大副）
424		二副
425		三副
43	船舶技术人员（轮机）	
432		高级轮机长
433		轮机长（大管轮）
434		二管轮
435		三管轮
44	船舶技术人员（电机）	
442		高级电机员
443		通用电机员（一等电机员）
444		二等电机员
45	船舶技术人员（报务）	
452		高级报务员
453		通用报务员
454		二等报务员
455		限用报务员
46	民用航空飞行技术人员（驾驶）	
462		一级飞行员
463		二级飞行员
464		三级飞行员

续　表

代　码	职务系列名称	系列等级名称
465		四级飞行员
47	民用航空飞行技术人员（领航）	
472		一级领航员
473		二级领航员
474		三级领航员
475		四级领航员
48	民用航空飞行技术人员（通信）	
482		一级飞行通信员
483		二级飞行通信员
484		三级飞行通信员
485		四级飞行通信员
49	民用航空飞行技术人员（机械）	
492		一级飞行机械员
493		二级飞行机械员
494		三级飞行机械员
495		四级飞行机械员
50	民用航空飞行技术人员（引航）	
502		高级引航员
503		一、二级引航员
504		三、四级引航员
61	自然科学研究人员	
611		研究员（自然科学）
612		副研究员（自然科学）
613		助理研究员（自然科学）
614		研究实习员（自然科学）
62	社会科学研究人员	
621		研究员（社会科学）
622		副研究员（社会科学）
623		助理研究员（社会科学）
624		研究实习员（社会科学）
64	图书、资料专业人员	
641		研究馆员（图书）
642		副研究馆员（图书）
643		馆员（图书）
644		助理馆员（图书）

续　表

代　码	职务系列名称	系列等级名称
645		管理员（图书）
65	文博专业人员	
651		研究馆员（文博）
652		副研究馆员（文博）
653		馆员（文博）
654		助理馆员（文博）
655		管理员（文博）
66	档案专业人员	
661		研究馆员（档案）
662		副研究馆员（档案）
663		馆员（档案）
664		助理馆员（档案）
665		管理员（档案）
67	群众文化专业人员	
671		研究馆员（群众文化）
672		副研究馆员（群众文化）
673		馆员（群众文化）
674		助理馆员（群众文化）
675		管理员（群众文化）
68	审计专业人员	
682		高级审计师
683		审计师
684		助理审计师
685		审计员
69	法医专业人员	
691		主任法医师
692		副主任法医师
693		主检法医师
694		法医师
695		法医士
98	思想政治工作人员	
982		高级政工师
983		政工师
984		助理政工师
985		政工师

3.1.16　职业分类与代码（国家标准）(GB/T 6565)

代码（前两位）	分 类 名 称
0	国家机关、党群组织、企业、事业单位负责人
0－1	中国共产党中央委员会和地方各级组织负责人
0－2	国家机关及其工作机构负责人
0－3	民主党派和社会团体及其工作机构负责人
0－4	事业单位负责人
0－5	企业负责人
1/2	专业技术人员
1－1/1－2	科学研究人员
1－3/1－4/1－5/1－6	工程技术人员
1－7	农业技术人员
1－8	飞机和船舶技术人员
1－9	卫生专业技术人员
2－1	经济业务人员
2－2	金融业务人员
2－3	法律专业人员
2－4	教学人员
2－5	文学艺术工作人员
2－6	体育工作人员
2－7	新闻出版、文化工作人员
2－8	宗教职业者
2－9	其他专业技术人员
3	办事人员和有关人员
3－1	行政办公人员
3－2	安全保卫和消防人员
3－3	邮政和电信业务人员
3－9	其他办事人员和有关人员
4	商业、服务业人员
4－1	购销人员
4－2	仓储人员
4－3	餐饮服务人员
4－4	饭店、旅游及健身娱乐场所服务人员
4－5	运输服务人员
4－6	医疗卫生辅助服务人员
4－7/4－8	社会服务和居民生活服务人员
4－9	其他商业、服务业人员
5	农、林、牧、渔、水利业生产人员
5－1	种植业生产人员

续表

代码（前两位）	分类名称
5－2	林业生产及野生动植物保护人员
5－3	畜牧业生产人员
5－4	渔业生产人员
5－5	水利设施管理养护人员
5－9	其他农、林、牧、渔、水利业生产人员
6/7/8/9	生产、运输设备操作人员及有关人员
6－1	勘探及矿物开采人员
6－2/6－3	金属冶炼、轧制人员
6－4/6－5	化工产品生产人员
6－6	机械制造加工人员
6－7/6－8/6－9	机电产品装配人员
7－1	机械设备修理人员
7－2	电力设备安装、运行、检修及供点人员
7－3	电子元器件与设备制造、装配、调试及维修人员
7－4	橡胶和塑料制品生产人员
7－5	纺织、针织、印染人员
7－6	裁剪、缝纫和皮革、毛皮制品加工制作人员
7－7	粮油、食品、饮料生产加工及饲料生产加工人员
7－8	烟草及其制品加工人员
7－9	药品生产人员
8－1	木材加工、人造板生产、木制品制作及制浆、
	造纸和纸制品生产加工人员
8－2	建筑材料生产、加工人员
8－3	玻璃、陶瓷、搪瓷及其制品生产加工人员
8－4	广播影视制品制作、播放及文物保护作业人员
8－5	印刷人员
8－6	工艺、美术品制作人员
8－7	文化教育、体育用品制作人员
8－8/8－9	工程施工人员
9－1	运输设备操作人员及有关人员
9－2	环境监测与废物处理人员
9－3	检验、计量人员
9－9	其他生产、运输设备操作人员及有关人员
X	军人
Y	不便分类的其他从业人员

3.2 统计分类规定

3.2.1 医疗机构诊疗科目名录

代　码	诊疗科目	代　码	诊疗科目
01	预防保健科	07	儿科
02	全科医疗科	07.01	新生儿专业
03	内科	07.02	小儿传染病专业
03.01	呼吸内科专业	07.03	小儿消化专业
03.02	消化内科专业	07.04	小儿呼吸专业
03.03	神经内科专业	07.05	小儿心脏病专业
03.04	心血管内科专业	07.06	小儿肾病专业
03.05	血液内科专业	07.07	小儿血液病专业
03.06	肾病学专业	07.08	小儿神经病学专业
03.07	内分泌专业	07.09	小儿内分泌专业
03.08	免疫学专业	07.10	小儿遗传病专业
03.09	变态反应专业	07.11	小儿免疫专业
03.10	老年病专业	07.12	其他
03.11	其他	08	小儿外科
04	外科	08.01	小儿普通外科专业
04.01	普通外科专业	08.02	小儿骨科专业
04.01.01	肝脏移植项目	08.03	小儿泌尿外科专业
04.01.02	胰腺移植项目	08.04	小儿胸心外科专业
04.01.03	小肠移植项目	08.05	小儿神经外科专业
04.02	神经外科专业	08.06	其他
04.03	骨科专业	09	儿童保健科
04.04	泌尿外科专业	09.01	儿童生长发育专业
040401	肾脏移植项目	09.02	儿童营养专业
04.05	胸外科专业	09.03	儿童心理卫生专业
04.05.01	肺脏移植项目	09.04	儿童五官保健专业
04.06	心脏大血管外科专业	09.05	儿童康复专业
04.06.01	心脏移植项目	09.06	其他
04.07	烧伤科专业	10	眼科
04.08	整形外科专业	11	耳鼻咽喉科
04.09	其他	11.01	耳科专业
05	妇产科	11.02	鼻科专业
05.01	妇科专业	11.03	咽喉科专业
05.02	产科专业	11.04	其他
05.03	计划生育专业	12	口腔科
05.04	优生学专业	12.01	口腔内科专业
05.05	生殖健康与不孕症专业	12.02	口腔颌面外科专业
05.06	其他	12.03	正畸专业
06	妇女保健科	12.04	口腔修复专业
06.01	青春期保健专业	12.05	口腔预防保健专业
06.02	围产期保健专业	12.06	其他
06.03	更年期保健专业	13	皮肤科
06.04	妇女心理卫生专业	13.01	皮肤病专业
06.05	妇女营养专业	13.02	性传播疾病专业
06.06	其他	13.03	其他

续　表

代　码	诊疗科目	代　码	诊疗科目
14	医疗美容科	31	病理科
15	精神科	32	医学影像科
15.01	精神病专业	32.01	X 线诊断专业
15.02	精神卫生专业	32.02	CT 诊断专业
15.03	药物依赖专业	32.03	磁共振成像诊断专业
15.04	精神康复专业	32.04	核医学专业
15.05	社区防治专业	32.05	超声诊断专业
15.06	临床心理专业	32.06	心电诊断专业
15.07	司法精神专业	32.07	脑电及脑血流图诊断专业
15.08	其他	32.08	神经肌肉电图专业
16	传染科	32.09	介入放射学专业
16.01	肠道传染病专业	32.10	放射治疗专业
16.02	呼吸道传染病专业	32.11	其他
16.03	肝炎专业	50	中医科
16.04	虫媒传染病专业	50.01	内科专业
16.05	动物源性传染病专业	50.02	外科专业
16.06	蠕虫病专业	50.03	妇产科专业
16.07	其他	50.04	儿科专业
17	结核病科	50.05	皮肤科专业
18	地方病科	50.06	眼科专业
19	肿瘤科	50.07	耳鼻咽喉科专业
20	急诊医学科	50.08	口腔科专业
20.01	重症监护（急诊）	50.09	肿瘤科专业
21	康复医学科	50.1	骨伤科专业
22	运动医学科	50.11	肛肠科专业
23	职业病科	50.12	老年病科专业
23.01	职业中毒专业	50.13	针灸科专业
23.02	尘肺专业	50.14	推拿科专业
23.03	放射病专业	50.15	康复医学专业
23.04	物理因素损伤专业	50.16	急诊科专业
23.05	职业健康监护专业	50.17	预防保健科专业
23.06	其他	50.18	其他
24	临终关怀科	51	民族医学科
25	特种医学与军事医学科	51.01	维吾尔医学
26	麻醉科	51.02	藏医学
30	医学检验科	51.03	蒙医学
30.01	临床体液、血液专业	51.04	彝医学
30.02	临床微生物学专业	51.05	傣医学
30.03	临床生化检验专业	51.06	其他
30.04	临床免疫、血清学专业	52	中西医结合科
30.05	临床细胞分子遗传学专业	61	重症监护室（科）
30.06	其他	69	其他业务科室

《医疗机构诊疗科目名录》使用说明

一、本《名录》依据临床一、二级学科及专业名称编制，是卫生行政部门核定医疗机构诊疗科目，填写《医疗机构执业许可证》和《医疗机构申请执业登记注册书》相应栏目的标准。

二、医疗机构实际设置的临床专业科室名称不受本《名录》限制，可使用习惯名称和跨学科科室名称，如“围产医学科”、“五官科”等。

三、诊疗科目分为“一级科目”和“二级科目”。

一级科目一般相当临床一级学科，如“内科”、“外科”等；

二级科目一般相当临床二级学科，如“呼吸内科”、“消化内科”等。

为便于专科医疗机构使用，部分临床二级学科列入一级科目。

四、科目代码由“××·××”构成，其中小数点前两位为一级科目识别码，小数点后两位为二级科目识别码。

五、《医疗机构申请执业登记注册书》的“医疗机构诊疗科目申报表”填报原则：

1. 申报表由申请单位填报。表中已列出全部诊疗科目及其代码，申请单位在代码前的“□”内以划“√”方式填报。

2. 医疗机构凡在某一级科目下设置二级学科（专业组）的，应填报到所列二级科目；未划分二级学科（专业组）的，只填报到一级诊疗科目，如“内科”、“外科”等。

3. 只开展专科病诊疗的机构，应填报专科病诊疗所属的科目，并在备注栏注明专科病名称，如颈椎病专科诊疗机构填报“骨科”，并于备注栏注明“颈椎病专科”。

4. 在某科目下只开展门诊服务的，应在备注栏注明“门诊”字样。如申报肝炎专科门诊时，申报“肝炎专业”并在备注栏填注“门诊”。

六、《医疗机构申请执业登记注册书》“核准登记事项”的诊疗科目栏填写原则：

1. 由卫生行政部门在核准申报表后填写。

2. 一般只需填写一级科目。

3. 在某一级科目下只开展个别二级科目诊疗活动的，应直接填写所设二级科目，如某医疗机构在精神科下仅开设心理咨询服务，则填写精神科的二级科目“临床心理专业”。

4. 只开展某诊疗科目下个别专科病诊疗的，应在填写的相应科目后注明专科病名称，如“骨科（颈椎病专科）”。

5. 只提供门诊服务的科目，应注明“门诊”字样，如“肝炎专业门诊”。

七、《医疗机构执业许可证》的“诊科科目”栏填写原则与《医疗机构申请执业登记注册书》“核准登记事项”相应栏目相同。

八、名词释义与注释

代码	诊疗科目	注释
01.	预防保健科	含社区保健、儿童计划免疫、健康教育等
02.	全科医疗科	由医务人员向病人提供综合（不分科）诊疗服务和家庭医疗服务的均属此科目，如基层诊所、卫生所（室）等提供的服务
08.	小儿外科	仅在外科提供部分儿童手术，未独立设立本专业的，不填报本科目
23.	职业病科	二级科目只供职业病防治机构使用。综合医院经批准设职业病科的，不需再填二级科目
25.	特种医学与军事医学	含航天医学、航空医学、航海医学、潜水医学、野战外科学、军队各类预防和防护学科等
32.09	介入放射学专业	在各临床科室开展介入放射学检查和治疗的，均应在《医疗机构申请执业登记注书》的“医疗机构诊疗科目申报表”中申报本科目

3.2.2 疾病预防控制中心业务科室分类与代码

代码	科室名称
01	传染病预防控制科（中心）
02	性病艾滋病预防控制科（中心）
03	结核病预防控制科（中心）
04	血吸虫预防控制科（中心）
05	慢性非传染性疾病预防控制科（中心）
06	寄生虫病预防控制科（中心）
07	地方病控制科（中心）
08	精神卫生科（中心）
09	妇幼保健科
10	免疫规划科（中心）
11	农村改水技术指导科（中心）
12	疾病控制与应急处理办公室
13	食品卫生科
14	环境卫生所
15	职业卫生科
16	放射卫生科
17	学校卫生科
18	健康教育科（中心）
19	预防医学门诊
69	其他业务科室

3.2.3 卫生监督所业务科室分类与代码

代码	科室名称
01	综合卫生监督科
02	产品卫生监督科
03	职业卫生监督科
04	公共场所卫生监督科
05	传染病执法监督科
06	医疗服务监督科
07	稽查科（大队）
08	许可受理科
69	其他

3.2.4 卫生机构管理科室分类

代码	科室名称
71	护理部
72	药剂科
73	感染科
81	办公室
82	人事科
83	财务科
84	设备科
85	信息科（中心）
86	医政科
87	教育培训科
88	总务科
99	其他科室

3.2.5 医疗机构医师执业范围代码

代码	专业名称
11	内科专业
12	外科专业
13	妇产科专业
14	儿科专业
15	眼耳鼻咽喉科专业
16	皮肤科与性病科专业
17	精神卫生专业
18	职业病专业
19	医学影像和放射治疗专业
20	医学检验、病理专业
21	全科医学专业
22	急救医学专业
23	康复医学专业
24	预防保健专业
25	特种医学与军事医学专业
26	计划生育技术服务专业
31	口腔科专业
41	公共卫生类别专业
51	中医专业
52	中西医结合专业
53	蒙医专业
54	藏医专业
55	维医专业
56	傣医专业
59	省级卫生行政部门规定的其他专业

3.2.6 疾病预防控制中心公共卫生执业（助理）医师执业范围代码

代号	专业名称
01	传染病控制专业
02	性病艾滋病专业
03	结核病控制专业
04	血吸虫病控制专业
05	慢性非传染性疾病控制专业
06	寄生虫病控制专业
07	地方病控制专业
08	精神卫生专业
09	妇幼保健专业
10	老年保健专业
11	免疫规划专业
12	农村改水技术指导专业
13	疾病控制与应急处理专业
14	食品卫生专业
15	环境卫生专业
16	职业卫生专业
17	放射卫生专业
18	学校卫生专业
19	健康教育专业
59	其他专业

3.2.7 卫生监督员执业范围代码

代码	专业名称
01	综合卫生专业
02	食品卫生专业
03	生活饮用水卫生专业
04	化妆品卫生专业
05	职业卫生专业
06	公共场所卫生专业
07	放射卫生专业
08	传染病管理专业
09	医疗服务监督专业
10	采供血监督专业
59	其他专业

3.2.8 卫生机构名称目录

编号	机构分类	说明
1	总　　计	指下列16大项之和
2	一、医院	
3	综合医院	
4	中医医院	包括中医专科医院
5	中西医结合医院	
6	民族医院	
7	专科医院	不包括中医专科医院和各类专科疾病防治院
8	口腔医院	包括牙科医院
9	眼科医院	
10	耳鼻喉科医院	包括五官科医院
11	肿瘤医院	
12	心血管病医院	
13	胸科医院	
14	血液病医院	
15	妇产（科）医院	包括妇婴医院和妇儿医院
16	儿童医院	
17	精神病医院	包括20张床位以上的精神（心理）卫生中心，不含精神病防治院
18	传染病医院	不包括传染病病防治院
19	皮肤病医院	包括性病医院，不包括皮肤病防治院
20	结核病医院	不包括结核病防治院
21	麻风病医院	不包括麻风病防治院
22	职业病医院	不包括职业病防治院
23	骨科医院	
24	康复医院	
25	整形外科医院	包括整容医院
26	美容医院	
27	其他专科医院	
28	护理院	
29	二、疗养院	不包括休养所
30	三、社区卫生服务中心（站）	

3.2.8 卫生机构名称目录（续）

编号	机构分类	说明
31	社区卫生服务中心	
32	社区卫生服务站	
33	四、卫生院	
34	街道卫生院	
35	乡镇卫生院	
36	中心卫生院	
37	乡卫生院	
38	五、门诊部	
39	综合门诊部	
40	中医门诊部	包括中医专科门诊部
41	中西医结合门诊部	
42	民族医门诊部	
43	专科门诊部	不包括中医专科门诊部
44	六、诊所、卫生所、医务室	包括护理站
45	诊所	
46	卫生所、医务室	
47	护理站	
48	七、急救中心（站）	
49	八、采供血机构	
50	九、妇幼保健院（所、站）	包括妇幼保健中心
51	省属	
52	省辖市（地区）属	
53	地辖市属	
54	县属	
55	其他	
56	妇幼保健院	
57	妇幼保健所	包括妇女保健所、儿童保健所
58	妇幼保健站	包括妇幼保健中心
59	生殖保健中心	
60	十、专科疾病防治院（所、站）	
61	专科疾病防治院	
62	传染病防治院	

3.2.8 卫生机构名称目录（续）

编号	机构分类	说明
63	结核病防治院	
64	职业病防治院	
65	其他	
66	专科疾病防治所（站、中心）	
67	口腔病防治所（站、中心）	包括牙病防治所（站）
68	精神病防治所（站、中心）	
69	皮肤病与性病防治所（中心）	包括性病防治所（站）
70	结核病防治所（站、中心）	
71	职业病防治所（站、中心）	
72	地方病防治所（站、中心）	
73	血吸虫病防治所（站、中心）	
74	药物戒毒所（中心）	
75	其他	
76	十一、疾病预防控制中心	包括卫生防疫站、卫生防病中心和预防保健中心
77	省属	
78	省辖市（地区）属	
79	地辖市属	
80	县属	
81	其他	
82	十二、卫生监督所（中心）	包括卫生监督局
83	省属	
84	省辖市（地区）属	
85	地辖市属	
86	县属	
87	其他	
88	十三、医学科学研究机构	包括中医（药）研究院（所）、中西医结合研究所、民族医（药）研究所和医学专科研究所
89	十四、医学在职培训机构	包括各类卫生技术人员和管理人员培训中心等，不包括医学高中等学校和医学成人学校
90	十五、健康教育所（站、中心）	包括卫生宣教馆
91	十六、其他卫生机构	
92	卫生监督检验（监测）机构	包括卫生监督检测机构
93	临床检验中心（所、站）	
94	其他	

3.2.9 医疗机构类目

编号	机构分类	说　明
1	总计	
2	一、医院	
3	综合医院	
4	中医医院	
5	中西医结合医院	
6	民族医院	
7	专科医院	不包括中医专科医院
8	口腔医院	
9	眼科医院	
10	耳鼻喉科医院	
11	肿瘤医院	
12	心血管病医院	
13	胸科医院	
14	血液病医院	
15	妇产（科）医院	
16	儿童医院	
17	精神病医院	
18	传染病医院	
19	皮肤病医院	
20	结核病医院	
21	麻风病医院	
22	职业病医院	
23	骨科医院	
24	康复医院	
25	整形外科医院	
26	美容医院	
27	其他专科医院	
28	护理院	
29	二、疗养院	
30	三、社区卫生服务中心（站）	

3.2.9 医疗机构类目（续）

编号	机构分类	说　　明
31	社区卫生服务中心	
32	社区卫生服务站	
33	四、卫生院	
34	街道卫生院	
35	乡镇卫生院	
36	中心卫生院	
37	乡卫生院	
38	五、门诊部	
39	六、诊所、卫生所、医务室	包括护理站
40	诊所	
41	卫生所、医务室	
42	护理站	
43	七、急救中心（站）	
44	八、妇幼保健院（所、站）	包括生殖保健中心
45	其中：妇幼保健院	
46	妇幼保健所	
47	妇幼保健站	
48	九、专科疾病防治院（所/站）	
49	专科疾病防治院	
50	专科疾病防治所（站/中心）	

3.2.10 医院疾病名称目录

序号	疾病名称 ICD－10	ICD－10 编码
1	总　　计	A00－T98，Z00－Z99
2	1. 传染病和寄生虫病小计	A00－B99
3	其中：肠道传染病	A00－A09
4	内：霍乱	A00
5	伤寒和副伤寒	A01
6	志贺菌病	A03
7	结核病	A15－A19
8	内：肺结核	A15.0－15.3，A16.0－.16.2
9	白喉	A36
10	百日咳	A37
11	猩红热	A38
12	性传播模式疾病	A50－A64
13	内：梅毒	A50－A53
14	淋球菌感染	A54
15	乙型脑炎	A83.0
16	斑疹伤寒	A75
17	病毒性肝炎	B15－B19
18	人类免疫缺陷病毒病（HIV）	B20－B24
19	血吸虫病	B65
20	丝虫病	B74
21	钩虫病	B76
22	2. 肿瘤小计	C00－D48
23	恶性肿瘤计	C00－C97
24	其中：鼻咽恶性肿瘤	C11
25	食管恶性肿瘤	C15
26	胃恶性肿瘤	C16
27	小肠恶性肿瘤	C17
28	结肠恶性肿瘤	C18
29	直肠乙状结肠连接处、直肠、肛门和肛管恶性肿瘤	C19－C21
30	肝和肝内胆管恶性肿瘤	C22
31	喉恶性肿瘤	C32
32	气管、支气管、肺恶性肿瘤	C33－C34
33	骨、关节软骨恶性肿瘤	C40－C41

3.2.10 医院疾病名称目录（续）

序号	疾病名称 ICD－10	ICD－10 编码
34	乳房恶性肿瘤	C50
35	女性生殖器官恶性肿瘤	C51－C58
36	男性生殖器官恶性肿瘤	C60－C63
37	泌尿道恶性肿瘤	C64－C68
38	脑恶性肿瘤	C71
39	白血病	C91－C95
40	原位癌计	D00－D09
41	其中：子宫颈原位癌	D06
42	良性肿瘤计	D10－D36
43	其中：皮肤良性肿瘤	D22－D23
44	乳房良性肿瘤	D24
45	子宫平滑肌瘤	D25
46	卵巢良性肿瘤	D27
47	前列腺良性肿瘤	D29.1
48	甲状腺良性肿瘤	D34
49	交界恶性肿瘤计	D37－D48 且不是 M8000/1
50	动态未知的肿瘤计	D37－D48 且是 M8000/1
51	3. 血液、造血器官及免疫疾病小计	D50－D89
52	其中：贫血	D50－D64
53	4. 内分泌、营养和代谢疾病小计	E00－E90
54	其中：甲状腺机能亢进	E05
55	糖尿病	E10－E14
56	5. 精神和行为障碍小计	F00－F99
57	其中：使用精神活性物质的精神和行为障碍	F11－F19
58	精神分裂症、分裂型障碍和妄想性障碍	F20－F29
59	心境（情感）障碍	F30－F39
60	6. 神经系统疾病小计	G00－G99
61	其中：中枢神经系统炎性疾病	G00－G09
62	帕金森病	G20
63	癫痫	G40－G41
64	7. 眼和附器疾病小计	H00－H59
65	其中：白内障和晶状体的其他疾患	H25－H28
66	内：老年性白内障	H25
67	视网膜脱离和断裂	H33
68	青光眼	H40－H42

3.2.10 医院疾病名称目录（续）

序号	疾病名称 ICD－10	ICD－10 编码
69	8. 耳和乳突疾病小计	H60－H95
70	其中：中耳和乳突疾病	H65－H75
71	9. 循环系统疾病小计	I00－I99
72	其中：急性风湿热	I00－I02
73	内：急性风湿性关节炎	I00
74	慢性风湿性心脏病	I05－I09
75	高血压	I10－I15
76	内：高血压性心脏、肾脏病	I11－I13
77	缺血性心脏病	I20－I25
78	内：心绞痛	I20
79	急性心肌梗死	I21－I22
80	其他缺血性心脏病	I23－I25
81	肺栓塞	I26
82	心脏传导疾患和心律失常	I47－I49
83	心力衰竭	I50
84	脑血管病	I60－I69
85	内：颅内出血	I60－I62
86	脑梗死	I63
87	大脑动脉闭塞和狭窄	I66
88	静脉炎和血栓性静脉炎、静脉栓塞和血栓形成	I80－I82
89	下肢静脉曲张	I83
90	10. 呼吸系统疾病小计	J00－J99
91	其中：急性上呼吸道感染	J00－J06
92	流行性感冒	J10－J11
93	肺炎	J12－J18
94	慢性扁桃体和腺样体疾病	J35
95	支气管炎、肺气肿和其他慢性阻塞性肺病	J40－44
96	哮喘	J45－J46
97	外部物质引起的肺病	J60－J70
98	11. 消化系统疾病小计	K00－K93
99	其中：口腔、涎腺和颌疾病	K00－K14
100	内：牙齿及牙周病	K00－K08
101	胃及十二指肠溃疡	K25－K27
102	阑尾疾病	K35－K38
103	疝	K40－K46

3.2.10 医院疾病名称目录（续）

序号	疾病名称 ICD－10	ICD－10 编码
104	内：腹股沟疝	K40
105	肠梗阻	K56
106	肝疾病	K70－K77
107	胆石病和胆囊炎	K80－K81
108	急性胰腺炎	K85
109	12. 皮肤和皮下组织疾病小计	L00－L99
110	其中：皮炎及湿疹	L20－L30
111	牛皮癣	L40
112	荨麻疹	L50
113	13. 肌肉骨骼系统和结缔组织疾病小计	M00－M99
114	其中：类风湿性关节炎和其他炎性多关节病	M05－M14
115	关节病	M15－M19
116	系统性结缔组织病	M30－M36
117	内：系统性红斑狼疮	M32
118	脊椎关节强硬	M47
119	椎间盘疾患	M50－51
120	骨病和软骨病	M80－M94
121	内：骨密度和结构的疾患	M80－M85
122	骨髓炎	M86
123	14. 泌尿生殖系统疾病小计	N00－N99
124	其中：肾小球疾病	N00－N08
125	肾小管－间质疾病	N10－N16
126	肾衰竭	N17－N19
127	尿石病	N20－N23
128	膀胱炎	N30
129	尿道狭窄	N35
130	男性生殖器官疾病	N40－N51
131	内：前列腺增生	N40
132	乳房疾患	N60－N64
133	女性盆腔器官炎性疾病	N70－N77
134	子宫内膜异位	N80
135	女性生殖器脱垂	N81
136	15. 妊娠、分娩和产褥期小计	O00－O99
137	其中：异位妊娠	O00
138	医疗性流产	O04
139	妊娠、分娩和产褥期的水肿、蛋白尿和高血压疾患	O10－O16

3.2.10 医院疾病名称目录（续）

序号	疾病名称 ICD－10	ICD－10 编码
140	前置胎盘、胎盘早剥和产前出血	O44－O46
141	梗阻性分娩	O64－O66
142	分娩时会阴、阴道裂伤	O70，O71.4
143	产后出血	O72
144	顺产	O80，O84.0
145	16．起源于围生期的某些情况小计	P00－P96
146	其中：产伤	P10－P15
147	出生窒息	P21
148	新生儿吸入综合征	P24
149	特发于围生期的感染	P35－P39
150	胎儿和新生儿的溶血性疾病	P55
151	新生儿硬化病	P83.0
152	17．先天性畸形、变形和染色体异常小计	Q00－Q99
153	其中：脊柱裂	Q05
154	神经系统其他先天性畸形	Q00－Q04，Q06－Q07
155	循环系统先天性畸形	Q20－Q28
156	消化系统其他先天性畸形	Q38－Q40，Q42－Q45
157	泌尿系统其他先天性畸形	Q50－QQ52，Q54－Q56
158	肌肉骨骼系统其他先天性畸形	Q67－Q79
159	18．症状、体征和临床与实验异常所见小计	R00－R99
160	19．损伤、中毒和外因的某些其他后果小计	S00－T98
161	其中：骨折	S02，S12，S22，S32，S42，S52，S62，S72，S82，S92，T02，T08，T10，T12
162	内：颅骨和面骨骨折	S02
163	股骨骨折	S72
164	多部位骨折	T02
165	颅内损伤	S06
166	烧伤和腐蚀伤	T20－T32
167	药物、药剂和生物制品中毒	T36－T50
168	非药用物质的毒性效应	T51－T65
169	手术和医疗的并发症计	T80－T88
170	内：操作并发症	T81
171	假体装置、植入物和移植物并发症	T82－T85
172	20．影响健康状态和与保健机构接触因素小计	Z00－Z99
173	其中：无症状的人类免疫缺陷病毒感染状态	Z21

3.2.11 医院30种疾病分类与ICD－10代码

序号	科别	疾病名称	ICD－10编码	说明
1	内科	病毒性肝炎	B15－B19	
2		浸润性肺结核	A15.0－A15.2，A16.0－A16.2	
3		急性心肌梗塞	I21	
4		充血性心力衰竭	I50.0	
5		细菌性肺炎	J13－J15	
6		慢性肺源性心脏病	I27.9	
7		急性上消化道出血	K92.208	
8		原发性肾病综合征	N04	
9		甲状腺机能亢进	E05	
10		脑出血	I61	
11		脑梗塞	I63	
12		再生障碍性贫血	D60－D61	
13		急性白血病	C91.0，C92.0，C93.0，C94.0，C95.0	
14	外科	结节性甲状腺肿	E04	
15		急性阑尾炎	K35	
16		急性胆囊炎	K81.0	
17		腹股沟疝	K40	
18		胃恶性肿瘤	C16	包括C16.0
19		肺恶性肿瘤	C34.1－C34.8，C34.901	
20		食管恶性肿瘤	C15	不包括C16.0
21		心肌梗塞冠状动脉搭桥	36.1（ICD－9 CM－3）	
22		膀胱恶性肿瘤	C67	
23		前列腺增生	N40	
24		颅内损伤	S06	
25		腰椎间盘突出症	M51.202	
26	儿科	支气管肺炎	J18.0	
27		感染性腹泻	A04.903	
28	妇产科	子宫平滑肌瘤	D25	
29		剖宫产	74（ICD－9 CM－3）	
30	眼科	老年性白内障	H25	

3.2.12 ICD－10 病伤死亡原因类目

序号	疾病名称	ICD－10 编码
1	总　　计	
2	传染病和寄生虫病小计	A00－B99
3	其中：传染病计	A00－B99
4	内：伤寒和副伤寒	A01
5	痢疾	A03
6	肠道其他细菌性传染病	A00－A09
7	呼吸道结核	A15－A16
8	其他结核	A17－A19
9	钩端螺旋体病	A27
10	破伤风	A33－A35
11	百日咳	A37
12	脑膜炎球菌感染	A39
13	败血症	A40－A41
14	流行性乙型脑炎	A83.0
15	流行性出血热	A98.5
16	麻疹	B05
17	病毒性肝炎	B15－B19
18	艾滋病	B20－B24
19	寄生虫病计	A00－B99
20	内：疟疾	B50－B54
21	血吸虫病	B65
22	肿瘤小计	C00－D48
23	其中：恶性肿瘤计	C00－C97
24	内：鼻咽癌	C11
25	食道癌	C15
26	胃癌	C16
27	结肠、直肠和肛门癌	C18－C21
28	肝癌	C22
29	肺癌	C33－C34
30	乳腺癌	C50
31	宫颈癌	C53
32	膀胱癌	C67
33	白血病	C91－C95
34	良性肿瘤计	D10－D36
35	其他肿瘤计	D00－D09，D37－D48
36	血液、造血器官及免疫疾病小计	D50－D89
37	其中：贫血	D50－D64

3.2.12 ICD－10病伤死亡原因类目（续）

序号	疾病名称	ICD－10编码
38	血液、造血器官及免疫的其他疾病	D65－D89
39	内分泌、营养和代谢疾病小计	E00－E88
40	其中：糖尿病	E10－E14
41	内分泌、营养和代谢的其他疾病	E00－E07，E15－E88
42	精神障碍小计	F01－F99
43	神经系统疾病小计	G00－G98
44	其中：脑膜炎	G00，G03
45	神经系统的其他疾病	Rest of G00－G98
46	循环系统疾病小计	I00－I99
47	其中：急性风湿热	I00－I02
48	心脏病计	I05－I09，I11，I20－I25，
49	内：慢性风湿性心脏病	I05－I09
50	高血压性心脏病	I11
51	急性心肌梗死	I21
52	其他冠心病	I20，I22－I25
53	肺源性心脏病	I26－I27
54	其他心脏病	I30－I52
55	其他高血压病	I10，I12－I13
56	脑血管病	I60－I69
57	循环系统的其他疾病	I00－I99
58	呼吸系统疾病小计	J00－J98
59	其中：肺炎	J12－J18
60	慢性下呼吸道疾病	J40－J47
61	尘肺	J60－J65
62	呼吸系统的其他疾病	J00－J98
63	消化系统疾病小计	K00－K92
64	其中：胃和十二指肠溃疡	K25－K27
65	阑尾炎	K35－K37
66	肠梗阻	K56
67	肝疾病	K70－K76
68	消化系统的其他疾病	K00－K92
69	肌肉骨骼和结缔组织疾病小计	M00－M99
70	泌尿生殖系统疾病小计	N00－N98
71	其中：肾小球和肾小管间质疾病	N00－N15
72	前列腺增生	N40
73	泌尿生殖系统的其他疾病	N00－N98
74	妊娠、分娩和产褥期并发症小计	O00－O99
75	其中：直接产科原因计	O00－O92
76	内：流产	O00－O07

3.2.12 ICD－10病伤死亡原因类目（续）

序号	疾病名称	ICD－10编码
77	妊娠高血压综合征	O10－O16
78	梗阻性分娩	O64－O66
79	产后出血	O72
80	母体产伤	O70－O71
81	产褥期感染	O85－O92
82	间接产科原因计	O98－O99
83	妊娠、分娩和产褥期的其他情况	O95－O97
84	起源于围生期的某些情况小计	P00－P96
85	其中：早产儿和未成熟儿	P05－P08
86	新生儿产伤和窒息	P10－P15，P21
87	新生儿溶血性疾病	P55－P57
88	新生儿硬化病	P83.0
89	起源于围生期的其他情况	P00－P96
90	先天畸形、变形和染色体异常小计	Q00－Q99
91	其中：先天性心脏病	Q20－Q24
92	其他先天畸形、变形和染色体异常	Q00－Q18，Q25－Q99
93	诊断不明小计	R95－R99
94	其他疾病小计	A00－R94
95	损伤和中毒外部原因小计	V01－Y98
96	其中：机动车辆交通事故	See Note 1.
97	机动车以外的运输事故	V01－V99
98	意外中毒	X40－X49
99	意外跌落	W00－W19
100	火灾	X00－X09
101	由自然环境因素所致的意外事故	X30－X39
102	淹死	W65－W74
103	意外的机械性窒息	W75－W77，W81－W84
104	砸死	W20
105	由机器切割和穿刺工具所致的意外事故	W25－W31
106	触电	W85－W87
107	其他意外事故和有害效应	V01－Y98，X60－Y09
108	自杀	X60－X84
109	被杀	X85－Y09

3.2.13 医院、妇幼保健院、专科疾病防治院上报设备代码

设备代码	产品名称	单位	说明
1	800mA 及以上数字减影血管造影 X 线机	台	DSA
2	800mA 及以上医用 X 线诊断机（不含 DSA）	台	
3	500～800mA 医用 X 线诊断机	台	不含 800mA
4	移动式 X 线诊断机	台	
5	X 线电子计算机断层扫描装置	台	CT
6	X 线－正电子发射计算机断层扫描仪	台	PET－CT，包括 PET
7	单光子发射型电子计算机扫描断层仪	台	SPECT
8	医用电子直线加速器	台	LA
9	医用电子回旋加速治疗系统	台	MM50
10	质子治疗系统	台	
11	伽玛射线立体定位治疗系统	台	γ－刀
12	钴 60 治疗机	台	
13	医用磁共振成像设备（核磁）	台	MRI
14	彩色脉冲多普勒超声诊断仪	台	
15	B 型超声诊断仪	台	
16	医学图像存档传输系统	套	PACS
17	危重病人监护系统	套	ICU（成套填报）
18	有创呼吸机	台	
19	无创呼吸机	台	
20	高压氧舱	台	
21	人工肾透析装置	台	
22	牙科综合治疗台	台	
23	全自动生化分析仪	台	
24	血液酸碱气体分析仪	台	血气分析仪
25	救护车	辆	
99	其他单价在 500 万元以上的医用设备		

3.2.14 乡镇（街道）卫生院、社区卫生服务中心上报设备代码

设备代码	产　品　名　称	单位	说　　明
1	200～500mA 医用 X 线诊断机	台	
2	心电图机	台	
3	呼吸机	台	
4	心电监护仪	台	
5	B 超	台	
6	离心机	台	
7	自动生化分析仪	台	
8	分光光度计	台	
9	麻醉机	台	
10	电冰箱	台	
11	救护车	辆	

3.2.15 急救中心（站）上报设备代码

设备代码	产　品　名　称	单位	说　　明
1	急救指挥车	辆	
2	运转型急救车	辆	
3	监护型急救车	辆	
4	负压急救车	辆	

3.2.16 城乡地区分类与代码

代号	地区	说明
1	城市	
2	农村	

3.2.17 东中西部地区分类与代码

代号	地区	说　明
1	东部	包括北京、天津、辽宁、上海、江苏、浙江、福建、山东、广东、海南、河北 11 个省（直辖市）
2	中部	包括山西、吉林、黑龙江、安徽、江西、河南、湖北、湖南 8 个省
3	西部	包括内蒙古、四川、贵州、云南、西藏、陕西、甘肃、青海、宁夏、新疆、重庆、广西 12 个省（自治区、直辖市）

3.2.18 年（月）龄分类

序号	分类 1	分类 2	分类 3
	年龄（间距为 5 岁）	年龄（间距为 10 岁）	年（月龄）
1	0 岁	0	1 月 -
2	不满 1 岁	1 ~ 4	2 月 -
3	1 -	5 ~ 9	3 月 -
4	5 -	10 ~ 14	4 月 -
5	10 -	15 ~ 19	5 月 -
6	15 -	20 ~ 29	6 月 -
7	20 -	30 ~ 39	8 月 -
8	25 -	40 ~ 49	10 月 -
9	30 -	50 ~ 59	12 月 -
10	35 -	60 ~ 69	15 月 -
11	40 -	70 ~ 79	18 月 -
12	45 -	80 岁及以上	21 ~ 24 月
13	50 -		
14	55 -		
15	60 -		
16	65 -		
17	70 -		
18	75 -		
19	80 -		
20	85 岁及以上		

3.2.19 专业技术职务（聘）代码

序 号	名称
1	正高
2	副高
3	中级
4	师级/助理
5	士/员
9	待聘

3.2.20 医疗机构基本标准（摘要）

1. 医院、妇幼保健院、专科疾病防治院（所）床位与人员

	床位数（张）			床位与卫生技术人员之比		
	一级	二级	三级	一级	二级	三级
综合医院	20～99	100～499	500+	1∶0.7	1∶0.88	1∶1.03
中医医院	20～79	80～299	300+	1∶0.7	1∶0.88	1∶1.00
中西医结合医院	20～99	100～349	350+	1∶0.7	1∶0.98	1∶1.10
民族医院	有床，不分级别			无比例		
专科医院						
口腔医院	*	15～49	50+	*	1∶1.03	1∶1.03
肿瘤医院	*	100～399	400+	*	1∶1.06	1∶1.10
儿童医院	20～49	50～199	200+	1∶0.7	1∶0.95	1∶1.15
精神病医院	20～69	70～299	300+	1∶0.4	1∶0.44	1∶0.55
传染病医院	*	150～349	350+	*	1∶0.84	1∶1.00
心血管病医院	*	*	150+	*	*	1∶1.03
血液病医院	*	*	200+	*	*	1∶1.03
皮肤病医院	*	*	100+	*	*	1∶1.03
整形外科医院	*	*	120+	*	*	1∶1.03
美容医院	50张以上，内：美容床20张以上			1∶1.03		
康复医院	20张以上			1∶0.70		
疗养院	100张以上			1∶0.30		
妇幼保健院	50～19	20～49	50+	卫技人员>20	卫技人员>40	卫技人员>60
				1∶1.30	1∶1.40	1∶1.50
口腔病防治所	4～14	15～59	60+	1∶1.03	1∶1.03	1∶1.03
职业病防治所	10张以上			1∶0.40		
职业病防治院	30张以上			1∶0.70		

注：（1）*系目前不设这种级别医院；

（2）口腔病防治所系牙科治疗椅数，牙科治疗椅与卫生技术人员之比。

医疗机构基本标准

2．医院、妇幼保健院、专科疾病防治院（所）建筑面积

	每床建筑面积（平方米）			病房每床净使用面积（平方米）		
	一级	二级	三级	一级	二级	三级
综合医院	>45	>45	>60	–	>5	>6
中医医院	>30	>35	>45	–	–	–
中西医结合医院	>35	>40	>45	–	–	–
民族医院	–	–	–	–	–	–
专科医院						
口腔医院	–	≥45	≥60	–	≥6	≥6
肿瘤医院	–	≥45	≥60	–	≥6	≥6
儿童医院	≥45	≥45	≥45	≥5	≥5	≥5
精神病医院	≥35	≥40	≥45	≥4	≥4.5	≥5
传染病医院	–	≥40	≥55	–	≥5	≥6
心血管病医院	–	–	≥60	–	–	≥6
血液病医院	–	–	≥60	–	–	≥6
皮肤病医院	–	–	≥60	–	–	≥6
整形外科医院	–	–	≥60	–	–	≥6
美容医院	≥60			≥6		
康复医院	≥45			–		
疗养院		≥45		≥6		
妇幼保健院	≥45	≥45	≥55	≥5	≥5	≥6
母婴同室	≥50	≥50	≥60	≥6	≥6	≥7
口腔病防治所	≥30	≥30	≥40	≥6	≥6	≥6
职业病防治所	≥45			–		
职业病医院	≥45			–		

注：口腔病防治所系每牙科治疗椅建筑面积，诊室每牙科治疗椅净使用面积。

医疗机构基本标准

3. 卫生院、门诊部、诊所、村卫生室、急救中心（站）、临床检验中心、护理院（站）

		人员数	建筑面积
乡镇（街道）卫生院	19 张床位以下	定员至少 5 人，卫生技术人员占职工总数的 80%，防保人员占卫生技术人员的 20%	无床卫生院的建筑面积至少 $300m^2$。每设 1 床建筑面积至少增加 $20m^2$
	20～99 张	至少 3 名医师、5 名护士和相应药剂、检验、放射线技术人员	每床建筑面积至少 $45m^2$
门诊部	综合门诊部	至少 5 名医师、5 名护士，医技科室至少 1 名相应专业技术人员	建筑面积不少于 $400m^2$
	中医门诊部	至少 4 名中医师、2 名护士、1 名中药士及相应检验等技术人员	建筑面积不少于 $300m^2$
	中西医结合门诊部	至少 3 名中西医结合临床工作 2 年以上医师，至少 5 名护士，医技科室至少 1 名相应专业人员。	建筑面积不少于 $300m^2$
	民族医门诊部	至少 3 名民族医师、1 名民族药药士、1 名检验士	建筑面积不少于 $200m^2$
	专科门诊部		
	普通专科门诊部	至少 5 名医师、5 名护士，医技科室具有士级以上的相应卫技人员	建筑面积不少于 $200m^2$
	口腔门诊部	每牙科治疗椅至少配备 1.03 名卫生技术人员，至少 2 名口腔科医师，医护之比不低于 1:1	每牙科治疗椅建筑面积 $>30m^2$，诊室每牙科治疗椅净使用面积不少于 $6m^2$
	整形外科门诊部	每手术床至少配 2. 7 名卫生技术人员，至少 5 名医师、5 名护士	建筑面积不少于 $150m^2$，手术室使用面积不少于 $15m^2$
	医疗美容门诊部	每手术床至少配备 2.4 名卫技人员，每美容床至少配 1.4 名卫技人员，至少 5 名医师、5 名护士	

续 表

		人员数	建筑面积
诊所、卫生所、医务室	诊所、卫生所、医务室	至少1名取得医师资格后从事5年以上临床工作的医师，至少1名护士	建筑面积不少于$40m^2$
	中医诊所	至少1名取得医师资格后从事5年以上临床工作的中医师，至少1名护士	建筑面积不少于$40m^2$
	中西医结合诊所	至少1名取得医师资格后从事中西医结合临床工作5年以上的医师，至少1名护士	建筑面积不少于$40m^2$
	民族医诊所	至少1名民族医医师和1名民族药药士	建筑面积不少于$30m^2$
	口腔诊所	1台牙科治疗椅人员不少于2人；2台牙科治疗椅人员不少于3人；3台牙科治疗椅人员不少于5人	每牙科治疗椅建筑面积不少于$25m^2$，每牙科治疗椅使用面积$>5m^2$
	美容整形外科诊所	每手术床至少配2.4名工作人员，至少1名取得医师资格后从事5年以上美容整形外科工作的主治医师以上职称的整形外科医师至少1名护士。	建筑面积不少于$60m^2$，手术室使用面积不少于$12m^2$。
	医疗美容诊所	至少1名取得医师资格后从事5年以上医疗美容工作的相应专科医师，至少1名护士	建筑面积不少于$40m^2$
	精神卫生诊所	至少1名取得精神科医师资格后从事5年以上精神科临床工作的精神科医师，至少1名护士	建筑面积不少于$40m^2$
	中小学卫生保健所	不少于学生数的3/万，其中卫生专业人员不少于80%	建筑面积不少于每专业人员$15m^2$
村卫生室		至少1名乡村医生	建筑面积不少于$4m^2$
急救中心（站）	急救站	至少5名司机、5名急救医护人员	建筑面积不少于$400m^2$
	急救中心	至少配备21名司机、30名急救医护人员	建筑面积不少于$1600m^2$
临床检验中心	市（地区）级	至少12名卫生技术人员、10名检验师以上人员	建筑面积不少于$200m^2$
	省级	至少24名卫生技术人员，至少2名主管检验师以上技术职称的卫生技术人员	建筑面积不少于$700m^2$
	部级	至少51名卫生技术人员，至少5名主管检验师以上技术职称的卫生技术人员	建筑面积不少于$2000m^2$
护理院（站）	护理站	至少3名护士，其中1名主管护师；至少1名康复治疗士，至少2名护理员	建筑面积不少于$30m^2$
	护理院	每床至少配0.6名护理人员，每10床至少配1名主管护师，护士/护理员为1:2，至少1名专（兼）职主治医师及以上	建筑面积不少于$30m^2$，病房每床净使用面积不少于$5m^2$

3.3 统计信息报告管理规定与规范

3.3.1 国家卫生统计网络直报管理规范

（试行）

第一章 总 则

第一条 为加强全国卫生统计网络直报工作，提高统计数据质量，为卫生改革与发展、突发公共卫生事件指挥决策提供动态的卫生资源与医疗服务信息，依据《中华人民共和国统计法》、《突发公共卫生事件应急条例》、《全国卫生统计工作管理办法》和《国家卫生统计调查制度》等相关法律法规，制定本规定。

第二条 本规定适用于卫生统计的数据采集、报告、汇总和分析等管理工作。

第三条 网络直报遵循依法上报、统一规范、分级负责、属地管理、准确及时的原则。

第四条 卫生部负责国家卫生统计网络直报管理工作，地方各级卫生行政部门负责辖区内卫生统计网络直报管理工作，各级各类医疗卫生机构执行卫生统计网络直报工作。

第二章 机构职责

第五条 各级卫生行政部门

卫生部：负责制定国家卫生统计网络直报管理制度、技术规范及信息分类标准；组织编制直报系统软件，负责国家级直报平台及数据中心建设；组织实施全国网络直报工作，开展直报工作督导检查与考核评估。网络直报具体工作由卫生部统计信息中心承担。

省级卫生行政部门：建立健全地方卫生统计网络直报管理制度，制定地方卫生统计调查制度；负责省级直报平台及数据中心建设，为系统正常运行提供保障条件；负责本地区卫生统计直报管理工作，包括用户管理、数据收集、质量监控、数据传输、系统安全等；组织开展本地区直报工作督导检查，开展统计分析并发布卫生信息。

地、县级卫生行政部门：负责本辖区卫生统计直报管理工作，包括用户管理、数据收集、数据催报及审核等工作；组织开展本辖区直报工作考核和评估，开展统计分析并发布卫生信息。

第六条 医疗卫生机构

建立健全本单位统计工作制度，规范原始记录和统计台账；具体执行卫生统计网络直报工作，包括数据录入、审核及上报。

第三章 直报工作制度

第七条 直报单位及直报人员

直报单位：各级各类医疗卫生机构（不含诊所、卫生所、医务室和村卫生室），县（区、县级市）卫生局。

直报人员：直报单位的统计人员，即填表人。

第八条 直报内容

依据《国家卫生统计调查制度》，直报内容为：卫生资源与医疗服务、卫生监督、疾病控制和妇幼卫生调查制度规定的调查内容，卫生部布置的其他调查任务，地方卫生行政部门增加的调查内容。

第九条 上报时限

直报时限分为年报、季报和实时报告三类。

年报：要求次年1月30日前完成上报。

季报：要求季后1个月内完成上报。

实时报告：卫生机构发生变动（增加、注销、合并）后10日内完成上报或更正，卫生机构增减人员和设备后1个月内上报。

第十条 直报程序

医疗卫生机构直报人员登陆省级直报系统上报本单位数据。

诊所（卫生所、医务室）和村卫生室按属地管理原则向所辖县（区、县级市）卫生局报送卫统1-3表电子或纸质数据，由县（区、县级市）卫生局代报数据。

省级数据中心将本地区数据上传卫生部数据中心。

第十一条 直报方式

在线填报：直报人员登陆省级直报系统填报数据。

离线录入、在线上传：直报人员利用直报系统提供的客户端软件（离线工具）录入数据，审核后通过网络上传。

第十二条 数据交换

部、省两级数据中心使用数据交换中间件实现数据同步。省级数据中心实时上传直报用户、增减卫生机构、增减人员及设备信息，定期交换季报和年报数据。

第四章　质量控制

第十三条 数据审核

医疗卫生机构直报人员应对录入数据进行严格审核，及时发现并更正错项、漏项以及逻辑错误，确保录入数据的完整性和准确性，由单位负责人审核后上报。

县级卫生行政部门在报告期内及时上网审核辖区内医疗卫生机构上报的数据，注明“审核通过”或“审核未通过”。

地、省级卫生行政部门在报告期内及时上网查看辖区内医疗卫生机构数据上报情况，批量审核辖区内直报单位数据。

卫生部统计信息中心对各地区上传的数据进行逻辑审核。

第十四条 数据订正

医疗卫生机构直报人员发现上报数据有错，须在数据上传后3日内订正。

县、地级卫生局在报告期内可订正辖区内未通过审核的医疗卫生机构数据，但须向有关单位或人员核实；也可通知医疗卫生机构5日内订正。

省级卫生行政部门于报告期截止后5日内完成数据订正任务，修订数据须向有关单位或人员核实。

卫生部统计信息中心 5 日内完成各地区上传数据的审核任务，退回错误数据。省级卫生行政部门 3 日内订正数据并将订正数据上传部级数据中心。

第十五条 数据催报及补报

催报：报告期截止 5 日前，系统发出催报公告，公布尚未上报数据的医疗卫生机构名单。

补报：报告期截止后第 1 天，系统公布漏报的医疗卫生机构名单，通知辖区县级卫生局在报告期截止后 3 日内完成补报任务。

第十六条 监控及考评

各级卫生行政部门应建立直报工作考核制度、直报情况通报制度，定期组织开展督导检查，发现问题予以通报并责令限期改正。

第五章 数据与系统管理

第十七条 数据分析及利用

各级卫生行政部门应建立健全统计信息数据库，加强统计分析与利用，为突发公共卫生事件应急指挥决策系统、医疗救治系统提供动态的医疗救治机构、专家及医疗服务信息，为制定卫生政策、卫生规划和宏观管理提供信息咨询服务。

第十八条 数据保存

部、省级数据中心的数据要求长期保存，县（区、县级市）卫生局对基层单位上报的电子或纸质数据保存 3 年。各级卫生部门的汇总数据按照国家有关规定纳入档案管理。

第十九条 数据字典

数据字典是《国家卫生统计调查制度》规定的统计分类标准，未经授权不得更改。省级直报平台可增加地方调查制度规定的统计分类标准，但不得与部级标准相冲突。

行政区划代码是系统权限分配和用户管理的依据，除省级系统管理员外，其他人员无权修改。为保证系统的稳定性，行政区划代码每年更新一次，即：用原代码完成上年度直报任务，下年度使用变动后的代码。

第二十条 系统安全

省级卫生行政部门要制定用户管理制度，加强账户安全管理。直报系统用户（系统管理员和数据管理员）须报上级卫生行政部门备案，备案内容包括姓名、工作单位、职务及联系电话。各单位系统管理员和数据管理员要相对稳定，更换人员无须更换账号，但要更换密码。操作人员不得泄露或转让用户账号和密码，发现密码被盗用应立即更改密码并报告上级主管部门。

第六章 保障措施

第二十一条 省级直报平台及数据中心建设

直报系统要求建立省级直报平台及数据中心。直报系统作为突发公共卫生事件应急指挥决策系统的重要组成部分，直报系统环境依托省级指挥决策系统并满足运行需要。

省级数据中心要求统一直报软件，统一信息分类、统一数据交换标准、统一直报流程和管理制度。直报软件和相关信息标准由卫生部制定。

第二十二条 人员及经费保障

要求省级直报平台及数据中心配备 2～3 名专业技术人员，地、县级卫生行政部门配备 1 名直报工作管理人员。医疗卫生机构指定专人承担直报工作。

要求地、县级卫生行政部门和医疗卫生机构配备计算机等直报设备，具备上网条件。

各级卫生行政部门须将网络直报工作经费（系统运行、系统扩展及升级、人员培训、通讯等）纳入预算内卫生事业经费统筹安排，以保证直报系统正常运行。

第七章　附　　则

第二十三条　新疆生产建设兵团直报工作按有关规定执行。

第二十四条　本规定由卫生部负责解释。

第二十五条　本规定自发布之日起施行。

3.3.2 传染病信息报告管理规范

为加强传染病信息报告管理，提高报告质量，为预防控制传染病的暴发、流行提供及时、准确的信息，依据《中华人民共和国传染病防治法》等相关法律、法规，制定本规范。

一、组织机构职责

遵循分级负责、属地管理的原则，各有关部门与机构在传染病信息报告管理工作中履行以下职责：

（一）卫生行政部门

1. 负责本辖区内传染病信息报告工作的管理，建设和完善本辖区内传染病信息网络报告系统，并为系统正常运行提供保障条件。

2. 定期组织开展对各级医疗卫生机构传染病信息报告、管理等工作监督检查。

3. 依据相关法律法规规定，结合本辖区的具体情况，组织制定传染病信息报告工作实施方案，落实传染病信息报告工作。

4. 卫生部及省级地方人民政府卫生行政部门根据全国或各省份疾病预防控制工作需要，可增加传染病监测报告病种和内容。

（二）疾病预防控制机构

1. 国家级疾病预防控制机构

（1）负责全国传染病信息报告业务管理、技术培训和指导工作，协助卫生部制定相关标准和方案。

（2）负责全国传染病信息的收集、分析、报告和反馈，预测重大传染病发生、流行趋势，开展传染病信息报告管理质量评价。

（3）负责信息报告网络系统的维护和应用性能的改进与完善，提供技术支持。

（4）动态监视全国传染病报告信息，对疫情变化态势进行分析，及时分析报告异常情况或甲类及按甲类管理的传染病疫情。

（5）负责对全国传染病信息报告数据备份，确保数据安全。

（6）开展全国传染病信息报告的考核和评估。

2. 地方各级疾病预防控制机构

（1）负责本辖区的传染病信息报告业务管理、技术培训和指导工作，实施传染病信息报告管理规范和相关方案，建立健全传染病信息管理组织和制度。

（2）负责本辖区的传染病信息的收集、分析、报告和反馈，预测传染病发生、流行趋势，开展传染病信息报告管理质量评价。

（3）负责本辖区信息报告网络系统的维护，提供技术支持。

（4）动态监视本辖区的传染病报告信息，对疫情变化态势进行分析，及时分析报告、调查核实异常情况或甲类及按甲类管理的传染病疫情。

（5）负责对本辖区的传染病信息分析相关数据备份，确保报告数据安全。

（6）开展对本辖区的传染病信息报告工作的考核和评估。

县级疾病预防控制机构履行以上职责的同时，负责对本辖区内医疗机构和其他责任报告单位报告传染病信息的审核；承担本辖区内不具备网络直报条件的责任报告单位报告的传染病信息的网络直报。

（三）医疗机构

各级各类医疗机构应建立健全传染病诊断、报告和登记制度；负责对本单位相关医务人员进行传染病信息报告培训；协助疾病预防控制机构开展传染病疫情的调查。

（四）采供血机构

采供血机构应对献血员进行登记，发现 HIV 抗体检测两次初筛阳性结果的，应按传染病报告卡登记的内容，在本规范报告时限内，向属地疾病预防控制机构报告。

二、传染病信息报告

（一）责任报告单位及报告人

各级各类医疗机构、疾病预防控制机构、采供血机构均为责任报告单位；其执行职务的人员和乡村医生、个体开业医生均为责任疫情报告人。

（二）报告病种

1．法定传染病

（1）甲类传染病：鼠疫、霍乱。

（2）乙类传染病：传染性非典型肺炎、艾滋病、病毒性肝炎、脊髓灰质炎、人感染高致病性禽流感、麻疹、流行性出血热、狂犬病、流行性乙型脑炎、登革热、炭疽、细菌性和阿米巴性痢疾、肺结核、伤寒和副伤寒、流行性脑脊髓膜炎、百日咳、白喉、新生儿破伤风、猩红热、布鲁氏菌病、淋病、梅毒、钩端螺旋体病、血吸虫病、疟疾。

（3）丙类传染病：流行性感冒、流行性腮腺炎、风疹、急性出血性结膜炎、麻风病、流行性和地方性斑疹伤寒、黑热病、包虫病、丝虫病，除霍乱、细菌性和阿米巴性痢疾、伤寒和副伤寒以外的感染性腹泻病。

（4）卫生部决定列入乙类、丙类传染病管理的其他传染病。

2．其他传染病：省级人民政府决定按照乙类、丙类管理的其他地方性传染病和其他暴发、流行或原因不明的传染病。

3．不明原因肺炎病例和不明原因死亡病例等重点监测疾病。

（三）填报要求

1．传染病报告卡填写

《传染病报告卡》（见附表）统一格式，用 A4 纸印刷，使用钢笔或圆珠笔填写，内容完整、准确，字迹清楚，填报人签名。

省级人民政府决定按照乙类、丙类管理的其他地方性传染病和其他暴发、流行或原因不明的传染病也应填写传染病报告卡。

2．病例分类与分型

传染病报告病例分为疑似病例、临床诊断病例、实验室确诊病例、病原携带者和阳性检测结果五类。其中，需报告病原携带者的病种包括霍乱、脊髓灰质炎、艾滋病以及卫生部规定的其他传染病；阳性检测结果仅限采供血机构填写。

炭疽、病毒性肝炎、梅毒、疟疾、肺结核分型报告；

炭疽分为肺炭疽、皮肤炭疽和未分型三类；

病毒性肝炎分为甲型、乙型、丙型、戊型和未分型五类；

梅毒分为一期、二期、三期、胎传、隐性五类；

疟疾分为间日疟、恶性疟和未分型三类；

肺结核分为涂阳、仅培阳、菌阴和未痰检四类；

乙型肝炎、血吸虫病应分为急性和慢性。

3. 传染病专项调查、监测信息的报告

国家根据传染病预防控制工作需要开展的专项调查、报告和监测的传染病，按照有关要求执行。

4. 不明原因肺炎病例和不明原因死亡病例的监测和报告按照《全国不明原因肺炎病例监测实施方案（试行）》和《县及县以上医疗机构死亡病例监测实施方案（试行）》的规定执行。

（四）报告程序与方式

传染病报告实行属地化管理。传染病报告卡由首诊医生或其他执行职务的人员负责填写。现场调查时发现的传染病病例，由属地疾病预防控制机构的现场调查人员填写报告卡；采供血机构发现 HIV 两次初筛阳性检测结果也应填写报告卡。

1. 传染病疫情信息实行网络直报，没有条件实行网络直报的医疗机构，在规定的时限内将传染病报告卡报告属地县级疾病预防控制机构。

2. 乡镇卫生院、城市社区卫生服务中心负责收集和报告责任范围内的传染病信息。

3. 军队医疗卫生机构向社会公众提供医疗服务时，发现传染病疫情，应当按照本规定向属地的县级疾病预防控制机构报告。

4. 新疆生产建设兵团传染病疫情报告工作管理按卫生部有关规定执行。

（五）报告时限

责任报告单位和责任疫情报告人发现甲类传染病和乙类传染病中的肺炭疽、传染性非典型肺炎、脊髓灰质炎、人感染高致病性禽流感的病人或疑似病人时，或发现其他传染病和不明原因疾病暴发时，应于 2 小时内将传染病报告卡通过网络报告；未实行网络直报的责任报告单位应于 2 小时内以最快的通讯方式（电话、传真）向当地县级疾病预防控制机构报告，并于 2 小时内寄送出传染病报告卡。

对其他乙、丙类传染病病人、疑似病人和规定报告的传染病病原携带者在诊断后，实行网络直报的责任报告单位应于 24 小时内进行网络报告；未实行网络直报的责任报告单位应于 24 小时内寄送出传染病报告卡。

县级疾病预防控制机构收到无网络直报条件责任报告单位报送的传染病报告卡后，应于 2 小时内通过网络直报。

其他符合突发公共卫生事件报告标准的传染病暴发疫情，按《突发公共卫生事件信息报告管理规范》要求报告。

三、报告数据管理

（一）审核

传染病报告卡录入人员对收到的传染病报告卡须进行错项、漏项、逻辑错误等检查，对有疑问的报告卡必须及时向填卡人核实。

县级疾病预防控制机构疫情管理人员每日上网对辖区内报告的传染病信息进行审核，对有疑问的报告信息及时反馈报告单位或向报告人核实。

各级疾病预防控制机构每日进行报告信息审核时，对甲类传染病和乙类传染病中的肺炭疽、传染性非典型肺炎、脊髓灰质炎、人感染高致病性禽流感的病人或疑似病人以及其他传染病和不明原因疾病暴发的报告信息，应立即调查核实，于2小时内通过网络对报告信息进行确认，对误报、重报信息应及时删除。

对于其他传染病报告卡，由县级疾病预防控制机构核对无误后，于24小时内通过网络对报告信息确认。

（二）订正

在同一医疗卫生机构发生报告病例诊断变更、已报告病例死亡或填卡错误时，应由该医疗卫生机构及时进行订正报告，并重新填写传染病报告卡，卡片类别选择订正项，并注明原报告病名。对报告的疑似病例，应及时进行排除或确诊。

转诊病例发生诊断变更、死亡时，由转诊医疗机构填写订正卡并向病人现住址所在地县级疾病预防控制机构报告。

对于调查核实现住址查无此人的病例，应由核实单位更正为地址不详。

实行专病报告管理的传染病，由相应的专病管理机构或部门对报告的病例进行追踪调查，发现传染病报告卡信息有误或排除病例时及时订正。由专病管理机构或部门订正过的病例需要再次订正的，应通知专病管理机构或部门再次进行订正。

（三）补报

责任报告单位发现本年度内漏报的传染病病例，应及时补报。

（四）查重

疾病预防控制机构及具备网络直报条件的医疗机构每日对报告信息进行查重，对重复报告信息进行删除。

四、传染病疫情分析与利用

1. 疫情分析所需的人口资料使用《中国疾病预防控制基本信息系统》的数据（以当地统计部门数据为准）。

2. 各级疾病预防控制机构必须每日对通过网络报告的传染病疫情进行动态监控，省级以上疾病预防控制机构须按周、月、年进行动态分析报告。当有甲类或按甲类管理及其他重大传染病疫情报告时，随时作出专题分析和报告。

市（地）和县（区）级疾病预防控制机构，根据当地卫生行政部门工作需要，建立地方疫情分析制度。

3. 用于对外公布的法定报告传染病发病、死亡数按审核日期和现住址统计。

4. 各级疾病预防控制机构要及时将疫情分析结果向上级疾病预防控制机构和同级卫生行政部门报告，并反馈到下一级疾病预防控制机构。上级疾病预防控制机构每年应向下一级疾病预防控制机构反馈上年报告的个案数据。

县级疾病预防控制机构应定期将辖区内疫情分析结果反馈到辖区内的医疗机构。

5. 疾病预防控制机构发现甲类传染病和乙类传染病中的肺炭疽、传染性非典型肺炎、脊髓灰质炎、人感染高致病性禽流感以及其他传染病和不明原因疾病暴发等未治愈的传染病病人或疑似病人离开报告所在地时，应立即报告当地卫生行政部门，同时报告上级疾病预防控制机构，接到报告的卫生行政部门应当以最快的通讯方式向其到达地的卫生行政部门通报疫情。

五、资料保存

（一）各级各类医疗卫生机构的《传染病报告卡》及传染病报告记录保存3年。不具备网络直报条件的医疗机构，其传染病报告卡由收卡单位保存，原报告单位必须进行登记备案。

（二）各级疾病预防控制机构应将传染病信息资料按照国家有关规定纳入档案管理。

六、信息系统安全管理

（一）各级疾病预防控制机构负责辖区内信息报告系统用户权限的维护，制定相应的制度，加强对信息报告系统的账户安全管理。

（二）信息报告系统使用人员未经许可，不得转让或泄露信息报告系统操作账号和密码。发现账号、密码已泄露或被盗用时，应立即采取措施，更改密码，同时向上级疾病预防控制机构报告。

（三）各地应建立健全传染病疫情信息查询、使用制度。未经同级卫生行政部门批准，不得扩大系统使用的范围和权限，其他政府部门和机构查询传染病疫情信息资料，应经同级卫生行政部门批准。

七、考核与评估

（一）各级卫生行政部门定期组织对本辖区内的传染病信息报告工作进行督导检查，对发现的问题予以通报并责令限期改正。

（二）各级疾病预防控制机构制定传染病信息报告工作考核方案，并定期对辖区内医疗机构进行指导与考核。

（三）各级各类医疗机构应将传染病信息报告管理工作纳入工作考核范围，定期进行自查。

中华人民共和国传染病报告卡

卡片编号：________　　报卡类别：1. 初次报告　2. 订正报告

姓名*：________（患儿家长姓名：________）

身份证号：□□□□□□□□□□□□□□□□□□

性别*：□ 男 □ 女

出生日期*：____年__月__日（如出生日期不详，实足年龄：____ 年龄单位：□岁□月□天）

工作单位：________________联系电话：________

病人属于*：□本县区 □本市其他县区 □本省其他地市 □外省 □港澳台 □外籍

现住址(详填)*：____省___市____县（区）____乡（镇、街道）____村___（门牌号）

患者职业*：□幼托儿童、□散居儿童、□学生（大中小学）、□教师、□保育员及保姆、□餐饮食品业、商业服务、□医务人员、□工人、□民工、□农民、□牧民、□渔(船)民、□干部职员、□离退人员、□家务及待业、□其他（ ）、□不详

病例分类*：

(1)□疑似病例、□临床诊断病例、□实验室确诊病例、□病原携带者、□阳性检测结果（献血员）

(2) □急性、□慢性（乙型肝炎、血吸虫病）

发病日期*：________年____月____日

诊断日期*：________年____月____日

死亡日期 ：________年____月____日

甲类传染病*：

□鼠疫、□霍乱

乙类传染病*：

□传染性非典型肺炎、□艾滋病、病毒性肝炎（□甲型、□乙型、□丙型、□戊型、□未分型）、□脊髓灰质炎、□人感染高致病性禽流感、□麻疹、□流行性出血热、□狂犬病、□流行性乙型脑炎、□登革热、炭疽（□肺炭疽、□皮肤炭疽、□未分型）、痢疾（□细菌性、□阿米巴性）、肺结核（□涂阳、□仅培阳、□菌阴、□未痰检）、伤寒（□伤寒、□副伤寒）、□流行性脑脊髓膜炎、□百日咳、□白喉、□新生儿破伤风、□猩红热、□布鲁氏菌病、□淋病、梅毒（□Ⅰ期、□Ⅱ期、□Ⅲ期、□胎传、□隐性）、□钩端螺旋体病、□血吸虫病、疟疾（□间日疟、□恶性疟、□未分型）

丙类传染病*：

□流行性感冒、□流行性腮腺炎、□风疹、□急性出血性结膜炎、□麻风病、□流行性和地方性斑疹伤寒、□黑热病、□包虫病、□丝虫病，□除霍乱、细菌性和阿米巴性痢疾、伤寒和副伤寒以外的感染性腹泻病

其他法定管理以及重点监测传染病：

订正病名：________________　退卡原因：________

报告单位：________________　联系电话：________

报告人：________　填卡日期*：______年____月____日

备注：

《中华人民共和国传染病报告卡》填卡说明

卡片编码：由报告单位自行编制填写。

姓名：填写患者或献血员的名字（性病/AIDS 等可填写代号），如果登记身份证号码，则姓名应该和身份证上的姓名一致。

家长姓名：14 岁以下的患儿要求填写患者家长姓名。

身份证号：尽可能填写。既可填写 15 位身份证号，也可填写 18 位身份证号。

性别：在相应的性别前打√。

出生日期：出生日期与年龄栏只选 1 栏填写即可，不必既填出生日期又填年龄。

实足年龄：对出生日期不详的用户填写年龄。

年龄单位：对于新生儿和只有月龄的儿童请注意选择年龄单位，默认为岁。

工作单位：填写患者的工作单位，如果无工作单位则可不填写。

联系电话：填写患者的联系方式。

病例属于：在相应的类别前打√。用于标识病人现住地址与就诊医院所在地区的关系。

现住地址：须详细填写到乡镇（街道）。现住址的填写，原则是指病人发病时居住地，不是户籍所在地址。如献血员不能提供本人现住址，则填该采供血机构地址。

职业：在相应的职业名前打√。

病例分类：在相应的类别前打√。采供血机构报告填写献血员阳性检测结果；乙肝、血吸虫病例须分急性或慢性填写。

发病日期：本次发病日期；病原携带者填初检日期或就诊时间；采供血机构报告填写献血员献血日期。

诊断日期：本次诊断日期；采供血机构报告填写 HIV 第 2 次初筛阳性结果检出日期。

死亡日期：死亡病例或死亡订正时填入。

疾病名称：在作出诊断的病名前打√。

其他传染病：如有，则分别填写病种名称，也可填写不明原因传染病和新发传染病名称。

订正病名：直接填写订正后的病种名称。

退卡原因：填写卡片填报不合格的原因。

报告单位：填写报告传染病的单位。

报告人：填写报告人的姓名。

填卡日期：填写本卡日期。

备注：用户可填写一些文字信息，如传染途径、最后确诊非传染病病名等。

注：报告卡带“＊”部分为必填项目。

3.3.3 国家救灾防病信息报告管理规范（试行）

1 总则

1.1 目的

规范国家救灾防病的报告及信息管理工作，为救灾防病工作提供及时、准确的信息，保障救灾防病工作科学、有序、高效地进行，制定本规范。

1.2 主要依据

《中华人民共和国传染病防治法》、《中华人民共和国食品卫生法》、《国内交通卫生检疫条例》、《突发公共卫生事件应急条例》、《国家突发公共卫生事件应急预案》、《国家突发公共事件医疗卫生救援应急预案》、《全国救灾防病预案》、《传染病信息报告管理规范》、《卫生工作中国家秘密及其密级具体范围的规定》、《计算机信息系统国际联网保密管理规定》。

1.3 适用范围

本规范适用于各级卫生行政部门和各级各类医疗卫生机构实施国家救灾防病的报告及信息管理。

2 救灾防病信息报告

2.1 定义

对灾害和受灾基本情况，以及因灾害造成的各类次生、衍生突发公共卫生事件所导致的疾病发生、流行和潜在危害，及其处置和评估等信息的报告。

2.2 分类

灾害类型主要包括水、旱灾害，气象灾害，地震灾害，地质灾害，海洋灾害，生物灾害和森林草原火灾等自然灾害和人为灾害。自然灾害灾区和人为灾害由县级以上人民政府有关部门认定。

2.3 报告内容

2.4 初次报告

灾害和受灾基本情况、救灾防病工作开展情况和次生、衍生突发公共卫生事件发生情况（见附表）。

2.5 阶段报告

主要报告灾情和次生、衍生突发公共卫生事件进展和控制情况，并对初次报告的内容进行补充、修正（具体报告内容见附表）。

2.6 总结报告

灾害的发生情况；受灾基本情况；卫生系统损失情况；次生、衍生突发公共卫生事件发生和控制情况；救灾防病工作情况及评估；相关卫生资源消耗和需要补充的情况；经验及教训。

3 报告原则、时限和方式

3.1 报告原则

依法报告、统一规范、属地管理、准确及时。

3.2　报告方式和时限

事件发生地所在的县（市、区）级卫生行政部门为基本责任报告单位，同级疾病预防控制机构负责提供相关工作和技术支持。责任报告单位应负责确认上一级卫生行政部门是否收到报告信息。初次报告除采用《国家救灾防病报告管理信息系统》报告外，必须上报书面报告，时限为县以上人民政府及其有关部门确认发生灾害后24小时内上报。阶段报告采用《国家救灾防病报告管理信息系统》进行日报。必要时，按上级要求进行书面方式上报。总结报告应在事件处理结束后10个工作日内采用《国家救灾防病报告管理信息系统》上报，同时必须上报书面报告。救灾防病信息报告原则上以《国家救灾防病报告管理信息系统》为主，在紧急情况下或报告系统出现障碍时，按附表的内容，使用电话、传真或电子邮件等其他形式上报。

4　信息系统的管理

4.1　系统要求

信息报告系统的硬件及软件设施必须按照《国家救灾防病报告管理信息系统》的使用要求进行配备。

4.2　人员要求各级卫生行政部门和疾病预防控制机构要按照国家卫生信息网建设的有关要求，安排专职或兼职人员，确保信息报告系统的正常运转。

4.3　网络管理与维护

国家疾病预防控制机构负责网络运行、数据库维护、信息安全、技术培训及指导。各级卫生行政部门应设立《国家救灾防病报告管理信息系统》的专项经费，确保网络的正常运转和硬件更新。

4.4　各级疾病预防控制机构负责网络管理、使用及维护等技术支持。

5　安全与保密

5.1　信息安全

信息的应用与交换必须符合国家有关信息安全的规定。对所报告的信息打印存档，做好信息备份工作。

5.2　系统安全

各地卫生行政部门和疾病预防控制机构应根据所在省（区、市）的相关技术环境，选择安全、可靠、高效的载体建立卫生信息通讯网络。各级卫生行政部门和疾病预防控制机构要对信息报告系统设置不同的权限，分级管理，分级负责，信息报告人员不得随意转让或泄露信息报告系统操作账号与密码。WEB数据库服务器应设有防火墙，实行双机镜像热备份，备份数据专人保管。

6　考核与督导

各级卫生行政部门、疾病预防控制机构应加强救灾防病和突发公共卫生事件信息报告工作的管理，每年至少进行一次检查与考核，建立奖惩制度。上级卫生行政部门不定期对救灾防病报告及信息管理工作进行督导检查。

3.3.4 儿童预防接种信息报告管理工作规范（试行）

为了加强儿童预防接种信息报告管理，提高报告质量，为免疫规划工作管理和决策提供及时、准确的信息，依据《疫苗流通和预防接种管理条例》等相关法律、法规，制定本规范。

一、组织机构与职责

遵循分级负责、属地管理的原则，各级卫生行政部门、疾病预防控制机构、乡级防保组织和接种单位在儿童预防接种信息报告管理工作中履行以下职责：

（一）各级卫生行政部门

1. 负责本辖区儿童预防接种信息报告工作的管理，建设和完善儿童预防接种信息管理系统，并为系统正常运行提供保障条件。

2. 结合本辖区具体情况，组织制定儿童预防接种信息报告工作方案，落实儿童预防接种信息报告工作。

3. 定期组织开展对乡级防保组织、接种单位儿童预防接种信息报告管理工作的监督检查。

（二）疾病预防控制机构

1. 中国疾病预防控制中心

（1）负责全国儿童预防接种信息管理系统国家信息管理平台（以下简称国家信息管理平台）的管理和维护，国家接种点客户端软件的升级和发布。

（2）负责全国儿童预防接种信息报告业务管理、技术培训和业务指导，协助卫生部制定相关标准和方案；开展考核和评估工作。

（3）负责全国儿童预防接种信息的收集、分析、评价、报告和反馈。

（4）负责全国儿童预防接种信息报告的数据备份，确保报告数据安全。

2. 省、市（地）级疾病预防控制机构

（1）制定本辖区儿童预防接种信息报告管理系统技术方案，建立健全信息管理制度，承担系统用户和权限管理工作，提供相关技术支持。

（2）负责本辖区儿童预防接种信息报告业务管理、技术培训和督导；开展考核和评估工作。

（3）负责本辖区儿童预防接种信息的收集、分析、评价、报告和反馈。

（4）负责本辖区儿童预防接种信息报告的数据备份，确保报告数据安全。

3. 县级疾病预防控制机构

（1）制定本辖区儿童预防接种信息报告管理系统具体实施计划，指导乡级防保组织和接种单位开展信息系统实施工作，提供相关技术支持。

（2）负责本辖区儿童预防接种信息报告业务管理、技术培训、督导和乡级防保组织、接种单位儿童预防接种信息报告的质量控制，开展考核和评估工作。

（3）负责本辖区儿童预防接种信息的收集、分析、评价、报告和反馈。

（4）负责本辖区儿童预防接种信息报告的数据备份，确保报告数据安全。

（5）承担本辖区尚未实施儿童预防接种信息管理系统的乡级防保组织、接种单位的预防接种统计信息录入和上报。

（三）乡级防保组织或接种单位

1. 建立健全预防接种证（卡）登记管理制度和预防接种信息报告制度。

2. 负责对本单位和村级接种单位预防接种服务人员进行儿童预防接种信息报告培训。

3. 实施儿童预防接种信息管理系统的乡级防保组织或接种单位，负责信息管理系统的使用管理。

乡级接种单位负责儿童预防接种个案信息的收集、登记、录入和网络报告；负责信息管理系统的日常维护和数据备份，确保系统和数据安全。

设有村级接种单位的乡级防保组织，还需承担辖区内村级接种单位儿童预防接种个案信息的录入和网络报告。

4. 尚未实施儿童预防接种信息管理系统的乡级防保组织或接种单位，按照《预防接种工作规范》的有关规定开展接种率报告。

（四）村级接种单位

1. 建立健全预防接种证（卡）登记管理制度和预防接种报告制度。

2. 负责向乡级防保组织提交儿童预防接种登记资料。

二、信息登记与报告

乡级防保组织、接种单位及其实施儿童预防接种服务和管理人员为预防接种信息登记报告的责任人。

（一）实施儿童预防接种信息管理系统的乡级防保组织或接种单位

1. 登记报告信息内容

登记报告信息内容见表1（儿童预防接种个案信息登记表），包括儿童的基本信息和疫苗接种信息两部分。

（1）基本信息：儿童编码、身份证号、出生证号、儿童姓名、性别、出生日期、出生医院、监护人姓名、联系电话、家庭住址、户籍地址、儿童传染病患病情况、儿童过敏史、预防接种异常反应史、接种禁忌证、迁入日期、迁出日期、迁出原因、建卡日期、建卡单位和建卡人。

（2）疫苗接种信息：疫苗名称、剂次、免疫类型、接种日期、疫苗批号、疫苗规格、接种剂量、疫苗效期、疫苗厂家、接种单位和接种者。预防接种信息包括儿童所有一类疫苗和二类疫苗的接种信息。

2. 工作程序与方式

（1）乡级防保组织、接种单位通过接种点客户端软件建立儿童预防接种信息档案，及时录入和更新每次接种的相关信息，并及时将儿童预防接种个案信息上传国家信息管理平台。

（2）乡级接种单位在每次预防接种过程中，利用接种点客户端软件从国家信息管理平台数据库中获得流动儿童的接种信息，实现流动儿童的接种与信息共享。

3. 登记报告与时限

（1）预防接种信息的登记与录入

基本信息档案建立：儿童出生1个月内，乡级防保组织、接种单位通过接种点客户端软件录入儿童预防接种基本信息，建立儿童的预防接种基本信息电子档案。

疫苗接种信息的录入：乡级防保组织、接种单位须在每次接种完成后5天内完成疫苗接种信息的录入；采用电子介质（如条形码或磁卡等）的乡级防保组织、接种单位在每次接种实施过程中及时进行信息录入。

以村为单位接种的地区，村级接种单位在每次接种完成后5天内将预防接种记录提交乡级防保组织，由乡级防保组织在5天内完成疫苗接种信息的录入。

（2）预防接种信息的上报

上报内容：儿童编码、身份证号、出生证号、儿童姓名、性别、出生日期、监护人姓名、建档县国标、接种县国标、接种单位编码、建卡日期、接种信息（包括接种疫苗的编码、剂次、接种日期和疫苗生产企业编码）、上传时间和数据状态。

上报时限：乡级防保组织、接种单位在每次接种儿童预防接种信息录入完成后，立即通过接种点客户端软件将预防接种个案信息上传国家信息管理平台。

（二）尚未实施儿童预防接种信息管理系统的乡级防保组织或接种单位

按照《预防接种工作规范》的要求，每月5日前汇总上1个月儿童预防接种统计报表（见表2，即《预防接种工作规范》表3－1－1），并上报属地县级疾病预防控制机构，然后由县级疾病预防控制机构通过国家信息管理平台于每月10日前录入上报。

三、数据管理

（一）数据审核

1．实施儿童预防接种信息管理系统的乡级防保组织、接种单位应在每次接种前对接种儿童的既往接种信息进行审核，每周对所有管理儿童接种信息进行审核，检查数据有无错项、漏项和逻辑错误，对有疑问的录入信息及时向相关人员核实，确保录入数据的完整性和准确性。

2．县级疾病预防控制机构每周通过国家信息管理平台审核实施儿童预防接种信息管理系统的乡级防保组织、接种单位上传的儿童预防接种个案信息，检查数据有无错项、漏项和逻辑错误。

3．市（地）级疾病预防控制机构每月15日前通过国家信息管理平台审核县级疾病预防控制机构录入的尚未实施儿童预防接种信息管理系统的乡级防保组织、接种单位报告的儿童预防接种统计报表。

4．省、市（地）级疾病预防控制机构每月通过国家信息管理平台审核以市（地）、县为单位儿童预防接种数据的完整性、及时性和准确性。

（二）数据订正

1．实施儿童预防接种信息系统管理的乡级防保组织、接种单位和县、市（地）级疾病预防控制机构，在数据审核过程中如果发现有错项、漏项和逻辑错误的数据，须告知相关责任填报人对数据予以订正，并及时将订正数据上传到国家信息管理平台。

2．儿童的疫苗接种信息（疫苗编码、剂次、接种日期和疫苗生产企业编码），应在数据上传后7天内完成订正；上传超过7天以后，疫苗接种信息不再允许订正。

（三）数据补报

1．实施儿童预防接种信息管理系统的乡级防保组织、接种单位，发现未建立预防接种电子档案的适龄儿童，应及时将儿童的基本信息和疫苗接种信息录入到接种点客户端软件系统，并及时补充上传到国家信息管理平台。

对于已经建立了预防接种电子档案、但未将数据上传到国家信息管理平台的适龄儿童，尤其是流动儿童，需及时补充上传到国家信息管理平台。

2. 发现尚未实施儿童预防接种信息管理系统的乡级防保组织、接种单位缺报儿童预防接种统计报表时，县级疾病预防控制机构应督促其进行补报，并通过国家信息管理平台及时录入上报。

（四）数据查重

1. 实施儿童预防接种信息管理系统的乡级防保组织、接种单位应在每次上传数据之前通过接种点客户端软件对儿童预防接种个案信息进行查重，并及时向相关人员核实，删除错误的重复记录。

2. 县级疾病预防控制机构每月通过国家信息管理平台，对实施儿童预防接种信息管理系统的乡级防保组织、接种单位上传的儿童预防接种个案信息进行查重，督促乡级防保组织、接种单位对数据进一步核实，删除错误的重复记录。

四、质量控制

（一）数据质控

各级疾病预防控制机构每月通过国家信息管理平台，对实施儿童预防接种信息管理系统的乡级防保组织、接种单位上报的个案数据质量进行分析，分析指标包括信息管理系统覆盖率、上传信息及时率、上传完整率等。督促下级疾病预防控制机构、乡级防保组织和接种单位提高预防接种信息录入和上报的质量，扩大信息管理系统覆盖率。

（二）管理质控

省、市（地）、县级疾病预防控制机构应经常开展数据的检查复核工作，检查辖区内儿童预防接种证记录或预防接种统计报表与国家信息管理平台的相应数据是否一致。

五、分析利用

（一）各级疾病预防控制机构应每月利用国家信息管理平台对本辖区的儿童预防接种数据进行统计分析；每年 1 月份对上年度全年的预防接种实施情况进行总结。

（二）各级疾病预防控制机构应同时撰写儿童预防接种情况分析报告，向同级卫生行政部门和上级疾病预防控制机构报告；同时向下级疾病预防控制机构、乡级防保组织、接种单位进行反馈。

（三）乡级防保组织、接种单位应每月利用接种点客户端软件对本辖区儿童预防接种数据进行统计分析；每年 1 月份对上年度全年的预防接种实施情况进行总结。

（四）各级可根据具体情况按地区、时间（月、双月和年）、年龄（ <12 月龄和≥12 月龄）、出生年度、儿童状况（本地儿童和流动儿童）等属性对儿童预防接种情况进行统计分析。

分析的主要指标包括：①国家免疫规划疫苗（卡介苗、脊灰、百白破、麻疹和乙肝疫苗）各剂次基础免疫应种人数、受种人数和接种率；②国家免疫规划疫苗（脊灰、百白破、白破和麻疹疫苗）加强免疫应种人数、受种人数和接种率；③省级增加的国家免疫规划疫苗（流脑、乙脑、风疹和腮腺炎疫苗）各剂次基础免疫和加强免疫应种人数、受种人数和接种率。

实施儿童预防接种信息管理系统的地区，可以进一步分析以下指标：①各种疫苗（包括一类疫苗和二类疫苗）的接种人次数；②国家免疫规划疫苗各剂次基础免疫合格接种人数、合格接种率；③国家免疫规划疫苗基础免疫的单苗全程和五苗全程的合格接种人数、合格接种率；④国家免疫规划疫苗各剂次基础免疫和加强免疫的不合格接种原因和接种人数；⑤不同年龄组的建卡儿童数、流动儿童数。

六、系统安全与管理

（一）系统管理

1. 各级疾病预防控制机构负责辖区内儿童预防接种信息管理系统用户权限的维护，制定相应的制度，加强对信息管理系统的账户安全管理。

2. 计算机要专人管理，信息管理系统使用人员未经许可，不得转让或泄露系统操作账号和密码。发现账号、密码已泄露或被盗用时，应立即采取措施，更改密码，同时向上级疾病预防控制机构报告。

3. 各地应建立健全儿童预防接种信息查询、使用制度。其他政府部门和机构查询儿童预防接种信息资料，应经同级卫生行政部门批准。

4. 乡级防保组织、接种单位实施儿童预防接种信息管理系统后，应对安装接种点客户端软件的计算机同时安装能及时网络升级的正版杀毒软件。

5. 预防接种服务和管理人员不得利用安装有接种点客户端软件的计算机浏览与工作无关的网页或做其他与工作无关的事情。

（二）数据安全

1. 儿童预防接种证由儿童监护人长期保管；儿童预防接种卡由乡级防保组织、接种单位保管，保管期限应在儿童满 7 周岁后再保存不少于 15 年；儿童预防接种电子档案由乡级防保组织、接种单位长期保管。

2. 乡级防保组织、接种单位应在完成每次接种的信息录入和上报后的当天，对儿童预防接种信息的电子档案进行备份，并妥善保存。

3. 儿童预防接种个案的基本信息未经儿童监护人同意，不得向其他人员提供。

4. 各级疾病预防控制机构、乡级防保组织、接种单位应将儿童预防接种信息资料按照《预防接种工作规范》的有关规定纳入档案管理。

七、技术保障

（一）系统保障

1. 中国疾病预防控制中心

建立覆盖全国儿童预防接种信息管理的国家信息管理平台，具备满足日常预防接种信息管理需要的主机系统、网络系统、存储系统、安全系统、备份系统和信息管理系统；配备 2～4名专职专业技术人员。

2. 地方各级疾病预防控制机构

配备用于辖区日常业务管理的计算机 1 台；保障宽带网络接入及维持运转；具有 2 名能熟练使用计算机并有免疫规划信息管理工作经验的人员。各地也可以根据当地的需求和条件，建立本地的系统应用管理平台。

3. 乡级防保组织和接种单位

配备用于日常预防接种服务的计算机 1 台以及用于接种证、报表、条形码或其他资料打印的存折打印机 1 台；保障宽带网络接入及维持运转；具有 1 ~ 2 名操作计算机并有预防接种服务工作经验的人员。

（二）条件保障

1. 已开发使用本地儿童预防接种信息管理系统的地区

以省为单位牵头按照国家的数据交换标准和要求改进现有系统，经中国疾病预防控制中心组织专家审核合格后，方可与国家信息管理平台进行数据交换。

2. 具备儿童预防接种信息管理系统实施条件的地区

统一使用国家免费提供的接种点客户端软件。如果各地有个性化的需求，可在国家接种点客户端软件的基础上对系统功能进行扩展，但所涉及的设备和费用自行承担。

3. 暂不具备儿童预防接种信息管理系统实施条件的地区

以县为单位由县级疾病预防控制机构每月收集辖区乡级防保组织和接种单位的儿童预防接种统计报表，通过国家信息管理平台直接录入上报。

八、考核评价

（一）国家每年对部分省进行督导检查，定期通过网站、简报等方式反馈各地实施儿童预防接种信息管理系统的进展情况。每年对成绩突出的地区和个人给予表扬或奖励，对工作开展较差、进展缓慢的地区给予通报批评。

（二）地方各级卫生行政部门定期组织对本辖区儿童预防接种信息报告工作进行督导检查，对发现的问题予以通报批评并责令限期改正。

（三）地方各级疾病预防控制机构制定儿童预防接种信息报告工作考核方案，并定期对辖区内乡级防保组织、接种单位进行指导与考核。

（四）乡级防保组织、接种单位应将儿童预防接种信息报告管理工作纳入工作考核范围，定期进行自查。

九、附录

（一）名词解释

1. 乡级防保组织和接种单位

乡级防保组织包括直接承担辖区乡（镇、街道）范围内预防接种工作任务的医疗卫生机构，以及不直接承担预防接种工作任务仅负责对辖区乡（镇、街道）范围内村级接种管理的医疗卫生机构。

乡级接种单位是指直接承担辖区乡（镇、街道）范围内预防接种工作任务的医疗卫生机构。

2. 村级接种单位

村级接种单位是指承担预防接种工作任务的村卫生所或卫生服务站，包括村定点接种和入户接种。

（二）统计指标

1. 接种率

应种人数：到本次接种时，在接种辖区范围内，常住户口和流动人口中达到免疫程序规定应接受某疫苗某剂次接种的适龄儿童人数，加上次接种时该疫苗该剂次应种儿童中漏种者。

受种人数：本次接种中，某疫苗某剂次应种人数中的实际接种人数。

接种率：某疫苗某剂次受种人数/该疫苗该剂次应种人数 ×100%

2. 累计接种率

累计应种人数：一段时间内最后 1 次接种前各次接种中某疫苗某剂次累计受种人数，与该段时间内最后 1 次接种中该疫苗该剂次应种人数之和。

累计受种人数：该段时间内各次接种中某疫苗某剂次受种人数之和。

累计接种率：某疫苗某剂次累计受种人数/该疫苗该剂次累计应种人数 ×100%

3. 合格接种率

合格接种人数：在一定出生日期范围儿童中，某疫苗某剂次合格接种（免疫起始月龄正确、剂次间隔正确、在规定的月龄内完成接种）的儿童人数。

合格接种率：一定出生日期范围内某疫苗某剂次合格接种人数/该出生日期范围的人数 ×100%

单苗全程合格接种率：一定出生日期范围内某疫苗基础免疫所有剂次均合格的接种人数/该出生日期范围的人数 ×100%

五苗全程合格接种率：一定出生日期范围内卡介苗、脊灰、百白破、麻疹和乙肝疫苗基础免疫所有剂次均合格的接种人数/该出生日期范围的人数 ×100%

4. 信息管理系统覆盖率：实施儿童预防接种信息管理系统的乡镇（街道）数/辖区乡镇（街道）数 ×100%

5. 上传地区完整率：在一定时间内国家信息管理平台收到上传预防接种数据的乡镇（街道）数/辖区乡乡镇（街道）数 ×100%

6. 上传接种信息数据完整率

在一定时间内上传预防接种个案信息完整的儿童数/上传的儿童数 ×100%

7. 上传接种信息及时率

乡级接种单位：预防接种个案信息在接种后 5 日内上传的儿童数/实际上传儿童数 ×100%

不承担预防接种工作任务的乡级防保组织：预防接种个案信息在接种后 10 日内上传的儿童数/实际上传儿童数 ×100%

8. 上传接种信息准确率：上传预防接种个案信息与预防接种接种证（卡）信息相符的儿童数/调查儿童数 ×100%

（三）附表

1. 表 1 儿童预防接种个案信息登记表

2. 表 2 儿童预防接种统计报表

表 1

儿童预防接种个案信息登记表

儿童编码：__________ 身份证号：________________ 出生证号：__________

儿童姓名：__________ 性别：________ 出生日期：______ 年____月____日

出生医院：______________________ 监护人姓名：______ 联系电话：________

家庭住址：____

户籍地址：____

儿童传染病患病情况：(1)病名______ 发病时间______(2)病名______发病时间________

儿童过敏史：________ 预防接种异常反应史：________ 接种禁忌证：__________

迁入日期：____年____月____日 迁出日期：____年____月____日 迁出原因：__________

建卡日期：_____年_____月_____日 建卡单位：____________建卡人：__________

疫苗与剂次		免疫类型	接种日期	疫苗批号	疫苗规格	接种剂量	疫苗效期	疫苗厂家	接种单位	接种者
卡介苗		基础								
乙肝疫苗	1	基础								
	2	基础								
	3	基础								
脊灰疫苗	1	基础								
	2	基础								
	3	基础								
	4	加强								
百白破疫苗	1	基础								
	2	基础								
	3	基础								
	4	加强								
白破疫苗		加强								
麻疹疫苗	1	基础								
	2	加强								
…										
…										

表 2

儿童预防接种统计报表

统计月份：____年___月

地区：______省(自治区、直辖市)_____市(州、盟)______县(区、市、旗)_____乡(镇、街道)

疫苗及剂次		基础免疫				加强免疫	
		应种人数		受种人数		应种人数	受种人数
		小计	其中＜12月龄	小计	其中＜12月龄		
卡介苗							
脊灰疫苗	1						
	2						
	3						
百白破疫苗	1						
	2						
	3						
白破疫苗							
乙肝疫苗	1						
	首剂及时接种						
	2						
	3						
麻疹疫苗							
风疹疫苗							
腮腺炎疫苗							
流脑疫苗	1						
	2						
乙脑疫苗	1						
	2						

3.3.5 卫生监督信息报告管理规定

第一章 总 则

第一条 为加强卫生监督信息报告管理工作，进一步规范信息报告制度，提高信息报告质量和效率，依据《中华人民共和国统计法》、《全国卫生统计工作管理办法》、《国家卫生统计调查制度》及相关法律法规，特制定本规定。

第二条 卫生监督信息报告是卫生监督工作的重要内容，各级卫生行政部门应当加强本行政区域内卫生监督信息报告工作的组织领导和监督管理，各级卫生监督机构应当认真组织落实，按照本规定要求，做好卫生监督信息报告工作。

第三条 卫生监督信息报告应遵循依法报告、统一规范、分级管理和准确及时的原则。

第二章 职 责

第四条 卫生部负责统筹规划全国卫生监督信息报告系统的建设，规定卫生监督信息报告的范围、内容和方式，建立健全卫生监督信息报告管理制度。

县级以上地方卫生行政部门负责建立健全本行政区域内卫生监督信息报告管理制度，组织实施本行政区域内信息报告网络系统建设，协调落实本行政区域内卫生监督信息报告任务，对本行政区域内卫生监督信息报告工作开展监督检查和考核评估。

第五条 卫生部卫生监督中心负责建立国家级卫生监督信息报告系统网络平台，建立国家卫生监督信息数据库；负责全国卫生监督信息报告的业务管理和培训指导；负责全国卫生监督信息的收集、汇总、分析、报告和反馈；负责卫生监督信息报告系统的运行维护和数据安全。

县级以上地方卫生监督机构负责本行政区域内卫生监督信息报告的业务管理和培训指导；负责本行政区域内卫生监督信息的收集、汇总、分析、报告和反馈；负责本级信息报告网络系统的运行维护和数据安全。

第三章 报告制度

第六条 各级卫生监督机构为卫生监督信息的责任报告单位，依据职能分工和管辖范围，承担相应卫生监督信息报告任务。

各级卫生监督机构应确定专职报告管理员，负责卫生监督信息审核、上报工作。

卫生监督人员为卫生监督信息的报告人，负责相关卫生监督信息的收集、录入工作。

第七条 卫生监督信息报告范围和内容由卫生部提出，经国家统计局批准后实施。

省级以上卫生行政部门根据卫生监督工作需要可调整卫生监督信息报告内容。

第八条 卫生监督信息报告采用网络报告方式。卫生部另有规定的除外。

第九条 报告人登录卫生监督信息报告系统，将采集的信息按要求录入系统，由报告管理员进行审核校验，经核实无误后由报告单位负责人审核上报。

第十条 报告卫生监督个案信息时，报告人应在该信息产生后的 5 个工作日内通过网络报告。其他卫生监督信息的报告，按照卫生部的相关规定执行。

第十一条　卫生监督信息报告的统计年限为每年1月1日至12月31日。

第十二条　发现已报卫生监督信息存在重复、差错时，报告单位应及时修报。发现漏报的，应及时补报。

第十三条　突发公共卫生事件以及职业病等相关信息的报告，按照卫生部的相关规定执行。

第四章　资料利用和保存

第十四条　各级卫生行政部门应当充分利用卫生监督报告信息，建立卫生监督信息定期分析通报制度。

卫生监督信息的发布按卫生部相关规定执行。

第十五条　各级卫生监督机构要及时将卫生监督信息分析结果向上级卫生监督机构和同级卫生行政部门报告，并向下一级卫生监督机构反馈。

第十六条　各级卫生监督机构应将卫生监督信息资料按照国家有关规定纳入档案管理。涉及卫生监督信息报告的原始资料由责任报告单位负责保管，保存期限为3年。卫生监督信息数据库要按规定妥善管理，定期备份和维护。

第五章　安全管理

第十七条　各级卫生监督机构负责本级信息报告系统用户权限的维护，制定相应的制度，加强对信息报告系统的账户安全管理。

第十八条　信息报告系统使用人员未经许可，不得转让或泄露信息报告系统操作账号和密码。发现账号、密码已泄露或被盗用时，应立即采取措施，更改密码，同时向上级卫生监督机构报告。

第十九条　各级卫生监督机构应建立健全卫生监督信息查询、使用制度。未经同级卫生行政部门批准，不得扩大系统使用的范围和权限。

第二十条　涉及列入保密范围的卫生监督信息管理，按照国家有关规定执行。

第六章　考核评估

第二十一条　各级卫生行政部门应当建立卫生监督信息报告工作考核制度，定期对同级卫生监督机构和下级卫生行政部门的卫生监督信息报告工作的进行考核评估，对成绩突出的单位和个人应予以表彰和奖励，对发现的问题应予以通报并责令限期改正。

第二十二条　各级卫生监督机构应当制定卫生监督信息报告工作考核方案，定期对卫生监督信息报告工作进行检查，并将卫生监督信息报告工作情况纳入对卫生监督人员的考核内容。

第二十三条　任何单位和个人不得虚报、瞒报、漏报、拒报、迟报、伪造和篡改卫生监督信息报告资料。对于违反本规定的单位和个人，应当依法依纪追究责任。

第七章　保障措施

第二十四条　各级卫生行政部门应加强对卫生监督信息报告工作的领导，将卫生监督信息报告系统建设纳入卫生信息化建设统筹规划，整合资源，加大投入，充实力量，建立规范合理的卫生监督信息报告工作运行机制和保障机制。

第二十五条 各级卫生监督机构应设置专门部门负责卫生监督信息报告管理工作，配备开展卫生监督信息报告工作所需的人员和设备，提供必要的工作条件和工作经费。

第二十六条 各级卫生监督机构应加强卫生监督信息报告培训工作，提高卫生监督信息报告管理水平，提高卫生监督信息报告工作质量和效率。

第八章 附 则

第二十七条 各省、自治区、直辖市、新疆生产建设兵团应当根据本规定，并结合当地实际情况制定实施细则。

第二十八条 民航、铁路、部队等部门的卫生监督信息报告工作参照本规定执行。

第二十九条 本规定由卫生部负责解释。

第三十条 本规定自发布之日起施行，卫生部原发布的《卫生监督统计报告管理规定》（卫监发〔91〕第25号）同时废止。

第四部分

相 关 文 件

4.1 国家统计局文件

4.1.1 国家统计局关于同意制发全国卫生资源与医疗服务调查制度和卫生监督调查制度的函

国统制〔2007〕11号

卫生部：

你部《关于报批全国卫生资源与医疗服务调查制度、卫生监督调查制度的函》（卫办函〔2007〕37号）收悉。经审核，同意制发《全国卫生资源与医疗服务调查制度》、《全国卫生监督调查制度》，有效期限2年。超过有效期需继续执行或在有效期内进行重大修订时，须重新办理审批手续。

在实施时，请将正式文件及调查方案报我局统计设计管理司6份，并将调查所取得的汇总资料及时提供我局社会和科技统计司。

国家统计局

二〇〇七年三月六日

4.1.2 国家统计局关于同意制发全国疾病控制调查制度的函

国统制〔2007〕30 号

卫生部：

你部《关于报批全国疾病控制调查制度的函》（卫办函〔2007〕115 号）收悉。经审核，同意制发《全国疾病控制调查制度》，有效期限为 2 年。超过有效期需继续执行或在有效期内进行重大修订时，须重新办理审批手续。

在实施时，请将正式文件及调查方案报我局统计设计管理司 6 份，并将调查所取得的汇总资料及时提供我局社会和科技统计司。

国家统计局

二○○七年六月五日

4.1.3　国家统计局关于同意制发全国妇幼保健调查制度的函

国统制〔2007〕31 号

卫生部：

你部《关于报批全国妇幼保健调查制度的函》（卫办函［2007］114 号）收悉。经审核，同意制发《全国妇幼保健制度》，有效期限为 2 年。超过有效期需继续执行或在有效期内进行重大修订时，须重新办理审批手续。

在实施时，请将正式文件及调查方案报我局统计设计管理司 6 份，并将调查所取得的汇总资料及时提供我局社会和科技统计司。

国家统计局

二〇〇七年六月五日

4.2 卫生部文件

4.2.1 卫生部关于执行《全国卫生资源与医疗服务调查制度》和《全国卫生监督调查制度》的通知

卫办发［2007］165 号

各省、自治区、直辖市卫生厅局，新疆生产建设兵团卫生局，部直属各单位，部机关各司局：

为适应卫生改革与发展的需要，我部对 2002 年制定的《中国卫生统计调查制度》进行了全面修订，并更名为《国家卫生统计调查制度》（以下简称《制度》）。新的《制度》由《全国卫生资源与医疗服务调查制度》、《全国卫生监督调查制度》、《全国疾病控制调查制度》、《全国妇幼保健调查制度》四部分组成。

《全国卫生资源与医疗服务调查制度》和《全国卫生监督调查制度》已经国家统计局批准，现随文印发。自 2007 年起正式执行这两个调查制度，要求各级卫生部门要按制度规定完成 2007 年卫生资源、医疗服务和卫生监督统计调查任务。《全国疾病控制调查制度》和《全国妇幼保健调查制度》待国家统计局审批后，另行文布置。现将有关事项通知如下：

一、《全国卫生资源与医疗服务调查制度》包括 13 个调查表。表号为卫统 1－1 表至卫统 1－8 表、卫统 1－附表、卫统 2 表至卫统 5 表（见附件 1），制表机关为卫生部，批准机关为国家统计局，批准文号为国统制［2007］11 号，有效期两年，主办单位为我部统计信息中心，调查表表式及说明见附件 2。

二、《全国卫生监督调查制度》包括 20 个调查表。表号为卫统 6 表至卫统 25 表（见附件 1），制表机关为卫生部，批准机关为国家统计局，批准文号为国统制［2007］11 号，有效期两年，主办单位为我部卫生监督局，调查表表式及说明见附件 3。

三、新的《制度》要求采用新的统计分类标准（附件 4）。附件 2 至附件 4 可从卫生部网站下载（www. moh. gov. cn/统计信息/统计法规与标准）。

四、地方各级卫生行政部门可在严格遵守的前提下，制定补充性地方卫生统计调查制度，并报同级统计部门批准、备案。为防止滥发统计调查表，给基层卫生单位带来过重的统计负担，各级卫生行政部门应依法加强对统计调查项目的管理。下发调查表必须在表的右上角标明表号、制表机关、批准机关和批准文号。否则，一律视为非法调查表，下级卫生行政部门和基层卫生单位有权拒绝填报。

省级卫生行政部门和有关单位要加强领导，组织统计人员认真学习并掌握新《制度》，严格执行新《制度》，完成常规卫生统计调查任务，并将执行情况及遇到的问题及时反馈我部统计信息中心。

附件 1：调查表目录

附件2：全国卫生资源与医疗服务调查制度（略）
附件3：全国卫生监督调查制度（略）
附件4：统计分类标准（略）

卫生部
二○○七年五月十七日

4.2.2 卫生部关于执行《全国疾病控制调查制度》和《全国妇幼保健调查制度》的通知

卫办发［2007］207号

各省、自治区、直辖市卫生厅局，新疆生产建设兵团卫生局，部直属各单位，部机关各司局：

卫生部重新修订的《国家卫生统计调查制度》由《全国卫生资源与医疗服务调查制度》、《全国卫生监督调查制度》、《全国疾病控制调查制度》、《全国妇幼保健调查制度》四部分组成。其中，《全国卫生资源与医疗服务调查制度》和《全国卫生监督调查制度》已于今年5月印发执行。《全国疾病控制调查制度》和《全国妇幼保健调查制度》于今年6月5日经国家统计局批准，自2007年起正式执行。为使各级卫生部门按制度规定完成2007年疾病控制和妇幼保健统计调查任务，现将有关事项通知如下：

一、《全国疾病控制调查制度》包括30个调查表。表号为卫统26表至卫统38－3表（见附件1），制表机关为卫生部，批准机关为国家统计局，批准文号为国统制［2007］30号，有效期两年，主办单位为我部疾病预防控制局和卫生监督局，调查表表式及说明见附件2。

二、《全国妇幼保健调查制度》包括15个调查表。表号为卫统39表至卫统49表（见附件1），制表机关为卫生部，批准机关为国家统计局，批准文号为国统制［2007］31号，有效期两年，主办单位为我部妇幼保健与社区卫生司，调查表表式及说明见附件3。

三、两个调查制度的具体执行时间及工作安排另行通知。附件2和附件3可从卫生部网站下载（www. moh. gov. cn/统计信息/统计法规与标准）。

四、地方各级卫生行政部门可在严格遵守两个调查制度规定的前提下，制定补充性地方卫生统计调查制度，并报同级统计部门批准、备案。

省级卫生行政部门和有关单位要加强领导，组织统计人员认真学习并严格执行这两个调查制度，切实完成好常规统计调查任务，并将执行情况及遇到的问题及时反馈我部相关司局。

附件1：调查表目录

附件2：全国疾病控制调查制度

附件3：全国妇幼保健调查制度

卫生部

二〇〇七年六月二十五日

4.2.3　卫生部关于认真贯彻落实新的统计调查制度的通知

卫办发［2007］166号

各省、自治区、直辖市卫生厅局，新疆生产建设兵团卫生局，部直属各单位，部机关各司局：

为适应卫生改革与发展的需要，我部制定并颁布了新的《国家卫生统计调查制度》（以下简称《制度》）。新的《制度》主要修订了统计调查内容和分类标准，实行统计信息网络直报。这项统计调查制度的重大改革，将大大提高统计信息服务能力，实现信息资源共享，为突发公共卫生事件应急指挥决策系统和医疗救治系统提供动态卫生信息，发挥卫生政策与管理的信息咨询与引导作用。为贯彻落实新《制度》，现提出如下要求：

一、认真执行新的《国家卫生统计调查制度》

（一）新《制度》由《全国卫生资源与医疗服务调查制度》、《全国卫生监督调查制度》、《全国疾病控制调查制度》、《全国妇幼保健调查制度》四部分组成。我部已布置《全国卫生资源与医疗服务调查制度》和《全国卫生监督调查制度》（卫办发［2007］165号文），《全国疾病控制调查制度》和《全国妇幼保健调查制度》待国家统计局批准后另行文布置。各地要认真贯彻执行。

（二）增加调查频率。卫生机构调查表增加季报，要求季报的调查表、调查内容和医疗机构见《全国卫生资源与医疗服务调查制度》。此外，要求新增卫生机构在取得分类代码证书10日内上报本单位基本信息（卫统1表）；卫生机构在人员流入或流出本单位1个月内上报增减人员信息（卫统2表）；卫生机构在设备购进、调出或报废1个月内上报增减设备信息（卫统3表）。

各地可根据新《制度》并结合本地实际需要，尽快制定地方统计调查制度，将统计工作制度化、规范化。

二、实行全国卫生统计信息网络直报

（一）建立国家卫生信息网络直报系统（以下简称直报系统）

1. 结合部省两级突发公共卫生事件应急指挥决策系统建设，建立部、省两级直报系统平台及数据中心。对于建立省级直报系统平台和数据中心有困难的个别省（自治区）卫生厅，可由省（自治区）卫生厅提出申请并经我部同意，暂由我部托管，直报布置与管理工作仍然由本地负责。

2. 直报系统要求统一系统平台、统一信息标准、统一数据结构、统一直报流程与管理。我部制定了《国家卫生信息网络直报系统方案》，请登陆卫生部网站下载（www.moh.gov.cn/统计信息/工作动态）；开发了《国家卫生信息网络直报系统》软件，免费供各地建设直报系统平台和数据中心使用。系统外购软件、安装调试、运行维护和人员培训等费用由各地自行承担。随后，我部将下发《国家卫生信息网络直报管理规范》。

3. 具备上网条件的医疗卫生机构通过计算机网络直报本单位数据；尚无条件上网的医

疗卫生机构将本单位数据报送所在辖区县卫生局，由县（区、县级市）卫生局代报。

4. 直报系统拟于2007年8月试运行，9月份完成直报用户注册工作，10月份开始直报新《制度》规定的卫生机构季报、卫生人力和医用设备变动信息（具体安排另行通知）。

5. 直报系统具备拓展功能，允许省级平台增加本地区调查项目、内容与频率。

（二）传染病和突发公共卫生事件等疾病专报信息，继续按照国家疾病监测信息系统的要求做好直报工作。要进一步提高直报单位覆盖率和报告质量。

三、进一步完善卫生机构代码数据库

1. 按照《卫生机构（组织）分类与代码》标准（WS 218－2002），做好现有《卫生机构代码数据库》维护与更新工作，建立诊所、医务室、社区卫生服务站和村卫生室代码数据库。要求今年7月底以前将代码库上报我部，卫生机构代码数据库将作为各地区直报用户注册的依据。

2. 做好卫生机构分类代码证的发放及管理工作，证书发放继续执行《卫生部关于下发<卫生机构（组织）分类代码证>的通知》（卫办发［2002］117号）。

四、做好新《制度》布置与培训、直报系统安装调试及培训工作。我部拟于8月份举办新《制度》及直报系统软件省级人员培训班，本地人员培训由省级卫生行政部门承担。印发《全国卫生统计调查制度》一书，内容包括统计法律法规、四个调查制度、统计分类标准、直报管理规范、指标体系及相关文件等。

五、保障措施

1. 加强地方各级卫生部门统计信息机构和队伍建设，重视人才培养和业务培训。

2. 将统计信息工作经费纳入预算内卫生事业经费统筹安排，保证《制度》布置、代码证发放、业务培训、数据中心建设及系统运行所需经费。

3. 加快省级突发公共卫生事件应急指挥中心建设。直报系统是指挥决策系统的重要环节和信息资源，要统筹规划、合理安排。要求基层医疗卫生单位配备直报工作用计算机及上网设备。

统计信息工作是卫生行政部门的一项基本职能。各级卫生部门要认真落实新《制度》，做好相关准备工作，及时完成各项统计调查任务。我部拟于年底开展贯彻新《制度》和网络直报工作的督导检查，并通报其结果。

卫生部

二〇〇七年五月十七日

4.2.4　卫生部办公厅关于实施国家卫生统计网络直报工作的通知

卫办综发〔2007〕145 号

各省、自治区、直辖市卫生厅局，新疆生产建设兵团卫生局，部直属各单位：

为贯彻落实新的《国家卫生统计调查制度》，我部决定从 2007 年下半年起实行国家卫生统计网络直报。这项统计报告制度的重大改革，将大大提高统计信息服务能力，提高统计数据的准确性和及时性，为突发公共卫生事件应急指挥决策和医疗救治提供动态卫生信息，发挥信息对制定卫生政策与规划的咨询和引导作用。为做好卫生统计网络直报工作，现提出如下要求：

一、尽快建立省级直报平台及数据中心，做好网络直报准备工作

（一）国家卫生统计网络直报系统（以下简称直报系统）要求建立省级直报平台及数据中心，完成本地区数据采集任务。作为突发公共卫生事件应急指挥决策系统的重要组成部分，直报系统环境依托省级指挥决策系统并满足运行需要，系统建设参照《国家卫生统计网络直报系统操作技术规范》（见附件 1）。

（二）要求统一系统软件、统一信息分类标准和数据交换标准、统一直报流程和管理规范。我部开发了《国家卫生统计网络直报系统》软件，供各地建设直报平台和数据中心使用。为保证部、省两级信息上传下达畅通，不允许使用其他软件采集国家卫生统计数据。

（三）要求 2007 年 9 月底以前完成省级直报平台安装及测试任务，10 月份完成直报人员培训、用户注册及试运行任务。省级直报平台由软件开发商统一负责安装。

（四）行政区划代码、组织机构代码和卫生机构类别代码是直报用户与权限管理的依据。要求各地于 2007 年 10 月 15 日以前完成卫生机构分类代码数据维护工作，建立诊所及村卫生室代码数据库。

二、直报工作安排

（一）直报时间及内容

2007 年 11 月 1 日起，医疗机构（诊所和村卫生室除外）正式直报第 1 ~ 3 季度数据。报告内容为卫生机构调查表（卫统 1 表）季报项目，报告期为 2007 年第 3 季度，数据为前 3 季度（即 1 ~ 9 月份）合计数。省级卫生行政部门于 12 月 5 日前将本地区季报数据上传卫生部。

2008 年 1 月 1 日起，医疗卫生机构直报 2007 年报数据（卫统 1 表）和 820 家出院病人原始数据库（卫统 4 表）。省级卫生行政部门于 2 月 5 日前将本地区 2007 年年报数据上传卫生部。

2008 年 3 月起，医疗卫生机构网络直报卫生人力基本信息调查表（卫统 2 表）和医用设备调查表（卫统 3 表）。

（二）直报单位及人员

直报单位为医疗卫生机构（不包括诊所、医务室、卫生所和村卫生室）、县（区、县级市）卫生局。直报人员为直报单位的统计人员。

（三）直报流程

医疗卫生机构直报人员登陆省级直报系统上报本单位数据；诊所（卫生所、医务室）村卫生室按属地管理原则向所辖县（区、县级市）卫生局报送电子或纸质数据，由县（区、县级市）卫生局代报数据。省级数据中心将本地区数据上传卫生部数据中心。

（四）质量控制与统计分析

各级卫生行政部门要加强质量控制，保证直报数据质量；开展统计分析，及时为突发公共卫生事件应急指挥、为制定卫生政策和规划提供动态信息。

各级卫生行政部门和直报单位要遵照《国家卫生统计网络直报管理规定（试行）》，及时完成各项直报任务。

三、保障措施

（一）加强领导，组织落实。地方各级卫生行政部门要高度重视、切实加强对直报工作的组织和领导；建立地方卫生统计网络直报管理制度，加强对医疗卫生机构直报工作的业务指导。基层医疗卫生单位要建立健全直报工作制度，人事、财务、设备部门要配合直报人员完成卫生人力、财务和设备数据上报。

（二）配备直报人员，做好人员培训工作。要求省级直报平台配备 2 ~ 3 名专业技术人员，地、县级卫生行政部门配备 1 名直报工作管理人员，医疗卫生机构指定专人承担直报工作。我部拟于 2007 年 8 月下旬举办直报系统软件省级人员培训班。省级卫生行政部门组织本地区直报人员培训工作，培训工作最迟在 2007 年 10 月 15 日前完成。

（三）保障直报工作经费。省级卫生行政部门应将直报工作经费（包括系统运行维护、系统扩展及升级、人员培训和通讯等费用）纳入预算内卫生事业经费统筹安排。省级直报平台是省级突发卫生事件应急指挥决策系统的重要组成部分，直报系统所需的表单设计工具等由我部统一组织采购，费用由各省支付。各级各类医疗卫生单位要配置直报用计算机，完善上网条件。

（四）建立直报工作通报制度。各级卫生行政部门要建立直报工作通报制度，对及时准确直报数据且质量高的提出表扬；对拒报、迟报、漏报以及数据质量差的进行通报批评。我部拟于明年上半年组织开展全国卫生统计网络直报工作督导检查，并通报其结果。

统计信息工作是卫生行政部门的一项重要职责和基础工作。各级卫生行政部门要加强对统计信息工作的领导，落实网络直报工作，及时完成各项统计调查任务，使全国统计信息工作迈上一个新的台阶。

附件：国家卫生统计网络直报操作技术规范

卫生部

二〇〇七年八月八日

附件：

国家卫生统计网络直报操作技术规范

为加强全国卫生统计网络直报工作，依据《国家卫生统计调查制度》和《国家卫生统计网络直报管理规定（试行）》制定本操作技术规范。

一、网络直报条件

（一）省级直报平台及数据中心

1．硬件配置

类别	设备名称	说　　明
服务器	数据库服务器（建议双机）	CPU 主频 3.0GHz 以上 高配 2－4CPU，8GB 内存 低配 1CPU，4GB 内存
	应用服务器、数据交换服务器	高配 2－4CPU，4GB 内存 低配 1CPU，2GB 内存
网络设备	交换机 2 台（骨干局域网和接入局域网）、路由器 2 台、防火墙	高配带宽至少 50 兆 低配带宽至少 10 兆
存储设备	磁盘阵列、磁带库	高配 2T，低配 1T
安全设备	VPN 设备、其他安全设备	

2．软件配置

类型	产品	说明
数据库操作软件	Oracle（高配） SQL Server（低配）	高配 25 用户企业版 低配 10 用户标准版
应用服务器软件	IBM WebSphere Application Server 6.0	高配 2－4CPU，低配 1CPU
表单设计工具	紫光华宇 i@Report	
报表分析工具	润乾报表	
数据交换中间件	IBM WebSphere MQ 6.0	
系统安全软件	网络版杀毒软件等	

3. 人员要求

数据管理员：熟悉网络直报业务工作，具备统计分析能力，具备指导和培训本地区直报人员的能力。

系统管理员：负责管理和维护省级直报平台，保障网络正常运行和信息安全。

4. 网络接入

部、省级直报平台采用宽带接入因特网，地、县级卫生局及医疗卫生机构用户直接登陆省级直报平台。

目前利用国家公共数据网络资源组建 VPN 专网。建立部省级专网后，省级数据中心通过专网与部级数据中心链接。

（二）地、县级卫生局和医疗卫生机构

1. 环境要求：配备工作用计算机及上网设备，客户端使用 Windows XP 和 Windows 2000 及以上操作系统，IE6.0 及以上版本浏览器。

2. 直报人员和系统管理员要求：掌握计算机基本操作技能且熟悉统计工作。

二、用户管理与权限

（一）用户管理

1. 用户角色

省、地、县级卫生行政部门用户角色分为系统管理员、数据管理员和数据使用者；医疗卫生机构直报人员为数据管理员。

2. 账号设立

省、地、县级卫生行政部门分别设立 1 个系统管理员账号，系统管理员根据需要为本级设立多个数据管理员和数据使用者账号。医疗卫生机构只允许设立 1 个直报用户账号。

直报系统依据行政区划代码划分用户组织结构，自动设立以下两类用户账号：各级系统管理员账号和医疗卫生机构直报用户账号。系统管理员账号（6 位）由行政区划代码组成，医疗卫生机构直报用户账号（15 位）由行政区划代码 + 组织机构代码组成。

数据管理员和数据使用者账号（8 位）由本级系统管理员设立。设立原则为行政区划代码 + 两位数字代码，01 ~ 49 为数据管理员，50 ~ 99 为数据使用者。

县级系统管理员应将医疗卫生机构的直报用户账号和初始密码通知所属单位直报人员。

3. 账号密码安全

用户使用初始密码首次登陆直报系统后，应立即更改初始密码。用户密码一般应在 6 位以上，由数字或英文字母组成。建议用户半年更换 1 次密码。

系统管理员和数据管理员要相对固定。更换人员无须更换账号，但要更换密码。各级系统管理员应经常检查用户权限，发现密码被盗应立即通知直报用户更新密码。直报用户丢失密码或发现本单位数据被篡改，要及时报告上级系统管理员并及时更新密码。

（二）用户权限分配

1. 系统管理员

省级系统管理员负责系统设置与管理、报表增减与修改、数据字典维护、行政区划代码变更，分配地级系统管理员和本级用户等；地级系统管理员分配县级系统管理员和本级用户；县级系统管理员分配医疗卫生机构直报用户和本级用户，负责卫生机构增加、注销及代码变更等。

2. 数据管理员

医疗卫生机构和县级卫生局数据管理员具有数据录入、审核、上报、订正、催报、分析及使用数据等权限；地、省级数据管理员具有数据审核、订正、催报、分析及使用数据等权限。

3. 数据使用者

具有使用及查询本辖区或本单位数据权限。

三、数据字典维护与编码原则

（一）数据字典维护

卫生部发布的统计分类标准由部级系统管理员维护，地方统计分类标准由省级系统管理员维护。

行政区划代码（6位）：县级及以上行政区划代码是系统组织结构及用户管理的依据，除省级系统管理员外，其他人员无权修改。县级及以上行政区划代码以国家统计局公布的最新编码为依据，部级直报平台将不定期转发行政区划及其代码变动信息。

为保证系统稳定性，行政区划代码每年更新一次，即：用原代码完成上年度所有直报任务，下年度使用变动后的代码。变更代码应在当年3月份完成。

（二）编码原则

1. 卫生机构分类代码（22位）

卫生机构分类代码由组织机构代码（9位）、行政区划代码（6位）、经济类型代码（2位）、卫生机构类别代码（4位）和机构分类管理代码（1位）组成。

组织机构代码是医疗卫生机构直报用户管理的依据。单位变更组织机构代码需向县级卫生局出具组织机构代码证书，并报地、省级卫生行政部门核准。各地区自定义的组织机构代码（以PDY开头）不得重复使用。

卫生机构类别代码是医疗卫生机构分类直报卫生机构调查表的依据。县级卫生局要及时审核辖区内所有卫生机构类别代码，变更医疗机构类别代码应以医疗机构执业许可证为依据，并报地级卫生局核准。

新增医疗卫生机构须向县级卫生局递交申报表，同时提供医疗机构执业许可证或民政、工商、机构编制部门登记证书。县（区、县级市）录入申报表（即卫生机构调查表第一项“基本情况”），地、省级卫生行政部门核准后发放卫生机构分类代码证书。

2. 所在科室代码

业务科室代码：医疗机构填写《诊疗科目》代码，要求医院、妇幼保健院（所/站）、专科疾病防治院（所/站）、中医机构填写4位代码，其他医疗机构填写前两位代码；疾病预防控制中心填写《疾病预防控制中心业务科室代码》；卫生监督所（中心）业务科室填写《卫生监督机构业务科室代码》；其他卫生机构业务科室代码统一为69。

所有卫生机构管理科室填写《卫生机构管理科室代码》。

3. 地方医疗机构聘用军人的临时身份代码

由地方医疗机构聘任的、有军官证而无身份证的军人，其临时身份代码由所属医疗机构统一编制。军人临时身份代码共18位，编码规则与身份证基本相同，即：行政区划代码（6位）+出生日期代码（8位）+顺序代码（3位）+效验码（1位）。行政区划代码为6位，即单位所在地的县/区国家标准代码；出生日期代码为8位，依次为XXXX年XX月XX

日；顺序代码为001－999，第三位表示性别，单数为男性、双数为女性。效验码为1位，统一用英文“J”表示，以区别居民身份证。军人临时身份代码仅作为《卫生人力基本信息调查表》中卫生人员的唯一身份标识，不得发证。同一县/区内军人临时身份代码不得重复。

四、离线工具与外部数据导入

（一）离线工具

直报系统提供“离线工具”，为直报用户提供离线录入与网络上传、外部数据导入、数据导出、统计汇总与查询等功能。离线工具需要客户端下载并安装运行，主要目的是节省网络资源。

1. 离线录入与网络上传

乡镇卫生院离线录入本乡镇所属村卫生室报送的卫统1－4表数据，审核并订正后通过网络上传。

县（区、县级市）卫生局离线录入以下医疗卫生机构数据、审核并订正后通过网络上传。录入包括：诊所（卫生所、医务室）数据（卫统1－3表），不具备上网条件的乡镇卫生院数据（卫统1－2表）和村卫生室数据（卫统1－4表），不具备上网条件的小型医疗卫生机构数据（卫统1－1表）。

2. 数据查询和统计汇总

由于报告期用户登陆较为集中，为避免网络堵塞，影响直报工作，各级用户应将原始数据下载至本地机，利用离线工具进行原始数据查询和简单的统计汇总。

地、县级用户在省级直报平台完成统计分析后，将汇总表下载至本地机进行查询、编辑和打印。

卫统1表汇总表平衡关系：总表＝国有＋集体办＋联营＋私营＋其他＝政府办＋社会办＋私人办＝市＋县。

（二）外部数据导入

系统允许导入外部数据（卫统2表、卫统3表、卫统4表和卫统1－1表）。外部数据导入要严格执行卫生部公布的数据接口标准（数据结构和统计分类标准），审核并订正数据后通过网络上传。

五、数据交换

部、省两级使用数据交换中间件实行数据交换，根据不同内容采用不同交换周期（见表3）。

表3　部、省两级数据交换内容

交换内容	交换方式	交换周期	交换时间
新增直报用户信息	向上推送	实时交换	实时
增减卫生机构信息	向上推送	实时交换	实时
增减人员及设备信息	向上推送	实时交换	实时
季报数据	向上推送	定时交换	4/7/10月6日
年报数据	向上推送	定时交换	次年1月21日
更正数据	双向推送	定时交换	双方约定
数据字典	向下推送	不定期交换	
增加及修订调查表	向下推送	不定期交换	
通知及通告信息	向下推送	不定期交换	

六、技术支持

1. 省级直报平台出现的一般性问题由省级系统管理员解决。系统运行出现故障，可请求部级系统管理员协助解决。

2. 直报用户：计算机及网络不通问题由本单位自行解决；网络畅通情况下不能登陆系统，请与省级系统管理员联系。对于直报过程中出现的问题，请使用系统操作手册，或在公告栏中获取相关解决方案。

4.2.5　卫生部关于印发《国家卫生统计指标体系》的通知

卫办发［2007］44号

各省、自治区、直辖市卫生厅局，新疆生产建设兵团卫生局，中国疾病预防控制中心、卫生部卫生监督中心：

为适应卫生改革与发展的需要，按照国家卫生统计调查制度改革的总体安排，我部组织制定了《国家卫生统计指标体系》（以下简称《指标体系》），确定了统计指标的调查方法、调查范围、调查频率、报送方式、数据采集系统及主管部门，现印发给你们，请各地在制定地方卫生统计调查制度中参照执行。

卫生部

二〇〇七年一月二十六日

国家卫生统计指标体系

序号	指标名称	分组	调查方法	调查范围	调查频率	报送方式	数据采集系统	主管部门
	一、健康状况							
1	期望寿命	性别、年龄、城乡、地区	人口普查/抽样调查		5年			国家统计局—/卫生部
2	健康寿命	性别、年龄、城乡	根据有关调查推算		5年			卫生部
3	出生率	性别、年龄、城乡、地区	人口普查/抽样调查	全人口	年报			国家统计局
4	人口（自然）增长率							
5	死亡率	性别、年龄、城乡、疾病（109类）	人口普查/抽样调查	全人口/国家死因调查点/160个疾病监测县区	年报	网络直报	卫生统计直报系统/疾病监测信息系统	统计信息中心/疾病控制局
6	5岁以下儿童死亡率	性别、疾病（前10位）、城乡、东中西部地区、流动人口	人口普查/抽样调查	336个妇幼卫生监测县区/国家死因调查点/160个疾病监测县区	年报		妇幼卫生监测系统/卫生统计直报系统/疾病监测信息系统	妇幼保健与社区卫生司/统计信息中心/疾病控制局
7	婴儿死亡率							
8	新生儿死亡率	性别、城乡、疾病（前十位）						
9	围产儿死亡率	性别、城乡						
10	孕产妇死亡率	疾病（前10位）、城乡、东中西部地区						
11	传染病报告死亡率	甲乙丙类传染病，地区	全面调查	法定报告甲乙丙类传染病病人	实时	网络直报	疾病监测信息系统	疾病控制局
12	恶性肿瘤死亡率	城乡，肿瘤类别	抽样调查	国家死因调查点/160个疾病监测县区/恶性肿瘤死亡调查县区	10年	网络直报	卫生统计直报系统	统计信息中心/疾病控制局
13	职业病死亡率	职业	全面调查		实时	网络直报	疾病监测信息系统	疾病控制局
14	麻醉死亡率	疾病（173类）	全面调查	医疗机构	年报	网络直报	卫生统计直报系统	统计信息中心
15	居民死亡原因构成	城乡、性别、疾病（前20位）	抽样调查	国家死因调查点/160个疾病监测县区	年报	网络直报	卫生统计直报系统	统计信息中心/疾病控制局
16	5岁以下儿童死亡原因构成	城乡、性别、疾病（前10位）	抽样调查	336个妇幼卫生监测县区	年报	网络直报	妇幼卫生监测系统	妇幼保健与社区卫生司
17	婴儿死亡原因构成	性别、疾病（前10位）						
18	新生儿死亡原因构成	城乡、性别、疾病（前10位）						
19	孕产妇死亡原因构成	城乡、疾病（前10位）						

国家卫生统计指标体系（续）

序号	指标名称	分组	调查方法	调查范围	调查频率	报送方式	数据采集系统	主管部门
20	食物中毒死亡原因构成	中毒原因	重点调查	食物中毒死亡事件	实时	网络直报	卫生监督信息系统	卫生监督局
	病死率							
21	传染病病死率	甲乙丙类传染病，地区	全面调查	法定报告甲乙丙类传染病病人	实时	网络直报	疾病监测信息系统	疾病控制局
22	出院病人病死率	急诊、观察室、疾病（173 类）	全面调查	医院	年报	网络直报	卫生统计直报系统	统计信息中心
	发病率							
23	传染病发病率	甲乙丙类传染病，地区	全面调查	法定报告甲乙丙类传染病人	实时	网络直报	疾病监测信息系统	疾病控制局
24	职业病发病率	职业	全面调查	职业病人	实时	网络直报	疾病监测信息系统	疾病控制局
25	急性职业中毒发病率							
	患病率							
26	两周患病率	城乡、性别、年龄、疾病（30 类）	抽样调查	95 个国家卫生服务调查县区	5 年			统计信息中心
27	慢性病患病率							
28	高血压患病率	城乡、性别、年龄	抽样调查	132 个营养调查县区/160 个疾病监测县区	10 年			疾病控制局
29	高血脂患病率							
30	糖尿病患病率							
31	贫血患病率							
32	常见妇科病患病率	地区	全面调查	医疗机构	年报	网络直报	妇幼卫生专报系统	妇幼保健与社区卫生司
	感染率							
33	HIV 感染率	年龄、性别	全面调查	医疗机构及疾病预防控制中心	年报	网络直报	艾滋病专报系统	疾病控制局
34	艾滋病病人感染途径构成	感染途径						
35	产妇梅毒感染率		重点调查		年报	网络直报	妇幼卫生专报系统	妇幼保健与社区卫生司
36	血吸虫感染率	居民、家畜	重点调查	血吸虫流行区	年报	网络直报	血吸虫与寄生虫专报系统	疾病控制局
37	失能率	城乡	抽样调查	95 个国家卫生服务调查县区	5 年			统计信息中心
38	残障流行率							
39	伤害致残率		抽样调查		不定期			疾病控制局
	生长发育							
40	平均身高	年（月）龄、城乡	抽样调查	160 个疾病监测县区/132 个营养调查县区/9 市和 10 省农村儿童体格发育调查点	3 年/10 年			疾病控制局/妇幼保健与社区卫生司
41	平均体重							

国家卫生统计指标体系（续）

序号	指标名称	分组	调查方法	调查范围	调查频率	报送方式	数据采集系统	主管部门
42	肥胖发生率	成人、5 岁以下儿童	抽样调查	160 个疾病监测县区/132 个营养调查县区	3 年/10 年			疾病控制局
43	出生缺陷发生率	城乡、性别、疾病	抽样调查	336 个妇幼卫生监测县区	年报	网络直报	妇幼卫生监测系统	妇幼保健与社区卫生司
44	5 岁以下儿童中重度营养不良患病率	城乡	全面调查	医疗机构	年报	网络直报	妇幼卫生专报系统	
45	5 岁以下儿童低体重率	城乡	抽样调查	132 个营养调查县区	10 年			疾病控制局
46	低出生体重发生率							
47	5 岁以下儿童消瘦发生率							
48	5 岁以下儿童生长迟缓率							
49	儿童维生素 A 缺乏率							
	营养状况							
50	居民食物摄入量	城乡、各类食物	抽样调查	132 个营养调查县区	10 年			疾病控制局
51	居民能量和营养素摄入量	城乡、各类营养素						
52	居民膳食构成	城乡、膳食来源						
	二、预防保健							
	计划免疫							
53	1 岁儿童免疫规划接种率	卡介苗、麻疹、百白破、脊灰、乙肝	全面调查	计划免疫接种单位	年报	网络直报	计划免疫专报系统	疾病控制局
54	新生儿乙肝首针及时接种率							
	疾病防治							
	传染病							
55	艾滋病人接受 ARV 治疗率	年龄、性别	重点调查	医疗机构及疾病预防控制中心	年报	网络直报	艾滋病专报系统	疾病控制局
56	现代结核病控制策略(DOTS)覆盖率（以县为单位）		重点调查	医疗机构及疾病预防控制中心	年报	网络直报	结核病专报系统	疾病控制局
57	DOTS 结核病人发现率							
58	DOTS 结核病人治愈率							
59	血吸虫流行区域	县/乡/村，控制/达到传播阻断/未控制	重点调查	血吸虫流行区	季报	网络直报	血吸虫与寄生虫专报系统	疾病控制局
60	血吸虫病化疗对象服药率							
61	家畜圈养率							
62	实有钉螺面积							
63	疟疾流行区域	县/乡/村，控制/达到传播阻断/未控制	重点调查	疟疾流行区	年报	网络直报	血吸虫与寄生虫专报系统	疾病控制局
64	发热病人血检阳性率							
65	疟疾规范治疗率							
66	疟疾休止期治疗(服药)率							

国家卫生统计指标体系(续)

序号	指标名称	分组	调查方法	调查范围	调查频率	报送方式	数据采集系统	主管部门
	重点寄生虫病							
67	包虫病流行区域	县、乡	重点调查	包虫病流行区	年报	网络直报	血吸虫与寄生虫专报系统	疾病控制局
68	犬驱虫覆盖率（包虫病）							
69	驱虫覆盖率(土源性线虫)		重点调查	土源性线虫监测地区				
	地方病							
70	病区数	克山病、大骨节病、碘缺乏病、地方性氟中毒(水型/燃煤污染型)、地方性砷中毒(水型/燃煤污染型)	重点调查	地方病病区	年报	逐级上报	地方病与改水改厕专报系统	疾病控制局
71	现症病人数							
72	病区改水率	地方性氟(砷)中毒						
73	病区改炉改灶率	地方性氟(砷)中毒						
74	合格碘盐食用率							
75	高血压治疗率		抽样调查	160个疾病监测县区/132个营养调查县区	3年/10年			疾病控制局
	妇幼保健							
	孕产妇保健							
76	孕产妇建卡率	地区	全面调查	医疗机构	年报	网络直报	妇幼卫生专报系统	妇幼保健与社区卫生司
77	孕产妇系统管理率							
78	高危孕产妇比例							
79	产前检查率(孕产妇保健覆盖率)							
80	孕产妇中重度缺铁性贫血患病率							
81	产前筛查率	地区	重点调查	医疗机构	不定期	网络直报	妇幼卫生专报系统	妇幼保健与社区卫生司
82	产妇 HIV 检测率							
83	产妇梅毒检测率							
84	产妇 HIV 阳性率							
85	住院分娩率	城乡、地区、高危产妇	全面调查	医疗机构	年报	网络直报	妇幼卫生专报系统	妇幼保健与社区卫生司
86	新法接生率	城乡、地区						
87	剖宫产率	地区						
88	产后访视率							
	儿童保健							
89	7 岁以下儿童保健管理率	地区	全面调查	医疗机构	年报	网络直报	妇幼卫生专报系统	妇幼保健与社区卫生司
90	3 岁以下儿童系统管理率							
91	新生儿疾病筛查率							
92	新生儿听力筛查率							
93	纯母乳喂养率							
	妇科病查治、婚检与节育							

国家卫生统计指标体系（续）

序号	指标名称	分组	调查方法	调查范围	调查频率	报送方式	数据采集系统	主管部门
94	常见妇科疾病治疗率	地区	全面调查	医疗机构	年报	网络直报	妇幼卫生专报系统	妇幼保健与社区卫生司
95	婚检率	地区、婚检疾病	全面调查	婚检机构	年报	网络直报	妇幼卫生专报系统	妇幼保健与社区卫生司
96	婚检查出疾病率							
97	婚前卫生咨询指导率							
98	节育手术总例数	地区	全面调查	实施节育手术机构	年报	网络直报	妇幼卫生专报系统	妇幼保健与社区卫生司/人口计生委
99	节育手术并发症发生率							
100	已婚育龄妇女避孕率		抽样调查		年报			人口计生委/妇幼保健与社区卫生司
	行为和环境危险因素							
101	农村改水受益人口比例	地区	全面调查	各级爱卫办	年报	逐级上报	地方病与改水改厕专报系统	疾病控制局
102	农村自来水普及率							
103	农村卫生厕所普及率							
104	粪便无害化处理率							
105	15 岁以上人口吸烟率	城乡	抽样调查	95 个国家卫生服务调查县区	5 年			统计信息中心
106	15 岁以上人口饮酒率							
107	15 岁以上人口锻炼率							
	健康教育							
108	基本健康知识知晓率	中小学生	重点调查		不定期			妇幼保健与社区卫生司
109	疾病防治知识知晓率	艾滋病、结核病、血吸虫病、乙肝、高血压病	重点调查		不定期			疾病控制局
110	中医知识知晓率		重点调查		不定期			国家中医药管理局
111	居民健康档案建档率	城乡	重点调查		不定期			疾病控制局/农村卫生司
	医疗保障制度							
112	医疗保障方式构成	各类医疗保障方式	抽样调查	95 个国家卫生服务调查县区	5 年			统计信息中心
113	新型农村合作医疗参合率		重点调查	新型农村合作医疗试点地区	季报	逐级上报	新农合信息系统	农村卫生司
114	新型农村合作医疗资金使用率							
115	参合农民住院费用补偿比例							
	三、医疗服务（含中医、西医）							
	门急诊							
116	总诊疗人次	地区	全面调查	医疗机构	季报	网络直报	卫生信息直报系统	统计信息中心
117	门急诊人次	分科、地区						
118	每百门急诊入院人数	地区						

国家卫生统计指标体系（续）

序号	指标名称	分组	调查方法	调查范围	调查频率	报送方式	数据采集系统	主管部门
119	两周就诊率	城乡、性别、年龄、疾病（30类）	抽样调查	95个国家卫生服务调查县区	5年			统计信息中心
120	两周未就诊率	城乡						
	住院							
121	入院人数	地区、分科	全面调查	医疗机构	季报	网络直报	卫生统计直报系统	统计信息中心
122	出院人数	地区						
123	出院病人疾病构成	城乡、年龄、疾病						
124	出院者平均住院日	疾病（173类）						
125	住院病人手术人次数							
126	住院率	城乡、性别、年龄、疾病（30类）	抽样调查	95个国家卫生服务调查县区	5年			统计信息中心
	医疗服务质量							
127	治愈率	疾病（173类）	全面调查	医疗机构	季报	网络直报	卫生统计直报系统	统计信息中心
128	好转率							
129	危重病人抢救成功率	急诊、住院						
130	诊断符合率	入院与出院、临床与病理、住院病人手术前后						
131	无菌手术切口甲级愈合率	医院						
132	医院感染率							
	工作效率							
133	医生平均每日担负诊疗人次	地区、医疗机构	全面调查	医疗机构	季报	网络直报	卫生统计直报系统	统计信息中心
134	医生平均每日担负住院床日							
135	病床使用率	地区、医疗机构						
136	病床周转次数							
	病人医疗费用							
137	病人人均医疗费用	门诊、出院，地区，五级医院	全面调查	医疗机构	季报	网络直报	卫生统计直报系统	统计信息中心
138	病人医疗费用构成	门诊、出院，地区，五级医院						
139	单病种医疗费用	30种疾病，地区						
140	年内病人欠费率	地区						
	药品							
141	基本用药目录使用率		抽样调查		不定期			统计信息中心
142	持续获得基本药物人口比例	WHO规定的20种药品						
	采供血							

国家卫生统计指标体系（续）

序号	指标名称	分组	调查方法	调查范围	调查频率	报送方式	数据采集系统	主管部门
143	供血服务人口		全面调查	采供血机构	年报	逐级上报	采供血信息系统	医政司
144	采集血液总量							
145	临床供血总量							
146	报废血液总量							
147	血液检测合格率							
	四、卫生监督							
	被监督单位							
148	卫生监督户次数	食品、生活饮用水、化妆品、公共场所、消毒产品、放射、职业卫生	全面调查	①食品、化妆品、生活饮用水及涉水产品生产经营单位；②消毒产品生产单位；③公共场所；④大学、中学及小学；⑤使用放射性同位素或射线装置单位；⑥存在职业病危害用人单位；⑦职业卫生技术服务单位		网络直报	卫生监督信息系统	卫生监督局
149	有卫生许可证户数	食品、化妆品、公共场所、消毒产品、放射卫生						
150	建立职业健康监护档案企业数	地区						
151	体检率	从业人员、学生						
152	行政处罚户次	被监督单位、处罚种类	全面调查	①食品、化妆品、生活饮用水及涉水产品、消毒产品生产经营单位；②公共场所；③大学中学小学；④使用放射性同位素/射线装置单位；⑤存在职业病危害用人单位；⑥医疗卫生机构	年报	网络直报	卫生监督信息系统	卫生监督局
153	行政处罚金额	被监督单位						
	食物中毒							
154	食物中毒起数	中毒原因	全面调查	食物中毒事件	年报	网络直报	卫生监督信息系统	卫生监督局
155	食物中毒人数							
156	食物中毒死亡人数							
157	食物中毒死亡原因							
	职业卫生							
158	职业病危害因素接触人数		全面调查	存在职业病危害用人单位	年报	网络直报	卫生监督信息系统	卫生监督局
159	检出职业禁忌人员							
160	检出疑似职业病人							
161	职业病人数	现有、年内确诊及死亡						
	放射卫生							

国家卫生统计指标体系（续）

序号	指标名称	分组	调查方法	调查范围	调查频率	报送方式	数据采集系统	主管部门
162	检出职业禁忌人员		全面调查	使用放射性同位素或射线装置单位	年报	网络直报	卫生监督信息系统	卫生监督局
163	检出疑似放射病人							
164	放射病人	现有、年内死亡						
165	个人剂量监测率							
166	个人剂量超标率							
	五、卫生资源（含中医、西医）							
	人员							
167	卫生人员	卫生机构、经济类型、主办单位、分类管理、城乡、地区	全面调查	各级各类卫生机构	季报	网络直报	国家卫生统计直报系统	统计信息中心
168	卫生技术人员	性别、年龄、学历、职称、专业、城乡、地区、卫生机构	全面调查	各级各类卫生机构	实时	网络直报	国家卫生统计直报系统	统计信息中心
169	执业（助理）医师	性别、年龄、学历、职称、科室、专业、城乡、地区、卫生机构						
170	注册护士	年龄、学历、职称、城乡、地区，助产士						
171	卫生监督员	性别、年龄、学历、职称、科室、专业、城乡、地区						
172	管理人员	性别、年龄、学历、职称、城乡、地区						
173	每千人卫生技术人员	城乡、地区	全面调查	各级各类卫生机构	年报	网络直报	卫生统计直报系统	统计信息中心
174	每千人执业（助理）医师							
175	每千人注册护士							
176	每千农业人口乡镇卫生院人员	地区						
177	每千农业人口乡村医生和卫生员							
178	医护之比	地区						
179	全科医师培训比例	地区、医疗机构	全面调查	医疗机构	年报	网络直报	卫生统计直报系统	统计信息中心
180	住院医师规范化培训比例							
181	医师继续医学教育比例							
182	医学专业招生数	专业，研究生、本科、大专、中专	全面调查	高中等院校	年报			教育部
183	医学专业毕业人数							
184	医学在校生数							
	卫生设施							
185	床位数	分科、城乡、地区	全面调查	医疗机构	季报	网络直报	卫生统计直报系统	统计信息中心
186	家庭病床	地区						

国家卫生统计指标体系（续）

序号	指标名称	分组	调查方法	调查范围	调查频率	报送方式	数据采集系统	主管部门
187	每千人医院、卫生院床位	城乡、地区	全面调查	医院、卫生院	年报	网络直报	卫生统计直报系统	统计信息中心
188	每千人乡镇卫生院床位							
189	医生与床位之比	地区、医疗机构	全面调查	医疗机构	年报	网络直报	卫生统计直报系统	统计信息中心
190	护士与床位之比	地区、医疗机构						
191	专业设备台数	卫生机构，专控及部分常规设备	全面调查	医院、乡镇卫生院、社区卫生服务中心、疾病预防控制中心、卫生监督所（中心）	月报	网络直报	卫生统计直报系统	统计信息中心
192	设备配置率							
193	医用设备检查阳性率	医院，CT 及 MRI	全面调查	医院	年报	网络直报	卫生统计直报系统	统计信息中心
194	房屋建筑面积	卫生机构、经济类型、主办单位、分类管理、地区	全面调查	卫生机构	年报	网络直报	卫生统计直报系统	统计信息中心
195	业务用房面积							
196	危房比例							
197	年内施工面积							
198	年内竣工面积							
199	卫生机构数	各类机构、经济类型、主办单位、分类管理、地区	全面调查	卫生机构	实时	网络直报	卫生统计直报系统	统计信息中心
200	农村卫生机构建设合格率	县级卫生机构、乡镇卫生院、村卫生室	重点调查	农村卫生机构	不定期			农村卫生司
201	村卫生室覆盖率		全面调查	村卫生室	季报			统计信息中心
	卫生经费							
202	卫生总费用		根据相关调查数据测算		年报		卫生总费用测算系统	规划财务司
203	卫生总费用构成	政府、社会及个人卫生支出，城乡						
204	中央政府卫生支出占政府卫生支出比例							
205	人均卫生费用	城乡						
206	人均公共卫生支出							
207	卫生总费用占 GDP 比例							
208	卫生消费弹性系数							
209	卫生事业费占财政支出%							
210	总收入	卫生机构、各类收入	全面调查	卫生机构	季报/年报	网络直报	卫生统计直报系统	统计信息中心
211	总支出	卫生机构、各类支出						
212	总资产	卫生机构、各类资产						
213	负债	卫生机构						
214	净资产							
215	卫生占固定资产投资总额%							

4.2.6 卫生部关于下发《卫生机构（组织）分类代码证》的通知

卫统发［2002］117号

各省、自治区、直辖市卫生厅局：

为加强卫生行业管理，我部决定在全国范围内发放《卫生机构（组织）分类代码证》（以下简称《分类代码证》）。现将发证有关事项通知如下：

一、发证范围与原则

1. 除下列三类机构外的各级各类卫生机构和卫生社会团体，均应申办《分类代码证》。这三类机构是：①卫生行政机关；②军队编制内卫生机构；③香港、澳门特别行政区和台湾所属卫生机构。教育部门登记注册的高中等医学院校、军队编制外医疗机构属发证范围之内。

2. 发证原则：①医疗机构和采供血机构按卫生行政部门批准执业的机构数发放《分类代码证》；②其他卫生机构只要提供法人单位登记证书（分别由民政、工商行政或机构编制管理部门发放），均应发放《分类代码证》。

二、发证机关

1.《分类代码证》由省级卫生行政部门统一印制，具体工作由省级卫生行政部门统计机构承担。

2. 地区、县级卫生行政部门统计人员负责收集和保存《分类代码证》申报表、编制代码、审核代码质量、发放证书、办理代码变更手续等，具体分工由省级卫生行政部门规定。

三、办证程序

1. 各级各类卫生机构（组织）依据属地原则向本县（区）卫生行政部门申办《分类代码证》，并递交以下材料：①《分类代码证》申报表；②医疗机构提供《医疗机构执业许可证》复印件；血站提供《血站执业许可证》复印件，中心血库提供《中心血库采供血许可证》复印件，单采血浆站提供《单采血浆许可证》复印件；其他卫生机构和卫生社团提供民政、工商或机构编制管理部门登记批准证书复印件。

2.《分类代码证》有效期5年。有效期过期后继续开业（执业）的卫生机构或更换组织机构代码的卫生机构须重新办理《分类代码证》。

3. 卫生机构（组织）发生更名、合并、分离、迁址时，应向发证机关提交《分类代码证》，办理代码变更手续。

4. 卫生机构依法注销、撤销时，应向原发证机关办理注销登记，并交回代码证。

5. 申报表和证书格式由卫生部统一制定。

6. 证书由计算机打印，不得涂改。证书上的“登记号”由10位数字组成，格式为“XXXXXX－XXXX”。前六位数字表示发证年（XXXX）和月（XX），后四位数字按发证顺序填写。

四、编制代码

1. 编制代码要严格执行《卫生机构（组织）分类与代码》（WS 218－2002）。

2. 机关、企业和事业单位设置为内部职工服务的、非独立法人的医院、门诊部、诊所、卫生所（室）、医务室，其“组织机构代码”由地方卫生行政部门赋予。

3. 对于尚未取得《全国组织机构代码证》的、规模较小的独立法人医疗机构（指门诊部、诊所、卫生所/室、医务室、村卫生室），可由地方卫生行政部门赋予其临时组织机构代码（编码范围一律在 PDY00001 － PDY99999 之内）。一旦取得《全国组织机构代码证》，其临时代码取消并作废。

4.《医疗机构执业许可证》上未注明“非营利性”或“营利性”的医疗机构（主要指农村乡镇卫生院和村卫生室），机构分类管理代码为“9”。

五、建立《分类代码数据库》

地方各级卫生行政部门建立本地区《分类代码数据库》，卫生部建立全国《分类代码数据库》。

六、时间安排

1. 6 月中旬以前完成卫生机构申报工作。

2. 7～8 月份完成所有卫生机构（组织）分类代码编制、录入和审核工作。

3. 9～10 月建立省级、地区级、县级《分类代码数据库》。

4. 省级卫生行政部门于 10 月底前将本地区《代码数据库》以光盘或电子邮件方式报送卫生部卫生统计信息中心。卫生部拟于 11 月底以前建立全国《代码数据库》。

5. 11 月底以前完成所有卫生机构（组织）《分类代码证》发放工作。

附件：1.《卫生机构（组织）分类代码证》申报表

2.《卫生机构（组织）分类代码证》式样

卫　生　部

二〇〇二年五月九日

附件1：

《卫生机构（组织）分类代码证》申报表

申领单位（盖章）：________________

申 领 人（签字）：________________

申领日期：__________年____月____日

此页由申领单位填写：

1.1　组织机构代码　□□□□□□□□－□ 1.2　机构名称（全称）：
2.0　机构属性代码： 2.1　经济类型代码　□□ 11 国有全资　12 集体全资　13 股份合作　14 联营 16 股份有限公司　17 私有　19 其他内资　21 内地和港澳台合资 22 内地和港澳台合作　31 中外合资　32 中外合作　90 其他 2.2　卫生机构（组织）类别代码　□□□□ 2.3　机构分类管理代码　□ 1 非营利性医疗机构　2 营利性医疗机构　9 其他卫生机构
3.0　通讯联系： 3.1　地　址： 3.2　邮政编码　□□□□□□ 3.3　电话号码（总机/查询台）　□□□□（区号）－□□□□□□□□ 3.4　单位电子邮箱（E－mail）： 3.5　单位网站域名：
4.1　单位开业/成立时间：　□□□□年 4.2　法定代表人（单位负责人）： 4.3　注册资金（万元）：　□□□□□
5.1　登记批准机构： 5.2　批准文号或注册号：
6.0　设置/主办单位　□ 1 政府　2 企业　3 事业单位　4 社会团体　5 其他社会组织　6 个人
7.0　政府办卫生机构隶属关系　□ 1 中央属　2 省、自治区、直辖市属 3 省辖市（地区、州、直辖市区）属　4 县级市、省辖市区属 5 县（旗）属　6 街道属　7 镇属　8 乡属
8.0　下设直属分站（院、所）个数　□□ 8.1　其中：社区卫生服务站个数　□□

此页由发证机关填写：

1 卫生机构（组织）分类代码：
□□□□□□□□□-□ □□□□□□□ □□ □□□□ □
2 办证日期： □□□□年□□月□□日
3 作废日期： □□□□年□□月□□日
3 经办人（签字）：
4 录入人（签字）：

申领单位代码变更记录

序号	变更内容	旧代码	新代码	经办人（签字）	变更日期
1					
2					
3					
4					
5					
6					
7					
8					

代码证废止登记

1 注销、撤销原因：	
2 批 准 机 关：	
3 交证人（签字）：	年 月 日
4 经办人（签字）：	年 月 日

填 表 说 明

一、填报单位

申办《分类代码证》的所有卫生机构（组织）统一填报本表。

二、组织机构代码

已取得《组织机构代码证书》的卫生机构（组织），按证书上的9位代码填写（有关部门也称为法人代码）。未取得《组织机构代码证书》的卫生机构，此项由发证机关填写。

三、经济类型代码

1. 国有全资：不包括联营中的国有联营。

2. 集体全资：不包括股份合作、联营中的集体联营。

3. 股份合作：以合作制为基础，由职工共同出资入股，吸收一定比例社会资产投资组建；实行自主经营，自负盈亏，按劳分配与按股分红的机构。

4. 联营：包括国有联营、集体联营、国有与集体联营、其他联营。

5. 私有：包括私人独资、私人合伙、私营股份、个体经营和其他私有。

6. 内地和港澳台合资、内地和港澳台合作、中外合资、中外合作：一般为外经贸部和卫生行政部门批准设立的医疗机构。

四、卫生机构（组织）类别代码

由发证机关填写。

五、单位开业/成立时间

填写最早开业时间或批准成立时间。此项不要求筹建单位填写。

六、登记批准机构

医疗机构和采供血机构填写卫生行政部门；其他卫生机构分别填写领取法人单位注册登记证书的民政、工商行政、机构编制管理机关。

七、批准文号或注册号

医疗机构填写批准成立文件的文号，其他卫生机构分别填写法人单位注册登记证书上的登记号。

八、设置/主办单位

①政府：指各级政府举办的承担基本医疗、保健、社区卫生、疾病控制、卫生监督服务、医学科研与教育（包括高等院校附属医院、政府举办卫生机构下设独立的分支机构）。

②其他社会组织：包括联营、股份合作制、股份制、港澳台商投资、外商投资等卫生机构。

九、卫生机构分类代码

卫生机构分类代码共22位代码，依次为组织机构代码（9位）、行政区划代码（6位）、经济类型代码（2位）、卫生机构（组织）类别代码（4位）、机构分类管理代码（1位）。

十、办证日期和作废日期

办证日期填写颁发代码证日期，作废日期从办证日期顺延5年。

十一、变更内容

填写行政区划代码、经济类型代码、卫生机构（组织）类别代码 、机构分类管理代码。

十二、批准机关

指批准申报单位注销或依法撤销的机关。

附件2:《卫生机构（组织）分类代码证》（式样）

XX省

卫生机构（组织）分类代码证

代　　码:

机构名称:

地　　址:

有 效 期: 自　　年　月　日至　　年　月　日

颁发单位:

登 记 号:

说　　明

1. 卫生机构（组织）分类代码是卫生行业管理的法定标识代码，《卫生机构（组织）分类代码证》是卫生机构（组织）法定代码标识的凭证，分正本和副本。
2. 《卫生机构（组织）分类代码证》不得出借、冒用、转让、伪造、非法变更和买卖。
3. 《卫生机构（组织）分类代码证》登记项目发生变化时，应向发证机关申请变更登记并变更代码。
4. 卫生机构依法注销、撤销时，应向原发证机关办理注销登记，并交回代码证。

XX省卫生厅（签章）

代码变更记录

变更内容	旧代码	新代码	变更日期

4.2.7 关于使用《出生医学证明书》、《死亡医学证明书》和加强死因统计工作的通知

卫生部　公安部　民政部

卫统发（1992）第1号

人口出生、死亡登记和统计分析工作是研究人口出生、死亡水平、死亡原因及变化规律和进行人口管理的一项基础工作，具有重要的社会经济意义和科学价值。它是制定社会经济以及卫生事业发展规划、评价人口健康水平及社会卫生状况的重要依据，也是医学、人口学等科学研究的基础资料。近年来，虽然人口出生、死亡登记工作质量有所提高，但仍然存在一些问题。为了更好地理顺工作关系，保证登记工作的法制化、规范化，进一步提高登记工作质量，现就使用《出生医学证明书》、《死亡医学证明书》和加强死因统计工作的有关问题通知如下：

一、从1993年1月1日起，各地医疗卫生机构必须使用全国统一制定的《出生医学证明书》，作为婴儿出生的医学证明。所有已经开展居民病伤死亡原因登记报告的市、县医疗卫生机构必须使用全国统一制定的《死亡医学证明书》，作为人口死亡的医学证明。

二、从各地的实际出发，在已有居民病伤死亡原因登记报告点的省、自治区可逐步扩大登记报告点的范围。没有居民病伤死亡原因登记报告点的省、自治区，应进行试点并加紧建立。

三、人口出生、死亡登记工作涉及到多个部门的工作。有关部门做如下分工：

1. 卫生部门负责统一印发《出生医学证明书》和《死亡医学证明书》。医疗卫生单位和基层卫生组织对于每一个活产或死者必须准确、完整、及时地填写《出生医学证明书》或《死亡医学证明书》，并完成有关个案调查工作。

2. 出生婴儿或死者的家属必须持卫生部门出具的《出生医学证明书》或《死亡医学证明书》向户口登记机关申报出生登记或注销户口手续；户口登记机关必须凭卫生部门出具的《出生医学证明书》或《死亡医学证明书》办理出生登记或注销户口手续，保存《出生医学证明书》和《死亡医学证明书》。

3. 殡葬管理部门应凭盖有户口登记机关公章的《死亡医学证明书》的第四联《居民死亡殡葬证》办理殡葬手续。

4. 卫生部门指定统计人员定期到户口登记机关收集《出生医学证明书》和《死亡医学证明书》及有关的人口数据。经整理、统计后向卫生行政部门填报《居民病伤死亡原因年报表》。

卫生、公安、民政部门应严格按照本通知要求，做好本部门所承担的工作。

附件1：

关于使用《出生医学证明书》和《死亡医学证明书》的有关说明

《出生医学证明书》和《死亡医学证明书》是医疗卫生部门出具的、从医学角度说明婴儿的出生情况和居民死亡及其原因的证明。是从事人口统计、生命统计等有关工作的基本信息来源，是判定出生婴儿情况和死者死亡性质的基本法律依据。因此，要求填写者及有关人员以严肃、认真、科学的态度对待此项工作。

一、《出生医学证明书》和《死亡医学证明书》的式样见附件2。

二、《出生医学证明书》和《死亡医学证明书》的填写

（一）填写范围

1.《出生医学证明书》的填写范围：凡是在中华人民共和国境内出生的活产婴儿均应填写。活产指出生时有呼吸、心跳、脐带搏动及随意肌收缩四项生命体征之一的婴儿。

2.《死亡医学证明书》的填写范围：凡在目前开展居民病伤死亡原因统计的市、县属正常死亡的中国公民均属填写对象；对于在中国境内正常死亡的境外公民可由有关医疗单位填写《死亡医学证明书》作为死亡凭证，但不作为统计对象；没有开展居民病伤死亡原因统计的地区，医疗卫生部门应参照本办法执行。

（二）填写要求

《出生医学证明书》和《死亡医学证明书》的填写必须使用钢笔或圆珠笔填写，务必项目齐全、内容准确、字迹清楚，不得勾划涂改，并由填写者所在单位加盖公章后方可生效。

（三）填写单位和填写人

1. 凡出生在医疗单位的活产婴儿，《出生医学证明书》由接生该婴儿的医生或护士填写；如在家中或其他地点出生的婴儿，由赴家中接生的医务人员或该地区基层卫生组织的医生填写。

2. 凡死于医疗卫生单位内者，《死亡医学证明书》由经治医生填写；死于家中者，由负责该地区基层卫生组织的医生填写；死于公共场所者，由负责救治的医生填写；在医务人员到达之前属于正常死亡者，由接诊医生根据死者家属或知情人提供死者生前病史或体征，进行推断后填写。

3. 凡非正常死亡或卫生部门不能确定是否属于正常死亡者，需经公安司法部门判定死亡性质并出具死亡说明。

三、《出生医学证明书》和《死亡医学证明书》的管理与使用

（一）《出生医学证明书》和《死亡医学证明书》由卫生部门统一制发，卫生部门、公安部门和民政部门共同管理。

（二）出生婴儿或死者的家属向户口登记机关申报出生登记或注销户口手续，必须持医疗卫生单位和基层卫生组织出具的《出生医学证明书》或《死亡医学证明书》。户口登记机关凭《出生医学证明书》或《死亡医学证明书》办理户口登记或注销手续；殡葬管理部门

凭加盖户口登记机关公章的《死亡医学证明书》的第四联《居民死亡殡葬证》办理殡葬手续。

（三）《出生医学证明书》和《死亡医学证明书》的第一联为医疗卫生单位的存根，由填写单位妥善保存，以备查询。《出生医学证明书》和《死亡医学证明书》的第二、三联是户口登记机关进行出生登记和死亡注销的凭据。《出生医学证明书》和《死亡医学证明书》的第二联由户口登记机关收集后定期移交卫生部门作为统计依据并保存，第三联由户口登记机关保存。《死亡医学证明书》的第四联是死者殡葬的证明，由殡葬部门收集、保管，以备查询。

（四）各级医疗卫生单位在此之前根据社会发展和家长要求印发的各种《出生证》小本，只作为出生纪念和私人档案，不能作为申报户口和统计凭证。

附件2:

出生医学证明书存根

编号:

第一联

婴儿姓名:	性别	
出生日期: 年 月 日		
出生地点:		
父亲姓名:	年龄	
工作单位		
母亲姓名:	年龄	
工作单位		
户主地址:		
接生者(盖章)		
接生单位(盖章)		
婴儿母亲签字:		

年 月 日

出 生 医 学 证 明 书

省 市 区(县) 街道(乡) 编号:

第二联

婴儿姓名		性别: 1男 2女		出生时间: 年 月 日 时 分	
出生地点		克	出生孕周	周	
出生体重		畸形: 1无 2有		畸形种类:	
父亲姓名	父亲身份证编号:		文化程度: 1大学 2中学 3小学 4文盲 9不详		
职业	民族	工作单位			
母亲姓名	母亲身份证编号:		文化程度: 1大学 2中学 3小学 4文盲 9不详		
职业	民族	工作单位			
计划生育: 是、否		胎次:	分娩方式: 1自然 2臀助产 3臀牵引 4胎吸 5产钳 6剖腹产		
产时并发症: 0无 1子痫 2产后出血 3滞产 4胎盘滞留 5子宫破裂 6胎膜早破 7其他					
接生者签字:			接生单位(盖章):		
婴儿母亲签字:			家庭住址:		

填报日期: 年 月 日

说明:

1. 婴儿父亲或母亲无身份证，身份证编号栏填写父亲或母亲的出生年月日。

2. 出生婴儿家属持此联到户口登记机关办理出生登记手续，卫生部门定期到户口登记机关索取进行统计。

出生医学证明书

编号:

第三联

婴儿姓名:		性别	
出生日期: 年 月 日 时 分			
出生地点:			
父亲姓名		年龄	
国籍		民族	
身份证编号			
工作单位:			
母亲姓名		年龄	
国籍		民族	
身份证编号			
工作单位:			
家庭住址:			
接生者(盖章)			
接生单位(盖章)			
婴儿母亲签字:			

年 月 日

说明: 此联由户口登记机关保存。

居民死因报告卡（死亡医学证明书）

________省________市________区（县）________街道（乡）　　　编号：

死者姓名		性别 1. 男 2. 女	民族		主要职业及工种		身份证		常住户口住址	

婚姻状况 1. 未婚 2. 已婚 3. 丧偶 4. 离婚 9. 不详	文化程度 1. 文盲或半文盲 2. 小学 3. 中学 4. 大学 5. 不详	生前工作单位	

出生日期　　年　月　日	死亡日期　　年　月　日	实足年龄	死亡地点 1. 医院 2. 急诊室 3. 家中或赴医院途中 4. 外地及其他 9. 不详

可以联系的家属姓名		住址或工作单位	

致死的主要疾病诊断（请填写具体的病名，勿填症状体征） Ⅰ.（a）直接导致死亡的疾病或情况：＿＿＿＿＿＿ （b）引起（a）的疾病或情况：＿＿＿＿＿＿ （c）引起（b）的疾病或情况：＿＿＿＿＿＿ Ⅱ. 其他疾病诊断（促进死亡，但与导致死亡无关的其他重要情况）：	发病至死亡大概时间间隔 ＿＿＿＿＿＿ ＿＿＿＿＿＿ ＿＿＿＿＿＿

死者生前上述疾病的最高诊断单位：1. 省级（市）医院 2. 地区级（市）医院 3. 县级（区）医院 4. 卫生院 5. 乡村医生 6. 未就诊 9. 其他及不详
死者生前上述疾病的最高诊断依据：1. 尸检 2. 病理 3. 手术 4. 临床＋理化 5. 临床 6. 死后推断 9. 不详

住院号：	医师签名：	单位盖章：	填报日期：　年　月　日

（以下由统计人员填写）根本死亡原因：　　　ICD 编码：　　　统计分类号：

（背面）

调 查 记 录

<table>
<tr><td colspan="4">死者生前病史及症状体征：</td></tr>
<tr><td>被调查者
姓　　名</td><td>与死者
的关系</td><td>联系地址或
工 作 单 位</td><td>电话
号码</td></tr>
<tr><td colspan="2">死因
推断</td><td>调查者
姓　名</td><td>调 查 日 期　　年　　月
日</td></tr>
</table>

填　表　说　明

1. 主要职业及工种：尽可能同时填写职业和主要从事的工作。如工人、农民、干部、学生、军人、服务行业等；还可详细填写工种，如车工、钳工、电工、纺织工等。
2. 常驻户口地址：应按户口簿上登记的住址填写完整，包括住处的具体门牌号码。
3. 实足年龄：按照周岁填写。如为婴儿，可填写实际存活的月、日、小时。
4. 致死的主要疾病诊断可分为两部分报告：在第Ⅰ部分（a）中填写最后造成死亡的那个疾病诊断或损伤、中毒的临床表现，如肺心病、脑出血、颅内损伤（不要填写呼吸、循环衰竭等情况）；（b）中填写引起（a）的疾病或情况，如肺气肿、高血压、损伤中毒的外部原因（骑自行车与汽车相撞、跳楼自杀等）；（c）中填写引起（b）的疾病或情况，如慢性支气管炎。在第Ⅱ部分中填写那些与第Ⅰ部分无关但促进了死亡的其他疾病或情况。
5. 疾病的最高诊断单位：一般指死者主要疾病的最后诊断单位，也可填写在第Ⅰ疾病的最高一级诊断单位，如省（市）级医院包括相当于省级及以上的各类医院，其余依此类推。

死亡医学证明书存根

编号：

第一联

死者姓名	
身份证编号：	
性别	男 女
实足年龄	
常住户口地址	
根本死因	
家属姓名及联系处	
医师签名	
填报日期	年 月 日

死亡医学证明书

编号：

第三联

死者姓名		性别	民族
身份证编号		实足年龄	
常住户口地址			
死亡原因		死亡日期 年 月 日	
家属姓名及联系处			
医生签字		户籍民警签字	
医疗单位盖章 年 月 日		派出所盖章 年 月 日	

注：此联由户口登记机关保存。

居民死亡殡葬证

编号：

第四联

死者姓名			
性别		实足年龄	
身份证编号			
常住户口地址			
死亡原因			
死亡日期			
家属姓名及联系处			
医生签字			
医疗单位盖章			
派出所盖章			

年 月 日

说明：

1. 持此证到火葬场办理尸体火化手续。

2. 此证无医生签字、医院和派出所盖章无效。

4.3 医疗机构与医师执业文件

4.3.1 卫生部关于修订《医疗机构诊疗科目名录》部分科目的通知

卫医发［2007］174 号

各省、自治区、直辖市卫生厅局，新疆生产建设兵团及计划单列市卫生局，部直属有关单位：

为加强医疗服务管理，经研究决定，修订《医疗机构诊疗科目名录》部分二级科目，增补若干项目。

一、根据《人体器官移植条例》（国务院令第491号）和卫生部《人体器官移植技术临床应用管理暂行规定》（卫医发［2006］94号），增补诊疗科目外科（04.）普通外科专业（04.01）下肝脏移植项目、胰腺移植项目、小肠移植项目，泌尿外科专业（04.04）下肾脏移植项目，胸外科专业（04.05）下肺脏移植项目，心脏大血管外科专业（04.06）下心脏移植项目。

二、根据《医疗机构临床实验室管理办法》（卫医发［2006］73号）和专家建议，诊疗科目医学检验科（30.）下临床生化检验专业（30.03）修订为临床化学检验专业（30.03）；增补临床细胞分子遗传学专业（30.05）。

本通知自下发之日起执行。

附件：修订增补后的诊疗科目

卫生部

二〇〇七年五月三十一日

附件　　修订增补后的诊疗科目

04.　外科	30.　医学检验科
04.01　普通外科专业	30.01　临床体液、血液专业
04.01.01　肝脏移植项目	30.02　临床微生物学专业
04.01.02　胰腺移植项目	30.03　临床化学检验专业
04.01.03　小肠移植项目	30.04　临床免疫、血清学专业
04.02　神经外科专业	30.05　临床细胞分子遗传学专业
04.03　骨科专业	30.06　其他
04.04　泌尿外科专业	
04.04.01　肾脏移植项目	
04.05　胸外科专业	
04.05.01　肺脏移植项目	
04.06　心脏大血管外科专业	
04.06.01　心脏移植项目	
04.07　烧伤科专业	
04.08　整形外科专业	
04.09　其他	

4.3.2 关于城镇医疗机构分类管理的实施意见

卫生部 国家中医药管理局 财政部 国家计委

卫医发［2000］233号

为贯彻国务院办公厅转发国务院体改办等八部门《关于城镇医药卫生体制改革的指导意见》（国办发［2000］16号），实施医疗机构分类管理，促进医疗机构之间公平、有序的竞争，根据国家有关法律法规和政策，提出以下意见。

一、非营利性医疗机构和营利性医疗机构的界定

非营利性和营利性医疗机构按机构整体划分。划分的主要依据是医疗机构的经营目的、服务任务，以及执行不同的财政、税收、价格政策和财务会计制度。

1. 非营利性医疗机构是指为社会公众利益服务而设立和运营的医疗机构，不以营利为目的，其收入用于弥补医疗服务成本，实际运营中的收支结余只能用于自身的发展，如改善医疗条件、引进技术、开展新的医疗服务项目等。营利性医疗机构是指医疗服务所得收益可用于投资者经济回报的医疗机构。政府不举办营利性医疗机构。

2. 政府举办的非营利性医疗机构主要提供基本医疗服务并完成政府交办的其他任务，其他非营利性医疗机构主要提供基本医疗服务，这二类非营利性医疗机构也可以提供少量的非基本医疗服务；营利性医疗机构根据市场需求自主确定医疗服务项目。当发生重大灾害、事故、疫情等特殊情况时，各类医疗机构均有义务执行政府指令性任务。

3. 政府举办的非营利性医疗机构享受同级政府给予的财政补助，其他非营利性医疗机构不享受政府财政补助。非营利性医疗机构执行政府规定的医疗服务指导价格，享受相应的税收优惠政策。营利性医疗机构医疗服务价格放开，依法自主经营，照章纳税。

4. 非营利性医疗机构执行财政部、卫生部颁布的《医院财务制度》和《医院会计制度》等有关法规、政策。营利性医疗机构参照执行企业的财务、会计制度和有关政策。

二、医疗机构分类的核定程序

医疗机构按《医疗机构管理条例》进行设置审批、登记注册和校验时，需要书面向卫生行政部门申明其性质，由接受其登记注册的卫生行政部门会同有关部门根据医疗机构投资来源、经营性质等有关分类界定的规定予以核定，在执业登记中注明“非营利性”或“营利性”。

取得《医疗机构执业许可证》的营利性医疗机构，按有关法律法规还需到工商行政管理、税务等有关部门办理相关登记手续。

医疗机构改变其性质，须经核发其《医疗机构执业许可证》的卫生行政部门和有关部门批准并办理相关变更手续。

三、做好与现有医疗机构管理制度的衔接工作

现有医疗机构性质的划分应遵循以下原则：自愿选择和政府核定相结合；非营利性医疗机构在我国医疗服务体系中占主体和主导地位；符合区域卫生规划，优化卫生资源配置。

1. 现有政府举办的承担基本医疗任务、代表区域性或国家水平的医疗机构，经同级政府根据经济发展和医疗需求予以核定，可继续由政府举办，定为非营利性医疗机构；其余的可自愿选择核定为其他非营利性医疗机构或转为营利性医疗机构。

2．社会捐资兴办的医疗机构一般定为非营利性医疗机构。

3．企事业单位设立的为本单位职工服务的医疗机构一般定为非营利性医疗机构；对社会开放的，由其自愿选择并经当地卫生行政等部门核定为非营利性医疗机构或转为营利性医疗机构。

4．社会团体和其他社会组织举办的医疗机构，由其自愿选择并经卫生行政等部门核定为非营利性医疗机构或转为营利性医疗机构。

5．城镇个体诊所、股份制、股份合作制和中外合资合作医疗机构一般定为营利性医疗机构。

6．国有或集体资产与医疗机构职工集资合办的医疗机构（包括联合诊所），由其自愿选择并经卫生行政和财政部门核准可改造为股份制、股份合作制等营利性医疗机构；也可转为非营利性医疗机构。

7．政府举办的非营利性医疗机构不得投资与其他组织合资合作设立非独立法人资格的营利性的“科室”、“病区”、“项目”。已投资与其他组织合资合作举办营利性的“科室”、“病区”、“项目”的，应停办或经卫生行政和财政等部门批准转为独立法人单位。

四、完善医疗机构分类管理的相关制度

1．加强非营利性医疗机构的国有资产监管。非营利性医疗机构的国有资产未经卫生行政部门和财政部门同意，不得自行处置、转移、出租或变更用途；非营利性医疗机构转变成营利性医疗机构，涉及的国有资产，必须经财政部门批准，确保国有资产不流失；从营利性医疗机构中退出的国有资产和非营利性医疗机构解散后的国有资产，经卫生行政部门商财政部门后可继续用于发展卫生事业。

2．规范非营利性医疗机构职工工资等收入的分配办法。政府举办的非营利医疗机构可在执行事业单位工资制度和工资政策的基础上，根据国家核定的工资总额，自主确定各类人员的内部分配办法；其他非营利性医疗机构在坚持工资总额增长幅度低于经济效益增长幅度，职工实际平均工资增长幅度低于本单位劳动生产率增长幅度原则的前提下，确定工资分配办法。要将管理要素、技术要素、责任要素等纳入分配因素，确定岗位工资，按岗定酬，并将工资待遇计入医疗服务成本。

3．改革医疗机构管理体制。各级卫生行政部门是政府依法管理卫生工作的职能部门。要合理划分中央和地方的事权，打破医疗机构行政隶属关系和所有制界限，加强全行业管理。按照转变职能、政事分开的要求，在实施医疗机构分类管理过程中，积极探索建立权责明晰、富有生机的医疗机构组织管理体制，如实行医院管理委员会、理事会、董事会等管理形式，使其真正成为自主管理的法人实体。

医疗机构管理体制改革和对医疗机构实行分类管理是适应社会主义市场经济体制的一项重大改革，有许多开创的工作要做，涉及面广，政策性强，各地要加强领导，总结经验，稳步推开，保证分类管理工作的平稳实施。

4.3.3 关于城镇医疗机构分类登记暂行规定

卫生部 国家中医药管理局

卫医发［2000］385号

一、为贯彻《关于城镇医药卫生体制改革的指导意见》，落实《关于城镇医疗机构分类管理的实施意见》，规范医疗机构分类登记程序和内容，根据《医疗机构管理条例》及其实施细则，制定本规定。

二、依法取得《医疗机构执业许可证》的城镇医疗机构均须实行分类登记。具体登记范围按各省实施方案执行。

新申请设置的医疗机构在审批时同时进行分类登记。

三、医疗机构经批准其设置的卫生行政部门或主管部门同意后，到为其核发《医疗机构执业许可证》的卫生行政部门办理分类登记手续。

四、医疗机构申请分类登记时，必须向卫生行政部门书面申明其性质，如实填写《医疗机构分类登记审批表》（附后），并提供相关资料。

占有国有资产和集体资产的现有医疗机构若申请设立营利性医疗机构或非政府举办的非营利性医疗机构，必须提供合法的资产评估报告，对国有资产的处置必须报经国有资产管理部门（财政部门）批准，集体资产的处置必须报经产权主管单位批准并按国家有关规定执行。

五、接受登记的卫生行政部门依据申请医疗机构的资金来源和性质、结余分配方式、社会功能和承担的任务等情况，核定其性质，并在核发的《医疗机构执业许可证》及其副本上注明其为“非营利性”或“营利性”医疗机构。

六、核定为“营利性”医疗机构的，还应按照有关法律法规到工商行政管理、税务等部门办理相关登记手续。

七、医疗机构核定类别后由地方卫生行政部门统一安排登报公告。

医疗机构核定性质后必须按照其性质进行运作和管理。县级以上卫生行政部门及有关部门应加强对非营利性和营利性医疗机构的日常监管，对政府举办的非营利医疗机构的财务和分配状况应通过年终决算进行审核，对营利性和其他非营利性医疗机构的财务和分配状况应实行年审制度，医疗机构应配合监管和审计并提供所需的全部资料。

卫生行政部门在办理医疗机构校验手续时，除要审核《医疗机构管理条例》及其实施细则规定的项目外，还须审核其是否按照国家有关医疗机构分类管理的规定要求运行。

八、医疗机构如要变更其营利性或非营利性的性质，必须得到原设置机关和卫生行政部门及国有资产管理等相关部门的批准，并按《医疗机构管理条例》规定的程序和手续办理相应的变更手续。

九、医疗机构未按要求办理分类登记核定手续、非营利性医疗机构不按其性质运行和管理、非营利性医疗机构改变其性质而不办理变更手续的法律责任，依据《医疗机构管理条例》及其实施细则另行规定。

十、各省、自治区、直辖市可以根据本规定制定具体实施办法，并分别报卫生部、国家中医药管理局备案。

十一、本规定自发布之日起实施。本规定由卫生部、中医药管理局负责解释。

医疗机构分类登记审批表

编号：

一、医疗机构名称	
二、执业许可证登记号	
三、法定代表人（主要负责人）	
四、服务对象	社会□　　内部□　　内部＋社会□
五、设置单位（注1）	
六、申明性质	非营利性□　　营利性□
七、注册资金总额、投资渠道来源和性质（注2）	
八、收支节余的使用去向或盈余分配方式	
九、其他需要说明的情况	
十、申请单位签章 单位法定代表人或主要负责人（签名） 日期：　　单位（盖章）：	
——以上内容由申请单位填写，以下内容由被申请机关填写——	
十一、设置审批的卫生行政部门或上级主管部门核定意见 经办人：　　单位（盖章）　　年　月　日	
十二、执业登记的卫生行政部门审核意见 经办人：　　单位（盖章）　　年　月　日	
十三、备注	

注1．指政府机关、事业单位、企业、社会团体和其他社会组织及个人；

2．投资渠道来源指政府机关、事业单位、企业、社会团体和其他社会组织及个人。资金性质指财政投入、法人和个人投资、社会捐赠、贷款等。

4.3.4 关于城镇医疗机构分类管理若干问题的意见

卫生部　国家中医药管理局　财政部　国家计委

卫医发［2001］207 号

为进一步贯彻《国务院办公厅转发国务院体改办等部门关于城镇医药卫生体制改革指导意见的通知》（国办发［2000］16 号）和《关于印发〈关于城镇医疗机构分类管理的实施意见〉的通知》（卫医发［2000］233 号）的精神，完善医疗机构分类管理制度，推动医疗机构分类管理工作的顺利实施，依据有关法律、法规和政策，就医疗机构分类管理的有关问题提出如下意见：

一、非营利性医疗机构中合资合作部分的处理

非营利性医疗机构与境内外社会组织或个人合资合作设立的非独立法人营利性的“科室”、“病区”和“项目”等部分，原则上应分立为独立法人的营利性医疗机构，也可根据实际情况采取其他方式处理。此项工作应于 2002 年底前完成。

（一）分立为独立法人医疗机构的处理

1. 合资合作部分转为独立法人的医疗机构须按照《医疗机构管理条例》及其实施细则办理设置审批、登记注册等手续。

2. 合资合作部分的国有资产，可以根据具体情况采取不同的处置形式。可以出售的国有资产在资产评估后，可由分立医疗机构按市场价格买断；不宜出售的房屋、设备等资产，可按市场价格租赁给分立医疗机构使用；对于技术、商誉等资产，可作为原医疗机构对分立医疗机构的投入，获得相应的权益。

分立过程中，政府举办的非营利性医疗机构的国有资产处置必须取得同级卫生行政、财政（或国有资产管理）部门的批准。所获得的国有资产变现资金和租赁收入全部增加原医疗机构专用基金中的修购基金，只能用于原医疗机构的发展建设。对分立医疗机构的投入收益，属一次性作价取得的收入计入原医疗机构事业基金，属经常性取得的收入计入其他收入。上述收入必须统一纳入医疗机构财务管理。

（二）其他情况的处理

不宜分立为独立法人医疗机构的，可按以下方式处理：

1. 按双方合资合作协议在 2002 年底以前到期的可如期终止。合资合作协议存续期间，应严格执行国家有关价格管理规定，所得收益按医疗机构财会制度规定，统一纳入医疗机构财务管理，科室、个人不得自行分配。

2. 提前终止合资合作。可将合资合作方投入的资金转为借贷，医疗机构的借款可参照商业银行的同期贷款利率逐年还本付息，也可以用医疗机构自有资金归还合资合作方。合资合作方投入的设备，可由医疗机构用自有资金按扣除折旧后的价格一次性买断；也可转为租赁，由医疗机构根据与合资合作方参照市场价格签订的租赁协议，定期支付租金。医疗机构用自有资金一次性买断或归还合资合作方确有困难的，可以通过银行贷款、同级财政专项补助贴息等办法解决。

合资合作方自愿将合资合作的资金或设备捐赠给医疗机构的，按照《中华人民共和国公益事业捐赠法》给予捐赠组织和个人名誉褒奖，符合税法有关规定的，享受税收优惠政策。

二、加强对非营利性医疗机构的财务监管

非营利性医疗机构财务监管对象是政府举办的非营利性医疗机构和其他非营利性医疗机构。财务监管的主要依据是《中华人民共和国预算法》、《中华人民共和国会计法》、《中华人民共和国价格法》、《中华人民共和国统计法》、《中华人民共和国审计法》、《中华人民共和国建筑法》和《行政事业单位国有资产管理办法》、《医院财务制度》、《医院会计制度》等国家有关规定。

加强对非营利性医疗机构财务监管的目的是保证其按照非营利性的性质运行，包括成本核算、收入分配、国有资产管理等方面，主要内容是：医疗机构的资产使用是否背离非营利性目标；医疗机构的结余是否按国家规定使用，有无变相回报给出资者；医疗机构的分配是否执行国家有关政策和规定；有无乱摊成本掩盖真实结余；医疗机构的收费是否严格执行政府价格政策；医疗机构资产处置是否符合有关规定并经过国家有关部门批准等。监管的具体办法，另行制定。

三、实施区域卫生规划，加强全行业监管

区域卫生规划原则上应对所有医疗机构的卫生资源进行宏观调控。现阶段，为鼓励营利性和民办非营利性医疗机构发展，各地在严格审核医疗机构执业标准的基础上，在规划控制方面可适当放宽，以引入竞争机制，发挥市场机制在配置卫生资源中的作用。在卫生资源相对过剩的地方，应鼓励投资者通过收购、重组现有医疗机构的方式举办营利性医疗机构和民办非营利性医疗机构。营利性医疗机构在某些技术项目或领域内可能形成区域性技术垄断时，政府要加以必要的调控。

非营利性医疗机构与其他社会组织或个人开展的高新技术合资合作项目，必须符合区域卫生规划。涉及国有资产的，须经同级卫生行政、财政（或国有资产管理）部门审核同意，并按照《医疗机构管理条例》等有关规定登记注册；涉及中外合资合作的，按卫生部、对外贸易经济合作部《中外合资、合作医疗机构管理暂行办法》办理。非营利性医疗机构通过合资合作取得的收益全部用于其事业发展。禁止非营利性医疗机构将房屋、设备等资产承包给社会组织资或个人从事医疗活动。

非营利性医疗机构和营利性医疗机构都要执行《中华人民共和国执业医师法》、《医疗机构管理条例》等法律、法规和相关的规章制度、技术规范与标准，保证医疗服务的安全有效、经济合理，保障病人的合法权益。

四、创造有利于不同类别医疗机构公平竞争的环境

各地要创造公平有序的竞争环境，发挥民办非营利性医疗机构和营利性医疗机构在满足多层次医疗保健需求、调整医疗服务结构和体制创新方面的作用。

实行卫生全行业管理，在机构和人员执业标准、医疗机构评审、人员职称评定和晋升、医疗保险定点医疗机构资格、科研课题招标等方面，应同等对待非营利性医疗机构和营利性医疗机构。

各地要认真贯彻国办发［2000］16 号文件及其配套政策，积极地完善分类管理相关制度和政策措施，及时研究、解决工作中出现的新情况和新问题，并将有关情况报送卫生部及其他有关部门。

4.3.5 中外合资、合作医疗机构管理暂行办法

（卫生部 对外贸易经济合作部令第11号）

第一章 总 则

第一条 为进一步适应改革开放的需要，加强对中外合资、合作医疗机构的管理，促进我国医疗卫生事业的健康发展，根据《中华人民共和国中外合资经营企业法》、《中华人民共和国中外合作经营企业法》、《医疗机构管理条例》等国家有关法律、法规，制定本办法。

第二条 本办法所称中外合资、合作医疗机构是指外国医疗机构、公司、企业和其他经济组织（以下称合资、合作外方），按照平等互利的原则，经中国政府主管部门批准，在中国境内（香港、澳门及台湾地区除外，下同）与中国的医疗机构、公司、企业和其他经济组织（以下称合资、合作中方）以合资或者合作形式设立的医疗机构。

第三条 申请在中国境内设立中外合资、合作医疗机构，适用本办法。

第四条 中外合资、合作医疗机构必须遵守国家有关法律、法规和规章。中外合资、合作医疗机构的正当经营活动及合资、合作双方的合法权益受中国法律保护。

第五条 卫生部和对外贸易经济合作部（以下称外经贸部）在各自的职责范围内负责全国中外合资、合作医疗机构管理工作。

县级以上地方人民政府卫生行政部门（含中医/药主管部门）和外经贸行政部门在各自职责范围内负责本行政区域内中外合资、合作医疗机构的日常监督管理工作。

第二章 设置条件

第六条 中外合资、合作医疗机构的设置与发展必须符合当地区域卫生规划和医疗机构设置规划，并执行卫生部制定的《医疗机构基本标准》。

第七条 申请设立中外合资、合作医疗机构的中外双方应是能够独立承担民事责任的法人。合资、合作的中外双方应当具有直接和间接从事医疗卫生投资与管理的经验，并符合下列要求之一：

（一）能够提供国际先进的医疗机构管理经验、管理模式和服务模式；

（二）能够提供具有国际领先水平的医学技术和设备；

（三）可以补充或改善当地在医疗服务能力、医疗技术、资金和医疗设施方面的不足。

第八条 设立的中外合资、合作医疗机构应当符合以下条件：

（一）必须是独立的法人；

（二）投资总额不得低于2000万人民币；

（三）合资、合作中方在中外合资、合作医疗机构中所占的股权比例或权益不得低于30%；

（四）合资、合作期限不超过20年；

（五）省级以上卫生行政部门规定的其他条件。

第九条 合资、合作中方以国有资产参与投资（包括作价出资或作为合作条件），应当

经相应主管部门批准，并按国有资产评估管理有关规定，由国有资产管理部门确认的评估机构对拟投入国有资产进行评估。经省级以上国有资产管理部门确认的评估结果，可以作为拟投入的国有资产的作价依据。

第三章　设置审批与登记

第十条　设置中外合资、合作医疗机构，应先向所在地设区的市级卫生行政部门提出申请，并提交以下材料：

（一）设置医疗机构申请书；

（二）合资、合作双方法人代表签署的项目建议书及中外合资、合作医疗机构设置可行性研究报告；

（三）合资、合作双方各自的注册登记证明（复印件）、法定代表人身份证明（复印件）和银行资信证明；

（四）国有资产管理部门对拟投入国有资产的评估报告确认文件。

设区的市级卫生行政部门对申请人提交的材料进行初审，并根据区域卫生规划和医疗机构设置规划提出初审意见，并与申请材料、当地区域卫生规划和医疗机构设置规划一起报所在地省级卫生行政部门审核。

第十一条　省级卫生行政部门对申请材料及设区的市级卫生行政部门初审意见进行审核后报卫生部审批。

报请审批，需由省级卫生行政部门向卫生部提交以下材料：

（一）申请人设置申请材料；

（二）设置地设区的市级人民政府批准发布实施的《医疗机构设置规划》及设置地设区的市级和省级卫生行政部门关于拟设置中外合资、合作医疗机构是否符合当地区域卫生规划和医疗机构设置规划的审核意见；

（三）省级卫生行政管理部门关于设置该中外合资、合作医疗机构的审核意见，其中包括对拟设置中外合资、合作医疗机构的名称、地址、规模（床位、牙椅）、诊疗科目和经营期限等的意见；

（四）法律、法规和卫生部规定的其他材料。

卫生部应当自受理之日起45个工作日内，作出批准或者不批准的书面决定。

第十二条　申请设置中外合资、合作中医医疗机构（含中外合资、合作中西医结合医疗机构和中外合资、合作民族医医疗机构）的，按本办法第十条和第十一条要求，经所在地设区的市级卫生行政部门初审和所在地的省级卫生行政部门审核，报国家中医药管理局审核后转报卫生部审批。

第十三条　申请人在获得卫生部设置许可后，按照有关法律、法规向外经贸部提出申请，并提交以下材料：

（一）设置申请申报材料及批准文件；

（二）由中外合资、合作各方的法定代表人或其授权的代表签署的中外合资、合作医疗机构的合同、章程；

（三）拟设立中外合资、合作医疗机构董事会成员名单及合资、合作各方董事委派书；

（四）工商行政管理部门出具的机构名称预先核准通知书；

（五）法律、法规和外经贸部规定的其他材料。

外经贸部应当自受理申请之日起45个工作日内，作出批准或者不批准的书面决定；予以批准的，发给《外商投资企业批准证书》。

获得批准设立的中外合资、合作医疗机构，应自收到外经贸部颁发的《外商投资企业批准证书》之日起一个月内，凭此证书到国家工商行政管理部门办理注册登记手续。

第十四条 申请在我国中西部地区或老、少、边、穷地区设置中外合资、合作医疗机构或申请设置的中外合资、合作医疗机构所提供的医疗服务范围和内容属于国家鼓励的服务领域，可适当放宽第七条、第八条规定的条件。

第十五条 获准设立的中外合资、合作医疗机构，应当按《医疗机构管理条例》和《医疗机构管理条例实施细则》关于医疗机构执业登记所规定的程序和要求，向所在地省级卫生行政部门规定的卫生行政部门申请执业登记，领取《医疗机构执业许可证》。

省级卫生行政部门根据中外合资、合作医疗机构的类别和规模，确定省级卫生行政部门或设区的市级卫生行政部门受理中外合资、合作医疗机构执业登记申请。

第十六条 中外合资、合作医疗机构命名应当遵循卫生部发布的《医疗机构管理条例实施细则》规定。中外合资、合作医疗机构的名称由所在地地名、识别名和通用名依次组成。

第十七条 中外合资、合作医疗机构不得设置分支机构。

第四章　变更、延期和终止

第十八条 已设立的中外合资、合作医疗机构变更机构规模（床位、牙椅）、诊疗科目、合资、合作期限等，应按本办法第三章规定的审批程序，经原审批机关审批后，到原登记机关办理相应的变更登记手续。

中外合资、合作医疗机构涉及合同、章程有关条款的变更，由所在地外经贸部门转报外经贸部批准。

第十九条 中外合资、合作医疗机构合资、合作期20年届满，因特殊情况确需延长合资、合作期限的，合资、合作双方可以申请延长合资、合作期限，并应当在合资、合作期限届满的90天前申请延期。延期申请经省级卫生行政部门和外经贸行政部门审核同意后，报请卫生部和外经贸部审批。审批机关自接到申请之日起45个工作日内，作出批准或者不予批准的书面决定。

第二十条 经批准设置的中外合资、合作医疗机构，应当在审批机关规定的期限内办理完有关登记注册手续；逾期未能完成的，经审批机关核准后，撤销该合资、合作项目。

第五章　执　业

第二十一条 中外合资、合作医疗机构作为独立法人实体，自负盈亏，独立核算，独立承担民事责任。

第二十二条 中外合资、合作医疗机构应当执行《医疗机构管理条例》和《医疗机构管理条例实施细则》关于医疗机构执业的规定。

第二十三条 中外合资、合作医疗机构必须执行医疗技术准入规范和临床诊疗技术规范，遵守新技术、新设备及大型医用设备临床应用的有关规定。

第二十四条 中外合资、合作医疗机构发生医疗事故，依照国家有关法律、法规处理。

第二十五条 中外合资、合作医疗机构聘请外籍医师、护士，按照《中华人民共和国执业医师法》和《中华人民共和国护士管理办法》等有关规定办理。

第二十六条 发生重大灾害、事故、疾病流行或者其他意外情况时，中外合资、合作医疗机构及其卫生技术人员要服从卫生行政部门的调遣。

第二十七条 中外合资、合作医疗机构发布本机构医疗广告，按照《中华人民共和国广告法》、《医疗广告管理办法》办理。

第二十八条 中外合资、合作医疗机构的医疗收费价格按照国家有关规定执行。

第二十九条 中外合资、合作医疗机构的税收政策按照国家有关规定执行。

第六章 监 督

第三十条 县以上地方各级卫生行政部门负责本行政区域内中外合资、合作医疗机构的日常监督管理工作。

中外合资、合作医疗机构的《医疗机构执业许可证》每年校验一次，《医疗机构执业许可证》的校验由医疗机构执业登记机关办理。

第三十一条 中外合资、合作医疗机构应当按照国家对外商投资企业的有关规定，接受国家有关部门的监督。

第三十二条 中外合资、合作医疗机构违反国家有关法律、法律和规章，由有关主管部门依法查处。对于违反本办法的中外合资、合作医疗机构，县级以上卫生行政部门和外经贸部门可依据相关法律、法规和规章予以处罚。

第三十三条 地方卫生行政部门和地方外经贸行政部门违反本办法规定，擅自批准中外合资、合作医疗机构的设置和变更的，依法追究有关负责人的责任。

中外各方未经卫生部和外经贸部批准，成立中外合资、合作医疗机构并开展医疗活动或以合同方式经营诊疗项目的，视同非法行医，按《医疗机构管理条例》和《医疗机构管理条例实施细则》及有关规定进行处罚。

第七章 附 则

第三十四条 香港特别行政区、澳门特别行政区、台湾地区的投资者在大陆投资举办合资、合作医疗机构的，参照本办法执行。

第三十五条 申请在中国境内设立外商独资医疗机构的，不予以批准。

第三十六条 各省、自治区、直辖市卫生、外经行政部门可依据本办法，结合本地实际制订具体规定。

第三十七条 本办法由卫生部和外经贸部负责解释。

第三十八条 本规定自 2000 年 7 月 1 日起实施。

一九八九年二月十日颁布的卫医字［89］第 3 号文和一九九七年四月三十日颁布的［1997］外经贸发第 292 号文同时废止。

4.3.6 医师执业注册暂行办法

（1999年7月16日卫生部令第5号发布）

第一章 总 则

第一条 为了规范医师执业活动，加强医师队伍管理，根据《中华人民共和国执业医师法》，制定本办法。

第二条 医师经注册取得《医师执业证书》后，方可按照注册的执业地点、执业类别、执业范围，从事相应的医疗、预防、保健活动。

执业地点是指医师执业的医疗、预防、保健机构及其登记注册的地址。

执业类别是指临床、中医（包括中医、民族医和中西医结合）、口腔、公共卫生。

未经注册取得《医师执业证书》者，不得从事医疗、预防、保健活动。

第三条 卫生部负责全国医师执业注册监督管理工作。

县级以上地方卫生行政部门是医师执业注册的主管部门，负责本行政区域内的医师执业注册监督管理工作。

第二章 注册条件

第四条 凡取得执业医师资格或者执业助理医师资格的，均可申请医师执业注册。

第五条 有下列情形之一的不予注册：

（一）不具有完全民事行为能力的；

（二）因受刑事处罚，自刑罚执行完毕之日起至申请注册之日止不满二年的；

（三）受吊销《医师执业证书》行政处罚，自处罚决定之日起至申请注册之日止不满二年的；

（四）甲类、乙类传染病传染期、精神病发病期以及身体残疾等健康状况不适宜或者不能胜任医疗、预防、保健业务工作的；

（五）重新申请注册，经卫生行政部门指定机构或组织考核不合格的；

（六）卫生部规定不宜从事医疗、预防、保健业务的其他情形的。

第三章 注册程序

第六条 拟在医疗、保健机构中执业的人员，应当向批准该机构执业的卫生行政部门申请注册。拟在预防机构中执业的人员，应当向该机构的同级卫生行政部门申请注册。

拟在机关、企业和事业单位的医疗机构中执业的人员，应当向核发该机构《医疗机构执业许可证》的卫生行政部门申请。

第七条 申请医师执业注册，应当提交下列材料：

（一）医师执业注册申请审核表；

（二）二寸免冠正面半身照片两张；

（三）《医师资格证书》；

（四）注册主管部门指定的医疗机构出具的申请人6个月内的健康体检表；

（五）申请人身份证明；

（六）医疗、预防、保健机构的拟聘用证明；

（七）省级以上卫生行政部门规定的其他材料。

重新申请注册的，除提交前款第二至七项规定的材料外，还应提交医师重新执业注册申请审核表和县级以上卫生行政部门指定的医疗、预防、保健机构或组织出具的业务水平考核结果证明；

获得执业医师资格或执业助理医师资格后二年内未注册者，申请注册时，还应提交在省级以上卫生行政部门指定的机构接受3至6个月的培训，并经考核合格的证明。

第八条 注册主管部门应当自收到注册申请之日起30日内，对申请人提交的申请材料进行审核。审核合格的，予以注册，并发给卫生部统一印制的《医师执业证书》。

第九条 对不符合注册条件的，注册主管部门应当自收到注册申请之日起30日内，书面通知申请人，并说明理由。申请人如有异议的，可以依法申请行政复议或者向人民法院提起行政诉讼。

第十条 有下列情形之一的。应当重新申请注册：

（一）中止医师执业活动二年以上的；

（二）本办法第五条规定不予注册的情形消失的。

重新申请注册的人员，应当首先到县级以上卫生行政部门指定的医疗、预防、保健机构或组织，接受3~6个月的培训，并经考核合格，方可依照本办法的规定重新申请执业注册。

第十一条 执业助理医师取得执业医师资格后，继续在医疗、预防、保健机构中执业的，应当按本办法第六条规定，申请执业医师注册。

申请人除提交本办法第七条第一款规定的材料外，还应当提交原《医师执业证书》。注册主管部门在办理执业注册手续时，应当收回原《医师执业证书》，核发新的《医师执业证书》。

第十二条 《医师执业证书》应妥善保管，不得出借、出租、抵押、转让、涂改和毁损。如发生损坏或者遗失的，当事人应当及时向原发证部门申请补发或换领。损坏的《医师执业证书》，应当交回原发证部门。《医师执业证书》遗失的，原持证人应当于15日内在当地指定报刊上予以公告。

第四章 注销注册与变更注册

第十三条 医师注册后有下列情形之一的，其所在的医疗、预防、保健机构应当在30天内报告注册主管部门，办理注销注册：

（一）死亡或者被宣告失踪的；

（二）受刑事处罚的；

（三）受吊销《医师执业证书》行政处罚的；

（四）因考核不合格，暂停执业活动期满，经培训后再次考核仍不合格的；

（五）中止医师执业活动满二年的；

（六）身体健康状况不适宜继续执业的；

（七）有出借、出租、抵押、转让、涂改《医师执业证书》行为的；

（八）卫生部规定不宜从事医疗、预防、保健业务的其他情形的。

注册主管部门对具有前款规定情形的，应当予以注销注册，收回《医师执业证书》。

第十四条 被注销注册的当事人如有异议的，可以依法申请行政复议或者向人民法院提起诉讼。

第十五条 医师注册后有下列情况之一的，其所在的医疗、预防、保健机构应当在30日内报注册主管部门备案：

（一）调离、退休、退职；

（二）被辞退、开除；

（三）省级以上卫生行政部门规定的其他情形。

第十六条 医师变更执业地点、执业类别、执业范围等注册事项的，应当到注册主管部门办理变更注册手续，并提交医师变更执业注册申请审核表、《医师资格证书》、《医师执业证书》以及省级以上卫生行政部门规定提交的其他材料。

但经医疗、预防、保健机构批准的卫生支农、会诊、进修、学术交流、承担政府交办的任务和卫生行政部门批准的义诊等除外。

第十七条 医师申请变更执业注册事项属于原注册主管部门管辖的，申请人应到原注册主管部门申请办理变更手续。

医师申请变更执业注册事项不属于原注册主管部门管辖的，申请人应当先到原注册主管部门申请办理变更注册事项和医师执业证书编码，然后到拟执业地点注册主管部门申请办理变更执业注册手续。

跨省、自治区、直辖市变更执业注册事项的，除依照前款规定办理有关手续外，新的执业地点注册主管部门在办理执业注册手续时，应收回原《医师执业证书》，并发给新的《医师执业证书》。

第十八条 注册主管部门应当自收到变更注册申请之日起30日内办理变更注册手续。对因不符合变更注册条件不予变更的，应当自收到变更注册申请之日起30日内书面通知申请人，并说明理由。申请人如有异议的，可以依法申请行政复议或者向人民法院提起诉讼。

第十九条 医师在办理变更注册手续过程中，在《医师执业证书》原注册事项已被变更，未完成新的变更事项许可前，不得从事执业活动。

第二十条 医师执业注册主管部门，应当对《医师执业证书》的准予注册、发放、注销注册和变更注册等，建立统计制度和档案制度。

第二十一条 县级以上地方卫生行政部门应当对准予注册。注销注册或变更注册的人员名单予以公告，并由省级卫生行政部门汇总，报卫生部备案。

第二十二条 医疗、预防、保健机构未依照《中华人民共和国执业医师法》第十六条和本办法第十五条的规定履行报告职责，导致严重后果的，由县级以上卫生行政部门对该机构的主要负责人给予行政处分。

第五章 附 则

第二十三条 中医（包括中医、民族医、中西医结合）医疗机构的医师执业注册管理由中医（药）主管部门负责。

第二十四条 医师执业范围另行制定。

第二十五条 医师执业地点在两个以上的管理规定另行制定。

第二十六条 本办法所称医疗机构是指符合《医疗机构管理条例》第二条和《医疗机构管理条例实施细则》第二条和第三条规定的机构，社区卫生服务机构和采供血机构适用《医疗机构管理条例实施细则》第三条第十二项的规定；预防机构是指《传染病防治法实施办法》第七十三条规定的机构。

第二十七条 计划生育技术服务机构中的医师适用本办法的规定。

第二十八条 境外人员申请在中国境内执业的，按国家有关规定办理。

第二十九条 本办法自颁布之日起施行。

4.3.7 关于医师执业注册中执业范围的暂行规定

卫生部　国家中医药管理局

卫医发［2001］169号

为进一步做好医师执业注册工作，根据《中华人民共和国执业医师法》及有关规定，特对医师执业注册中执业范围规定如下：

一、医师执业范围

（一）临床类别医师执业范围

1. 内科专业　　2. 外科专业
3. 妇产科专业　　4. 儿科专业
5. 眼耳鼻咽喉科专业　　6. 皮肤病与性病专业
7. 精神卫生专业　　8. 职业病专业
9. 医学影像和放射治疗专业　　10. 医学检验、病理专业
11. 全科医学专业　　12. 急救医学专业
13. 康复医学专业　　14. 预防保健专业
15. 特种医学与军事医学专业　　16. 计划生育技术服务专业
17. 省级以上卫生行政部门规定的其他专业

（二）口腔类别医师执业范围

1. 口腔专业
2. 省级以上卫生行政部门规定的其他专业

（三）公共卫生医师执业范围

1. 公共卫生类别专业
2. 省级以上卫生行政部门规定的其他专业

（四）中医类别（包括中医、民族医、中西医结合）医师执业范围

1. 中医专业　　2. 中西医结合专业　　3. 蒙医专业
4. 藏医专业　　5. 维医专业　　6. 傣医专业
7. 省级以上卫生行政部门规定的其他专业

二、医师进行执业注册的类别必须以取得医师资格的类别为依据。医师依法取得两个或两个类别以上医师资格的，除以下两款情况之外，只能选择一个类别及其中一个相应的专业作为执业范围进行注册，从事执业活动。医师不得从事执业注册范围以外其他专业的执业活动。

在县及县级以下医疗机构（主要是乡镇卫生院和社区卫生服务机构）执业的临床医师，从事基层医疗卫生服务工作，确因工作需要，经县级卫生行政部门考核批准，报设区的市级卫生行政部门备案，可申请同一类别至多三个专业作为执业范围进行注册。

在乡镇卫生院和社区卫生服务机构中执业的临床医师因工作需要，经过国家医师资格考试取得公共卫生类医师资格，可申请增加公共卫生类别专业作为执业范围进行注册；在乡镇

卫生院和社区卫生服务机构中执业的公共卫生医师因工作需要，经过国家医师资格考试取得临床类医师资格，可申请增加临床类别相关专业作为执业范围进行注册。

三、在计划生育技术服务机构中执业的临床医师，其执业范围为计划生育技术服务专业。在医疗机构中执业的临床医师以妇产科专业作为执业范围进行注册的，其范围含计划生育技术服务专业。

四、根据国家有关规定，取得全科医学专业技术职务任职资格者，方可申请注册全科医学专业作为执业范围。

五、医师注册后有下列情况之一的，不属于超范围执业：

（一）对病人实施紧急医疗救护的；

（二）临床医师依据《住院医师规范化培训规定》和《全科医师规范化培训试行办法》等，进行临床转科的；

（三）依据国家有关规定，经医疗、预防、保健机构批准的卫生支农、会诊、进修、学术交流、承担政府交办的任务和卫生行政部门批准的义诊等；

（四）省级以上卫生行政部门规定的其他情形。

六、医师注册后有下列情形之一的，可以向原注册主管部门申请变更执业范围：

（一）取得注册执业范围以外、同一类别其他专业的高一层次的省级以上教育部门承认的学历，经所在执业机构同意，拟从事新的相应专业的；

（二）在省级以上卫生行政部门指定的业务培训机构，接受同一类别其他专业的系统培训两年或者专业进修满两年或系统培训和专业进修合计满两年，并持有省级以上卫生行政部门指定的业务考核机构出具的考核合格证明，经所在执业机构同意，拟从事所受培训专业的。

跨类别变更专业，必须取得相应类别的医师资格。

七、申请变更执业范围，应当提交下列材料：

（一）省级卫生行政部门统一印制的医师变更执业范围申请表；

（二）《医师资格证书》；

（三）《医师执业证书》；

（四）与拟变更的执业范围相应的高一层次毕业学历或者培训考核合格证明；

（五）聘用单位同意变更执业范围的证明；

（六）省级以上卫生行政部门规定的其他材料。

八、省级卫生行政部门规定的临床、口腔、公共卫生类别医师其他专业应报卫生部备案，中医类别医师其他专业，应报国家中医药管理局备案。

《关于医师执业注册中执业范围的暂行规定》说明

一、制定《关于医师执业注册中执业范围的暂行规定》遵循的原则

（一）既要依据《执业医师法》加强对医师队伍科学化、规范化管理，又要实事求是地充分考虑我国目前医师队伍的现状、医学专业技术职务任职资格分类和有关医疗、预防、保健机构诊疗科目的规定，做好衔接工作。

（二）该范围是执业医师和执业助理医师资格准入后的基本执业范围，设定执业范围的专业宜粗不宜细，有些更细的专业分类可以随着专科医师制度的完善予以解决。

二、临床类别相关专业划归

（一）内科专业含老年医学专业、传染病专业；

（二）外科专业含运动医学专业、麻醉专业；

（三）妇产科专业含妇女保健专业；

（四）儿科专业含儿童保健专业；

（五）精神卫生专业含精神病专业、心理卫生专业；

（六）医学影像专业含核医学专业；

（七）肿瘤专业可按所从事具体业务工作注册相关专业，如内科专业、外科专业作为执业范围；

（八）职业病专业含放射病专业。

三、专业名称注释

（一）预防保健专业是指执业范围为社区保健、计划免疫、健康教育等；

（二）特种医学与军事医学专业是指执业范围为航天医学、航空医学、航海医学、潜水医学、野战外科学、军队各类预防和防护学科等；

（三）计划生育技术服务专业具体执业范围应按照国务院有关规定执行。

四、医师注册中医专业或中西医结合专业、蒙医专业、藏医专业、维医专业、傣医专业等作为执业范围，从事医疗气功活动，必须依据《医疗气功管理暂行规定》（卫生部令第12号）取得《医疗气功技能合格证书》。

五、《医师执业证书》“执业范围”项填写要求

（一）医师申请执业注册，本人对执业范围的要求可在《医师执业注册申请审核表》表2“其他要说明的问题”栏填写。执业机构、执业机构主管部门和卫生行政部门在审批核准《医师执业注册申请审核表》时，应将核准的执业范围填写在表3“拟聘用的科目”和表4“聘用的科目”栏内，“聘用的科目”也应同时填写；

（二）医师申请变更执业范围注册，本人对执业范围的要求可在《医师变更执业注册申请审核表》表2“其他要说明的问题”栏填写。执业机构、执业机构主管部门和卫生行政部门在审批核准《医师变更执业注册申请审核表》时，应将核准变更的执业范围填写在表4“拟聘用的科目”和表5“聘用的科目”栏内，“聘用的科目”也应同时填写；

（三）医师申请重新执业注册，本人对执业范围的要求可在《医师重新执业注册申请审核表》表3“其他要说明的问题”栏填写。执业机构、执业机构主管部门和卫生行政部门在

审批核准《医师重新执业注册申请审核表》时，应将核准的执业范围填写在表4“拟聘用的科目”和表5“聘用的科目”栏内，“聘用的科目”也应同时填写；

（四）《医师执业证书》“执业范围”项在卫生行政部门审核批准以上申请审核表后方可填写；

（五）因医师执业的医疗机构诊疗科目限制或需特别限制医师执业范围的，注册机关应当在医师执业证书“备注”栏中注明。

4.3.8 卫生部关于修订下发住院病案首页的通知

卫医发［2001］286号

为了加强对病案首页标准化、程序化、规范化管理，保证医疗质量，维护医患双方的合法权益，并满足卫生行政部门统计和医院本身统计的需求，我部对1990年印发的病案首页进行了修订。现将修订后的病案首页印发给你们，请于2002年1月1日起开始实施。

附件：1. 住院病案首页

2. 住院病案首页项目填写说明

附件 1：

医　　院

住院病案首页

医疗付款方式：□　　　　第　　　次 住院　　　　病案号：________

姓名________性别 □ 1.男 2.女 出生_____ 年 ____月 ____日　年龄 _____ 婚姻 □ 1.未 2.已 3.离 4.丧

职业 ________ 出生地 ________省(市)_______县 民族_____ 国籍 _______ 身份证号 ______________

工作单位及地址________________________________电话 __________ 邮政编码 __________

户口地址 ____ 邮政编码 __________

联系人姓名__________关系_________地址 __________________________ 电话____________

入院日期_____年____月___日____时　入院科别________病室__________　转科科别____________

出院日期_____年____月___日____时　出院科别________病室__________　实际住院____________天

门（急）诊诊断 ________________________________入院时情况：　1.危　2.急　3.一般

入院诊断____入院后确诊日期 ____年____月____日

出　院　诊　断	出院情况					ICD-10
	1.治愈	2.好转	3.未愈	4.死亡	5.其他	
主要诊断						
其他诊断						
医院感染名称						

病理诊断

损伤、中毒的外部因素：

药物过敏　　　　HBsAg □　HCV- Ab □　HIV-Ab □　0.未做　1.阴性　2.阳性

诊断符合情况　门诊与出院 □　入院与出院 □　术前与术后 □　临床与病理 □

放射与病理 □　0.未做 1.符合 2.不符合 3.不肯定　　抢救_____次　　成功______次

科主任　　　　主(副主)任医师　　　　主治医师　　　　住院医师

进修医师　　　　研究生实习医师　　　　实习医师　　　　编码员

病案质量 □　1. 甲　2. 乙　3. 丙　　质控医师　　　质控护士　　　日期：____年____月____日

手术、操作编码	手术、操作日期	手术、操作名称	手术、操作医师			麻醉方式	切口愈合等级	麻醉医师
			术者	I 助	II 助			
							/	
							/	
							/	
							/	

住院费用总计（元）：__________床费________护理费________西药__________中成药________中草药______

放射________化验__________输氧__________输血__________诊疗__________手术__________接生________

检查__________麻醉费__________婴儿费__________陪床费__________其他__________、__________、__________

尸检 □ 1. 是 2. 否 手术、治疗、检查、诊断为本院第一例 □ 1. 是 2. 否

随诊 □ 1. 是 2. 否 随诊期限 周 月 年 示教病例 □ 1. 是 2. 否

血型 □ 1. A 2. B 3. AB 4. O 5. 其他 Rh □ 1. 阴 2. 阳 输血反应 □ 1. 有 2. 无

输血品种 1. 红细胞 单位 2. 血小板 袋 3. 血浆 ml 4. 全血 ml 5. 其他 ml

说明：医疗付款方式 1. 社会基本医疗保险（补充保险、特大病保险） 2. 商业保险 3. 自费医疗
4. 公费医疗 5. 大病统筹 6. 其他

住院费用总计 凡可由计算机提供住院费用清单的，住院首页中可不填

附件2：

住院病案首页填写说明

一、凡栏目中有“□”的，应在“□”内填写适当数字。栏目中没有可填写内容的，填写“－”。如：联系人没有电话，在电话处填写“－”。

二、医疗付款方式分为：1. 社会基本医疗保险　2. 商业保险　3. 自费医疗　4. 公费医疗　5. 大病统筹　6. 其他。应在“□”内填写相应阿拉伯数字。

三、职业：须填写具体的工作类别，如：公务员、公司职员、教师、记者、煤矿工人、农民等，但不能笼统填写工人。

四、身份证号：除无身份证号或因其他特殊原因无法采集者外，住院病人入院时要如实填写身份证号。

五、工作单位及地址：指就诊时病人的工作单位及地址。

六、户口地址：按户口所在地填写。

七、转科科别：如果超过一次以上的转科，用“→”连接表示。

八、实际住院天数：入院日与出院日只计算一天，例如：2001年6月12日入院，2001年6月15日出院，计住院天数为3天。

九、门（急）诊诊断：指病人在住院前，由门（急）诊接诊医师在住院证上填写的门（急）诊诊断。

十、入院时情况

1. 危：指病人生命指征不平稳，直接威胁病人的生命，需立即抢救的。

2. 急：指急性病、慢性病急性发作、急性中毒和意外损伤等，需立刻明确诊断和治疗的。

3. 一般：指除危、急情况以外的其他情况。

十一、入院诊断：指病人住院后由主治医师首次查房所确定的诊断。

十二、入院后确诊日期：指明确诊断的具体日期。

十三、出院诊断：指病人出院时医师所做的最后诊断。

1. 主要诊断：指本次医疗过程中对身体健康危害最大、花费医疗精力最多，住院时间最长的疾病诊断。

2. 其他诊断：除主要诊断及医院感染名称（诊断）外的其他诊断。

十四、医院感染名称：指在医院内获得的感染疾病名称，包括在住院期间发生的感染和在医院内获得出院后发生的感染；但不包括入院前已开始或入院时已处于潜伏期的感染。当医院感染成为主要治疗的疾病时，应将其列为主要诊断，同时在医院感染栏目中还要重复填写，但不必编码。医院感染的诊断标准按《卫生部关于印发医院感染诊断标准（试行）的通知》（卫医发［2001］2号）执行。

十五、病理诊断：指各种活检、细胞学检查及尸检的诊断。

十六、损伤、中毒的外部原因：指造成损伤的外部原因及引起中毒的物质，如：意外触电、房屋着火、公路上汽车翻车、误服青霉素。不可以笼统填写车祸、外伤等。

十七、治愈：指疾病经治疗后，疾病症状消失，功能完全恢复。当疾病症状消失，但功能受到严重损害者，只计为好转，如：肝癌切除术，胃毕式切除术。如果疾病症状消失，功能只受到轻微的损害，仍可以计为治愈，如：胃（息肉）病损切除术。

十八、好转：指疾病经治疗后，疾病症状减轻，功能有所恢复。

十九、未愈：指疾病经治疗后未见好转（无变化）或恶化。

二十、死亡：包括未办理住院手续而实际上已收容入院的死亡者。

二十一、其他：包括入院后未进行治疗的自动出院、转院以及因其他原因而离院的病人。

二十二、ICD-10：指国际疾病分类第十版。

二十三、药物过敏：需填写具体的药物名称。

二十四、HBsAg：乙型肝炎表面抗原。

二十五、HCV-Ab：丙型肝炎病毒抗体。

二十六、HIV-Ab：获得性人类免疫缺陷病毒抗体。

二十七、输血反应：指输血后一切不适的临床表现。

二十八、诊断符合情况

1. 符合：指主要诊断完全相符或基本符合（存在明显的相符或相似之处）。当所列主要诊断与相比较诊断的前三个之一相符时，计为符合。

2. 不符合：指主要诊断与所比较的诊断的前三个不相符合。

3. 不肯定：指疑诊或以症状、体征、检查发现代替诊断，因而无法做出判别。

4. 临床与病理：临床指出院诊断。出院诊断与病理诊断符合与否的标准如下：

（1）出院主要诊断为肿瘤，无论病理诊断为良、恶性，均视为符合。

（2）出院主要诊断为炎症，无论病理诊断是特异性或非特异性感染，均视为符合。

（3）病理诊断与出院诊断前三项诊断其中之一相符计为符合。

（4）病理报告未作诊断结论，但其描述与出院诊断前三项诊断相关为不肯定。

二十九、抢救：指对具有生命危险（生命体征不平稳）病人的抢救，每一次抢救都要有特别记录和病程记录（包括抢救起始时间和抢救经过）。

抢救成功次数：如果病人有数次抢救，最后一次抢救失败而死亡，则前几次抢救计为抢救成功，最后一次为抢救失败。

三十、签名

1. 医师签名要能体现三级医师负责制。三级医师指住院医师、主治医师和具有副主任医师以上专业技术职务任职资格的医师。在三级医院中，病案首页中“科主任”栏签名可以有病区负责医师代签，其他级别的医院必须由科主任亲自签名，如有特殊情况，可以指定主管病区的负责医师代签。

2. 编码员：指负责病案编目的分类人员。

3. 质控医师：指对病案终末质量进行检查的医师。

4. 质控护士：指对病案终末质量进行检查的护士。

5. 日期：由质控医师填写。

三十一、手术、操作编码：指 ICD-9-CM3 的编码。

三十二、手术、操作名称：指手术及非手术操作（包括：诊断及治疗性操作）名称。

三十三、麻醉方式：如：全麻、局麻、硬膜外麻等。

三十四、切口愈合等级如下：

切口分级	切口等级/愈合类别	解释
Ⅰ级切口	Ⅰ/甲	无菌切口/切口愈合良好
	Ⅰ/乙	无菌切口/切口愈合欠佳
	Ⅰ/丙	无菌切口/切口化脓
Ⅱ级切口	Ⅱ/甲	沾染切口/切口愈合良好
	Ⅱ/乙	沾染切口/切口愈合欠佳
	Ⅱ/丙	沾染切口/切口化脓
Ⅲ级切口	Ⅲ/甲	感染切口/切口愈合良好
	Ⅲ/乙	感染切口/切口愈合欠佳
	Ⅲ/丙	感染切口/切口化脓

三十五、随诊：指需要随诊的病例，由医师根据情况指定并指出随诊时间。

三十六、示教病例：指有教学意义的病案，需要做特殊的索引以便医师查找使用。

三十七、病案质量：按医院评审标准填写。

第五部分

产出表与指标解释

5.1　产出表

5.1.1　卫统1表（卫生机构调查表）产出表

卫生机构、床位、人员数（B1－1）

年份：
单位：
类别：

编号	机构分类	机构数（个）	床位数（张）	人员数（人）											
				合计	卫生技术人员								其他技术人员	管理人员	工勤技能人员
					小计	执业（助理）医师	执业医师	注册护士	药师（士）	技师（士）	检验师（士）	其他			
甲	乙	1	2	3	4	5	6	7	8	9	10	11	12	13	14
	见卫生机构名称目录														

注：类别主要分为
（1）按经济类型分：总计、国有、集体、联营、私营、其他；
（2）按主办单位分：政府办（其中：卫生部门，内：直属单位）、社会办、私人办；
（3）按市县分：市（其中：县级市）、县。

卫生机构房屋建筑面积（B1－2）

年份：
单位：
类别：

编号	机构分类	房屋建筑面积（m²）	业务用房面积		租房面积（m²）	
				危房面积		业务用房面积
甲	乙	1	2	3	4	5
	见卫生机构名称目录					

注：类别主要分为
（1）按经济类型分：总计、国有、集体、联营、私营、其他；
（2）按主办单位分：政府办（其中：卫生部门，内：直属单位）、社会办、私人办；
（3）按市县分：市（其中：县级市）、县。

卫生机构万元以上设备情况（B1－3）

年份：
单位：
类别：

编号		万元以上设备总价值（元）	万元以上设备台数			
			合计	50万元以下	50～99万元	100万元及以上
甲	乙	1	2	3	4	5
	见卫生机构名称目录					

注：类别主要分为

（1）按经济类型分：总计、国有、集体、联营、私营、其他；

（2）按主办单位分：政府办（其中：卫生部门，内：直属单位）、社会办、私人办；

（3）按市县分：市（其中：县级市）、县。

卫生机构收入与支出（B1－4）

年份：
单位：
类别：　　　　单位：万元

编号		总收入（万元）	财政补助收入	上级补助收入	业务收入/事业收入	总支出（万元）	业务支出/事业支出	财政专项支出	总支出中：人员支出（万元）
甲	乙	1	2	3	4	5	6	7	8
	见卫生机构名称目录								

注：（1）类别主要分为

①按经济类型分：总计、国有、集体、联营、私营、其他；

②按主办单位分：政府办（其中：卫生部门，内：直属单位）、社会办、私人办；

③按市县分：市（其中：县级市）、县。

（2）第4栏（业务收入）＝医疗收入＋药品收入＋其他收入；第6栏（业务支出）＝医疗支出＋药品支出＋其他支出

卫生机构资产与负债（B1 -5）

年份：
单位：
类别：

编号		总资产（千元）					负债与净资产（千元）					
		合计	流动资产	对外投资	固定资产	无形资产与开办费	负债		净资产			
								长期负债		事业基金	固定基金	专用基金
甲	乙	1	2	3	4	5	6	7	8	9	10	11
	见卫生机构名称目录											

注：类别主要分为

①按经济类型分：总计、国有、集体、联营、私营、其他；

②按主办单位分：政府办（其中：卫生部门，内：直属单位）、社会办、私人办；

③按市县分：市（其中：县级市）、县。

卫生机构年内基本建设投资情况（B1 -6）

年份：
单位：
类别：

编号		批准基建项目（个）	批准基建项目建筑面积(m^2)	实际完成投资额（万元）				本年房屋竣工面积（m^2）	本年新增固定资产（万元）	因新扩建增加床位（张）
					财政性投资	单位自有资金	银行贷款			
甲	乙	1	2	3	4	5	6	7	8	9
	见卫生机构名称目录									

注：类别主要分为

①按经济类型分：总计、国有、集体、联营、私营、其他；

②按主办单位分：政府办（其中：卫生部门，内：直属单位）、社会办、私人办；

③按市县分：市（其中：县级市）、县。

按床位数分组医院、妇幼保健院、专科疾病防治院数（B1 -7）

年份：
单位：

编号	分组名称	总计	0~49张	50~99张	100~199张	200~299张	300~399张	400~499张	500~799张	800张及以上
甲	乙	1	2	3	4	5	6	7	8	9
1	**医院合计**									
2	综合医院									
3	中医医院									
4	中西医结合医院									
5	民族医院									
6	专科医院									
7	口腔医院									
8	眼科医院									
9	耳鼻喉科医院									
10	肿瘤医院									
11	心血管病医院									
12	胸科医院									
13	血液病医院									
14	妇产（科）医院									
15	儿童医院									
16	精神病医院									
17	传染病医院									
18	皮肤病医院									
19	结核病医院									
20	麻风病医院									
21	职业病医院									
22	骨科医院									
23	康复医院									
24	整形外科医院									
25	美容医院									
26	其他专科医院									
27	护理院									
28	**妇幼保健院**									
29	**专科疾病防治院**									

按床位数分组的社区卫生服务中心和卫生院数（B1－8）

年份：
单位：

编号	机构分类	总计	无床	1～9张	10～29张	30～49张	50～99张	100张及以上
甲	乙	1	2	3	4	5	6	7
1	社区卫生服务中心							
2	卫生院合计							
3	街道卫生院							
4	乡镇卫生院							
5	中心卫生院							
6	乡卫生院							

卫生机构信息化情况（B1－9）

年份：
单位：

编号	指标	医院合计	三级医院	三甲医院	二级医院	一级医院	其他	妇幼保健院	专科疾病防治院	乡镇卫生院	社区卫生服务中心	急救中心	疾病预防控制中心	卫生监督所（中心）
甲	乙	1	2	3	4	5	6	7	8	9	10	11	12	13
1	小型机及服务器台数									+	+			
2	小型机及服务器配置率（%）									+	+			
3	接入互连网的机构数									+	+			
4	宽带													
5	专线													
6	拨号													
7	接入互连网机构的%													
8	建立下列信息系统的医院数									+	+	+	+	+
9	管理信息系统									+	+	+	+	+
10	医学影像									+	+	+	+	+
11	临床检验									+	+	+	+	+
12	电子病历									+	+	+	+	+
13	办公自动化									+	+	+	+	+
14	建立下列医院信息系统的%									+	+	+	+	+
15	管理信息系统									+	+	+	+	+
16	医学影像									+	+	+	+	+
17	临床检验									+	+	+	+	+
18	电子病历									+	+	+	+	+
19	办公自动化									+	+	+	+	+
20	计算机（台）	+	+	+	+	+	+	+	+				+	
21	计算机配置率（%）	+	+	+	+	+	+	+	+				+	

医疗机构门诊服务情况（B2 –1）

年份：

单位：

类别：政府办、社会办、私人办；卫生部门、直属单位；非营利性、营利性；县、县级市

编号	机构分类	总诊疗人次数	门、急诊人次				家庭卫生服务人次数	门急诊人次占总诊疗人次%	观察室留观病例数		观察室病死率（%）	健康检查人数	急诊抢救总人次		急诊抢救成功率（%）	急诊病死率（%）
			小计	门诊人次	急诊人次					死亡人数				抢救成功人次		
						死亡人数										
甲	乙	1	2	3	4	5	6	7	8	9	10	11	12	13	14	15

见医疗机构类目

注：①观察室病死率（%）=第9栏（死亡人数）/第8栏（观察室留观病例数）×100%；②急诊抢救成功率（%）=第13栏（抢救成功人次数）/第12栏（急救抢救总人次）×100%；③急诊病死率（%）=第5栏（死亡人数）/第4栏（急诊人次）×100%。

医疗机构住院服务情况（B2－2）

年份：

单位：

类别：政府办、社会办、私人办；卫生部门、直属单位；非营利性、营利性；县、县级市

编号	机构分类	入院人数	出院人数						治愈率（%）	好转率（%）	病死率（%）	住院病人手术人次数	住院危重病人抢救人次数		住院危重病人抢救成功率（%）	每百门急诊的入院人数
			总计	治愈	好转	未愈	死亡	其他						抢救成功人次		
甲	乙	1	2	3	4	5	6	7	8	9	10	11	12	13	14	15
	见医疗机构类目															

注：①治愈率（%）=（第3栏“治愈人数”＋第7栏“其他人数”）/第2栏（出院人数）×100%；②好转率（%）=第4栏（好转人数）/第2栏（出院人数）×100%；③病死率（%）=第6栏（死亡人数）/第2栏（出院人数）×100%；④住院危重病人抢救成功率（%）=第13栏（抢救成功人次）/第12栏（住院危重病人抢救人次数）×100%；⑤每百门急诊的入院人数＝入院人数/（门诊人次＋急诊人次）×100。

医疗机构病床使用情况（B2 -3）

年份：
单位：
类别：政府办、社会办、私人办；卫生部门、直属单位；非营利性、营利性；县、县级市

编号		编制床位（张）	实有床位（张）	扶贫床位	实际开放总床日数（床日）	平均开放病床数（张）	实际占用总床日数（床日）	扶贫病床占用床日	出院者占用总床日数	观察床数（张）	全年开设家庭病床总数（张）	病床周转次数	病床工作日（日）	病床使用率（%）	出院者平均住院日
甲	乙	1	2	3	4	5	6	7	8	9	10	11	12	13	14
	见医疗机构类目														

注：①平均开放病床数（张）= 实际开放总床日数/本年日历日数（365）；②病床周转次数（次）= 出院人数/平均开放病床数；③病床工作日（日）= 实际占用总床日数/平均开放病床数；④病床使用率（%）= 实际占用总床日数/实际开放总床日数 ×100%；⑤出院者平均住院日（日）= 出院者占用总床日数/出院人数。

医疗机构服务质量与效率（B2－4）

年份：

单位：

类别：政府办、社会办、私人办；卫生部门、直属单位；非营利性、营利性；县、县级市

编号		诊断符合率（%）			医院感染率（%）	无菌手术（Ⅰ级切口）		医师人均全年担负		医师人均每日担负		检查阳性率		
		入院与出院	住院手术前后	病理检查与临床诊断		感染率（%）	甲级愈合率（%）	诊疗人次	住院床日	诊疗人次	住院床日	CT	MRI	800mA及以上X线机
甲	乙	1	2	3	4	5	6	7	8	9	10	11	12	13
	见医疗机构类目													

注：①入院与出院诊断符合率（%）＝入院与出院诊断符合人数/（入院与出院诊断符合人数＋入院与出院诊断不符合人数）×100%；②住院手术前后诊断符合率（%）＝住院手术前后诊断符合人次数/（住院手术前后诊断符合人次数＋住院手术前后诊断不符合人次数）×100%；③病理检查与临床诊断符合率（%）＝病理检查与临床诊断符合人数/病理检查人数×100%；④医院感染率（%）＝院内感染例数/出院人数×100%；⑤无菌手术感染率（%）＝无菌手术丙级愈合例数/无菌手术愈合例数×100%；⑥无菌手术甲级愈合率（%）＝无菌手术甲级愈合例数/无菌手术愈合例数×100%；⑦医师人均全年担负诊疗人次＝诊疗人次数/医师数；⑧医师人均全年担负住院床日＝实际占用总床日数/医师数；⑨医师人均每日担负诊疗人次＝（诊疗人次数/医师数）/251；⑩医师人均每日担负住院床日＝（实际占用总床日数/医师数）/365；⑪CT检查阳性率（%）＝CT检查阳性数/CT检查人次数×100%；⑫MRI检查阳性率＝MRI检查阳性数/MRI检查人次数×100%；⑬800mA及以上X线机检查阳性率（%）＝800mA及以上X线机检查阳性数/800mA及以上X线机检查人次数×100%。

医疗机构门诊和住院病人人均医疗费用（B2 -5）

年份：
单位：
类别：

编号		平均每诊疗人次医疗费（元）					平均每出院者住院医疗费（元）						出院者平均每日住院医疗费（元）
			挂号费	药费	检查费	治疗费		床位费	药费	检查费	治疗费	手术费	
甲	乙	1	2	3	4	5	6	7	8	9	10	11	12
	见医疗机构类目												

注：①平均每诊疗人次医疗费（元）=［医疗门诊收入（千元）+药品门诊收入（千元）］/总诊疗人次×1000；
②平均每出院者住院医疗费（元）=［医疗住院收入（千元）+药品住院收入（千元）］/出院人数×1000；
③出院者平均每日住院医疗费（元）=［医疗住院收入（千元）+药品住院收入（千元）］/出院者占用总床日数×1000。

医疗机构收入与支出（B2 -6）

年份：
单位：
类别：

编号		总收入（万元）						总支出（万元）					总支出中：人员支出（万元）
			财政补助收入	上级补助收入	医疗收入	药品收入	其他收入		财政专项支出	医疗支出	药品支出	其他支出	
甲	乙	1	2	3	4	5	6	7	8	9	10	11	12
	见医疗机构类目												

政府办医疗机构收入与支出（B2 -7）

年份：

单位：

编号	指标名称	医院			社区卫生服务中心	乡镇卫生院	妇幼保健院
			综合医院	中医医院			
甲	乙	1	2	3	4	5	6
1	机构数（个）						
2	总收入（万元）						
3	财政补助收入						
4	上级补助收入						
5	业务收入						
6	医疗收入						
7	门诊收入						
8	内：挂号费						
9	诊察收入						
10	检查收入						
11	治疗收入						
12	手术收入						
13	化验收入						
14	住院收入						
15	内：床位收入						
16	诊察收入						
17	检查收入						
18	治疗收入						
19	手术收入						
20	化验收入						
21	护理收入						
22	药品收入						
23	门诊收入						
24	西药收入						
25	中药收入						
26	住院收入						
27	西药收入						
28	中药收入						
29	其他收入						
30	总支出（万元）						
31	财政专项支出						
32	业务支出						
33	医疗支出						
34	药品支出						
35	内：药品费						
36	西药费						
37	中药费						
38	其他支出						
39	总支出中：人员支出（万元）						
40	离退休费（万元）						
41	病人累计欠费总额（万元）						
42	内：年内病人欠费（万元）						
44	病人欠费率（%）						
44	职工人均年业务收入（元）						
45	医师人均年业务收入（元）						

卫生部门综合医院收入与支出（B2－8）

年份：
单位：

编号	指标	合计	部属	省属	地级市属	县级市属	县属
甲	乙	1	2	3	4	5	6
1	机构数（个）						
2	医院总收入（万元）						
3	财政补助收入						
4	上级补助收入						
5	业务收入						
6	医疗收入						
7	门诊收入						
8	内：挂号费						
9	诊察收入						
10	检查收入						
11	治疗收入						
12	手术收入						
13	化验收入						
14	住院收入						
15	内：床位收入						
16	诊察收入						
17	检查收入						
18	治疗收入						
19	手术收入						
20	化验收入						
21	护理收入						
22	药品收入						
23	门诊收入						
24	西药收入						
25	中药收入						
26	住院收入						
27	西药收入						
28	中药收入						
29	其他收入						
30	医院总支出（万元）						
31	财政专项支出						
32	业务支出						
33	医疗支出						
34	药品支出						
35	内：药品费						

续 表

编号	指标	合计	部属	省属	地级市属	县级市属	县属
甲	乙	1	2	3	4	5	6
36	西药费						
37	中药费						
38	其他支出						
39	总支出中：人员支出（万元）						
40	离退休费（万元）						
41	平均每所医院总收入（万元）						
42	财政补助收入						
43	上级补助收入						
44	业务收入						
45	医疗收入						
46	药品收入						
47	其他收入						
48	平均每所医院总支出（万元）						
49	财政专项支出						
50	业务支出						
51	医疗支出						
52	药品支出						
53	平均每所医院人员支出（万元）						
54	病人累计欠费总额（万元）						
55	内：年内病人欠费（万元）						
56	病人欠费率（%）						
57	医师人均担负年诊疗人次						
58	医师人均担负年住院床日						
59	医师人均每日担负诊疗人次						
60	医师人均每日担负住院床日						
61	职工人均年业务收入（元）						
62	医师人均年业务收入（元）						
63	平均每诊疗人次医疗费（元）						
64	内：挂号费						
65	药费						
66	检查费						
67	治疗费						
68	出院者人均医疗费（元）						
69	内：床位费						
70	药费						
71	检查费						
72	治疗费						
73	手术费						
73	出院者平均每天住院医疗费（元）						

医疗机构分科床位、门急诊人次及出院人数（B2－9）

年份：

单位：

类别：合计、医院、综合医院、乡镇卫生院、社区卫生服务中心

编号	科室名称	实有床位（张）	门急诊人次（人次）	出院人数（人）	构成（%）		
					实有床位	门急诊人次	出院人数
甲	乙	1	2	3	4	5	6
1	总计						
2	预防保健科						
3	全科医疗科						
4	内科						
5	外科						
6	儿科						
7	妇产科						
8	眼科						
9	耳鼻咽喉科						
10	口腔科						
11	皮肤科						
12	医疗美容科						
13	精神科						
14	传染科						
15	结核病科						
16	地方病科						
17	肿瘤科						
18	急诊医学科						
19	康复医学科						
20	运动医学科						
21	职业病科						
22	中医科						
23	民族医学科						
24	中西医结合科						
25	负压病房		+				
26	ICU 病房		+				
27	其他						

中医机构分科床位、门急诊人次、出院人数及医师数（B2－10）

年份：
单位：
类别：合计、中医医院

编号	科室名称	实有床位（张）	门急诊人次（人次）	出院人数（人）	执业（助理）医师（人）	构成（%）			
						实有床位	门急诊人次	出院人数	执业(助理)医师
甲	乙	1	2	3	4	5	6	7	8
1	总计								
2	预防保健科								
3	全科医疗科								
4	内科								
5	外科								
6	儿科								
7	妇产科								
8	眼科								
9	耳鼻咽喉科								
10	口腔科								
11	皮肤科								
12	肿瘤科								
13	骨伤科								
14	肛肠科								
15	针灸科								
16	推拿科								
17	急诊医学科								
18	康复医学科								
19	老年病科								
20	民族医学科								
21	中西医结合科								
22	其他								

医院等级情况（B2－11）

年份：

单位：

编号	分组名称	医院						妇　幼保健院	专科疾病防治院
			综合医院	中医医院	中西医结合医院	民族医院	专科医院		
甲	乙	1	2	3	4	5	6	7	
1	总计								
2	三级								
4	三级甲等								
5	三级乙等								
6	三级丙等								
7	二级								
8	二级甲等								
9	二级乙等								
10	二级丙等								
11	一级								
12	一级甲等								
13	一级乙等								
14	一级丙等								
15	其他								

社区卫生服务中心和卫生院预防保健服务情况（B2－12）

年份：
单位：

编号	机构分类	社区卫生服务中心	街道卫生院	乡镇卫生院
甲	乙	1	2	3
1	社区/乡镇卫生服务人口数			
2	居民健康档案建档人数			
3	其中：60 岁以上健康档案建档人数			
4	开展健康教育人次数			
5	传染病报告例数			
6	管理结核病人数			
7	管理高血压病人数			
8	管理心脑血管病人数			
9	管理糖尿病人数			
10	管理肿瘤病人数			
11	管理精神病人数			
12	孕产妇产前检查人次数			
13	产后访视人次数			
14	0～6 岁儿童健康检查人次数			
15	0～6 岁儿童规划免疫接种人次数			
16	残疾人康复人次数			
17	计划生育技术服务人次数			
18	开展下列预防保健服务的机构数			
19	建立居民健康档案			
20	其中：建立 60 岁以上居民健康档案			
21	开展健康教育			
22	报告传染病			
23	管理结核病人			
24	管理高血压病人			
25	管理心脑血管病人数			
26	管理糖尿病人			
27	管理肿瘤病人			
28	管理精神病人			
29	孕产妇产前检查			
30	产后访视			
31	0～6 岁儿童健康检查			
32	0～6 岁儿童进行规划免疫接种			
33	残疾人康复服务			
34	计划生育技术服务			

诊所、卫生所、医务室基本情况（B2－13）

年份：
单位：
类别：总计、诊所、卫生所医务室；市、县；县级市

编号	指标名称	合计	按管理类别分		按经济类型分					按设置/主办单位分			按诊所类别分					
			非营利性	营利性	国有	集体办	联营	私营	其他	政府办	社会办	私人办	普通	中医	中西医结合	民族医	口腔	其他
甲	乙	1	2	3	5	6	8	10	13	14	15	16	19	20	21	22	23	24
1	机构总数(个)																	
2	总人员数(人)																	
3	卫生技术人员																	
4	执业医师																	
5	内:中医																	
6	执业助理医师																	
7	内:中医																	
8	注册护士																	
9	药剂师(士)																	
10	技师(士)																	
11	内:检验师(士)																	
12	其他																	
13	工勤技能人员																	
14	房屋建筑面积(m^2)																	
15	总收入(万元)																	
16	其中:上级补助收入																	
17	医疗收入																	
18	药品收入																	
19	总支出(万元)																	
20	其中：人员经费																	
21	医疗支出																	
22	药品支出																	
23	诊疗人次数																	
24	其中：出诊人次数																	

村卫生室基本情况（B2－14）

年份：
单位：

编号	指标名称	总计	按设置/主办单位分					按行医方式分		
			村办	乡卫生院设点	联合办	私人办	其他	西医	中医	中西医结合
甲	乙	1	2	3	4	5	6	7	8	9
1	机构数（个）									
2	执业（助理）医师（人）									
3	注册护士（人）									
4	乡村医生和卫生员（人）									
5	乡村医生									
6	其中：大专及以上学历									
7	中专学历（水平）									
8	在职培训合格者									
9	卫生员									
10	总收入（万元）									
11	其中：上级补助收入									
12	村或集体补助收入									
13	医疗及药品收入									
14	总支出（万元）									
15	其中：人员支出									
16	药品支出									
17	诊疗人次数									
18	其中：出诊人次数									

补充：（1）社区卫生服务站乡村医生和卫生员（人）
其中：乡村医生
内：大专及以上学历
中专学历（水平）
在职培训合格者

（2）在村卫生室工作的乡镇卫生院在编人员
执业（助理）医师
注册护士

急救中心(站)院前急救人员、房屋建筑面积及收支情况(B3-1)

年份:

单位:

地区	院前急救人员(人)			院前急救房屋建筑面积(m^2)		院前急救租房面积(m^2)		总收入(万元)				总支出(万元)			总支出中:人员支出
		医生	护士		业务用房		业务用房		财政补助收入	上级补助收入	事业收入		事业支出	财政专项支出	
	1	2	3	4	5	6	7	8	9	10	11	12	13	14	15

急救中心(站)急救车及车载设备数(B3-2)

年份:

单位:

地区	急救车数(辆)					拥有GPS的急救车数(辆)					急救车车载设备台数										
	合计	急救指挥车	转运型急救车	监护型急救车	负压急救车	合计	急救指挥车	转运型急救车	监护型急救车	负压急救车	便携式呼吸机	电动吸引器	心电监护除颤仪	血糖仪	心电图机	心电监护仪	心脏除颤器	气管插管镜(套)	血氧饱和度测试仪	铲式担架	防毒面具
	1	2	3	4	5	6	7	8	9	10	11	12	13	14	15	16	17	18	19	20	21

急救中心服务能力与利用(B3-3)

年份：

单位：

地区	中心服务半径（公里）	中心服务人口（万人）		急救呼叫至抵达病人身边平均时间（分钟）	拥有120呼救系统的机构数（个）	急救呼叫次数	出车次数			救治人次数		未救治人次数	车到家中已死亡人数	途中死亡人数
			城区人口					监护型急救车	转运型急救车		危重病例			
	1	2	3	4	5	6	7	8	9	10	11	12	13	14

急救中心疾病别(ICD-10)救治人次数(B3-4)

年份：

单位：

地区	合计	心脏病（含高血压性心脏病）	高血压	脑血管病	损伤及中毒	传染病	恶性肿瘤	呼吸系病	消化系病	神经系病	泌尿系病	妊娠分娩及产褥期并发症	其他
	1	2	3	4	5	6	7	8	9	10	11	12	13

卫生监督中心(所)人员与设备数(B4-1)

年份:
单位:
类别: 部属、省属、地级市属、县级市属、县属

地区	编制人数				职工人数						千元以上监测仪器设备台数			执法取证设备(台)			交通工具			
	合计	公务员	参照公务员管理	事业编制	合计	卫生技术人员	卫生监督员	其他技术人员	管理人员	工勤技能人员	1000~10000元	1~9万元	10万元及以上	摄像机	照像机	录音机(笔)	汽车(辆)	现场快速检测车	摩托车(辆)	船(艘)
	1	2	3	4	5	6	7	8	9	10	11	12	13	14	15	16	17	18	19	20

卫生监督及稽查情况(B4-2)

年份:
单位:
类别: 总计、部属、省属、地级市属、县级市属、县属

地区	卫生监督							卫生稽查			
	总户数	户次数	合格户次数	合格率(%)	受理举报投诉起数	查处起数	管理相对人培训人次数	开展本级稽查次数	开展下级稽查次数	受理涉及卫生监督执法投诉举报次数	查处数
	1	2	3	4	5	6	7	8	9	10	11

5.1.2 卫统2表（卫生人力基本信息调查表）产出表

按性别及年龄分卫生人员数（B5－1）

年份:

单位:

类别:总计、医院、社区卫生服务中心、乡镇卫生院、妇幼保健院(所/站)、专科疾病防治院(所/站)、门诊部、诊所(医务室)、急救中心(站)、疾病预防控制中心、卫生监督所(中心)、采供血机构、医学在职培训中心、医学科研机构

编号	分组	总计	卫生技术人员									其他技术人员	管理人员	工勤技能人员
			合计	执业(助理)医师			注册护士	药剂师(士)	技师(士)		其他			
				小计	执业医师	执业助理医师				检验技师(士)				
甲	乙	1	2	3	4	5	6	7	8	9	10	11	12	13
1	**人员数(人)**													
2	按性别分:男													
3	女													
4	按年龄分:25岁以下													
5	25～34岁													
6	35～44岁													
7	45～54岁													
8	55～59岁													
9	60岁及以上													
10	按工龄分:5年以下													
11	5～9年													
12	10～19年													
13	20～29年													
14	30年及以上													
15	**构成(%)**													
16	按性别分:男													
17	女													
18	按年龄分:25岁以下													
19	25～34岁													
20	35～44岁													
21	45～54岁													
22	55～59岁													
23	60岁及以上													
24	按工龄分:5年以下													
25	5～9年													
26	10～19年													
27	20～29年													
28	30年及以上													

按学历分卫生人员数（B5 -2）

年份：
单位：
类别：总计、医院、社区卫生服务中心、乡镇卫生院、妇幼保健院(所/站)、专科疾病防治院(所/站)、门诊部、诊所(医务室)、急救中心(站)、疾病预防控制中心、卫生监督所(中心)、采供血机构、医学在职培训中心、医学科研机构

编号	分组	总计	卫生技术人员									其他技术人员	管理人员	工勤技能人员
			合计	执业(助理)医师			注册护士	药剂师(士)	技师(士)		其他			
				小计	执业医师	执业助理医师				检验技师(士)				
甲	乙	1	2	3	4	5	6	7	8	9	10	11	12	13
1	**人员数(人)**													
2	按学位分：													
3	博士													
4	硕士													
5	学士													
6	按学历分：													
7	研究生													
8	大学本科													
9	大专													
10	中专及中技													
11	技校													
12	高中及以下													
13	**构成(%)**													
14	按学位分：													
15	博士													
16	硕士													
17	学士													
18	按学历分：													
19	研究生													
20	大学本科													
21	大专													
22	中专及中技													
23	技校													
24	高中及以下													

按所学专业分卫生人员数（B5－3）

年份：
单位：
类别：总计、医院、社区卫生服务中心、乡镇卫生院、妇幼保健院(所/站)、专科疾病防治院(所/站)、门诊部、诊所(医务室)、急救中心(站)、疾病预防控制中心、卫生监督所(中心)、采供血机构、医学在职培训中心、医学科研机构

编号	分组	总计	卫生技术人员									其他技术人员	管理人员
			合计	执业（助理）医师			注册护士	药剂师（士）	技师（士）		其他		
				小计	执业医师	执业助理医师				检验技师（士）			
甲	乙	1	2	3	4	5	6	7	8	9	10	11	12
1	**人员总数(人)**												
2	医学小计												
3	其中：基础医学												
4	预防医学												
5	临床医学												
6	医学技术												
7	口腔医学												
8	中医学												
10	护理学												
11	药学												
12	卫生管理												
13	经济学												
14	法学												
15	其他												
16	**构成(%)**												
17	医学小计												
18	其中：基础医学												
19	预防医学												
20	临床医学												
21	医学技术												
22	口腔医学												
23	中医学												
24	护理学												
25	药学												
26	卫生管理												
27	经济学												
28	法学												
30	其他												

按技术职称分卫生人员数（B5－4）

年份：
单位：
类别：总计、医院、社区卫生服务中心、乡镇卫生院、妇幼保健院(所/站)、专科疾病防治院(所/站)、门诊部、诊所(医务室)、急救中心(站)、疾病预防控制中心、卫生监督所(中心)、采供血机构、医学在职培训中心、医学科研机构

编号	分组	总计	卫生技术人员									其他技术人员	管理人员
			合计	执业(助理)医师			注册护士	药剂师(士)	技师(士)		其他		
				小计	执业医师	执业助理医师				检验技师(士)			
甲	乙	1	2	3	4	5	6	7	8	9	10	11	12
1	**人员总数(人)**												
2	按技术资格分												
3	正高												
4	副高												
5	中级												
6	师级/助理												
7	士/员												
8	无职称												
9	按聘任技术职务分												
10	正高												
11	副高												
12	中级												
13	助理/师级												
14	士/员												
15	待聘												
16	**构成(%)**												
17	按技术资格分												
18	正高												
19	副高												
20	中级												
21	师级/助理												
22	士/员												
23	无职称												
24	按聘任技术职务分												
25	正高												
26	副高												
27	中级												
28	助理/师级												
29	士/员												
30	待聘												

分科执业（助理）医师数及构成（B5－5）

年份：

单位：

类别：　总计、医院、乡镇卫生院、社区卫生服务中心

编号	科室名称	执业医师及执业助理医师数(人)			构成(%)		
		合计	执业医师	执业助理医师	合计	执业医师	执业助理医师
甲	乙	1	2	3	4	5	6
1	总　计						
2	预防保健科						
3	全科医疗科						
4	内科						
5	外科						
6	儿科						
7	妇产科						
8	眼科						
9	耳鼻咽喉科						
10	口腔科						
11	皮肤科						
12	医疗美容科						
13	精神科						
14	传染科						
15	结核病科						
16	地方病科						
17	肿瘤科						
18	急诊医学科						
19	康复医学科						
20	运动医学科						
21	职业病科						
22	麻醉科						
23	医学检验科						
24	病理科						
25	医学影像科						
26	中医科						
27	民族医学科						
28	中西医结合科						
29	其他						

按执业范围分执业（助理）医师数及构成（B5－6）

年份：
单位：

编号	执业范围	执业医师及执业助理医师数（人）			构成（%）		
		合计	执业医师	执业助理医师	合计	执业医师	执业助理医师
甲	乙	1	2	3	1	2	3
1	**总　　计**				100.0	100.0	100.0
2	临床类别						
3	内科专业						
4	外科专业						
5	妇产科专业						
6	儿科专业						
7	眼耳鼻咽喉科专业						
8	皮肤病与性病专业						
9	精神卫生专业						
10	职业病专业						
11	医学影像和放射治疗专业						
12	医学检验、病理专业						
13	全科医学专业						
14	急救医学专业						
15	康复医学专业						
16	预防保健专业						
17	特种医学与军事医学专业						
18	计划生育技术服务专业						
19	其他专业						
20	中医类别						
21	中医专业						
22	中西医结合专业						
23	蒙医专业						
24	藏医专业						
25	维医专业						
26	傣医专业						
27	其他专业						
28	口腔类别						
29	口腔专业						
30	其他专业						
31	公共卫生类别						
32	公共卫生专业						
33	其他专业						

疾病预防控制中心按科室、执业范围分执业（助理）医师数及构成（B5－7）

年份:
单位:

编号	分组	执业医师及执业助理医师数(人)			构成（%）		
		合计	执业医师	执业助理医师	合计	执业医师	执业助理医师
甲	乙	1	2	3	4	5	6
1	按科别分						
2	传染病预防控制科						
3	性病艾滋病预防控制科						
4	结核病预防控制科						
5	血吸虫预防控制科						
6	慢性非传染性疾病预防控制科						
7	寄生虫病预防控制科						
8	地方病控制科						
9	精神卫生科						
10	妇幼保健科						
11	免疫规划科						
12	农村改水技术指导科						
13	疾病控制与应急处理办公室						
14	食品卫生科						
15	环境卫生所						
16	职业卫生科						
17	放射卫生科						
18	学校卫生科						
19	健康教育科						
20	预防医学门诊						
21	按执业范围分						
22	传染病控制专业						
23	性病艾滋病专业						
24	结核病控制专业						
25	血吸虫病控制专业						
26	慢性非传染性疾病控制专业						
27	寄生虫病控制专业						
28	地方病控制专业						
29	精神卫生专业						
30	妇幼保健专业						
31	老年保健专业						
32	免疫规划专业						
33	农村改水技术指导专业						
34	疾病控制与应急处理专业						
35	食品卫生专业						
36	环境卫生专业						
37	职业卫生专业						
38	放射卫生专业						
39	学校卫生专业						
40	健康教育专业						
41	其他专业						

按性别、年龄及工龄分卫生监督员数及构成（B5－8）

年份:

单位:

编号	分组	卫生监督员数(人)								构成(%)							
		合计	卫生监督所(中心)						疾病预防控制中心	合计	其中:卫生监督所(中心)						疾病预防控制中心
			小计	部属	省属	地级市属	县季市属	县属			小计	部属	省属	地级市属	县级市属	县属	
甲	乙	1	2	3	4	5	6	7	8	9	10	11	12	13	14	15	16
1	**总　　计**																
2	按性别																
3	男																
4	女																
5	按年龄分																
6	25岁以下																
7	25～34岁																
8	35～44岁																
9	45～54岁																
10	55～59岁																
11	60岁及以上																
12	按工龄分																
13	5年以下																
14	5～9年																
15	10～19年																
16	20～29年																
17	30年及以上																
18	按学位分																
19	博士																
20	硕士																
21	学士																
22	按学历分																
23	博士																
24	硕士																
25	大学本科																
26	大专																
27	中专及中技																
28	技校																
29	高中及以下																

按职称、执业范围分卫生监督员数及构成（B5 –9）

年份:
单位:

编号	分组	卫生监督员数(人)								构成(%)							
		合计	卫生监督所(中心)						疾病预防控制中心	合计	其中:卫生监督所(中心)						疾病预防控制中心
			小计	部属	省属	地级市属	县季市属	县属			小计	部属	省属	地级市属	县级市属	县属	
甲	乙	1	2	3	4	5	6	7	8	9	10	11	12	13	14	15	16
1	**总　　计**																
2	按技术资格分																
3	正高																
4	副高																
5	中级																
6	助理/师级																
7	员/士																
8	无职称																
9	按聘任技术职务分																
10	正高																
11	副高																
12	中级																
13	助理/师级																
14	员/士																
15	待聘																
16	按执业范围分																
17	综合卫生																
18	食品卫生																
19	生活饮用水卫生																
20	化妆品卫生																
21	职业卫生																
22	公共场所卫生																
23	放射防护																
24	学校卫生																
25	传染病管理																
26	其他																

5.1.3 卫统3表（医用设备调查表）产出表

医院、妇幼保健院、专科疾病防治院设备数及配置率（B6－1）

年份：
单位：

编号	设备名称	设备台数						设备配置率(%)					
		医院	综合医院	中医医院	专科医院	妇幼保健院	专科疾病防治院	医院	综合医院	中医医院	专科医院	妇幼保健院	专科疾病防治院
1	800mA及以上数字减影血管造影X线机												
2	800mA及以上医用X线诊断机(不含DSA)												
3	500～800mA医用X线诊断机												
4	移动式X线诊断机												
5	X线电子计算机断层扫描装置(CT)												
6	X线-正电子发射计算机断层扫描仪(PET)												
7	单光子发射型电子计算机扫描断层仪(ECT)												
8	医用电子直线加速器(LA)												
9	医用电子回旋加速治疗系统												
10	质子治疗系统												
11	伽玛射线立体定位治疗系统(γ-刀)												
12	钴60治疗机												
13	医用磁共振成像设备(核磁,MRI)												
14	彩色脉冲多普勒超声诊断仪(彩超)												
15	B型超声诊断仪												
16	医学图像存档传输系统(PACS,套)												
17	危重病人监护系统(ICU,套)												
18	有创呼吸机												
19	无创呼吸机												
20	高压氧舱												
21	人工肾透析装置												
22	牙科综合治疗台												
23	全自动生化分析仪												
24	血液酸碱气体分析仪												
25	救护车												
99	其他单价在500万元以上的医用设备												

注：某种设备配置率(%)=配置该设备的机构数/同类机构总数×100%。

医院、妇幼保健院、专科疾病防治院设备购置及使用情况(B6-2)

年份：
单位：

编号	设备名称	设备台数								构成(%)						
		合计	按产地分		按购进时新旧分		设备使用情况			按产地分		按购进时新旧分		设备使用情况		
			进口	国产/合资	新设备	二手设备	启用	未启用	报废	进口	国产/合资	新设备	二手设备	启用	未启用	报废
1	800mA及以上数字减影血管造影X线机															
2	800mA及以上医用X线诊断机(不含DSA)															
3	500～800mA医用X线诊断机															
4	移动式X线诊断机															
5	X线电子计算机断层扫描装置(CT)															
6	X线-正电子发射计算机断层扫描仪(PET)															
7	单光子发射型电子计算机扫描断层仪(ECT)															
8	医用电子直线加速器(LA)															
9	医用电子回旋加速治疗系统															
10	质子治疗系统															
11	伽玛射线立体定位治疗系统(γ-刀)															
12	钴60治疗机															
13	医用磁共振成像设备(核磁,MRI)															
14	彩色脉冲多普勒超声诊断仪(彩超)															
15	B型超声诊断仪															
16	医学图像存档传输系统(PACS,套)															
17	危重病人监护系统(ICU,套)															
18	有创呼吸机															
19	无创呼吸机															
20	高压氧舱															
21	人工肾透析装置															
22	牙科综合治疗台															
23	全自动生化分析仪															
24	血液酸碱气体分析仪															
25	救护车															
99	其他单价在500万元以上的医用设备															

乡镇卫生院主要设备配置情况（B6－3）

年份：

单位：

编号	设备名称	设备台数			其中：政府办乡镇卫生院设备台数	设备配置率（%）	
		合计	新设备	二手设备			政府办乡镇卫生院
1	200～500mA医用X线诊断机						
2	心电图机						
3	呼吸机						
4	心电监护仪						
5	B超						
6	离心机						
7	自动生化分析仪						
8	分光光度计						
9	麻醉机						
10	电冰箱						
11	救护车						

社区卫生服务中心主要设备配置情况（B6－4）

年份：

单位：

编号	设备名称	设备台数			其中：政府办社区卫生服务中心设备台数	设备配置率（%）	
		合计	新设备	二手设备			政府办社区卫生服务中心
1	200～500mA医用X线诊断机						
2	心电图机						
3	呼吸机						
4	心电监护仪						
5	B超						
6	离心机						
7	自动生化分析仪						
8	分光光度计						
9	麻醉机						
10	电冰箱						
11	救护车						

5.2 主要指标解释

一、卫生资源

1. 卫生机构：指从卫生行政部门取得《医疗机构执业许可证》，或从民政和工商行政、机构编制管理部门取得法人单位登记证书，为社会提供医疗保健、疾病控制、卫生监督或从事医学科研和教育等工作的单位。包括医院、疗养院、社区卫生服务中心（站）、乡镇（街道）卫生院、门诊部、诊所（卫生所、医务室）、村卫生室、急救中心（站）、采供血机构、妇幼保健院（所、站）、专科疾病防治院（所、站）、疾病预防控制中心（防疫站）、卫生监督机所（中心）、医学科研机构、医学在职培训机构、健康教育所（站）等其他卫生机构。

2. 医疗机构：指从卫生行政部门取得《医疗机构执业许可证》的机构，包括医院、疗养院、社区卫生服务中心（站）、乡镇（街道）卫生院、门诊部、诊所（卫生所、医务室）、村卫生室、妇幼保健院（所、站）、专科疾病防治院（所、站）、急救中心（站）和临床检验中心。

3. 非营利性医疗机构：指为社会公众利益服务而设立运营的医疗机构，不以营利为目的，其收入用于弥补医疗服务成本。

4. 营利性医疗机构：指医疗服务所得收益可用于弥补投资者经济回报的医疗机构。政府不举办营利性医疗机构。

5. 医院：包括综合医院、中医医院、中西医结合医院、民族医院、各类专科医院和护理院，不包括专科疾病防治院、妇幼保健院和疗养院。

6. 中医医院：包括中医（综合）医院和中医专科医院，不包括中西医结合医院和民族医院。

7. 专科医院：包括口腔医院、眼科医院、耳鼻喉科医院、肿瘤医院、心血管病医院、胸科医院、血液病医院、妇产（科）医院、儿童医院、精神病医院、传染病医院、皮肤病医院、结核病医院、麻风病医院、职业病医院、骨科医院、康复医院、整形外科医院、美容医院等其他专科医院，不包括中医专科医院、各类专科疾病防治院和妇幼保健院。

8. 社区卫生服务中心（站）：指为本社区居民提供预防、医疗、保健、康复、健康教育、计划生育技术服务等的基层卫生机构。

9. 卫生人员：指在医疗、疾病控制、卫生监督、医学科研和在职教育等卫生机构工作的职工，包括卫生技术人员、其他技术人员、管理人员和工勤技能人员。一般按支付年底工资的在岗职工统计，包括各类聘任人员及返聘本单位半年以上人员，不包括临时工、离退休人员、退职人员、离开本单位仍保留劳动关系人员和返聘本单位不足半年人员。

10. 卫生技术人员：包括执业医师、执业助理医师、注册护士、药师（士）、检验技师、影像技师（士）、卫生监督员和见习医（药、护、技）师（士）等卫生专业人员。不包括从事管理工作的卫生技术人员（如院长、副院长、党委书记等）。

11. 医生：包括主任医师、副主任医师、主治医师、住院医师和医士。

12．医师：包括主任医师、副主任医师、主治医师、住院医师。

13．执业医师：指具有医师执业证书及其“级别”为“执业医师”且实际从事医疗、预防保健工作的人员，不包括实际从事管理工作的执业医师。执业医师类别分为临床、中医、口腔和公共卫生。

14．执业助理医师：指具有医师执业证书及其“级别”为“执业助理医师”且实际从事医疗、预防保健工作的人员，不包括实际从事管理工作的执业助理医师。执业助理医师类别分为临床、中医、口腔和公共卫生四类。

15．管理人员：指担负领导职责或管理任务的工作人员。包括从事医疗保健、疾病控制、卫生监督、医学科研与教学等业务管理工作的人员；主要从事党政、人事、财务、信息、安全保卫等行政管理工作的人员。

16．工勤技能人员：指承担技能操作和维护、后勤保障、服务等职责的工作人员。分为技术工和普通工，技术工包括护理员（工）、药剂员（工）、检验员、收费员、挂号员等。但不包括实验员、技术员、经济员、会计员、统计员和研究实习员等，这部分人员分别计入其他技术人员和管理人员中。

17．每千人口卫生技术人员＝卫生技术人员数/人口数×1000。

18．每千人口执业（助理）医师＝（执业医师数＋执业助理医师数）/人口数×1000。

19．每千人口注册护士＝注册护士数/人口数×1000。

20．床位数：指年底实有床位数，包括正规床、简易床、监护床、超过半年的加床、正在消毒和修理床位、因扩建或大修而停用的床位。不包括产科新生儿床、接产室待产床、库存床、观察床、临时加床和病人家属陪侍床。

21．每千人口医院卫生院床位数＝（医院床位数＋卫生院床位数）/人口数×1000。

22．设备配置率＝配置某种设备的机构数/同类机构总数×100%。

23．卫生总费用：反映全国当年用于医疗卫生保健服务所消耗的资金总量，用筹资来源法测算。分为政府预算卫生支出、社会卫生支出、个人现金卫生支出三部分。政府预算卫生支出指各级政府用于卫生事业的财政拨款。包括：卫生事业费、中医事业费、食品和药品监督管理费、计划生育事业费、医学科研经费、预算内基本建设经费、卫生行政和医疗保险管理费、政府其他部门卫生经费、行政事业单位医疗经费、基本医疗保险基金补助经费。社会卫生支出指政府预算外社会各界对卫生事业的资金投入。包括社会基本医疗保险费、社会其他保险医疗卫生费、商业性健康保险费、非卫生部门行政事业单位办医支出、企业医疗卫生支出、农村居民医疗保障经费、卫生预算外基本建设支出、私人办医初始投资、公共卫生机构预算外资金投入等。个人现金卫生支出指城乡居民用自己可支配的经济收入，在接受各类医疗卫生服务时的现金，包括城镇居民个人现金卫生支出和农村居民个人现金卫生支出。

24．人均卫生费用＝某年卫生总费用/同期平均人口数。

25．卫生总费用占 GDP 百分比＝某年卫生总费用/同期国内生产总值×100%。

26．每一职工年业务收入＝年业务收入/年平均职工数。

27．每一医师年业务收入＝年业务收入/年平均医师数。

28．年内病人欠费率＝年内病人欠费总额/年业务收入×100%。

二、医疗服务

1. 总诊疗人次数　指所有诊疗工作的总人次数。诊疗人次数按挂号数统计，包括：①病人来院就诊的门诊、急诊人次；②出诊人次数；③单项健康检查及健康咨询指导人次；④未挂号就诊、本单位职工就诊及外出诊疗不收取挂号费的，按实际诊疗人次统计。患者一次就诊多次挂号，按实际诊疗次数进行统计，不包括根据医嘱进行的各项检查、治疗、处置工作量。

2. 急诊病死率＝急诊死亡人数/急诊人次数×100%。

3. 观察室病死率＝观察室死亡人数/观察室留观人次数×100%。

4. 出院人数：指所有住院后出院的人数，包括治愈、好转、未愈、死亡及其他人数。其他人数指正常分娩、未产出院、住院经检查无病出院、未治出院及健康人进行人工流产或绝育手术后正常出院者。

5. 每百门、急诊入院人数＝入院人数/（门诊人次＋急诊人次）×100。

6. 住院危重病人抢救成功率＝住院危重病人抢救成功人次数/住院危重病人抢救人次数×100%。

7. 实际开放总床日数：指年内医院各科每日夜晚12点开放病床数总和，不论该床是否被病人占用，都应计算在内。包括消毒和小修理等暂停使用的病床，超过半年的加床。不包括因病房扩建或大修而停用的病床及临时增设病床。

8. 实际占用总床日数：指医院各科每日夜晚12点实际占用病床数（即每日夜晚12点住院人数）总和。包括实际占用的临时加床在内。病人入院后于当晚12点前死亡或因故出院的病人，作为实际占用床位1天进行统计，同时亦应统计“出院者占用总床日数”1天，入院及出院人数各1人。

9. 出院者占用总床日数：指所有出院人数的住院床日之总和。包括正常分娩、未产出院、住院经检查无病出院、未治出院及健康人进行人工流产或绝育手术后正常出院者的住院床日数。

10. 平均开放病床数＝实际开放总床日数/本年日历日数（365）。

11. 病床使用率＝实际占用总床日数/实际开放总床日数×100%。

12. 病床周转次数＝出院人数/平均开放床位数。

13. 病床工作日＝实际占用总床日数/平均开放病床数。

14. 出院者平均住院日＝出院者占用总床日数/出院人数。

15. 治愈率＝出院人数中的（治愈人数＋其他人数）/出院人数×100%。

16. 好转率＝出院人数中的好转人数/出院人数×100%。

17. 住院病死率＝出院人数中的死亡人数/出院人数×100%。

18. 观察室病死率＝观察室死亡人数/观察室留观病例数×100%。

19. 急诊病死率＝急诊死亡人数/急诊人次×100%。

20. 急诊抢救成功率＝急诊抢救成功人次数/急救抢救总人次×100%。

21. 入院与出院诊断符合率＝入院与出院诊断符合人数/（入院与出院诊断符合人数＋入院与出院诊断不符合人数）×100%。

22. 住院手术前后诊断符合率＝住院手术前后诊断符合人次数/（住院手术前后诊断符合人次数＋住院手术前后诊断不符合人次数）×100%。

23. 病理检查与临床诊断符合率＝病理检查与临床诊断符合人数/病理检查人数

×100%。

24．医院感染率＝院内感染例数/出院人数×100%。

25．无菌手术感染率＝无菌手术丙级愈合例数/无菌手术愈合例数×100%。

26．无菌手术甲级愈合率＝无菌手术甲级愈合例数/无菌手术愈合例数×100%。

27．CT 检查阳性率＝CT 检查阳性数/CT 检查人次数×100%。

28．MRI 检查阳性率＝MRI 检查阳性数/MRI 检查人次数×100%。

29．医师人均每年担负诊疗人次＝诊疗人次数/平均医师人数。

30．医师人均每日担负诊疗人次＝（诊疗人次数/平均医师人数）/251。

31．医师人均每年担负住院床日＝实际占用总床日数/平均医师人数。

32．医师人均每日担负住院床日＝（实际占用总床日数/平均医师人数）/365。

33．门诊病人人均医疗费用（又称每诊疗人次医疗费用）＝（医疗门诊收入＋药品门诊收入）/总诊疗人次数。

34．住院病人人均医疗费用（又称出院者人均医疗费用）＝（医疗住院收入＋药品住院收入）/出院人数。

35．出院者平均每日住院医疗费＝（医疗住院收入＋药品住院收入）/出院者占用总床日数。

36．居民两周就诊率　指调查前两周内居民因病或身体不适到医疗机构就诊的人次数与调查人口数之比。

37．居民两周未就诊率　指调查前两周内居民患病而未就诊的人次数与两周患病人次数之比。

38．居民住院率　指调查前一年内居民因病住院人次数与调查人口数之比。

三、妇幼保健

1．活产数：指妊娠满 28 周及以上（如孕周不清楚，可参考出生体重达 1000 克及以上），娩出后有心跳、呼吸、脐带搏动、随意肌收缩 4 项生命指标之一的新生儿数。

2．孕产妇建卡率＝孕期建卡人数/产妇数×100%。

3．产前检查率＝产前检查人数/活产数×100%。

4．孕早期检查率＝早期产前检查人数/活产数×100%。

5．孕产期中重度贫血率＝孕产期中重度贫血人数/产妇数×100%。

6．孕产妇艾滋病病毒检测率＝孕产妇艾滋病病毒检测人数/产妇数×100%。

7．孕产妇艾滋病病毒阳性率＝孕产妇艾滋病病毒阳性人数/孕产妇艾滋病病毒检测人数×100%。

8．孕产妇梅毒检测率＝孕产妇梅毒检测人数/产妇数×100%。

9．孕产妇梅毒感染率＝孕产妇梅毒临床确诊人数/孕产妇梅毒检测人数×100%。

10．孕产妇产前筛查率＝孕产妇产前筛查人数/产妇数×100%。

11．孕产妇产前筛查阳性率＝孕产妇产前筛查阳性人数/孕产妇产前筛查人数×100%。

12．孕产妇产前诊断率＝孕产妇产前诊断人数/产妇数×100%。

13．孕产妇产前诊断确诊率＝孕产妇产前确诊人数/孕产妇产前诊断人数×100%。

14．产后访视率＝接受产后访视的产妇人数/活产数×100%。

15．孕产妇系统管理率＝接受系统管理的产妇人数/活产数×100%。

16. 住院分娩率 = 住院分娩活产数/活产数 ×100%。

17. 剖宫产率 = 剖宫产活产数/活产数 ×100%。

18. 新法接生率 = 新法接生活产数/活产数 ×100%。

19. 高危产妇占总产妇数的百分比 = 高危产妇数/产妇数 ×100%。

20. 高危管理产妇百分比 = 高危管理产妇数/高危产妇数 ×100%。

21. 高危住院分娩的百分比 = 高危住院分娩人数/高危产妇数 ×100%。

22. 孕产妇死亡率 = 孕产妇死亡人数/活产数 ×10 万。一般用 1/10 万表示。

23. 低出生体重儿百分比 = 出生体重低于 2500 克的活产数/活产数 ×100%。

24. 围产儿死亡率 = 围产儿死亡数/（活产数 + 死胎、死产数）×1000‰。

25. 新生儿破伤风发病率 = 新生儿破伤风发病数/活产数 ×10000/万。

26. 新生儿破伤风死亡率 = 新生儿破伤风死亡数/活产数 ×10000/万。

27. 5 岁以下儿童死亡率 =5 岁以下儿童死亡数/活产数 ×1000‰。

28. 婴儿死亡率 = 婴儿死亡数/活产数 ×1000‰。

29. 新生儿死亡率 = 新生儿死亡数/活产数 ×1000‰。

30. 6 个月内母乳喂养率 = 调查的 6 个月内婴儿中过去 24 小时母乳喂养人数/6 个月内婴儿母乳喂养调查人数 ×100%。

31. 6 个月内纯母乳喂养率 = 调查的 6 个月内婴儿中过去 24 小时纯母乳喂养人数/6 个月内婴儿母乳喂养调查人数 ×100%。

32. 新生儿访视率 = 新生儿访视人数/活产数 ×100%。

33. 新生儿苯丙酮尿症筛查率 = 新生儿苯丙酮尿症筛查人数/活产数 ×100%。

34. 新生儿甲状腺功能减低症筛查率 = 新生儿甲状腺功能减低症筛查人数/活产数 ×100%。

35. 新生儿听力筛查率 = 新生儿听力筛查人数/活产数 ×100%。

36. 7 岁以下儿童保健覆盖率 =7 岁以下儿童保健覆盖人数/7 岁以下儿童数 ×100%。

37. 3 岁以下儿童系统管理率 =3 岁以下儿童系统管理人数/3 岁以下儿童数 ×100%。

38. 5 岁以下儿童中重度营养不良患病率 =5 岁以下儿童体重 <（中位数 -2SD）人数/5 岁以下儿童体重检查人数 ×100%。

39. 儿童中重度贫血患病率 =6 月至 4 岁儿童中重度贫血患病人数/6 月至 4 岁儿童血红蛋白检查人数 ×100%。

40. 妇女病普查率 = 妇女病实查人数/妇女病应查人数 ×100%。

41. 妇女病患病率 = 查出妇女病人数/妇女病实查人数 ×100%。

42. 阴道炎患病率 = 阴道炎患病人数/妇女病实查人数 ×100%。

43. 某项计划生育手术并发症发生率 = 某项计划生育手术并发症发生例数/某项计划生育手术例数 ×10000/万。

44. 婚前医学检查率 = 婚前医学检查人数/结婚登记人数 ×100%。

45. 婚检检出疾病率 = 婚检检出疾病人数/婚前医学检查人数 ×100%。

四、疾病控制与公共卫生

1. 甲乙类法定报告传染病发病率 = 甲乙类法定报告传染病发病数/人口数 ×100000/10 万。

2. 甲乙类法定报告传染病死亡率 = 甲乙类法定报告传染病死亡数/人口数 × 100000/10 万。

3. 甲乙类法定报告传染病病死率 = 甲乙类法定报告传染病死亡数/发病数 × 100%。

4. 1 岁儿童免疫接种率 = 合格接种的 1 岁儿童数/应接种的 1 岁儿童数 × 100%。

5. 居民户合格碘盐食用率：指碘含量 20 ~ 50mg/kg 盐样份数占检测份数的百分率。

6. 居民户非碘盐率：指碘含量 <5mg/kg 盐样份数占检测份数的百分率。

7. 农村自来水普及率 = 农村饮用自来水人口数/农村人口总数 × 100%。

8. 卫生厕所普及率 = 累计卫生厕所户数/农村总户数 × 100%。

9. 无害化卫生厕所普及率 = 累计（三格化粪池式 + 双瓮漏斗式 + 三联沼气池式 + 粪尿分集式 + 完整下水道水冲式）卫生厕所数/农村总户数 × 100%。

10. 食品卫生合格率（即食品卫生抽检合格率） = 食品卫生抽样监测合格件数/监测件数 × 100%。

五、健康状况

1. 标化死亡率：即年龄标准化死亡率，是指按照某一标准人口年龄结构计算的死亡率。

2. 性别年龄别死亡率：是指分性别、年龄别计算的死亡率。男（女）性某年龄别死亡率 = 男（女）性某年龄别死亡人数/男（女）性同年龄平均人口数 × 100000/10 万。

3. 期望寿命：又称平均期望寿命，指 0 岁时的预期寿命。即在某一死亡水平下，已经活到 X 岁年龄的人们平均还有可能继续存活的年岁数。一般用“岁”表示。

4. 两周患病率 = 调查前两周内患病人数（或例数）/调查人数 × 1000‰。

5. 慢性病患病率：两种定义：按人数计算的慢性病患病率，是指调查前半年内慢性病患病人数与调查人数之比；按例数计算的慢性病患病率，是指调查前半年内慢性病患病例数（含一人多次得病）与调查人数之比。“慢性病患病”是指：①调查前半年内经过医生诊断明确有慢性病（包括慢性感染性疾病如结核等和慢性非感染性疾病如冠心病和高血压等）；②半年以前经医生诊断有慢性病，在调查前半年内时有发作，并采取了治疗措施如服药、理疗等。二者有其一者，即认为患“慢性病”。

6. 每千人患病天数 = 调查前两周内病人患病天数之和/调查人数 × 1000。

7. 每千人休工天数 = 调查前两周内病人因病休工天数之和/调查人数 × 1000。

8. 每千人休学天数 = 调查前两周内学生因病休学天数之和/调查人数 × 1000。

9. 每千人卧床天数 = 调查前两周内病人因病卧床天数之和/调查人数 × 1000。

10. 失能率：有两种定义，即：按人数计算的失能率，是指调查的失能人数与调查人数之比；按例数计算的失能率，指调查的失能例数（含一人多次失能）与调查人数之比。失能是指日产生活中主要活动长期失能。

11. 残障流行率：指残障人数与调查人数之比。残障是一种严重的长期失能或活动受限，需要社会支持和他人帮助才能维持日常生活（如长期卧床，没有他人帮助不能起身、站立或行走等）。

六、人口与社会经济

1. 出生率：又称粗出生率。指年内一定地区的出生人数与同期平均人数（或期中人数）之比，一般用‰表示。出生人数指活产数，年平均人数指年初和年底人口数的平均数，也可用年中人口数代替。

2. 死亡率：又称粗死亡率。指年内一定地区的死亡人数与同期平均人数（或期中人数）之比。一般用‰表示。

3. 人口自然增长率：指年内一定地区的人口自然增加数（出生人数减死亡人数）与同期平均人数（或期中人数）之比（或者人口自然增长率 = 出生率 - 死亡率）。一般用‰表示。

4. 性比例 = 男性人数/女性人数 ×100%。

5. 人口密度 = 某地区人口数/该地区土地面积（人/平方公里）。

6. 负担老年系数 =65 岁以上人口/（15 -64 岁人口）×100%。

7. 负担少年系数 =0 -14 以上人口/15 -64 岁人口 ×100%。

8. 文盲率：指 15 周岁（或 12 周岁）及以上不识字或识字很少的人数与 15 周岁（或 12 周岁）及以上人口之比。

9. 国内生产总值（GDP）：指一个国家或地区所有常住单位在一定时期内生产活动的最终成果。

10. 国民总收入：即国民生产总值。指一个国家或地区所有常住单位在一定时期内收入初次分配的最终结果。它等于国内生产总值加上来自国外的净要素收入。与国内生产总值不同，国民总收入是个收入概念，而国内生产总值是个生产概念。

11. 财政收入：指国家财政参与社会产品分配所取得的收入，是实现国家职能的财力保证。主要包括：各项税收、专项收入（征收排污费收入、征收城市水资源费收入、教育费附加收入等）、其他收入（基本建设贷款归还收入、基本建设收入、捐赠收入等）、国有企业亏损补贴（负收入、冲减财政收入）。

12. 财政支出：国家财政将筹集起来的资金进行分配使用，以满足经济建设和各项事业的需要。主要包括：基本建设支出、企业挖潜改造资金、地质勘探费用、科技三项费用、支援农村生产支出、农林水利气象等部门的事业费用、文教科学卫生事业费、抚恤和社会福利救济费、国防支出、行政管理费、价格补贴支出。

13. 当年价格：即报告期当年的实际价格，是指用“当年价格”计算的一些以货币表现的物量指标，如国内生产总值、卫生总费用等。在计算增长速度时，一般都使用“可比价格”，来消除价格变动的因素真实地反映经济发展动态。“不变价格”（也叫固定价格）是用某一时期同类产品的平均价格作为固定价格来计算各个时期的产品价值，目的是为了消除各时期价格变动的影响，保证前后时期之间指标的可比性。

14. 商品零售价格指数：是反映城乡商品零售价格变动趋势的一种经济指数。零售价格的调整变动直接影响到城市居民的生活支出和国家的财政收入，影响居民购买力和市场供需平衡，影响消费与积累的比例。因此，计算零售价格指数，可以从一个侧面对上述经济活动进行观察和分析。

15. 居民消费价格指数：是反映一定时期内城乡居民所购买的生活消费品价格和服务项目价格变动趋势和程度的相对数。是对城市居民消费价格指数和农村居民消费价格指数进行综合汇总计算的结果。利用居民消费价格指数，可以观察和分析消费品的零售价格和服务价格变动对城乡居民实际生活费支出的影响程度。

16. 就业人员：即从业人员。指在各级国家机关、政党机关、社会团体及企业、事业单位中工作，取得工资或其他形式的劳动报酬的全部人员。包括在岗职工、再就业的离退休人员、民办教师以及在各单位中工作的外方人员和港澳台方人员、兼职人员、借用的外单位人员和第二职业者。不包括离开本单位仍保留劳动关系的职工。各单位的从业人员反映了各单位实际参加生产或工作的全部劳动力。

17. 城镇登记失业人员：指有非农业户口，在一定的劳动年龄内，有劳动能力，无业而要求就业，并在当地就业服务机构进行求职登记的人员。

18. 城镇登记失业率 = 城镇登记失业人数/（城镇从业人数 + 城镇登记失业人数）×100%。

19. 恩格尔系数：指食物支出在生活消费总支出中所占的比例。即食物支出/生活消费总支出×100%。

20. 总和生育率：每个妇女度过她的整个育龄期根据现时年龄别生育率可能生育的孩子数。